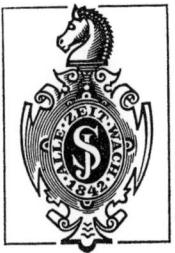

W. Böker · H. Häfner

Gewalttaten Geistesgestörter

Eine psychiatrisch-epidemiologische Untersuchung in der Bundesrepublik Deutschland

In Zusammenarbeit mit
H. Immich, C. Köhler, A. Schmitt,
G. Wagner, J. Werner

Mit 3 Abbildungen und 101 Tabellen

Springer-Verlag
Berlin · Heidelberg · New York 1973

ISBN 978-3-540-06225-7
DOI 10.1007/978-3-642-86859-7

ISBN 978-3-642-86859-7

Die Wiedergabe von Gebrauchsnamen, Warenbezeichnungen usw. in diesem Werk berechtigt auch ohne besondere Kennzeichnung nicht zu der Annahme, daß solche Namen im Sinn der Warenzeichen- und Markenschutzgesetzgebung als frei zu betrachten wären und daher von jedermann benutzt werden dürften.

Das Werk ist urheberrechtlich geschützt. Die dadurch begründeten Rechte, insbesondere die der Übersetzung, des Nachdrucks, der Entnahme von Abbildungen, der Funksendung, der Wiedergabe auf photomechanischem oder ähnlichem Wege und der Speicherung in Datenverarbeitungsanlagen bleiben, auch bei nur auszugsweiser Verwertung, vorbehalten. Bei Vervielfältigung für gewerbliche Zwecke ist gemäß § 54 UrhG eine Vergütung an den Verlag zu zahlen, deren Höhe mit dem Verlag zu vereinbaren ist. © by Springer-Verlag Berlin Heidelberg 1973, Library of Congress Catalog Card Number 73-77567.
Softcover reprint of the hardcover 1st edition 1973

Die großen Ungerechtigkeiten gehen von denen aus, die das Übermaß verfolgen, nicht von denen, die die Not treibt.

Aristoteles

Vorwort

Die Bemühungen der modernen Psychiatrie gelten einer offeneren Behandlung psychisch Kranker. Eine nicht genau bekannte Anzahl von chronisch Geisteskranken und geistig Behinderten, deren Dauerunterbringung man früher für notwendig erachtete, wird in zunehmendem Maße die Chance erhalten, wieder unter uns zu leben. Damit werden den betroffenen Familien und der Gesellschaft mehr Lasten und vielleicht auch mehr Risiken auferlegt, als sie zu tragen gewohnt waren.

Wer bereits an den ersten Versuchen beteiligt war, gemeindebezogene und rehabilitationsorientierte Psychiatrie in der Bundesrepublik einzuführen, der weiß, welche Widerstände zu überwinden waren. Was konnte man dem Hauptargument „Geistesgestörte sind unberechenbar und gefährlich" eigentlich entgegensetzen? Die divergierenden Auffassungen, die dazu im eigenen Fachgebiet vertreten wurden, waren wenig hilfreich. Eine empirische Erhebung, die zuverlässige Auskunft geben konnte, lag nicht vor. Der eigene Glaube — von manchen hoch geschätzt — ist für den Wissenschaftler, auch wenn er in der Praxis steht, keine solide Grundlage.

Wenn wir einer Gesellschaft zumuten wollen, Risiken zu tragen, dann sollte unser Wissen über deren Ausmaß einigermaßen gesichert sein. Wenn es dabei um ernste Risiken, wie Tod oder schwere körperliche Schäden geht, dann hat der Bürger einen Anspruch darauf, zu erfahren, ob er durch die Gewaltkriminalität „Normaler" oder durch Geistesgestörte mehr gefährdet ist. Sollen mehr Geistesgestörte frei unter uns leben, dann sollten wir auch imstande sein, Personen mit erhöhtem Risiko zu identifizieren. Solange dies nicht möglich ist, müssen entweder Schutzmaßnahmen ungezielt auch auf eine große Zahl ungefährlicher Kranker angewendet oder ungewisse Gefahren in Kauf genommen werden. Bis dahin ist vor allem an die Entwicklung gezielter Vorbeugungsmaßnahmen gegen Gewaltkriminalität Geistesgestörter kaum zu denken.

Mit dieser Zielsetzung, und zugleich als Beitrag zum Aufbau des inzwischen eingerichteten Sonderforschungsbereichs 116 „Psychiatrische Epidemiologie", wurde unsere Studie geplant. Ihre empirische Basis ist eine epidemiologische Totalerhebung an allen erfaßbaren Geistesgestörten, die in der Bundesrepublik zwischen dem 1. 1. 55 und dem 31. 12. 64 eine Gewalttat begingen.

Sie beschränkt sich aus methodischen und praktischen Gründen auf die Gewaltkriminalität Geisteskranker und Geistesschwacher. Nicht untersucht werden konnte die gesamte übrige Kriminalität Geistesgestörter und die Kriminalität der Gesamtheit aller psychisch Kranken, die nicht unter diesen Diagnosenbereich fallen. Das ist bedauerlich, zumal wenn man an die wichtige Frage der „Triebtäterschaft" denkt, deren Einbeziehung das damalige Bundesgesundheitsministerium vom Projektleiter (Häfner) mit erbeten hatte.

Immerhin ist das Gewalttäterrisiko wahrscheinlich der bedeutsamste Faktor für unsere Forschungsziele. Arbeitsausmaß und erforderliche Zeit waren auch bei begrenzter Fragestellung nicht unbeträchtlich.

Die Studie ist in wesentlichen Teilen Gemeinschaftsarbeit. Nach einer Voruntersuchung und der Erarbeitung von Fragestellung und methodischem Rahmen durch einen von uns (Häfner) folgte eine 8 Monate dauernde Planungsphase, verbunden mit einer Probeerhebung, an der außer den beiden Verfassern vor allem Wagner, Immich, Köhler und Schmitt mitgewirkt haben. Die Haupterhebung wurde von Böker und Schmitt durchgeführt. Die lange Frist zwischen der Untersuchungsperiode und der Veröffentlichung der Ergebnisse hat mehrere Gründe. So wurde beispielsweise die langwierige Auswertung weiter verzögert, weil bei der Zufallsauswahl der Vergleichspopulation ein Fehler unterlief, der von den Verfassern erst nach Fertigstellung des zweiten Manuskriptentwurfs entdeckt worden war. Wir mußten deshalb eine neue Vergleichsgruppe aus den Aufnahmen eines anderen Landeskrankenhauses ziehen und einen Teil der Rechenarbeit wiederholen.

Die Durchführung einer solch weitgespannten Untersuchung setzt den Beistand zahlreicher Personen und Institutionen voraus, den wir in bewundernswerter Weise gefunden haben. Unser Dank gilt den Beamten der Länder-Justizministerien, des Bundeskriminalamtes und der Landeskriminalämter, den Richtern der Oberlandesgerichte und den Staatsanwälten, die uns mit größter Bereitwilligkeit das benötigte Dokumentationsmaterial zugänglich machten. Besonders aber danken wir Herrn Dr. Rangol vom Statistischen Bundesamt, der unsere zahlreichen Bitten jederzeit und unverzüglich entsprechend seinen Möglichkeiten erfüllt hat.

Die Direktoren, Ärzte und Archivleiter psychiatrischer Landeskrankenhäuser haben uns nicht nur jede Unterstützung bei den Erhebungen, sondern zum Teil auch großzügige Gastfreundschaft gewährt. Besonderen Dank haben wir den Direktoren Dr. Hoffmann-Steudner und Professor Dr. Heinrich und ihren Mitarbeitern von den Landeskrankenhäusern Wiesloch und Landeck abzustatten.

In der statistischen Aufbereitung der Daten haben Immich und Werner mitgewirkt und beraten. Die Mitarbeiter des Instituts für Dokumentation und Statistik am Deutschen Krebsforschungszentrum unterstützten uns bei der elektronischen Datenverarbeitung, wann immer wir ihre Hilfe brauchten.

Es ist unmöglich, allen namentlich zu danken, ohne deren Mitwirkung diese Studie nicht zustande gekommen wäre. Stellvertretend nennen wir noch die Dokumentarin, Frau Birgitta Kroeber, die bei der Ermittlung und Aufbereitung von Daten mitwirkte, und die Sekretärinnen Hannelore Holz, Rosemarie Illgen, Christa Khalil und Stefanie Steiniger, die einen Berg mehrmals neu formulierter Manuskripte aufgearbeitet, beim Zeichnen von Tabellen, bei der Berechnung von Signifikanzwerten und bei der Beschaffung zahlreicher Unterlagen mitgeholfen haben. Unser Dank gilt endlich dem Bundesministerium für Jugend, Familie und Gesundheit, das uns die Mittel für die Ausführung des Forschungsprogramms zur Verfügung gestellt hat.

Bevor wir schließen, möchten wir den Fachunkundigen unter unseren Lesern einen Hinweis geben: Dieses Buch hat Methodik und detaillierte Ergebnisse einer sehr umfangreichen empirischen Untersuchung in kritischer Abwägung adäquater Interpretationsmöglichkeiten darzustellen. Deshalb ist es in seinem Ergebnisteil reich an Tabellen und spröden Textpassagen. Im Schlußkapitel haben wir jedoch versucht, eine verständliche Zusammenschau der wichtigsten Ergebnisse und ihrer Konsequenzen für das praktische Handeln zu geben. Wer mit dem Lesen dort beginnt, verschafft sich einen Überblick, der den Zugang zu den schwierigeren Teilen des Buches sicherlich erleichtert.

Mannheim, im Juni 1972

Heinz Häfner   Wolfgang Böker

Inhaltsverzeichnis

EINLEITUNG

Die Problemlage aus der Sicht der psychiatrischen Literatur 1

KAPITEL 1

FRÜHERE UNTERSUCHUNGEN
ÜBER DIE GEWALTTÄTIGKEIT GEISTESGESTÖRTER 5

    A. Allgemeine Studien zur Häufigkeit ernster Gewalttaten Geistesgestörter . . 7

        1. Die kasuistisch-typologische Periode 7
        2. Die Periode grobquantitativer Untersuchungen 9
            a) Versuche von Totalerhebungen 9
            b) Untersuchungen an Gutachten- und Patientenkollektiven psychiatrischer Krankenhäuser 10
            c) Versuche quantitativer Analysen von Tatmotiven und vergleichbarer Zusammenhänge 15
        3. Die epidemiologische Periode 16

    B. Beziehung einzelner Krankheitsgruppen zu Gewalttaten 22

        1. Schizophrenien 22
            a) Der Wahn als besonderer Risikofaktor 26
        2. Affektive Psychosen (manisch-depressiver Formenkreis) 27
            a) Allgemeine diagnostische Überlegungen 27
            b) Manie und verwandte Syndrome 30
            c) Psychotische Depressionen 31
        3. Die Epilepsien 33
        4. Erworbene Hirnschädigung (Trauma, Entzündung, Intoxikation) und hirnatrophische Prozesse 37
        5. Schwachsinn 40

KAPITEL 2

FRAGESTELLUNG, MATERIAL UND METHODIK 43

        1. Fragestellungen und Ziel der Untersuchung 45
        2. Erfassungskriterien für den untersuchten Personenkreis 46
            a) Erfassungskriterien der Tat 47

	b) Erfassungskriterien für Geisteskrankheit oder Geistesschwäche der Täter	53
	c) Hauptdiagnose (Diagnosenkombination) und Mehrfachklassifikation	56
3.	Erhebungswege (Fallermittlung)	57
4.	Repräsentativität des Materials	58
5.	Ablauf der Erhebung, Validität gewonnener Daten	60
6.	Bezugspopulationen und Vergleichsgruppen	62
	a) Vergleich mit der „strafmündigen" Bevölkerung der Bundesrepublik Deutschland	62
	b) Vergleich mit der Gesamtheit verurteilter Gewalttäter	62
	c) Vergleich mit Geisteskranken in der Bevölkerung	63
	d) Gruppenvergleich mit einem Sample psychisch kranker „Nichttäter"	63

KAPITEL 3
ERGEBNISSE ... 67

A. Allgemeine Daten ... 69

1. Anzahl und Geschlechtsaufteilung der Täter ... 69
2. Tatort nach Bundesländern ... 69
3. Tatzeit ... 70
4. Art der Tat ... 70
5. Zahl der Opfer ... 71
   a) Zahl der Getöteten ... 71
   b) Zahl der Verletzten ... 71

B. Geschlecht, Alter, Diagnosen — Gesamtvergleiche ... 72

1. Geschlecht ... 72
2. Alter ... 74
3. Diagnosen ... 78
   a) Schizophrenien ... 80
   b) Übrige endogene Psychosen ... 81
   c) Schwachsinn ... 82
   d) Hirnorganische Abbauprozesse (Demenz), spät erworbene Hirnschädigung, Epilepsien und übrige Störungen ... 83
4. Alter und Geschlecht bei den wichtigsten Diagnosen ... 83
   a) Geschlecht ... 84
   b) Alter ... 86

C. Gewalttäterrisiken der Geistesgestörten und der Gesamtbevölkerung im Vergleich ... 90

1. Vergleich mit „ermittelten" Gewalttätern ... 90
2. Vergleich mit verurteilten Gewalttätern ... 91
3. Vergleich mit der Todesursachenstatistik ... 93
4. Vergleich mit Prävalenzdaten ... 93
5. Vergleich mit Incidenzdaten ... 94
6. Gewalttäterrisiken (Wahrscheinlichkeiten) für einige Krankheitsgruppen ... 96

a) Schizophrenie 97
   b) Affektive Psychosen 97
   c) Schwachsinn 97

D. Persönlichkeit, Krankheit und Vorfeld der Tat — Patientenvergleiche .. 99

Zwischengruppenvergleiche von gewalttätigen und nichtgewalttätigen Patienten 99

1. Heredität 100
   a) Familiäre Belastung mit schweren psychischen Störungen 101
   b) Familiäre Belastung mit aggressivem und/oder autoaggressivem Verhalten 101
   c) Vollständigkeit der Primärfamilie 104
   d) Zusammenfassung 105
2. Persönliche Vorgeschichte 105
   a) Persönliche Disposition (Praemorbide Persönlichkeit) 105
   b) Intelligenz 110
   c) Personenstand 111
   d) Beruf zur Tatzeit bzw. zur Zeit der Aufnahme 112
   e) Delinquenz (kriminelle Handlungen in der Vorgeschichte) 113
   f) Zusammenfassung 117
3. Krankheit 119
   a) Symptome 120
   b) Krankheitsdauer und Verlauf 132
   c) Zusammenfassung 137
4. Behandlungsdaten (Vorausgegangene Behandlung) 138
   a) Vorausgegangene psychiatrische Krankenhausbehandlung 139
   b) Psychiatrische Behandlung im letzten halben Jahr vor der Tat bzw. der Aufnahme 141
   c) Entlassungsform nach der letzten psychiatrischen Krankenhausbehandlung vor der Tat bzw. Aufnahme 142
   d) Zeitraum zwischen letzter Entlassung und Tat bzw. Neuaufnahme . 145
   e) Zusammenfassung 153
5. Soziale Situation und Verhalten im Halbjahr vor der Tat 154
   a) Wohngemeinschaft 155
   b) Kontakte 156
   c) Umwelteinflüsse als risikofördernde Streßfaktoren 164
   d) Verhaltensauffälligkeiten ein halbes Jahr vor der Tat 167
   e) Zusammenfassung 173

Untergruppenvergleiche bei gewalttätigen Patienten 174

1. Heredität 175
2. Persönliche Vorgeschichte 176
3. Krankheit 177
4. Vorausgegangene Behandlung 178
5. Soziale Situation und Verhalten im Halbjahr vor der Tat 179

E. Tatausführung und Opfer 182
 1. Tatausführung und Begleitumstände 183
    a) Gewalttaten mit Todesfolge: Einfluß von Geschlecht und Diagnose der Täter 183
    b) Angewandte Aggressionsmittel 184
    c) Selbstmord und Selbstmordversuch des Täters in Zusammenhang mit der Tat 186
    d) Sexuelle Begleithandlungen 187
    e) Alkoholeinfluß bei der Tat 189
 2. Opfer 190
    a) Kinder oder Erwachsene als Opfer 191
    b) Geschlecht erwachsener Opfer 192
    c) Bestehende Bindungen zwischen Täter und Opfer 194
 3. Subjektive Voraussetzungen der Tat beim Täter 199
    a) Impulsive oder geplante Gewalttaten 200
    b) Wahnhafte Beziehungen zum Opfer 202
    c) Motive 205
 4. Unterbringung nach der Tat 212

F. Qualitative Analyse von Krankheitsgruppen mit kleinen Fallzahlen . . . 214
 1. Epileptische Gewalttäter 214
    a) Geschlecht 214
    b) Alter 214
    c) Stand 214
    d) Beruf zur Tatzeit 215
    e) Persönlichkeitsmerkmale 215
    f) Heredität 215
    g) Vordelinquenz 216
    h) Krankheitsmerkmale 216
    i) Verhalten im Halbjahr vor der Tat 217
    k) Tat- und Opfermerkmale 218
 2. Gewalttäter mit späterworbener Hirnschädigung und hirnatrophischen Prozessen 218
    a) Geschlecht 219
    b) Alter 219
    c) Stand 219
    d) Beruf zur Tatzeit 220
    e) Persönlichkeitsmerkmale 220
    f) Heredität 221
    g) Vordelinquenz 221
    h) Krankheitsmerkmale 221
    i) Verhalten im Halbjahr vor der Tat 222
    k) Tat- und Opfermerkmale 223
 3. Geistesgestörte Gewalttäter mit chronischem Alkoholismus 224
    a) Geschlecht und Alter 225

b)	Stand	225
c)	Beruf	225
d)	Persönlichkeitsmerkmale, kriminelle Handlungen in der Vorgeschichte und Heredität	225
e)	Krankheitsmerkmale	226
f)	Verhalten im Halbjahr vor der Tat	226
g)	Tat- und Opfermerkmale	226

KAPITEL 4

ZUSAMMENFASSUNG UND DISKUSSION DER ERGEBNISSE 229

1. Die „Gefährlichkeit" Geistesgestörter 234
2. Selbstgefährdung und Fremdgefährdung 234
3. Gewalttatenrisiko einzelner Krankheitsgruppen 235
4. Allgemeine Daten über Tat und Opfer 236
   - a) Tatfolgen 236
   - b) Tatausführung 237
   - c) Alkoholeinfluß zum Zeitpunkt der Tat 237
   - d) Gewalttat und Selbstmord 238
   - e) Wiederholungstäter 238
   - f) Opferwahl 238
   - g) Tatmotive und Tatplanung 241
   - h) Anlässe oder Auslösefaktoren der Tat 243
5. Geschlecht, Alter und Diagnose der Täter 244
   - a) Geschlechtsverteilung 244
   - b) Altersverteilung 245
   - c) Diagnosen 246
6. Sonderfall „cyclothyme Manie" 247
7. Krankheitsdauer vor der Tat 248
8. Frühere Behandlung kranker Täter 249
9. Risikoperiode nach der Entlassung aus einem psychiatrischen Krankenhaus 250
10. Konsequenzen für Vorbeugung und Behandlung 253
11. Familien- und Persönlichkeitsfaktoren 255
12. Intelligenz, Bildung, Ehe, Beruf 258
13. Vorzeichen der Tat 260
14. Typik der Gewalttäter verschiedener Krankheitsgruppen 261
    - a) Schizophrene Psychosen 261
    - b) Affektive Psychosen 264
    - c) Nichtklassifizierbare endogene Psychosen 265
    - d) Schwachsinn 266
    - e) Anfallsleiden (Epilepsien) 268
    - f) Späterworbene Hirnschäden 269
    - g) Hirnabbauprozesse (Präsenile und senile Demenzen) 269
    - h) Alkoholismus und Alkoholkonsum zur Tatzeit 270
15. Schluß 271

LITERATUR	275
NAMENVERZEICHNIS	285
SACHVERZEICHNIS	289
ANHANG	
Erhebungsbogen	293

Verzeichnis der Autoren und Mitarbeiter

Autoren:

Prof. Dr. Dr. H. Häfner
Sprecher des Sonderforschungsbereichs 116
— Psychiatrische Epidemiologie —
Direktor der Sozialpsychiatrischen Klinik der Universität Heidelberg

Priv. Doz. Dr. W. Böker
Erster Oberarzt der Sozialpsychiatrischen Klinik der Universität Heidelberg
beide: 68 Mannheim, Städtische Krankenanstalten

Mitarbeiter:

Prof. Dr. med. H. Immich
Leiter der Abteilung für Medizinische Statistik der Universität Heidelberg
69 Heidelberg

C. Köhler
Institut für Dokumentation, Information und Statistik
des Deutschen Krebsforschungszentrums
69 Heidelberg

Dr. med. A. Schmitt
Farbwerke Hoechst AG
6230 Frankfurt/Main 80

Prof. Dr. med. G. Wagner
Direktor des Instituts für Dokumentation, Information und Statistik
des Deutschen Krebsforschungszentrums
69 Heidelberg

Dipl.-Psychologe Dr. phil. J. Werner
Universität Mannheim
68 Mannheim

Einleitung

Die Problemlage aus der Sicht der psychiatrischen Literatur

Einstellungsuntersuchungen amerikanischer Soziologen (STAR, 1955; E. und J. CUMMING, 1957; NUNNALLY, 1961) machten deutlich, daß Laien vornehmlich von drei Kriterien ausgehen, wenn sie einen Menschen als geisteskrank einschätzen:

1. Zusammenbruch der Verstandesfunktionen,
2. Verlust der Selbstbeherrschung, der Kontrolle über sich selbst,
3. extrem unpassendes Sozialverhalten.

Für die Bevölkerung der Bundesrepublik haben JAECKEL und WIESER (1967) sowie JAECKEL bestätigt, daß im Meinungsstereotyp der Geisteskranke, der durchaus von anderen, leichter psychisch Kranken unterschieden wird, analog mit Verlust des Verstandes, Unberechenbarkeit und teilweise mit Gefährlichkeit in Verbindung gebracht wird. Es ist nicht unwahrscheinlich, daß der kognitive Anteil dieses Stereotyps bestärkt wurde durch die in der älteren psychiatrisch-forensischen und kriminologischen Literatur häufigen Schilderungen besonders merkwürdiger und erschreckender Gewalttaten geistesgestörter Täter. Auch die bis zur Gegenwart von namhaften Psychiatern vertretene Lehrmeinung, daß unvorhersehbare Gewalttaten ein charakteristisches Initialsymptom beginnender Schizophrenien seien, könnte auf dem Wege der üblichen Popularisierung von Expertenmeinungen dazu beigetragen haben.

Zum kognitiven Anteil des Stereotyps kommen emotionale und handlungsbezogene Komponenten. In der Praxis bedeutet dies, daß der Umgang mit Geisteskranken und teilweise auch mit geistig Behinderten häufig beeinflußt wird durch Unsicherheit oder Ängstlichkeit, durch die Neigung zur Überbesorgtheit und Beschwichtigung oder zum „Aus dem Wege gehen". Zweifellos trägt mindestens das letztgenannte Verhalten zur Distanzierung oder Isolierung der Kranken bei. Nach unserem gegenwärtigen Wissen sind dies Faktoren, die einen ungünstigen Einfluß auf Behandlungs- oder Wiedereingliederungschancen vieler psychisch Kranker und Behinderter haben. Insofern besteht mit großer Wahrscheinlichkeit ein Einfluß der psychologischen Auswirkungen von Gewalttaten Geistesgestörter auf die reale Situation eines wesentlichen Teils der Geisteskranken. Auf der anderen Seite reagiert ein Teil der Umwelt mit Verleugnung. Tatsächlich vorhandene Krankheitssymptome werden von Angehörigen, aber auch von fremden Augenzeugen oft nicht wahr- oder mindestens nicht ernstgenommen. Bei Feindseligkeit oder offen aggressivem Verhalten der Kranken ist es häufig nicht anders. Solche ernste Anzeichen der Gefährlichkeit vor einer Gewalttat wurden oft von Zeugen beobachtet, aber dennoch nicht beachtet oder alsbald vergessen. Daraus resultiert mindestens eine Verringerung der Aussichten auf erfolgreiche Vorbeugung gegen das Begehen von Gewalttaten bei gefährdeten Kranken.

Ziel psychiatrischer Bemühungen ist zweifellos der Abbau negativer Vorurteile, die einer erfolgreichen Behandlung und Wiedereingliederung Geisteskranker und geistig Behinderter im Wege stehen. Dieses Ziel kann aber nicht im naiven Auswechseln des alten, negativen durch ein neues, positives Stereotyp erreicht werden. Die Verleugnung von Krankheit oder Gefährlichkeit, die in manchen theologisch-moralischen, soziologischen oder politischen Ideologien über psychische Krankheit mehr oder weniger deutlich enthalten ist, kann weder den Kranken, noch ihren Angehörigen, noch der kleinen Zahl wirklich Gefährdeter helfen. Einer solch unrealistischen Entwicklung würde zudem die Gegenbewegung — und beide zum Schaden der Kranken — auf dem Fuße folgen. Wirksame Aufklärung, Gesundheitserziehung und eine erfolgreiche Prävention haben eine realitätsgerechte Einstellung auf der Basis soliden, empirisch begründeten Wissens zur Voraussetzung.

Mit einem einigermaßen gesicherten Wissen über das allgemeine Gewalttatenrisiko Geistesgestörter und über die für bestimmte Krankheitsgruppen charakteristische „besondere" Gefährlichkeit besäßen wir vermutlich ein wichtiges Teilinstrument für die Erziehung zu einer realitätsgerechten Einstellung gegenüber Geisteskranken und geistig Behinderten. Ein umfangreicheres Wissen über Dispositionen zur Gewalttätigkeit und über Vorzeichen einer drohenden Tat, in Verbindung mit Möglichkeiten vorbeugenden Handelns oder verbesserten Schutzes, würden eine wichtige Hilfe dazu sein. Wo man erkennen und adäquat handeln kann, werden generalisierte Furcht und Hilflosigkeit allmählich von selbst geringer.

Wie steht nun Gewalttätigkeit überhaupt in Beziehung zur Geistesstörung? Können wir eine einheitliche Antwort auf diese Frage erhoffen, oder werden wir auf ein Bedingungsgefüge, auf eine multifaktorielle Ätiologie verwiesen, die vielleicht noch von Krankheit zu Krankheit, von Syndrom zu Syndrom oder gar persönlichkeitsabhängig variiert? Der französische Psychiater ESQUIROL (1772—1840) glaubte tatsächlich, in Gestalt seiner „monomanie homicide" eine typische Gruppe geisteskranker Mörder gefunden zu haben, die aus verschiedenen Geistesstörungen und mannigfaltigen Verhaltensweisen heraus von einem einheitlichen, rätselhaften Drang, einem „bloßen instinktiven Antrieb" zum Töten getrieben sein sollten. Diese Theorie beruhte damit auf der Annahme eines krankhaften Antriebes als einheitlicher Quelle der pathologischen Gewalttätigkeit. Eine zweite Möglichkeit zur monistischen Theoriebildung bietet die Annahme eines krankhaften Verlustes der „moralischen" Kontrolle über normale Aggressivität, bzw. über atavistische Anteile des menschlichen Seelenlebens. So gewann der Begriff der „moral insanity" (PRICHARD, 1835) zeitweilig über seinen ursprünglichen Inhalt — gefühlsarme, schwachbegabte Täter mit „angeborenen" ethischen Defekten — hinaus eine weitreichende Bedeutung in der verallgemeinernden Erklärung der Gewalttätigkeit Geistesgestörter. Diese von KAHLBAUM, BINSWANGER, DUBITSCHER, MEGGENDORFER u. a. weitergeführte Vorstellung des „moralischen Schwachsinns" wurde vor allem in Deutschland durch die Degenerationslehre (Übersicht bei HÄFNER, 1959) mit neuem und mindestens tendenziell monistischem Gehalt erfüllt.

SCHIPKOWENSKY (1938) unternahm schließlich den Versuch einer auf Krankheitsgruppen bezogenen einheitlichen Erklärung von Gewalttätigkeit. Er faßte die Mehrzahl der Tötungsdelikte Schizophrener als „Gruppe des reinen schizophrenen Mordes" auf, die er in den Rang eines Typus erhob. Charakteristische Einzelmerkmale anderer psychiatrischer Krankheiten, wie z. B. die Reizbarkeit des Hirnorganikers, die epileptische Verstimmbarkeit oder der sogenannte Raptus melancholicus gaben die Leitkriterien für weitere krankheitsspezifische Typen von Gewalttätern ab.

Im Gegensatz zu diesen rein krankheitsbezogenen mono- oder polyätiologischen Theorien steht die Auffassung, daß für die Tatentstehung Anlage- und Umweltfaktoren ebenso wichtig oder wichtiger seien als etwa eine später hinzutretende Psychose. Sie umfaßt solch divergierende Richtungen wie die kriminologische Schule des „delinquente nato" (LOMBROSO) und die Theorien soziogener Verbrechensentstehung. Eine gründliche empirische Untersuchung des Problems muß sich um die Bestimmung des Einflusses von Faktoren aus allen drei Bereichen, genetische Heredität, Umwelt und Krankheit und schließlich noch um Motiv und Anlaß bemühen.

Die wichtige Frage nach den Motiven der geistesgestörten Gewalttäter weist auf ein Sonderproblem der deutschen Psychiatrie hin. JASPERS hatte die von DILTHEY übernommene Theorie, Verständliches sei psychisch, Nichtverständliches außerpsychisch determiniert, fälschlich seiner „phänomenologischen" Methode zugrundegelegt. Von seinen Schülern wurden Methode und Theorie noch weiter vermengt. GRUHLE (1947) verkündete beispielsweise, Wahn sei eine Beziehungssetzung ohne Anlaß und grundsätzlich unverstehbar; der ihm zugrundeliegende Prozeß sei allein ein körperliches Geschehen. Was an krankhafter Handlung aus einer solchen endogenen Psychose hervorbricht, sollte dementsprechend allenfalls naturwissenschaftlich erklärbar, aber nicht vom Motiv her zu verstehen sein. Auch diese Theorie hat in ihrer Popularisierung vermutlich dazu beigetragen, daß eine Gewalttat um so eher als Ausdruck einer Geisteskrankheit angesehen wurde, je mehr sie vom Motivischen her nicht nachvollziehbar erschien. In der Praxis der forensischen Psychiatrie hat sie die Neigung gefördert, Tätern, die an einer endogenen Psychose erkrankt waren, grundsätzlich erheblich verminderte oder aufgehobene Zurechnungsfähigkeit zuzubilligen, gleichgültig ob die Tat erkennbar mit dem Krankheitsgeschehen in Zusammenhang stand oder nicht. Die Nähe oder Ferne der Motive zum allgemeinen Verständnishorizont ist eine offene Frage, auch bei Psychosen, zumal auch nicht geistesgestörte Täter sich selbst und der Umwelt gegenüber häufig Verständnisbarrieren für ihre Tatmotivation aufbauen. Motivforschung und Motivvergleiche an geistesgestörten Gewalttätern sind jedenfalls, soviele Schwierigkeiten sie mit sich bringen mögen, ein legitimer Bereich wissenschaftlicher Fragestellung.

1967 fand in London ein Ciba-Symposium über das Thema „The mentally abnormal offender" statt, an dem Psychiater, Psychologen, Soziologen und Strafrechtler aus Großbritannien, den USA, Dänemark, Schweden und Holland über gewalttätiges Verhalten von psychisch Kranken und Schwachsinnigen diskutierten. Im Vordergrund standen Erörterungen über sinnvolle Behandlungs- und Nachsorgemaßnahmen für kranke Rechtsbrecher, aber auch Hypothesen über Verursachung, Fragen der diagnostischen Abgrenzung und der Incidenz aggressiv-kriminellen Verhaltens bei Geistesgestörten. Die Referate und Diskussionen zeigen eindrucksvoll das dringende Bedürfnis nach mehr und besseren empirischen Daten als Grundlage für eine zuverlässigere Beurteilung der „Gefährlichkeit" verschiedener Formen von Geistesstörung oder der Rückfallgefährdung geistesgestörter Täter.

Kapitel 1

Frühere Untersuchungen über die Gewalttätigkeiten Geistesgestörter

A. Allgemeine Studien zur Häufigkeit ernster Gewalttaten Geistesgestörter

1. Die kasuistisch-typologische Periode

Untersuchungen über Gewaltdelikte geisteskranker Täter sind vorwiegend von Psychiatern, aber auch von Kriminologen und Juristen veröffentlicht worden. Wir werden in den folgenden Abschnitten in erster Linie die psychiatrischen Studien berücksichtigen, da sie zu unserem Thema am meisten beitragen und weil wenigstens einzelne von ihnen Vergleichsmöglichkeiten mit unserer eigenen Untersuchung anbieten. Einen Anspruch auf Vollständigkeit wollen wir mit dieser Auswahl wichtiger Arbeiten aus einem umfangreichen internationalen Schrifttum nicht erheben.

In der Darstellung werden wir uns an einer methodologischen und einer problemgeschichtlichen Leitlinie orientieren, zumal wir glauben, zeigen zu können, daß sich Fragestellung und Ergebnisse in der historischen Folge der Forschungskonzepte daraus entwickelt haben. In der Deutung vieler Untersuchungsergebnisse hinsichtlich der Gefährlichkeit Geisteskranker von der psychiatrischen Frühzeit bis in einen Teil der psychiatrischen Gegenwartsliteratur hinein spiegeln sich zeitgeschichtliche Auffassungen und die durch sie beeinflußten Theorien der Psychiatrie wider. Die allgemeine Anerkennung, die sie mitunter für lange Zeit fanden, ist ohne Kenntnis der historisch mitbedingten Anwendung und Bewertung bestimmter wissenschaftlicher Methoden kaum verständlich.

Im 18. und frühen 19. Jahrhundert, in der Frühzeit der Psychiatrie, war das Interesse, durch quantitative Erhebungen zu Feststellungen von Zusammenhängen und zu Aussagen über Krankheits- oder Tatrisiken zu kommen, noch kaum vorhanden. Die eine Seite erhoffte sich in der Entdeckung von Hirndefekten (GRIESINGER, MAUDSLEY, MEYNERT, WERNICKE), Schädelvarianten und -anomalien (LAVATER, GALL), die andere in der intuitiven oder spekulativen Erhellung des menschlichen Wesens (HEINROTH, CARUS, IDELER u. a.) die Klärung der Ursachen von Geistesstörungen und von außergewöhnlichen Handlungen Geisteskranker. Beide Richtungen bedienten sich dabei der in der mittelalterlichen und frühneuzeitlichen Medizin noch unbedingt vorherrschenden Methode der Kasuistik. Aber nicht nur die Fachwelt, sondern auch das gebildete, sensationshungrige Publikum und die Schriftsteller entwickelten in jener revolutionären und krisenreichen Epoche ein lebhaftes Interesse am außergewöhnlichen Einzelfall. Im Verbrecher suchte man die Widerspiegelung des idealisierten und zugleich fragwürdig gewordenen menschlichen Daseins im außergewöhnlichen Einzelschicksal und seinen Verflechtungen mit den gesellschaftlichen, sozialen und moralischen Konflikten jener Zeit. Die Frage nach einer klaren Trennung zwischen geistig gesunden oder kranken Gewalttätern stand bei vielen Autoren durchaus im Hintergrund. In den „Causes célèbres et intéressantes" von DE PITAVAL (1739) und in den „Merkwürdigen Kriminalrechtsfällen" des VON FEUERBACH (1849) — beide Werke sind hervorragende Beispiele für eine glanzvolle Kasuistik — wird von zahlreichen geistesgestörten Gewalttätern berichtet.

Im engeren Fachbereich der forensischen oder Kriminalpsychiatrie war noch der Einfluß von LOMBROSOS „Delinquente nato" (1876) spürbar. Die Monomanienlehre PINELS, von ESQUIROL (1831) weiter energisch vertreten, förderte eine frühe anthropologische Theorie über den Zusammenhang von Geisteskrankheit und Gewalttat: Einseitige, starke Leidenschaften können durch ein Leben, das die gebotene Mäßigung vernachlässigt, bedrohlich überhandnehmen. Im Extremfall drängen sie auf dämonische Weise das verwirrte Bewußtsein zwangsläufig zur Gewalttat. Wenn auch diese um die Wende vom 18. zum 19. Jahrhundert konzipierte Theorie bald als überholt galt, so hielt man doch an der Überzeugung fest, daß Gewalttaten bei Geisteskranken ebenso unmittelbare Auswirkungen eines krankhaften Geschehens seien wie beispielsweise der Anfall bei einer Epilepsie oder der „Veitstanz" bei einer Chorea. Die Psychiatrie hat in ihrer Sammlerepoche — bis in die Gegenwart hinein —, fasziniert von absonderlichen Verhaltensweisen, abnormen Erlebnissen und anderen Merkmalen der Verrücktheit, einen Katalog psychopathologischer Phänomene zusammengetragen, der neben vielen wichtigen Beobachtungen auch eine große Zahl solcher enthält, die in einem Raritätenkabinett besser untergebracht wären. Die anthropologischen Theorien traten mit der Beschränkung auf die Verhaltens- und Symptombeschreibung immer mehr in den Hintergrund. Die Krankheitslehre gründete sich zunehmend auf die Häufung gemeinsamen Vorkommens und des Verlaufs bestimmter Symptome. In den extremen Auswüchsen dieser Entwicklung (K. SCHNEIDER, 1950) wurden weder Verständnis oder Modellvorstellungen für den inneren Zusammenhang dieser Symptomcluster angeboten, noch der Versuch einer ernstzunehmenden symptomstatistischen Verifizierung der nosologischen Hypothesen unternommen.

Wendet man den Blick vom Einzelfall zur allgemeinen Frage nach der Häufigkeit von Gewalttaten unter Geisteskranken, so nimmt es nicht wunder, daß sich der Mangel an quantitativ-methodischer Orientierung in unbedenklichen Verallgemeinerungen der kasuistischen Beobachtungen niederschlug. KARUTH (1845) veröffentlichte Mitte des 19. Jahrhunderts eine psychiatrische Studie „Über die Gemeingefährlichkeit der Seelengestörten", die ein gutes Beispiel des methodischen Vorgehens und der vertretenen Auffassungen gibt. Die älteren Lehr- und Handbücher der forensischen Psychiatrie (VON KRAFFT-EBING, 1892; CRAMER, 1908; BUMKE, 1912; HÜBNER, 1914) spiegeln ebenfalls die unwidersprochen hingenommene Überzeugung wider, daß Geisteskranke in hohem Maße gewalttätig seien. Da zugleich die Krankheit — während der naturwissenschaftlichen Epoche der Medizin von den meisten Psychiatern als noch unentdecktes Gehirnleiden vermutet — als zureichende Ursache der Tat angesehen wurde, waren die besten Voraussetzungen für die Bildung eines allgemeinen Meinungsstereotyps geschaffen: Geisteskranke, von einem geheimnisvollen, unverständlichen Leiden der Vernunft beraubt, sind unberechenbar und gemeingefährlich.

Von der kasuistischen Methode ausgehend wendete sich das Interesse mittlerweile der psychologischen und psychiatrischen Typologie der Täter und ihrer Beziehung zu verschiedenen Krankheitsbildern zu.

Als Beispiel können die stark kriminalpsychologisch orientierten Analysen von NÄCKE („Familienmord bei Geisteskrankheiten", 1908) und WETZEL („Über Massenmörder", 1920) gelten. Selbst die 1938 veröffentlichte kasuistisch-typologische Untersuchung von SCHIPKOWENSKY („Schizophrenie und Mord"), die bis in die jüngste Vergangenheit als Standardwerk über dieses Thema galt, blieb, was die Frage nach der Incidenz von Gewalttaten Geisteskranker anbelangt, auf der Ebene unüberprüfbarer Meinungsäußerungen: Es sei „längst bekannt, daß unter den Verbrechern, besonders unter den Mördern, ein bedeutender Prozentsatz von Geisteskranken gestellt wird".

Die eigentliche Bedeutung der kasuistisch-typologischen Forschungsperiode liegt damit nicht in der Erarbeitung allgemeiner und verbindlicher Aussagen, zu denen sie von ihren methodischen Voraussetzungen her nicht fähig war, sondern im Aufspüren biographischer, psychodynamischer und sozialer Zusammenhänge im Einzelfall als Grundlage für Arbeitshypothesen und spätere Forschungsansätze. GAUPPs Untersuchungen (1914, 1938) jenes Hauptlehrers Wagner, der sich nach wenigen sodomitischen Exzessen, die er unter Alkoholeinfluß begangen hatte, von Dorfbewohnern verfolgt und zugrunde gerichtet glaubte und der schließlich Jahre später in wahnhafter Notwehr neun von ihnen niedermachte, sind ein hervorragendes Beispiel dafür[1]. GAUPPs exemplarische Studien über diese Entwicklung eines paranoiden Wahns aus Persönlichkeit, Lebensschicksal und Umweltsituation heraus waren von weittragender Bedeutung für die Hypothesenbildung nicht nur in der forensischen, sondern auch in wichtigen Bereichen der klinischen Psychiatrie überhaupt.

2. Die Periode grobquantitativer Untersuchungen

a) Versuche von Totalerhebungen

Die in der Neuzeit immer dringlicher werdende praktische Frage nach dem Bedarf an Maßnahmen und Einrichtungen zur „Sicherung der Gesellschaft gegen gemeingefährliche Geisteskranke" — Titel eines ausführlichen Erfahrungsberichtes von ASCHAFFENBURG (1912) — zwang schließlich dazu, der kasuistischen und typologischen Spekulation endlich Bemühungen um empirische Daten an die Seite zu stellen. Die Kollektive, die sich zur Zählung der Prävalenz gewalttätiger Geisteskranker anboten, waren die Verurteilten und die wegen Gewalttaten gerichtlich eingewiesenen Insassen psychiatrischer Krankenanstalten. ASCHAFFENBURG unternahm eine Studienreise durch mehrere europäische Länder, um einen möglichst breiten Überblick zu gewinnen und kam schließlich zu dem für die landläufigen Auffassungen überraschenden Ergebnis: „..., daß auf je 50 000 Einwohner eines Landes durchschnittlich höchstens ein einziger Kranker als wirklich gefährlich betrachtet werden darf." Der Zahlenvergleich über den Anteil gefährlicher Kranker am Patientengut einiger großer psychiatrischer Anstalten der Schweiz, Hollands, Badens und Preußens ergab ähnlich niedrige Raten, so daß ASCHAFFENBURG die Errichtung besonderer Anstalten für gefährliche kriminelle Geisteskranke für „durch kein drängendes Bedürfnis gerechtfertigt" hielt.

RIXEN kam 1921 mit einer Schätzung aufgrund recht heterogener und lückenhafter Gutachten und Verurteiltenstatistiken mehrerer europäischer Länder zu einer Verdoppelung der Rate. Er nahm unter Hinweis auf höhere Raten in großstädtischen Siedlungsgebieten eine Durchschnittsrate von 40 „gefährlichen Kranken" auf 1 Million Einwohner (ASCHAFFENBURG schätzte 20 pro 1 Million) an. Immerhin liegen diese Zahlen in der Größenordnung nahe an den später mit etwas verläßlicheren Methoden ermittelten Ergebnissen.

In der methodischen Konstruktion epidemiologischer Forschungsprogramme — und die Frage nach der Incidenz bestimmter Delikte unter psychisch Kranken oder nach der Prävalenz eines kombinierten Vorkommens von Geisteskrankheiten und Gewalttaten in der

---

[1] Am 4. September 1913 tötete Wagner nach sorgfältiger geheimer Vorbereitung seine Frau und seine 4 Kinder und fuhr anschließend in das Dorf Mühlhausen, wo er in der folgenden Nacht nach mehreren Brandstiftungen 9 Dorfbewohner erschoß und 11 verletzte.

Gesamtpopulation fällt in den Forschungsbereich der Epidemiologie — hat man inzwischen gelernt, zwischen „case finding" (Fall-Ermittlung) und „case identification" (Diagnose etc.) klar zu unterscheiden. Die beiden Studien von ASCHAFFENBURG (1912) und RIXEN (1921), die sich bei der Frage nach den Häufigkeitsraten von der bloßen Meinungsäußerung auf der Basis kasuistischer Erfahrungsraten gelöst hatten, stützten sich, was die psychiatrische Diagnose anbetrifft, auf die Dokumentation der Krankenhäuser und Verurteiltenstatistiken und bezüglich der Beurteilung der Tat oder der Gefährlichkeit der Kranken auf juristische Tatklassifikationen, denen einigermaßen heterogene Gesetzesnormen und Rechtsprechungsregeln zugrunde lagen. Dadurch mußten sich naturgemäß unkontrollierbare Selektionsfaktoren auf die Zusammensetzung des Materials auswirken.

Die Fall-Ermittlung schließlich stützte sich, wie schon erwähnt, auf eine nicht-repräsentative Ursprungspopulation, nämlich eine Auswahl aus verschiedenen psychiatrischen Krankenhaus- und Verurteiltenstatistiken, deren Dokumentationskriterien und Dokumentationsgenauigkeit wahrscheinlich unterschiedlich war. Man darf deshalb den Schluß ziehen, daß der Übergang von der kasuistischen zur zählenden Periode mit Schätzungen auf der Basis heterogener Statistiken bereits einen beträchtlichen Fortschritt brachte. Er fand seinen Niederschlag in der Abwendung von der Überzeugung hoher Gefährlichkeit der Geisteskranken und in der Annahme recht niedriger Täter-Prävalenzraten. Genauere epidemiologische Daten oder eine Antwort auf detaillierte Fragen konnte man auf der Basis dieser Untersuchungen jedoch nicht erwarten.

b) Untersuchungen an Gutachten- und Patientenkollektiven psychiatrischer Krankenhäuser

Analysen von Gutachtenmaterial

Die Untersuchung begrenzter und durch eindeutige Kriterien bestimmter Patientenkollektive bot sich nicht zuletzt wegen ihrer enormen praktischen Vorteile frühzeitig an. Die Begutachtung in bestimmten Institutionen und innerhalb festlegbarer Zeitspannen oder die Unterbringung nach § 42 b StGB[2] in einem bestimmten psychiatrischen Krankenhaus wurden als die häufigsten Kriterien für die Fallermittlung benutzt. Der Vorteil solcher Untersuchungen an kleinen Kollektiven ist auch, daß Untersuchungsergebnisse und Diagnosen wenigstens nach verhältnismäßig einheitlichen Verfahrensweisen und Kriterien zustande gekommen sind und daß eine ausführlichere Dokumentation von Symptomen, Verlaufsmerkmalen, demographischen und einzelnen sozialen Daten eine Bearbeitung des Materials auf differenziertere Fragestellungen hin ermöglicht.

Allerdings werden im Zustandekommen solcher natürlicher Teilpopulationen — vor allem, wenn sie leichtere Delikte einschließen — verschiedene Auswahlprozesse wirksam, die von ausschlaggebender Bedeutung für die Aussagekraft der Ergebnisse sind. BOCHNIK, LEGEWIE et al. (1965) haben beispielsweise ihre statistische Analyse der in der Psychiatrischen Universitätsklinik Hamburg zwischen 1946 und 1961 erstatteten forensisch-psychiatrischen Gutachten als eine „empirische Durchleuchtung einer klinischen Stichprobe aus der kriminellen Bevölkerung" angesehen und dieses Kollektiv ausdrücklich als „auslesefrei" betrachtet. Sie übersahen dabei, daß bei der Zuweisung, Annahme und Ablehnung

---

[2] Derzeit (1972) gültige Fassung: „Hat jemand eine mit Strafe bedrohte Handlung im Zustand der Zurechnungsunfähigkeit (§ 51 Abs. 1, § 55 Abs. 1) oder der verminderten Zurechnungsfähigkeit (§ 51 Abs. 2, § 55 Abs. 2) begangen, so ordnet das Gericht seine Unterbringung in einer Heil- und Pflegeanstalt an, wenn die öffentliche Sicherheit es erfordert. — Bei vermindert Zurechnungsfähigen tritt die Unterbringung neben die Strafe."

von Begutachtungsaufträgen in einer bestimmten psychiatrischen Klinik verschiedene Selektionsfaktoren wirksam werden können.

Dabei ist zunächst zu bedenken, daß die Anordnung einer psychiatrischen Begutachtung durch den Staatsanwalt oder das zuständige Gericht nicht ausschließlich nach Kriterien erfolgt, die in der Tat oder in der Krankheit begründet liegen. Vielmehr gehen Rechtsnormen, höchstrichterliche Entscheidungen, das schwer kontrollierbare Ermessen von Staatsanwaltschaft und Richter und schließlich die in der Strafprozeßordnung vorgesehene Möglichkeit eines Antrags durch den Verteidiger auf Bestellung eines bestimmten Sachverständigen in den Entscheidungsprozeß ein. Es ist zumindest nicht auszuschließen, daß die Anordnung zur Begutachtung von solchen Faktoren wie Persönlichkeitsmerkmalen, sozialer Schichtzugehörigkeit und dergleichen beeinflußt wird, mit denen Krankheitsraten, Täterraten oder andere aus dem Kollektiv gewonnene Ergebnisse hernach wiederum korreliert werden sollen.

Wir müssen damit rechnen, daß diese unkontrollierbaren Selektionsfaktoren ihren stärksten Einfluß auf die Entscheidung von Richter oder Staatsanwalt zwischen Begutachtung oder Nichtbegutachtung bei leichteren Delikten und bei leichteren Krankheitszuständen ausüben — vor allem bei solchen Störungen wie Neurosen, Persönlichkeitsstörungen (Psychopathie) und dergleichen, bei denen die Mehrzahl der Richter und Sachverständigen eine Anwendung des § 51 Abs. 1 und 2 StGB zu verneinen pflegt. Wir können annehmen, daß diese Einflüsse verhältnismäßig gering sind, wenn ausschließlich schwere Delikte, etwa Taten wider das Leben, zur Verfolgung oder Anklage stehen, und wenn schwere seelische Erkrankungen und Defekte, etwa Geisteskrankheiten (Psychosen) und Schwachsinn, bestehen, die nicht leicht übersehen werden können und die außerdem nach der geltenden Rechtsprechung grundsätzlich Anlaß zur Anordnung einer psychiatrischen Begutachtung sind. Man kann davon ausgehen, daß beim Vorliegen beider Kriterien nahezu jeder Staatsanwalt oder Richter eine psychiatrische Begutachtung oder Unterbringung anordnen wird. Gutachterkollektive von Universitätskliniken sind allerdings auch in diesem Bereich nicht repräsentativ, weil die Staatsanwälte bei Delikten manifest Geisteskranker oder Schwachsinniger, vor allem im Wiederholungsfall nicht selten sofort die Einweisung in ein Landeskrankenhaus veranlassen. Sie verfolgen dabei die Absicht, daß dort die Behandlung oder Unterbringung im Anschluß an die zu erwartende Einstellung des Verfahrens oder den Freispruch nach § 51 Abs. 1 StGB ohne Ortswechsel angeschlossen werden kann.

Natürlich muß auch mitbedacht werden, daß die niedrigen Bekanntheits- und Aufklärungsquoten bei verschiedenen Delikten (beispielsweise bei Sexualstraftaten und Eigentumsdelikten) selbst die zur Verfolgung und Anklageerhebung kommenden Täterkollektive und damit auch die Bundesverurteiltenstatistik zu einer ziemlich unzuverlässigen Selektion aus dem Ursprungskollektiv der wirklichen Täter in der Gesamtbevölkerung machen. Auf unsere Fragestellung angewandt müssen wir beispielsweise die Möglichkeit einbeziehen, daß psychisch Kranke und Schwachsinnige für verschiedene Delikte eine höhere Anzeigerate und Aufklärungsquote aufweisen könnten als geistesgesunde und höher begabte Täter, etwa weil ihre Fähigkeit zur sorgfältigen Planung und zur Beseitigung von Tatspuren im Durchschnitt geringer sein dürfte als diejenige Geistesgesunder. Nur bei Straftaten mit vermutlich geringem Dunkelfeld und hoher Aufklärungsquote wird man diesen Einwand mit einer gewissen Berechtigung vernachlässigen dürfen.

Wenn man die Frage stellt, ob das Begutachtungsmaterial eines psychiatrischen Krankenhauses wenigstens repräsentativ für einen bestimmten geographischen Bereich oder Gerichtsbezirk ist, so muß man neben den oben formulierten Einwänden noch darauf hinweisen, daß die Begutachtungsaufträge der Gerichte häufig an bestimmte Sachverständige und besonders häufig an die Direktoren von Universitätskliniken ergehen. Bei der Auswahl der Fälle spielen mitunter Spezialkenntnisse und der „Ruf" eines Sachverständigen eine Rolle, was häufig dazu führt, daß er in „besonders gelagerten Fällen" mit der Erstattung von Gutachten durch Staatsanwaltschaften, Gerichte und Anwälte aus anderen Regionen der Bundesrepublik beauftragt wird. Die regionale Verteilung der Gutachtenaufträge an Universitätskliniken, Landeskrankenhäuser, an gerichtsmedizinische Institute, niedergelassene Ärzte oder Landgerichtsärzte — eine Institution, die es in Bayern und der Pfalz gibt — hängt von schwer überschaubaren und recht unterschiedlichen Einflüssen ab. Zudem unterliegt das normale Patientengut einer psychiatrischen Klinik einem diagnostischen Bias, das nach den Untersuchungen von HÄFNER, CESARINO und CESARINO-KRANTZ an den Psychiatrischen Kliniken Freiburg und Heidelberg (1968) und BOCHNIK (1961) an der Psychiatrischen Universitätsklinik Hamburg zumindest damals deutlich durch den Klinikdirektor beeinflußt wurde. Bei Gutachten, die durch den Direktor oder seinen Stellvertreter persönlich gegengezeichnet werden — eine Regel, die zur Zeit unserer Untersuchung praktisch in allen Universitätskliniken herrschte —, ist ein vergleichbarer, wenn nicht intensiverer Einfluß als bei den zur Behandlung aufgenommenen Kranken auf die diagnostische Kategorisierung anzunehmen.

Beispiele für Untersuchungen von Gutachtenkollektiven psychiatrischer Kliniken aus dem deutschen Sprachgebiet sind die Arbeiten von MAIER (1931) und BRACK-KLETZHÄNDLER (1954) aus der Psychiatrischen Universitätsklinik Zürich, die Untersuchung von WANNER (1954) in der Psychiatrischen Heil- und Pflegeanstalt Münsingen des Kantons Bern und die bereits erwähnte Studie von BOCHNIK et al. (1965) an der Psychiatrischen Universitätsklinik Hamburg.

MAIER ging von 1247 Strafgutachten aus, die in einem Vierteljahrhundert, von 1905 bis 1929, in der Züricher Klinik angefertigt worden waren. Er fand darunter 967 Geistesschwache, Geisteskranke und Psychopathen mit verminderter oder aufgehobener strafrechtlicher Zurechnungsfähigkeit. Unter ihnen befanden sich 121 Fälle — 86 Männer und 35 Frauen —, die Straftaten „gegen Leben und Gesundheit" begangen hatten. Da eine genauere Tatdefinition nicht angegeben wurde, ist ein Vergleich mit unseren eigenen Untersuchungen nicht möglich. Der relative Anteil psychisch kranker Täter „gegen Leben und Gesundheit" von 12,5 % am Gesamtkollektiv der in 25 Jahren ganz oder teilweise exkulpierten Begutachteten ist aus den dargelegten methodischen Gründen nicht repräsentativ.

Die Gutachten der gleichen Klinik aus der Periode 1942 bis 1950 wurden von BRACK-KLETZHÄNDLER (1954) untersucht. Unter 1018 begutachteten straffällig gewordenen Geisteskranken, Geistesschwachen und Psychopathen fanden sich in 118 Fällen = 11,6 % des Gesamtmaterials „Verbrechen gegen Leib und Leben", die sich aus Tötung und Totschlag, Mord, Kindstötung, Abtreibung, aber auch aus fahrlässiger Tötung, Körperverletzung, Raub, Tätlichkeit und Drohung zusammensetzen. Tötungsdelikte im engeren Sinne (einschließlich des Versuchs und der fahrlässigen Tötung) wurden in 55 Fällen = 5,4 % des Ausgangsmaterials registriert.

Die während mehr als einem halben Jahrhundert, von 1896 bis 1952, in der Bernischen Heil- und Pflegeanstalt Münsingen ausgearbeiteten 2482 psychiatrischen Gutachten untersuchte WANNER (1954). Er beschäftigte sich dabei besonders eingehend mit der Kriminalität Schizophrener. Gewalttaten gegen das Leben — definiert nach den Tatbestandsmerkmalen von Artikel 111 bis 126 des Schweizerischen Strafgesetzbuches[3] — fand er in 294 Fällen, wovon 29 als nicht geisteskrank beurteilt worden waren. Es verblieben damit 265 geisteskranke, geistesschwache und psychopathische Gewalttäter = 10,6 % des Ausgangsmaterials, wobei Raub und Drohung im Gegensatz zur vorher zitierten Studie (BRACK-KLETZHÄNDLER) nicht eingeschlossen sind.

Es ist immerhin bemerkenswert, daß der relative Anteil der nach Tatkriterien leider etwas unterschiedlich oder ungenau definierten Gewalttäter an den übrigen geisteskranken Straftätern, die zur Begutachtung kamen, bei diesen drei schweizer Untersuchungen in der gleichen Größenordnung liegt. Ein Grund dafür ist vermutlich in ziemlich gleichartigen Verfahrensweisen der schweizerischen Rechtspraxis bei der Anordnung forensisch-psychiatrischer Gutachten und möglicherweise in einem regionalen Begutachtungsmonopol der untersuchten Krankenhäuser zu suchen.

BOCHNIK, LEGEWIE et al. (1965) unternahmen eine statistische Analyse der in der Psychiatrischen Universitätsklinik Hamburg von 1946 bis 1961 begutachteten 376 Straftäter (329 Männer, 47 Frauen). In der Rubrik „Tötung, Gewalt", die Mord, Totschlag einschließlich versuchten Totschlages, erweiterten Selbstmord und alle Formen der Körperverletzung einschließt, fanden sich 69 männliche Täter. In der Zahl sind auch 9 der fahrlässigen Körperverletzung Beschuldigte enthalten. Nachdem 16 als voll zurechnungsfähig beurteilt worden waren, blieben 53 geisteskranke, geistesschwache oder psychopathische Gewalttäter (unter der weitgefaßten Definition dieser Studie), das sind 16,1 % der untersuchten männlichen Delinquenten. Unter den Frauen dieses Materials fanden die Autoren 14 Gewalttäterinnen, über deren Zurechnungsfähigkeit jedoch keine Angaben gemacht sind.

Die Untersuchung von BOCHNIK, LEGEWIE et al. ragt insofern über die meisten vergleichbaren Studien hinaus, weil sie in der Anwendung statistischer Methoden ein ungleich höheres Niveau erreicht. Dennoch zeigt sich gerade an ihr die methodische Problematik solcher Bemühungen. Da das Ausgangsmaterial mit hoher Wahrscheinlichkeit nicht repräsentativ für die Zusammensetzung der geistesgestörten Straftäter ist, kommt den errechneten Häufigkeitsraten, den Risikofaktoren und dem Resultat der von den Verfassern auf ihre Ergebnisse angewandten Faktorenanalysen nur ein streng auf das Material begrenzter Aussagewert zu.

Untersuchungen von Krankenhaus-Kollektiven untergebrachter geistesgestörter Straftäter

Die zweite Kategorie von Teilpopulationen, die für Untersuchungen leicht zugänglich ist, sind die in psychiatrischen Landeskrankenhäusern untergebrachten geisteskranken oder geistesschwachen Straftäter. Sie steht einer repräsentativen Auswahl deshalb näher, weil die in den Gutachtenaufträgen wirksamen Selektionsfaktoren hier teilweise wegfallen. Der Entscheidungsprozeß, der zur gerichtlichen Unterbringung führt, unterliegt jedoch dem Einfluß einiger anderer, schwer zu kontrollierender Auswahlfaktoren. Da bei der Entscheidung neben den vorliegenden Voraussetzungen des § 51 Abs. 1 oder 2 StGB vor allem die Kriterien der Gefährdung der öffentlichen Sicherheit und Sittlichkeit zur Anwendung kommen, bleibt dem Richter ein weiter Ermessensspielraum. Auch hier wiederum wird man damit rechnen müssen, daß bei schweren Delikten und manifester Geisteskrankheit oder Geistesschwäche die Entscheidungen relativ einheitlich in Richtung auf eine wenigstens vorübergehende Unterbringung der Täter fallen werden, während bei

---

[3] Verbrechen gegen Leib und Leben, unterteilt in Tötung und Totschlag (Art. 111 und 113 StGB), Mord (Art. 112 StGB), fahrlässige Tötung (Art. 117 StGB), Kindstötung (Art. 116 StGB), Abtreibung (Art. 119 StGB), Körperverletzung, Tätlichkeit (Art. 123—126 StGB).

geringfügigeren Delikten und leichten psychischen Störungen viele unkontrollierbare Faktoren auf den Unterbringungsentscheid und damit auf die Zusammensetzung der Unterbringungskollektive Einfluß gewinnen. Nicht zuletzt spielen bei verschiedenen Delikten, etwa bei Sexualstraftaten, kulturelle und Einstellungsfaktoren für die Beurteilung ihrer Gefährlichkeit für öffentliche Sittlichkeit und Sicherheit eine bedeutsame Rolle. Nachdem wir bei leichteren Delikten häufiger auch auf niedrige Bekanntheits- und Aufklärungsquoten stoßen und bei leichteren psychischen Störungen ein höheres Maß an nicht entdeckten Erkrankungen und an Nichtübereinstimmung der Sachverständigen hinsichtlich Diagnose und Beurteilung erwarten müssen, ist der Aussagewert von Ergebnissen, die an untergebrachten Tätern dieser Kategorien gewonnen wurden, ziemlich gering. Für den Bereich schwerer Delikte mit eindeutiger Erfüllung der Unterbringungskriterien, beispielsweise für Gewalttaten manifest geisteskranker oder erheblich geistesschwacher Täter, ist eine höhere Verläßlichkeit der Ergebnisse von Untersuchungen solcher Kollektive zu erwarten.

Ein Beispiel einer solchen Studie ist die Untersuchung von 675 nach § 42 b StGB an einem bestimmten Stichtag (17. 5. 1964) untergebrachten Personen durch MÜLLER und HADAMIK (1966)[4]. Da sie sich auf sechs Landeskrankenhäuser des Landschaftsverbandes Rheinland stützt, ist sie gegenüber Untersuchungen an einem einzelnen Krankenhaus, die mit einem stärkeren Einfluß regionaler Selektionsfaktoren rechnen müssen, zuverlässiger.

Die Verfasser schlüsselten ihre 675 Untergebrachten nach Alter, Geschlecht und Diagnose, Grad der Zurechnungsfähigkeit und Vorstrafen auf. Gezählt wurden außerdem besondere Vorkommnisse, wie Fluchtversuche und Tätlichkeiten während der Anstaltsaufenthalte, worauf wir noch zurückkommen werden. Die Rubrik der „Gewalttätigkeitsdelikte" — von den Verfassern nicht im einzelnen definiert — stellte mit 80 Fällen — unter den Diagnosen Geistesschwäche, verschiedene Geisteskrankheiten und Psychopathien — 11,8 % aller zum Stichtag Untergebrachten. Zieht man davon 6 Fälle ab, die unter der Erstdiagnose Sucht oder Psychopathie geführt waren, so verbleiben 74 = 10,9 % geisteskranke oder geistesschwache Gewalttäter. Obwohl die Ursprungspopulation, auf die der Gewalttäteranteil hier bezogen wird, nach anderen Kriterien als bei der Untersuchung von Begutachtungskollektiven zusammengesetzt ist, liegt dieser Anteil doch in der gleichen Größenordnung.

---

[4] Die Wahl eines Stichtages als Auswahlkriterium untergebrachter Täter im Rahmen der Fallermittlung erscheint für eine Untersuchung, die nach Tat-Incidenzraten, Tatrisiken und einzelnen Risikofaktoren fragt, nicht sinnvoll. Wenn man die Anzahl der mit bestimmten Merkmalen gekennzeichneten Individuen, etwa der geisteskranken Täter im Krankenhaus, an einem bestimmten Stichtag feststellt, dann erfaßt man Prävalenzraten. Ihre Kenntnis ist wichtig etwa für die Bedarfsplanung von Behandlungs- und Unterbringungseinrichtungen. In die so ermittelte — „administrative" — Prävalenzrate gehen jedoch neben dem Anteil der aus Anlaß einer Straftat untergebrachten Geisteskranken die unterschiedliche Unterbringungsdauer und damit Kategorien des Verlaufs und der Entlassungsentscheidung ein. Die errechnete Täter-Prävalenzrate weicht also in einem gewissen Ausmaß von der „wahren Prävalenz" ab. Täter, die zwischen Tat und Stichtag verstorben sind, etwa weil sie nach der Tat Selbstmord begingen, sind auch nicht berücksichtigt, was zu einer weiteren Verfälschung der am Stichtag kollektiv gewonnenen Ergebnisse führen muß. Für die Untersuchung der Tatrisiken und für die Überprüfung von Hypothesen bedient man sich deshalb besser der Incidenzraten. Im Rahmen der hier besprochenen Erhebungen wäre die Zählung der in einem festzulegenden Zeitabschnitt begangenen Erstdelikte Geisteskranker einer bestimmten Ursprungspopulation ein geeigneter Weg, um zur Feststellung von Incidenzraten zu gelangen.

c) Versuche quantitativer Analysen von Tatmotiven und vergleichbarer Zusammenhänge

Stand bei den kasuistischen Untersuchungen der Frühzeit das deskriptive Interesse an charakteristischen Symptomen und außergewöhnlichen Verhaltensweisen oder die Deutung ätiologischer Faktoren und ihre Verallgemeinerung im Vordergrund, so zeichneten sich die zuletzt referierten Arbeiten durch ihre Bemühungen um die Ermittlung quantitativer Daten über Tatrisiken bei Geisteskranken, krankheitsbezogene Risikofaktoren und dergleichen aus. In einer Anzahl weiterer Untersuchungen ist der Versuch unternommen worden, beide Wege miteinander zu verbinden.

Die gründliche Untersuchung kleinerer Kollektive mit einer quantitativen Auswertung der meist im freien psychiatrischen Interview gewonnenen Daten kann natürlich dann keine verbindlichen Ergebnisse erbringen, wenn die Zusammensetzung des Untersuchungskollektivs nicht repräsentativ ist. Manche dieser Studien sind dennoch von beträchtlichem Wert, weil sie in der Vertiefung der Fragestellung auf mögliche Zusammenhänge oder Trends stoßen, aus denen sich wichtige Arbeitshypothesen zur quantitativen Überprüfung ableiten lassen.

LANZKRON (1963), dessen Studie („Murder and Insanity") sich durch exakte Tatkriterien auszeichnet, untersuchte 150 psychisch auffällige Mörder (der Begriff „Mord" wird hier nicht im Sinne des deutschen Strafgesetzbuches, sondern in einer umfassenden, dem amerikanischen Strafrecht entsprechenden Definition gebraucht, in der alle mit Tötungsabsicht begangenen Tötungsdelikte eingeschlossen sind), die im Psychiatric State Hospital Matteawan, Beacon/New York, von 1956 bis 1961 beurteilt worden waren. Es handelt sich also um ein Begutachtungskollektiv, das sich aus Zuweisungen der Anklagebehörden rekrutiert. LANZKRON fand in dem ungewöhnlich hohen Anteil von 40 % der untersuchten Fälle die Tat als direkte Folge eines Wahns („paranoid group"). 32,6 % der Täter waren Geisteskranke, die entweder aus Motiven oder Bedingungen handelten, die auch bei Mordtaten Gesunder gefunden werden, beispielsweise Zorn, Rache oder Eifersucht, oder die in einem Anfall von Krankheit („paroxysm of insanity") töteten, der sich von schwerer Erregung oder affektiven Ausnahmezuständen Gesunder ebenfalls nicht eindeutig trennen läßt. 27,3 % der Täter, die das Tötungsdelikt aus Rache, Zorn oder Eifersucht oder im Zusammenhang mit sexuellen und Bereicherungsmotiven begangen hatten, erkrankten erst nach der Tat. Die Diagnose lautete in diesen Fällen meist „Psychose bei psychopathischer Persönlichkeit". Die Ergebnisse dieser Untersuchung lassen eine Gegenüberstellung unterschiedlicher Motivgruppen bei gesunden und einem Teil der psychisch kranken Täter einerseits und bei der Gruppe der kranken Täter andererseits erkennen. Bei ihrer Bewertung ist mitzubedenken, daß die diagnostischen Kriterien, die LANZKRON anwandte, dem „Diagnostic and Statistical Manual"[5] der American Psychiatric Association entnommen und mit den weitgehend am sogenannten „Würzburger Schema" orientierten diagnostischen Skalen deutscher Untersucher teilweise nicht identisch sind.

Die psychodynamischen oder psychoanalytischen Modelle mit ihren vertieften, auf Persönlichkeitsentwicklung, Motivation, Persönlichkeitsstruktur und dynamische Regulation des Verhaltens eingehenden Ansätzen fanden naturgemäß das Schwergewicht ihrer Anwendung bei psychisch gestörten Tätern jenseits von Geistesschwäche und Geisteskrankheit im engeren Sinne.

Eine Untersuchung, die aus vielen vergleichbaren hier referiert werden soll, wurde von TANAY (1969) an 53 Mördern durchgeführt, die in der Dekade von 1958 bis 1968 vom

---

[5] Erschienen in Washington, 2. Auflage 1968.

Verfasser persönlich interviewt worden waren. Sie waren ihm unter nicht überprüfbaren Auswahlkriterien von Anwälten und Untersuchungsrichtern zur Begutachtung zugewiesen worden. Der Anteil geisteskranker Täter ist mit 7, die alle an einer schizophrenen Psychose litten, relativ niedrig. Das besondere Interesse TANAYS galt den 37 Fällen, in denen er eine Persönlichkeitsstörung vom „dissoziativen Typus" feststellte und die Tat als „dissoziative Reaktion" auffaßte. Er versteht darunter Persönlichkeiten, die unter normalen Belastungen auf einer ausreichenden Integrationsebene funktionierten, die aber zur Tatzeit durch verschiedene Belastungsmomente in einen Zustand alterierten Bewußtseins geraten waren. Analog dem analytischen Strukturmodell interpretiert TANAY diesen Vorgang als Folge einer dem Ich unerträglichen Spannung zwischen starken Triebwünschen und einem überstarken Überich. Die daraus hervorgehende dissoziative Reaktion bestehe dann in einer Abspaltung des Triebwunsches, der damit zugleich aus der Kontrolle der Ichfunktionen herausbreche. TANAY meint, daß 36 der von ihm beschriebenen 37 Fälle vom dissoziativen Typ ein strenges, übermäßig hartes Überich aufgewiesen hätten. Sieht man von den großen Schwierigkeiten der Objektivierung derartiger Beobachtungen ab, so wird man immer noch darauf verweisen müssen, daß der Vorteil von Differenzierung und Vertiefung durch die Einführung psychodynamischer Hypothesen in die Erklärung kriminellen Handelns und krankhafter Prozesse verlorengehen muß, wenn man sich auf solch allgemeine und deshalb unspezifische Interpretationsstereotype beschränkt.

3. Die epidemiologische Periode

Empirische Erhebungen, die mit dem Ziel durchgeführt werden, verläßliche Daten über die Häufigkeit der mit einem bestimmten Merkmal behafteten Personen in einer definierten Population zu gewinnen, fallen in das Aufgabengebiet der Epidemiologie. Von dieser Definition her gesehen zählen auch einige der in den ersten Dekaden dieses Jahrhunderts durchgeführten Untersuchungen, über die wir bereits berichtet haben, beispielsweise die herausragenden Studien von ASCHAFFENBURG und RIXEN nach ihrem Forschungsansatz und ihrer Fragestellung zur Epidemiologie. Die beiden zitierten Untersuchungen stellten nach dem damaligen Wissen sorgfältig und weitreichend geplante Versuche von Totalerhebungen dar. Sie gelangten zu Ergebnissen, die von jenen der methodisch sorgfältiger ausgearbeiteten und gründlicheren Erhebungen der jüngeren Zeit nicht mehr sehr weit entfernt sind. Ein wichtiger Unterschied besteht jedoch darin, daß in den älteren Untersuchungen die methodischen Kenntnisse und das Rüstzeug noch nicht zur Verfügung standen, das sich die psychiatrische Epidemiologie teilweise in groß angelegten Feldstudien vor allem in den letzten zwei Jahrzehnten erarbeitet hat (ADELSTEIN; DOWNHAM; STEIN und SUSSER, 1968; DOHRENWEND und DOHRENWEND, 1965; KLEE; SPIRO; BAHN und GORWITZ, 1967; LEVY und ROWITZ, 1970; PRINCE, 1966; REID, 1966; WALSH, 1969; WEINBERG, 1967; u. a.). Zwischen den von uns unterschiedenen Perioden der quantitativen Untersuchungen und der epidemiologischen Studien besteht deshalb kein Einschnitt, sondern ein Übergang, der allerdings diskontinuierlich verläuft und keineswegs abgeschlossen ist.

Zu den wichtigsten methodischen Wegen, deren sich psychiatrisch epidemiologische Untersuchungen im Rahmen der hier behandelten Fragestellung bedienen können, zählen einmal die Totalerhebungen. Sie gehen von der Gesamtpopulation aus. Sie müssen deshalb in der Regel als Feldstudien im weitesten Sinne angelegt werden. Sie sind nach Fragestellung und Methodik in erster Linie dazu geeignet, Basisdaten zu liefern, wie Morbiditätsrisiken, Prävalenzraten, Incidenzraten und ihre Grobkorrelationen („overall relationships" — MECHANIC, 1970) mit demographischen Daten und Sozialfaktoren. Gleichwertig sind in der Regel auch Erhebungen an repräsentativen Samples der Grundgesamtheit, wenn eine ausreichende Besetzung der einzelnen Klassen gewährleistet ist. Sie sind vor allem notwendig und zweckmäßig, wenn große Populationen untersucht werden sollen. Beispiele für derartige Studien im Gebiet der allgemeinen psychiatrischen Epidemiologie sind die teilweise unter verschiedenartigen Fragestellungen und mit unterschiedlichen methodischen Konzepten und Erhebungstechniken durchgeführten Untersuchungen von A. H. LEIGHTON et al. (1963) in Canada (Stirling County Study), von SROLE et al. (1962) in New York (Manhattan Midtown Study), von STRÖMGREN und JUEL-NIELSEN (1962) in Dänemark u. v. a. Sie haben uns Informationen über die Häufigkeit psychischer Erkrankungen in der Bevölkerung westlicher Länder geliefert und damit wenigstens die Grundlage eines Vergleichsmaßstabes für die Beurteilung der relativen Häufigkeit geisteskranker Gewalttäter geschaffen.

Die Vertiefung der epidemiologischen Fragestellung zur Identifikation von Risikofaktoren, zur Überprüfung von Einzelhypothesen und insbesondere von ätiologischen Modellen erfordert stets genauere Untersuchungen, die nur an kleineren Kollektiven durchgeführt werden können. Dabei ist von ausschlaggebender Bedeutung, daß das Untersuchungskollektiv nach den Regeln der Zufallsauswahl gewonnen und damit für die Ursprungspopulation repräsentativ ist. Im Vergleich des Untersuchungskollektivs mit der Gesamtpopulation und mit einer nach analogen Auswahlkriterien zusammengestellten Vergleichsgruppe (matched pairs oder dgl.), die sich hinsichtlich eines Merkmals unterscheiden (z. B. geisteskranke Gewalttäter gegen geisteskranke Nichttäter) oder in der Aufspaltung des Erhebungskollektivs in Untergruppen, sind Grundlagen für eine statistische Überprüfung von Einzelhypothesen geschaffen. Für die Formulierung der Hypothesen, die dabei getestet werden können, ist natürlich ausschlaggebend, aus welcher Ursprungspopulation Untersuchungskollektiv und Vergleichsgruppe gezogen sind: Beispielsweise ließe der Vergleich zwischen je einem repräsentativen Sample aus geisteskranken Gewalttätern und Geisteskranken die Überprüfung von Hypothesen über den positiven oder negativen Einfluß verschiedener Krankheitsformen auf das Tatrisiko zu, während er etwa Aussagen über die allgemeine Häufigkeit von Gewalttaten unter Geisteskranken ausschließen würde.

Epidemiologische Totalerhebungen werden aus praktischen Gründen so gut wie immer, Gruppenvergleiche häufig als retrospektive Untersuchungen durchgeführt. Das bedeutet, daß vom Indexfall ausgehend in der Vergangenheit liegende Ereignisse, etwa die Gewalttat, und dazu Familiendaten, persönliche Vorgeschichte, frühere Belastungsfaktoren (Stress) usw. erhoben werden müssen. Naturgemäß ist die Verläßlichkeit solcher retrospektiv gewonnener Daten sehr unterschiedlich. Zu den verläßlichen zählen Daten, deren vollständige und eindeutige Registrierung wahrscheinlich ist, wie Eheschließung oder Krankenhausaufnahmen. Zu den besonders wenig verläßlichen zählen z. B. die gedächtnisabhängigen Informationen und vor allem solche, die nur über die Beurteilung des Probanden selbst zugänglich sind. Der Aussagewert retrospektiver Erhebungen ist hinsichtlich der Identifizierung und der Gewichtung jener Risikofaktoren sehr beschränkt, die sich auf solche wenig verläßlichen Erhebungsdaten begründen.

Einen der wichtigsten Auswege aus diesen methodischen Schwierigkeiten eröffnen prospektive Untersuchungen. Sie schaffen die Möglichkeit, eine Risikopopulation mit standardisierten Techniken, Meßmethoden, zu untersuchen, Voraussagen zu formulieren und sie durch das Ergebnis einer unter Anwendung der gleichen Technik durchgeführten Nachuntersuchung zu überprüfen. Das Erwartungsrisiko für das untersuchte Ereignis, beispielsweise für das Auftreten einer Geisteskrankheit oder einer Gewalttat, muß im Untersuchungskollektiv relativ hoch sein, damit die Errechnung statistisch signifikanter Korrelationen mit den untersuchten Variablen möglich wird und der Forschungsaufwand in einigermaßen vertretbaren Grenzen gehalten werden kann. Diese Voraussetzungen sind bei der Auswahl geeigneter Untersuchungskollektive für prospektive Studien in unserem Thema selbstverständlich zu bedenken: Geeignete Gruppen mit erhöhtem Gewalttäterrisiko sind beispielsweise strafhaftentlassene Gewalttäter mit hohem Rückfallrisiko, Geisteskranke, die eine Gewalttat angedroht haben und dergleichen. Naturgemäß ist die Zahl der Personen, die solche Kriterien erfüllen, in einem geordneten Rechtswesen nicht hoch, und die minimale Rückfallquote geisteskranker Gewalttäter — wenn man von der vollendeten Tötung ausgeht — weist in die gleiche Richtung. Damit wird der Bereich möglicher Fragestellungen, die durch prospektive Untersuchungen geprüft werden können, eng begrenzt. Dennoch ist ihr Wert, vor allem für die Überprüfung ätiologisch bedeutsamer Hypothesen, nicht zu unterschätzen.

Prospektive epidemiologische Untersuchungen können ebenso wie retrospektive Studien durch Aufspaltung des Untersuchungskollektivs in Untergruppen und durch Vergleich mit einer Gruppe ausgewertet werden, die sich hinsichtlich einer oder mehrerer wichtiger Variablen unterscheidet, beispielsweise im Vergleich einer Kohorte psychisch kranker mit einer Kohorte psychisch gesunder Gewalttäter. Der Kohortenvergleich bietet zudem die für die Überprüfung ätiologischer Hypothesen unschätzbare Chance einer experimentellen Variation einzelner Variabler: Durch die Anwendung therapeutischer Techniken oder sozialer Maßnahmen kann beispielsweise ihr Einfluß auf Tat- oder Rückfallrisiko untersucht werden. Allerdings ist es aus ethischen Gründen schwer vorstellbar, wie man bei einer Risikopopulation möglicher Gewalttäter zu einer Vergleichsgruppe mit gleichem Tatrisiko kommen sollte, die von aussichtsreichen Präventionsmaßnahmen aus experimentellen Gründen ausgeschlossen wird.

Eine Untersuchung über psychisch kranke und geisteskranke Gewalttäter, die sich epidemiologischer Methoden im engeren Sinne bedient und einer Totalerhebung nahekommt, wurde etwa von RAPPEPORT und LASSEN (1965 und 1966) durchgeführt. Es handelt sich um eine retrospektive Longitudinalstudie an einer repräsentativen Risikopopulation: An 708 Männern und 639 Frauen (aller 1947 aus den psychiatrischen Krankenhäusern des US-Staates Maryland entlassenen Patienten) und an einer zweiten Gruppe von 2 152 Männern und 2 129 Frauen (aller 1957 aus den gleichen Institutionen entlassenen Patienten) wurde die Häufigkeit von Festnahmen („Incidence of arrest") wegen Mordes, Totschlags, Notzucht, Raub und ernsthafter Angriffe anderer Art während zweier Fünfjahresperioden jeweils vor und nach der Krankenhausentlassung ermittelt. Die Ergebnisse wurden mit den analogen Zahlen der Allgemeinbevölkerung des Staates Maryland verglichen. Nur für das Delikt Raub („robbery") ergab sich bei der Gruppe der aus psychiatrischen Anstalten entlassenen Männer eine höhere Haftincidenzrate als in der Durchschnittsbevölkerung. Im übrigen spiegelte die Kriminalität der ehemals psychiatrisch internierten Männer den Kriminalitätstrend der männlichen Gesamtbevölkerung wider. Bei den ehemals psychiatrisch internierten Frauen war nur die Haftincidenzrate wegen ernsthafter Angriffe („aggravated assault") gegenüber dem gleichen Delikt unter Frauen der Gesamtbevölkerung erhöht.

Bei der Bewertung dieser Ergebnisse wird man in Betracht ziehen müssen, daß nur ein begrenzter Anteil Geisteskranker jemals in ein psychiatrisches Krankenhaus aufgenommen wird (BREMER, 1951; FREMING, 1947). Da ein wesentlicher Anlaß zur Einweisung in eines der damals meist geschlossenen psychiatrischen Großkrankenhäuser (Mental State Hospitals) die Belastung, Beunruhigung oder Gefährdung der Umwelt durch das Verhalten des Kranken ist, hatten aggressive Kranke vermutlich eine höhere Chance der Hospitalisierung in einer Staatsanstalt als nicht aggressive. Auf die Internierungschancen eines Geisteskranken in Staatsanstalten unter dem damals vorhandenen Versorgungssystem der USA hat also das Ausmaß seiner Verhaltensabweichung wahrscheinlich irgendeinen Einfluß. Dennoch fanden die Verfasser, mit Ausnahme der beiden erwähnten Unterschiede, weder im Vergleich der Vor- mit der Nachhospitalisierungsperiode noch im Vergleich ihrer Erhebungspopulation mit der Gesamtbevölkerung signifikante Differenzen der Haftincidenzraten für andere Delikte.

Eine prospektive Studie an 100 Personen — 55 Männer und 45 Frauen im Alter von 11 bis 83 Jahren, die zu 95 % der weißen Rasse zugehörten — wurde von MACDONALD (1963) veröffentlicht. Es handelte sich um Patienten, die wegen Morddrohungen im Colorado Psychopathic Hospital / USA innerhalb von 15 Monaten aufgenommen worden waren. Bei ihnen konnten die Verfasser ein erhöhtes Gewalttäterrisiko vermuten. Knapp die Hälfte wurde als psychotisch (funktionelle und exogene Psychosen), der Rest als Neurosen und Charakterstörungen klassifiziert. Kriminelle Delikte in der Vorgeschichte waren selten, nur in einem Fall war eine Verurteilung wegen eines Tötungsdeliktes vorhergegangen.

Die Studie gewann an Aktualität, nachdem 1966 ein Student aus Texas seine, dem behandelnden Psychiater gegenüber angekündigte Drohung wahrgemacht und vom Turm des Universitätsgebäudes in Austin mehrere ihm unbekannte Menschen mit einem Jagdgewehr niedergeschossen hatte. Nach einer Periode von 5 bis 6 Jahren untersuchte MACDONALD das Kollektiv seiner Morddrohungspatienten erneut, wobei er 25 Personen des Ausgangskollektivs nicht mehr auffinden konnte. Drei — zwei Männer und eine Frau —, alle unter 30 Jahre alt, hatten inzwischen tatsächlich einen Menschen getötet. Ein Täter wurde als Soziopath, der zweite als paranoische Persönlichkeit, die Täterin als paranoide Schizophrene diagnostiziert. In zwei dieser drei Fälle hatte sich die Drohung auf das spätere Opfer gerichtet. Vier andere männliche Angehörige des Ausgangskollektivs — 2 Schizophrene unter 25 Jahren und 2 hirngeschädigte Männer über 65 — hatten Selbstmord begangen. Die niedrige Zahl der Täter in dieser Risikogruppe, die eine statistische Auswertung auf minimale Aussagemöglichkeiten beschränkt, zeigt die großen Schwierigkeiten, die prospektiven Untersuchungen im Bereich unserer Fragestellung im Wege stehen.

MACDONALD verglich in der zweiten Studie (1967) drei Samples zu je 20 Personen, die er aus seinem Untersuchungskollektiv von psychisch Kranken ohne Tötungsabsichten des gleichen Hospitals und aus Insassen eines Zuchthauses, die wegen eines Tötungsdeliktes verurteilt worden waren, gezogen hatte. Aus einer retrospektiven Erhebung an einem Kollektiv vom 100 Tötungsdelinquenten hatte er bereits 1963 den Eindruck gewonnen, daß große elterliche Grausamkeit und extreme mütterliche Verführung („seduction") in der Vorgeschichte und das gemeinsame Vorkommen von Brandstiftung, Tierquälerei und Bettnässen in der Kindheit das Tatrisiko erhöhen. Die statistische Auswertung des Gruppenvergleichs ergab eine Reihe weiterer Faktoren, die das Risiko für ein Tötungsdelikt erhöhen:

1. Männliches Geschlecht und Alter zwischen 20 und 40 Jahren. Neger haben eine höhere Homicidrate als Weiße.
2. Psychotische Depressionen, akute schizophrene Reaktionen oder Delirium. Soziopathen und passiv-aggressive Persönlichkeiten mit schlechter Selbstkontrolle.
3. Jede Form der Todesdrohung, besonders auch an Bedingungen geknüpfte (nach der Art: „Wenn Du mich jemals verläßt, werde ich Dich töten!").

4. Bereits erworbene Tatwerkzeuge oder die Existenz sorgfältig ausgearbeiteter Tatplanungen.
5. Vorausgegangene Tötungsakte.
6. Vorausgegangene Körperverletzungen oder gewaltsame Fesselungen.
7. Fehlende Selbstmordversuche.
8. Tod einer nahestehenden Person, Verlust des Arbeitsplatzes, Untreue des oder drohende Trennung vom Ehepartner, Schwangerschaft der Frau.
9. Fehlende Hilfe der Familie in Krisensituationen.
10. Extrem provokatives Verhalten der Opfer. Drohungen gegen Kinder. — Dieser Punkt — die Rolle des Opfers — wurde von MACDONALD besonders herausgestellt.

Bei der Bewertung dieser Ergebnisse empfiehlt sich Vorsicht, denn die von MACDONALD untersuchten Gruppen sind sehr klein und die Fallzahlen, vor allem im Hinblick auf die Anzahl der Kategorien, denen sie zugeordnet werden, viel zu niedrig.

Ausgelöst durch das Anwachsen der Kapitalverbrechen in den USA haben GUZE, GOODWIN und CRANE (1962, 1969) in Washington mehrere Untersuchungen über Zusammenhänge zwischen kriminellem Verhalten und psychischen Störungen durchgeführt und veröffentlicht. Die erste Publikation aus einer prospektiven Studie (1962) beschrieb die Zusammensetzung der untersuchten Kohorten: 223 Männer, darunter 27 %/o Neger, die wegen eines Kapitalverbrechens verurteilt und dem „Missouri Board of Probation and Parole" gemeldet worden waren. Im einzelnen setzte sich diese Gruppe zusammen aus 46 auf Bewährung Verurteilten (probationers), 75 bedingt Freigelassenen (parolees) und 102 kurz vor Haftentlassung stehenden Gefangenen (flattimers). Damit verfügen die Verfasser über eine ihrer Meinung nach repräsentative Gruppe männlicher Gewalttäter, bei der sie ein relativ hohes Rückfallrisiko erwarten konnten[6].

Da eine Aufgliederung der Kapitalverbrechen in Tatkategorien wie Tötungsdelikt, Tötungsversuch, Mordversuch u. dgl. nicht gegeben wurde, sind die Ergebnisse mit unseren eigenen kaum vergleichbar.

1969 berichteten GUZE, GOODWIN und CRANE über eine Nachuntersuchung, die nach einer Periode von 8 bis 9 Jahren an ihrem Kollektiv durchgeführt worden war. 176 der ursprünglich 223 Fälle (Ausschöpfungsgrad = 78,9 %) konnten noch persönlich interviewt werden. Neben einer gründlichen Exploration zahlreicher Persönlichkeits-, Berufs- und Familienfaktoren wurden auch 519 Verwandte ersten Grades in die sehr sorgfältige Untersuchung einbezogen. Das wesentliche Ergebnis ist, daß Soziopathie, Alkoholismus und Drogenabhängigkeit diejenigen psychischen Störungen sind, die am häufigsten mit der Gewaltkriminalität verbunden sind. Auf der anderen Seite fanden die Verfasser Schizophrenie, manisch depressive Erkrankungen und organische Hirnsyndrome — also Geisteskrankheiten im engeren Sinne — sowie Neurosen und Homosexualität bei Kapitalverbrechen nicht häufiger als in der Gesamtbevölkerung.

---

[6] Nur zwei Gruppen von Gewalttätern waren nach Meinung der Verfasser durch ihre Auswahlmethode nicht erfaßt:
1. Die von den Gerichten wegen offenkundiger Geisteskrankheit direkt den psychiatrischen Krankenhäusern zugewiesenen (nach ihrer Schätzung ca. 1,5 %) und
2. die in Gefängnissen oder Besserungsanstalten psychisch Erkrankten, die von dort in psychiatrische Krankenanstalten zur ständigen Unterbringung überwiesen wurden (nach ihrer Schätzung weniger als 1 %). Die Verfasser meinten, daß sie damit ca. 98 % der eines Gewaltverbrechens überführten Männer aus dem Erhebungsbereich in die Untersuchung einbezogen hätten.

Zum Abschluß dieses historischen Überblicks scheint es vertretbar, einen Trend aus den referierten Untersuchungen zu entnehmen:

Während in der kasuistischen Periode der Glaube an einen engen Zusammenhang zwischen Geisteskrankheit und Gewalttat und die Annahme hoher Kriminalitätsraten unter Geisteskrankheiten fast regelmäßig vertreten wurde, näherten sich die Ergebnisse der quantitativen, zumal der epidemiologischen Untersuchungen immer mehr der Feststellung an, daß die Incidenz von Gewalttaten bei Geisteskranken zumindest nicht in extremem Maße von jener bei nicht Geisteskranken abweicht. In dieser vorsichtigen Formulierung läßt sich die Aussage trotz der methodischen Problematik vertreten, zumal die Ergebnisse zahlreicher Studien insoweit übereinstimmen. Für die Auffassung vom engen Zusammenhang zwischen Geisteskrankheit und Gewaltkriminalität und die aus ihr abgeleiteten Teiltheorien, die teilweise bis in die Gegenwart als psychiatrische Lehrmeinung vertreten wurden, muß deshalb eine beunruhigende Folgerung gezogen werden: Ihre Quelle ist ein weit verbreitetes Vorurteil, das in zahlreiche kasuistische Studien hineingetragen und aus ihnen erwartungsgemäß auch wieder bestätigt worden ist.

Die folgenden Abschnitte sollen ein Licht auf die Frage werfen, ob sich in der Literatur Angaben über evtl. unterschiedliche Tatrisiken für einzelne wichtige Krankheitsgruppen finden lassen.

B. Beziehungen einzelner Krankheitsgruppen zu Gewalttaten

1. Schizophrenien

Die Krankheitsgruppe der Schizophrenien, deren Morbiditätsrisiko in den meisten untersuchten Regionen um 1 % der Gesamtbevölkerung liegt, deren Prävalenz (Anteil der manifest Kranken an der Gesamtbevölkerung) unter den westlichen Kulturnationen um 1/3 % liegt und die in den gleichen Ländern ca. 20 bis 40 % der gesamten Kapazität an Krankenhausbetten beansprucht, wurde frühzeitig in besonders enger Beziehung zu Gewalttätigkeiten gesehen.

In älteren Lehrbüchern der klinischen Psychiatrie und vor allem der forensischen Psychiatrie ist die Auffassung von der unberechenbaren Gefährlichkeit der „Wahnsinnigen" oder der „Dementia praecox"-Kranken — beides ältere Synonyma für die Gruppe der Schizophrenien — meist stark herausgestellt und durch eindrucksvolle Fallbeispiele verdeutlicht. Noch in der 3. Auflage der „Gerichtlichen Psychiatrie" von HOCHE (1934) sprach LANGE von der „Gefühlsabstumpfung", die schon für die leichtesten Fälle von Schizophrenie kennzeichnend sei und „... zu schweren Formen der Kriminalität, insbesondere zu Vergehen gegen Leib und Leben disponiert". Man hielt selbst die im Verwandtschaftskreis Schizophrener anzutreffenden Persönlichkeitsvarianten und -störungen, die unter der Annahme einer einheitlichen Erbanlage zur Schizophrenie als Schizoide oder Heboide bezeichnet wurden, für gefährlich, d. h. für Menschen mit erhöhtem Gewaltrisiko. Vergegenwärtigt man sich diese weitverbreitete Lehrmeinung der deutschen Psychiatrie, die naturgemäß auch in verallgemeinerter und vereinfachter Form in die Meinungsstereotypen der Gesellschaft absinterte, so wird verständlich, weshalb damals eine so große Zahl von Psychiatern und selbst von gebildeten Laien bereit waren, die Einführung der Gesetze zur Verhütung erbkranken Nachwuchses und der Zwangssterilisierung zu unterstützen.

Selbst als STUMPFL (1935) in seinen Familienstudien, die man bei der damaligen Orientierung der Psychiatrie grundsätzlich als „erbbiologische Untersuchungen" verstand, keine quantitativen und wesensmäßigen Beziehungen zwischen Kriminalität und Psychosen fand, und BIRNBAUM (1926, 1931) genügend Anlaß sah, eine erhöhte kriminelle Tendenz bei Schizophrenie grundsätzlich nicht anzunehmen, hielten viele Autoren an der traditionellen Auffassung fest. SCHIPKOWENSKY (1938) untersuchte beispielsweise im Rahmen seiner bereits zitierten Studie 15 schizophrene Mörder mit dem Bemühen, eine Typologie des schizophrenen Mordes zu erarbeiten. Er kam zu dem folgenschweren Schluß, daß ein schizophrener Prozeß „schon alleine für sich" zu kriminellen Handlungen führen könne.

Meinungsstereotype, auch wenn sie in Gestalt wissenschaftlicher Lehrmeinungen auftreten, haben die Tendenz der Verallgemeinerung, was mit einer Umdeutung und Einbeziehung andersgelagerter Sachverhalte einherzugehen pflegt. Diese sozialpsychologische Regel erklärt mit einiger Wahrscheinlichkeit die historische Entwicklung einer Zweigtheorie, die sich auf die oben dargelegte allgemeine Lehrmeinung aufpfropfte: Etwa von der Jahrhundertwende an wurden eine Reihe von psychiatrischen Studien veröffentlicht (z. B. v. Wyss, 1912; Mikorey und Mezger, 1936; Birnbaum, 1926), die größtenteils von der Untersuchung solcher Gewalttäter ausgingen, die vor und zur Tatzeit nicht manifest geisteskrank waren. Da ein Teil dieser Täter später im Gefängnis an einer sogenannten „Haftpsychose" erkrankte, nahm man an, diese Geisteskrankheit habe auch die Tat unmittelbar verursacht, und es handele sich häufig um eine Schizophrenie. Die Gewalttat wurde damit als erstes Symptom eines schwelenden psychotischen Krankheitsprozesses verstanden, der zur Tatzeit noch maskiert war und erst später mit seinen charakteristischen Symptomen zum vollen Ausbruch kam.

Wilmanns (1940) goß diese Theorie in die Form einer größeren Abhandlung: „Über Morde im Prodromalstadium der Schizophrenie", die sich durch eine eindrucksvolle Kasuistik (18 Fälle) auszeichnete. Die Gültigkeit seiner Annahme suchte er durch die Erfahrungen verschiedener Strafanstaltsärzte (Többen, 1913; Lumpp, 1913; Viernstein, 1914) und schließlich durch die schon erwähnte Annahme gehäuften Auftretens von Schizophrenien bei verurteilten Gewalttätern zu belegen. So hatte beispielsweise Rüdin (1909), ohne diese Aussage durch empirische Daten zu erhärten, angenommen, daß die Zahl der an einer „sinnfälligen Schizophrenie" Erkrankten unter lebenslänglich Verurteilten „ungewöhnlich hoch" sei. Weiter stützte sich Wilmanns auf Pinto de Toledo (1934), der unter 52 Gefangenen in Portugal, die innerhalb der ersten zwei Haftjahre an Gefängnispsychosen erkrankten, 44 Mordtäter gefunden habe. Knapp 3/4 dieser 44 diagnostizierte er als schizophren. Wilmanns zweifelte nicht daran, daß die meisten dieser kranken Häftlinge ihre Tat im Prodromalstadium einer Schizophrenie begangen hatten[7].

Bereits Bürger-Prinz (1941) hat die unzulässige Ausweitung der Schizophreniediagnose bei Wilmanns kritisiert. Die typische Haftpsychose, um die es sich bei den meisten erst in der Haft manifest gewordenen Psychosen handelt, ist überdies von der Schizophrenie nach Symptomatik und Verlauf unterscheidbar. Sie wird inzwischen eindeutig den psychogenen Psychosen und hier wiederum dem hysterischen Formenkreis zugerechnet (Pauleikhoff, 1957). Zur Bewertung der extrem hohen Incidenzrate von „Gefängnispsychosen" bei Pinto de Toledo ist zu bedenken, daß sein Untersuchungskollektiv hoch selektiert und zudem seine Schizophreniediagnose extrem weit ist. Man darf auch nicht übersehen, daß Tötungsdelikte in der Regel mit langfristigen Haftstrafen bis zu lebenslänglichem Zuchthaus bedroht sind. Die daraus resultierende psychische Belastung und das Gefängnismilieu sind Faktoren, die vermutlich das Morbiditätsrisiko für Haftpsychosen beträchtlich erhöhen. Im Hinblick auf die portugiesische Studie ist dabei der Einfluß eines Kulturfaktors und des damals praktizierten Strafvollzugs auf die Verhaltensmuster der Häftlinge nicht auszuschließen.

Diese Überlegung gewinnt an Wahrscheinlichkeit, wenn man die allerdings ebenfalls nicht methodisch abgesicherten Beobachtungen der schweizer Psychiater Wyrsch (1947) und Dukor (1949) heranzieht. Wyrsch beobachtete während einer Dreijahresperiode konsiliarischer Tätigkeit an den Strafanstalten des Kantons Bern nicht mehr als 2 % Geisteskrankheiten im engeren Sinne unter den Häftlingen, ein Wert, der in der Größenordnung analoger Raten für die Gesamtbevölkerung liegt. Dukor formulierte als Eindruck aus einer zehnjährigen psychiatrischen Konsultationstätigkeit an den Gefängnissen des Kantons Basel, er sei „eher noch seltener in die Lage gekommen, bei einem Detinierten eine Geisteskrankheit im engeren Sinne feststellen zu müssen"[8].

---

[7] Ähnliche Auffassungen vertraten auch Pighini (1927), Mohr (1938) und Glaser (1934).
[8] Zitiert nach Schröder (1952).

Angaben über die relative Häufigkeit von Schizophrenen unter den psychisch kranken Tätern in begrenzten Begutachtungs- oder Unterbringungskollektiven sind einigen der bereits in anderem Zusammenhang erwähnten Untersuchungen zu entnehmen.

H. W. MAIER (1931) fand im Material der Psychiatrischen Universitätsklinik Zürich — 967 vermindert bzw. völlig unzurechnungsfähig Beurteilte der Begutachtungsjahrgänge 1905 bis 1929 — 249 = ca. 26 % Schizophrene. 34 von ihnen (25 Männer und 9 Frauen) = ca. 14 % der Schizophrenen hatten sich gegen Leben oder Gesundheit ihrer Opfer vergangen. Der damals vorherrschenden Meinung folgend, zog MAIER den Schluß, die Schizophrenen würden „... das Strafrecht am häufigsten verletzen", eine Aussage, die, wie schon in anderem Zusammenhang dargelegt wurde, aus dem keineswegs repräsentativen Material nicht begründet werden kann. Zudem steht die Diagnose Schiozphrenie im Material MAIERS nur dann an erster Rangstufe, wenn man von den voll Unzurechnungsfähigen ausgeht, ein forensisches Urteil, das beim Vorliegen einer Schizophrenie zu jener Zeit nahezu obligatorisch war[9].

Die Berechtigung unserer methodischen Einwände gegen die Studie von MAIER (1931) und gegen begrenzte Begutachtungskollektive insgesamt wird durch einen Vergleich mit den Ergebnissen der an der Bernischen Heil- und Pflegeanstalt Münsingen durchgeführten Untersuchung von WANNER (1954) deutlich. Er fand unter 2 482 begutachteten Straftätern 168 = 7,7 % Schizophrene, weniger als ein Drittel der von MAIER errechneten Rate[10]. Im Vergleich zu den anderen diagnostischen Kategorien vermerkte WANNER bei den schizophrenen Tätern eine Neigung zu schweren aggressiven Delikten (Taten gegen Leib und Leben: 19 %, Brandstiftung: ca. 15 %) und zu aggressiven Delikten überhaupt, wie Verleumdungen, Beschimpfungen und Drohungen. Gewalttaten gegen das Leben wurden bei 38 Schizophrenen — 35 Männer und 3 Frauen — (11 vollendete, 8 versuchte Tötungen, 18 Körperverletzungen, 1 Kindestötung) registriert. Gegenüber 18 weiblichen Aggressionstätern, die nur in drei Fällen Taten gegen das Leben des Opfers gerichtet hatten — in den übrigen Fällen handelte es sich um Verleumdungen, Beschimpfungen oder Brandstiftung —, wird der Zusammenhang zwischen männlichem Geschlecht und Gewalttaten wider das Leben deutlich. WANNER wies außerdem auf die relative Häufigkeit der Untergruppe „paranoider" Schizophrener (82 = 48 % von 168 schizophrenen Tätern) und ihre besondere Neigung zu Drohungen und Tätlichkeiten hin.

BRACK-KLETZHÄNDLER (1954) versuchte auf der Basis von 1 018 psychiatrischen Gutachten der Züricher Klinik — darunter 100 = 9,8 % Schizophrene an vierter Stelle — für verschiedene Deliktarten die Krankheitsgruppen in Rangreihen zu ordnen. Bei der Gesamtheit der Aggressionsdelikte waren schizophrene Täter mit 23 % gegenüber 9,8 % eindeutig häufiger vertreten als unter dem Gesamtmaterial. Bei Tötungsdelikten fanden sie

---

[9] Vergl. K. SCHNEIDER: Die Beurteilung der Zurechnungsfähigkeit. Stuttgart: Thieme, 1956, 3. Aufl.

[10] Für die Erklärung dieser erheblichen Diskrepanz in der relativen Häufigkeit Schizophrener unter psychiatrisch begutachteten Straftätern des gleichen Landes und Kulturkreises sind zwei Gründe mit in Betracht zu ziehen: MAIER schloß die von Militärgerichten zugewiesenen Begutachtungsfälle aus, während sie WANNER mit einschloß. Den bedeutsamsten Einfluß auf die Ergebnisse übte wahrscheinlich das in den letzten Jahrzehnten beträchtlich angewachsene Verständnis der Gerichte für die Notwendigkeit psychiatrischer Untersuchungen bei Straftätern aus. Nach der Einführung des Schweizerischen Strafgesetzbuches von 1942 ist die Zahl der zu begutachtenden Grenzfälle, vor allem der Persönlichkeitsstörungen, unter den Tätern beträchtlich angewachsen. Dadurch kam es vermutlich zu einer erheblichen Verschiebung der diagnostischen Zusammensetzung von Gutachtenkollektiven.

sich an dritter Stelle der Rangreihe nach den Persönlichkeitsstörungen und nach dem Schwachsinn. Während sie bei Eigentumsdelikten sehr weit zurückfallen, nehmen die schizophrenen Täter in der Kategorie kleinerer Aggressionsdelikte: Körperverletzung, Tätlichkeit, Drohung, Mißhandlung, Raub den ersten Platz in der Rangreihe ein.

Ichiba (1960), der 56 schizophrene Rechtsbrecher untersuchte, die im Psychiatrischen Hospital Matsuzawa, Tokio, untergebracht waren, fand mit ca. 30 % den Anteil aggressiver Straftäter unter ihnen relativ hoch.

Kloek (1964) wertete 500 Straftäter aus, die nacheinander auf die psychiatrische Beobachtungsstation einer holländischen Strafanstalt zur Begutachtung kamen[11]. In 30 Fällen — ausschließlich Männer — bestand Schizophrenieverdacht, bei der Hälfte von ihnen wurde die Diagnose für wahrscheinlich gehalten. Nur in einem Fall war bei einem Tötungsdelikt eine sichere Schizophrenie registriert worden. Auch diese Studie läßt die Abhängigkeit der Tatkategorien und Diagnoseselektion in Begutachtungskollektiven von lokalen und nationalen Einflüssen deutlich werden.

Bochnik, Legewie et al. (1965) hatten in ihrer bereits referierten Analyse von Begutachtungsfällen der Psychiatrischen Universitätsklinik Hamburg lediglich in 12 Fällen geisteskranker Gewalttäter die Diagnose „endogene Psychose" vorgefunden; eine weitere diagnostische Aufgliederung wurde nicht gegeben.

Die Tatsache, daß H. W. Müller und Hadamik (1966) in ihrer bereits berichteten Untersuchung von 675 psychisch kranken Straftätern die Schizophrenen mit 27 % (45 von 164 Untergebrachten dieser Krankengruppe) mit Abstand an der Spitze von Gewalttätigkeitsdelikten fanden, muß im Zusammenhang mit den besonderen Selektionsprozessen gesehen werden — Überrepräsentation schwerer psychischer Erkrankungen —, denen solche Unterbringungskollektive unterliegen[12].

Einigen Aufschluß über das Kriminalitätsrisiko Schizophrener, allerdings unter quasi-experimentellen Bedingungen eines Milieus, das manchmal die Kriterien einer totalen Institution im Sinne Goffmans (1961) erfüllt, geben, wie schon erwähnt, die Beobachtungen über tätliche Angriffe Kranker gegen Pfleger und Mitpatienten. H. W. Müller und Hadamik notierten 64 Fälle = 39 % der 164 untergebrachten Schizophrenen, die seit der Aufnahme irgendwann einmal tätliche Angriffe gegen ihre Umgebung im Krankenhaus unternommen hatten. Die Gruppe der schwachsinnigen, wegen Gefährdung der öffentlichen Sicherheit oder Sittlichkeit nach § 42 b StGB zwangsuntergebrachten Täter war mit 100 = 32 % von 311 Fällen an Tätlichkeiten im psychiatrischen Krankenhaus aktiv beteiligt.

Stierlin (1956) gibt bei 773 aus psychiatrischen Anstalten Deutschlands, Österreichs und der Schweiz mitgeteilten Fällen aggressiver Handlungen in 462 Fällen = ca. 60 % als Diagnose Schizophrenie an. Knüpft man schließlich, um zusammenzufassen, an die zuletzt referierten hohen Raten von Aggressionshandlungen untergebrachter Schizophrener an, so ist dennoch daraus noch nicht verläßlich auf ein im Vergleich zu anderen diagnosti-

---

[11] Wie Kloek 1967 bei dem Londoner Ciba-Symposium (The Mentally Abnormal Offender) über psychisch abnorme Rechtsbrecher erläuterte, wird von ihm und seinen Mitarbeitern die Diagnose „Schizophrenie" — ihres „magischen Elementes" wegen — mit äußerster Zurückhaltung gestellt.

[12] Von schweren psychischen Erkrankungen wird, vor allem wenn sie den Betroffenen „unberechenbar" zu machen scheinen, sicher häufiger angenommen, daß sie den Täter zu einer Gefahr für die „öffentliche Sicherheit" werden ließen. Dadurch wird die Unterbringungschance solcher Kranker wahrscheinlich erhöht, während die Entlassungschance, zumal unter der Annahme chronischer oder zum Wiederaufflackern neigender Krankheitsprozesse sinken dürfte. Diese Voraussetzungen dürften bei Schizophrenen in der Regel als erfüllt angesehen werden.

schen Gruppen höheres Gewalttäterrisiko bei Schizophrenen zu schließen. STIERLIN verwies selbst darauf, daß der Anteil der als schizophren diagnostizierten Insassen am Krankengut der von ihm untersuchten Anstalten zum Untersuchungszeitpunkt in der gleichen Größenordnung lag: für die Anstalt München-Haar (1945 ca. 4 000 Betten) bei 55 %, für die Anstalt Basel-Friedmatt nach STAEHELIN (1949) = 50 %. Es ist mitzubedenken, daß STIERLINs Untersuchung keinen Erhebungszeitraum nannte und bei der Fallermittlung vorwiegend auf das Gedächtnis der befragten Ärzte angewiesen war, wodurch auch das Ergebnis hinsichtlich der Beteiligung von Schizophrenen von nicht kontrollierbaren Selektionsfaktoren, beispielsweise auch von Einstellungsfaktoren abhängig sein konnte. MÜLLER und HADAMIK, die an einem Stichtag Erhebungen machten und Krankengeschichtsaufzeichnungen zugrunde legten, haben ihre Raten für Aggressionstäter im Krankenhaus nicht nach der für die verschiedenen Diagnosegruppen möglicherweise unterschiedlichen mittleren Aufenthaltsdauer korrigiert. Dennoch liegt auch bei ihnen die Rate aggressiv tätlicher Schizophrener mit 39 % in der Größenordnung des Anteils der Schizophrenen am Gesamtmaterial mit 34 %. Wie schwierig die Interpretation solcher unvollständigen Erhebungsdaten ist, mag allein an der Tatsache deutlich werden, daß hier im Vergleich der Diagnosegruppen, die vom Stationsmilieu, von der Dauer der Unterbringung, den Entlassungschancen usw. abhängigen sozialen Belastungsfaktoren zwangsuntergebrachter Kranker nicht konstant gehalten wurden, so daß an eine Unterscheidung der persönlichkeits- oder altersabhängigen Reaktionsweisen und der krankheitsspezifischen gar nicht gedacht werden konnte.

Vergleicht man die Zusammensetzung der Begutachtungskollektive mit den Unterbringungskollektiven, so sind die als schizophren diagnostizierten Gewalttäter in den Unterbringungskollektiven insgesamt deutlich häufiger vertreten. Dieser Unterschied läßt sich aber eher darauf zurückführen, daß schizophrene Kranke häufiger in psychiatrische Krankenhäuser eingewiesen werden, ob sie nun Gewalttaten begangen haben oder nicht, als auf die Annahme, daß Gewalttaten bei Schizophrenen eindeutig häufiger vorkommen als bei den anderen Gruppen psychisch Kranker. Der Anteil schizophrener Kranker, die keine Straftat begangen haben und die nur zur Behandlung oder Verwahrung in eines der psychiatrischen Landeskrankenhäuser der Bundesrepublik aufgenommen worden sind, liegt in einer vergleichbaren Größenordnung, nämlich zwischen etwa 25 und etwa 50 % des Gesamtkrankengutes[13].

Die letztformulierte Annahme, daß Schizophrene eine stärkere Neigung zu Aggressionsdelikten haben als andere diagnostische Gruppen seelisch Kranker, liegt also zwar im Bereich des Möglichen, ist jedoch durch die referierten empirischen Untersuchungen noch nicht hinreichend wahrscheinlich.

a) Der Wahn als besonderer Risikofaktor

Von mehreren Autoren (GROSS, 1936; WANNER, 1954; STIERLIN, 1956; JANZARIK, 1956; MOWAT, 1966) ist bis in die Gegenwart hinein die These von der Neigung wahnkranker

---

[13] Neuere exakte Zahlen liegen beispielsweise aus dem Rheinland und aus Baden-Württemberg vor. So geben MÜLLER, SCHEURLE et al. (1970) den Anteil Schizophrener für alle psychiatrischen Einrichtungen des Rheinlandes zum Zeitpunkt des 1. 1. 1962 mit 28,9 % des Gesamtkrankenbestandes von 18 242 Patienten an. Nach SCHULTE (1970) sind die Schizophrenen am Krankengut der acht baden-württembergischen Landeskrankenhäuser zu folgenden Prozentsätzen vertreten: an ca. 13 000 vorübergehend (weniger als ein Jahr) hospitalisierten Patienten zu 27,5 %; an ca. 5 600 langdauernd Hospitalisierten (ein Jahr und mehr) zu 59 %.

Schizophrener zu außergewöhnlich schweren und grausamen Kapitalverbrechen vertreten worden, die in den „Mord-Monomaniaci" Esquirols und in den „Wahnsinnigen Mördern" Krafft-Ebings ihre historische Wurzel hat. Stierlin wies beispielsweise darauf hin, daß in den auf seine Umfrage hin berichteten, vorausgeplanten 53 Aggressionshandlungen — angeblich ohne aktuelle Provokation — 29 von Wahnkranken begangen wurden. Bei Janzarik und Mowat sowie bei älteren Autoren (Stransky, 1904; Moravcsik, 1907) finden sich eindrucksvolle Darstellungen von Einzelfällen Wahnkranker, die nach lange bestehendem Verfolgungs- oder Eifersuchtswahn für die Umwelt unerwartet eine Gewalttat begangen hatten. Der Modellfall dieser Gruppe, die von der modernen Psychiatrie nicht mehr der Kernschizophrenie, sondern den paranoid-wahnhaften Entwicklungen diagnostisch zugeordnet wird, ist der bereits erwähnte Hauptlehrer Wagner, der von Gaupp (1914) eingehend beschrieben wurde.

Quantitative Untersuchungen zu der Frage, ob besonders schwere und grausame Gewalttaten durch Paranoide häufiger begangen werden als dies der Erwartungswahrscheinlichkeit im Hinblick auf das analoge Kriminalitätsrisiko in der Gesamtbevölkerung entspricht, liegen nicht vor. Bei unvoreingenommener Durchsicht forensisch-psychiatrischer Literatur gewinnt man eher den Eindruck, daß die wenigen extremen Einzelfälle von schwersten Gewaltverbrechen Paranoider, vor allem wenn es sich um Tötungsdelikte an mehreren Opfern handelt, geographisch über die ganze Welt und zeitlich über Jahrzehnte hin diskutiert werden und so in der Beachtung ein ungleich größeres Gewicht erlangen als vergleichbare Kapitaldelikte psychisch Gesunder, die im internationalen Maßstab gesehen beunruhigend häufig passieren und dennoch wesentlich schneller der Aufmerksamkeit des Psychiaters, aber auch des Laien zu entgleiten scheinen.

Bemerkenswert bleibt, daß Paranoide und paranoid-wahnkranke Schizophrene von verschiedenen Untersuchern im Gesamtmaterial der geisteskranken Gewalttäter relativ häufig gefunden wurden. Wanner (1954) nennt beispielsweise einen Anteil von 25 Wahnkranken unter 38 schizophrenen Gewalttätern in seinem Münsinger Gutachtenmaterial und Lanzkron (1963) fand bei 40 % seiner 150 Geisteskranken verschiedener Diagnosen, die ein Tötungsdelikt begangen hatten, Symptome von Wahn. Er meinte, daß der lang anhaltende Wahn bei den sogenannten Involutionspsychosen ein besonders hohes Tatrisiko berge. Mowat (1966) hat in seiner retrospektiven Untersuchung über „Krankhafte Eifersucht und Mord" am Material der Psychiatrischen Unterbringungsanstalt Broadmoor in England im männlichen Kollektiv eine Verknüpfung von Eifersuchtswahn und Tötungsdelikten in 12 %, im weiblichen Kollektiv in 3 % gefunden; diese letzte Untersuchung bezieht sich jedoch nur auf eine Unterform von Wahn.

Wenn auch die zitierten Untersuchungen durchweg nicht von repräsentativen Kollektiven ausgehen und damit keine Auskunft über die Frage geben können, ob das Syndrom Wahn innerhalb oder außerhalb der Schizophrenie das Tatrisiko erhöht, so zeigen sie doch die Notwendigkeit, diese Hypothese genau zu überprüfen.

2. Affektive Psychosen (manisch-depressiver Formenkreis)

a) Allgemeine diagnostische Überlegungen

Das Gewalttatenrisiko depressiv oder manisch-depressiv Erkrankter ist in den einschlägigen Veröffentlichungen sehr unterschiedlich beurteilt worden. Diese Tatsache ist im wesentlichen auf zwei Gründe zurückzuführen: die nur mäßig gute Reliabilität der Diagnose

Depression (ZUBIN, 1967) und die relativ geringe Häufigkeit von Gewalttaten bei depressiv und manisch Erkrankten in den untersuchten Populationen.

Während die Diagnose Manie, zumindest wenn es sich um ein Vollbild dieser Erkrankung handelt, von relativ hoher Zuverlässigkeit ist, können die verschiedenen Depressionsdiagnosen nur im Kernbereich der sogenannten psychotischen Depressionen, die mit schweren Schlafstörungen, tiefer Niedergeschlagenheit, hoher innerer Spannung, Angst oder „Leere"gefühl, allgemeiner Hemmung und wahnhaften Störungen, wie Schuld-, Hypochondrie- oder Verarmungswahn einhergehen, mit einiger Verläßlichkeit gestellt werden. Im Randbereich, vor allem aber in der Unterscheidung von Untergruppen depressiver Erkrankungen, sinkt die Zuverlässigkeit der diagnostischen Unterscheidung teilweise in die Nähe von Zufallswerten ab, sofern man die durch gemeinsame Voreingenommenheit (Institutsbias u. dgl.) erklärbaren Übereinstimmungen außer acht läßt. (HÄFNER, CESARINO und CESARINO-KRANTZ, 1967; KREITMAN, 1969; KRAMER, 1969; ZUBIN, 1967)

Allein die beträchtliche Zahl depressiver Krankheitsgruppen und Diagnosen, die in den letzten Dekaden in der deutschsprachigen Psychiatrie unter sehr verschiedenen theoretischen Annahmen entworfen und teilweise auf empirisch kaum verifizierbare, diagnostische Kriterien gegründet wurden, spiegeln diese Schwierigkeiten wider.

Die von KRAEPELIN begründete Unterscheidung zwischen endogenen Depressionen — wobei vor allem die depressiven Phasen des „manisch-depressiven Irreseins" gemeint waren — und den durch psychische Belastungen hervorgerufenen reaktiven Depressionen (JASPERS hat diese Unterscheidung durch die Trennung zwischen Unverständlichem und Verständlichem, die er für verläßlich wahrnehmbare und objektiv beurteilbare Korrelate wesensverschiedener Abläufe hielt, zu untermauern versucht) gab noch einigermaßen klare Orientierungspunkte für den diagnostischen Prozeß. Größere Schwierigkeiten bereiteten die schon von KRAEPELIN beschriebenen, vor allem aber von K. SCHNEIDER systematisierten Depressionen bei Psychopathien und das von E. BLEULER herausgestellte Krankheitsbild der neurotischen Depression. Eines der wichtigsten Unterscheidungskriterien zwischen beiden, die angebliche Anlagebedingtheit bestimmter Verhaltens- oder Reaktionsmuster in Gestalt der „abnormen Persönlichkeiten", war nur noch theoretisch begründet und lieferte, jedenfalls was die Psychopathiediagnose anbetraf, keine objektivierbaren Symptome mehr (HÄFNER, 1961). Mit K. SCHNEIDER hatte die spekulative Begründung der Krankheitseinheiten, jedenfalls für die deutschsprachige Psychiatrie, ihren Höhepunkt erreicht. Die von ihm in Ergänzung zu den endogenen Depressionen bzw. zu den in Cyclothymie umbenannten manisch-depressiven Erkrankungen neu geschaffenen Diagnosen der „Untergrund-" und „Hintergrund"-depression (1949) blieben für die empirische Forschung bedeutungslos und lieferten der klinischen Diagnostik irreführende Kategorien.

Spätere Brückenschläge zwischen seinen spekulativen Leitlinien und dem Fortgang der empirischen Forschung, wie sie beispielsweise in der Systematik der Depressionen bei KIELHOLZ (1965) und im Begriff der „endoreaktiven Dysthymie" (WEITBRECHT, 1952) unternommen worden waren, führten zwar wieder näher an die klinische Erfahrung heran; ihr Wert für empirisch-klinische (therapeutische oder prognostische) oder wissenschaftliche Fragestellungen ist jedoch begrenzt, weil ihre diagnostisch-relevanten Merkmale großenteils nicht hinreichend reliabel und valide sind. Die wichtige Trennung zwischen der quantitativen („Schwere" der Depression) und der qualitativen (Art der Depression, Diagnose) Dimension wird hier wie von den meisten „klinischen" Systemen kaum berücksichtigt. Das letztgenannte Problem ist bis zur Gegenwart noch keineswegs befriedigend gelöst.

Es bleibt beispielsweise offen, welche psychotischen Depressionen schwere Verlaufsformen einer reaktiven oder neurotischen Depression sind und welche leichteren depressiven Verstimmungen oder Krisen als milde Verlaufsformen depressiver Phasen einer „endogenen" manisch-depressiven Erkrankung oder Cyclothymie zu verstehen sind. Die traditionelle klinische Diagnostik hat, außer dem Untersuchungsbefund, stets auch anamnestische Kriterien, wie Primärpersönlichkeit, frühere Reaktionsweisen oder vorausgegangene manische oder depressive Phasen und auslösende Ereignisse zur Differentialdiagnose herangezogen. Seit durch epidemiologische Studien deutlich wurde, daß die Belastung der sogenannten endogenen Depressiven durch Elternverluste in der Kindheit signifikant höher ist als bei neurotisch Depressiven (MUNRO, 1964; WINOKUR et al., 1971) und daß dem Auftreten einer endogen-psychotischen Phase in der Regel auslösende psychische Belastungen vorausgehen, die sich zudem über einige Zeit hin verteilen und summieren können (BROWN und BIRLEY, 1970), ist die Aufgliederung der Depressionen in qualitativ verschiedene Erkrankungen nicht einfacher geworden. Man wird, was die diagnostische Einteilung der Depressionen anlangt, damit rechnen müssen, daß sich eine der Polyätiologie dieser Erkrankungen analoge mehrdimensionale Diagnostik durchsetzen wird. Sie muß einmal die Schwere des Krankheitsbildes, zum anderen den Anteil alters- und persönlichkeitsspezifischer Reaktionsmuster und die dazugehörige Disposition und Vulnerabilität der Persönlichkeit auch in biologischen Zusammenhängen mehr berücksichtigen. Bei den depressiven Erkrankungen jenseits des 60. Lebensjahres wird diese Notwendigkeit besonders deutlich. Hier spielen Einsamkeit und Verluste, ungünstige Vorbelastungen, wie schlechte eheliche Beziehungen, aber auch körperliche Krankheit und Beschäftigungslosigkeit eine ausschlaggebende Rolle im Rahmen einer Polyätiologie (ROTH und KAY, 1956; CIOMPI und CHR. MÜLLER). Bei den genuinen affektiven Psychosen scheint vorerst nur die Unterscheidung der bipolaren „Cyclothymien" oder „manisch-depressiven" Erkrankungen einerseits und der unipolaren Depressionen andererseits als einheitliche Krankheitsgruppen sinnvoll. (Hier spielt aber der Verlauf als Unterscheidungskriterium eine ausschlaggebende Rolle, so daß depressive Ersterkrankungen in der Regel noch nicht zugeordnet werden können.)

Um diesen Schwierigkeiten einigermaßen zu entgehen, werden wir in unserer Untersuchung die Aufteilung der Depressionen in Untergruppen oder in selbständig gedachte Erkrankungen vermeiden, zumal die relativ kleine Anzahl depressiver Täter dies bei den korrelationsstatistischen Analysen gar nicht mehr zuließe.

Da unser Material unseren Erhebungskriterien folgend nur Depressionen enthält, die als psychotisch diagnostiziert worden waren, glauben wir, ihre Zusammenfassung in eine Gruppe im Rahmen unserer Fragestellung ohne wesentliche Nachteile für die Auswertbarkeit verantworten zu können.

Die Gruppe enthält alle psychotischen Depressionen, die als rein psychische, etwa mit der Zusatzbezeichnung „endogen", „cyclothym", „manisch-depressiv", „klimakterisch" oder dergl. diagnostiziert worden sind. Depressionen aufgrund anderer Erkrankungen, z. B. aufgrund von Hirnabbauprozessen oder Schizophrenien, sind in dieser Gruppe nicht enthalten, sondern unter der Hauptdiagnose registriert worden. (Siehe Kapitel II des Ergebnisteils.)

Die Ergebnisse, zumal was demographische Daten, Tat und Tatmotivationen etc. anbelangt, sind in dieser Diagnosegruppe in stärkerem Maße homolog als in allen übrigen und erweisen damit die Berechtigung unserer vereinheitlichenden Kategorisierung.

b) **Manie und verwandte Syndrome**

Manische Phasen können, vor allem wenn es sich um schwere Verlaufsformen handelt, mit hochgradiger Erregung, motorischer Unruhe, Gereiztheit und gesteigerter Aggressivität einhergehen. Die Vermutung liegt nahe, daß es bei solchen Kranken relativ häufig auch zu ernsthaften Aggressionsdelikten kommen könnte.

Von älteren Autoren (z. B. CLAUDE, 1932; LANGE, 1934) wurden entsprechende kasuistische Beobachtungen mitgeteilt. Mit der Differenzierung der psychiatrischen Nosologie, vor allem hinsichtlich der präziser gewordenen Unterscheidung zwischen exogenen Psychosen (Zustände psychischer Desorganisation auf der Basis von Hirnfunktionsstörungen) und sog. funktionellen, körperlich nicht begründbaren Psychosen, änderte sich die Auffassung. Die Zuordnung aller angeblich so häufig mit Aggressionsdelikten verbundenen „Fureurs maniaques" (FODÉRÉ, 1832), „Etats maniaques" (VLADOFF, 1911) oder der einfach als gefährliche »Manie« diagnostizierten Syndrome (v. KRAFFT-EBING, 1892) zu dem, was heute als endogene oder cyclothyme Manie verstanden wird, wurde zunehmend problematisch. SCHIPKOWENSKY (1958) wies beispielsweise darauf hin, daß es sich bei diesen Fällen häufig nicht um echte Manien, sondern um exogene Psychosen mit Verwirrtheit oder deliranten Störungen handele, die lediglich im Erscheinungsbild eine manische Komponente aufwiesen, aber als grundsätzlich verschiedenartige Erkrankungen verstanden werden müssen.

Die meisten quantitativen Studien haben depressive und manische Täter in einer gemeinsamen Kategorie aufgezählt, weil sie der Kraepelinschen Krankheitslehre folgend beide als bipolare Erscheinungsformen eines einzigen Krankheitsbildes, des sog. manisch-depressiven Irreseins — Cyclothymie nach K. SCHNEIDER — auffassen. Bei vielen Studien ist nicht nur über den Anteil unipolar manischer, sondern auch über jenen der manisch-depressiven Gewalttäter keine zureichende Information zu gewinnen. Als Eindruck des von uns gesichteten Materials bleibt, daß diese Krankheitskategorie unter den Gewalttätern in den meisten, aufgrund von Gutachtermaterial und Anstaltsuntergebrachten angefertigten Studien unterrepräsentiert ist.

So registriert H. W. MAIER (1931) in seiner 1247 Fälle umfassenden Gutachtenpopulation nur 28 (2,3 %) des Gesamtmaterials) manisch-depressive Täter. BRACK-KLETZHÄNDLER (1954) fand unter 1018 geisteskranken Tätern sogar lediglich 3 (0,3 % des Gesamtmaterials) als manisch-depressiv, von denen nur ein Kranker (ca. 0,1 %) eine Gewalttat (Tötungsdelikt) begangen hatte. WANNER (1954) konnte unter 18 manisch-depressiven von 265 geisteskranken Tätern lediglich zwei Gewalttäter (0,7 % des Gesamtmaterials) feststellen. Eine Unterscheidung nach manischen oder depressiven Erscheinungsbildern wurde bei diesen Untersuchungen nicht mitgeteilt.

SCHIPKOWENSKY (1958) legte seiner Studie „Manie und Mord" 600 Begutachtungsfälle der Psychiatrischen Klinik Sofia/Bulgarien aus den Jahren 1932 bis 1956 zugrunde. In 45 Fällen (7,5 % des Gesamtmaterials) war eine „Cyclophrenie", d. h. eine manisch-depressive Erkrankung diagnostiziert worden. Davon war in 30 Fällen (5 % des Gesamtmaterials) die Straftat in einer Manie begangen worden. Gewaltdelikte waren von drei (0,5 %) als manisch diagnostizierten Kranken begangen worden, zwei davon als schwere Körperverletzungen mit Todesfolge, einer als Mord. Während bei den manisch Erkrankten Gewalttaten selten und Alltagsdelikte (Diebstahl, Betrug u. dergl.) häufig beobachtet wurden, hatten alle 15 depressiven Täter (2,5 % des Gesamtmaterials) ein Tötungsdelikt verübt.

ZECH (1959) ging von 950 in den Jahren 1948 bis 1958 am Psychiatrischen Landeskrankenhaus Göttingen begutachteten Straftätern aus und fand darunter 2 % als manisch-depressiv diagnostizierte Delinquenten verschiedener Tatkategorien. Alle waren in einer manischen Phase straffällig geworden. Im Gesamtmaterial fand sich kein einziger depressiver Straftäter. Den meisten als manisch diagnostizierten Kranken wurden Eigentumsdelikte vorgeworfen; nur in 2 Fällen (ca. 0,2 % der gesamten Fälle) war leichte Körperverletzung und in einem einzigen Fall (ca. 0,1 % der gesamten Fälle) ein Tötungsdelikt der Anklagegrund.

Auch unter den untergebrachten Tätern im Material von H. W. Müller und Hadamik (1966) wurde nur fünfmal unter 675 Fällen (0,16 % des Gesamtmaterials) eine manisch-depressive Erkrankung diagnostiziert. Zwei dieser Täter hatten Gewalttätigkeiten begangen. Die Tatsache, daß bei dieser Kategorie von Kranken im Verlauf der bisherigen Unterbringung keine Tätlichkeiten beobachtet wurden, ist trotz der kleinen Fallzahl bemerkenswert, weil sie hinsichtlich der Beurteilung des Aggressivitätsrisikos mit den übrigen Fakten übereinstimmt.

Lediglich die wegen ihrer problematischen Erhebungstechnik am wenigsten kontrollierbare Studie von Stierlin (1956) erbrachte die verhältnismäßig hohe Zahl von 29 (3,8 % der 773 mitgeteilten Fälle) von manisch-depressiven Aggressionstätern innerhalb psychiatrischer Anstalten, wobei knapp die Hälfte (13 Fälle) unter der Diagnose „Manie" registriert worden war.

c) Psychotische Depressionen

Heftige aggressive Ausbrüche Schwermütiger, als „raptus melancholicus" von der vorwiegend als allgemeine Gehemmtheit und Erstarrung gekennzeichneten Symptomatik der Depression dramatisch herausgehoben, fanden frühzeitig das Interesse der Kasuistiker (z. B. v. Muralt, 1906; Naecke, 1908; Strassmann, 1916; Weber, 1916; Jacobi, 1928; Elsaesser, 1939). Dieser Ausbrüche wegen wurde in der älteren Psychiatrie depressiven Kranken auch ein ernsteres Gewalttatenrisiko zugeschrieben.

In neuerer Zeit veränderte sich diese Auffassung gründlich. Es besteht nun weithin Übereinstimmung dahingehend, daß bei schweren Depressionen in erster Linie ein hohes Selbstmordrisiko besteht, während sich das Gewalttatenrisiko dabei nahezu ausschließlich auf den »Mitnahmeselbstmord« (Popella, 1964) bzw. den erweiterten Selbstmord (Gruhle, 1940; Wyrsch, 1946; Schulte und Mende, 1969) beschränkt. Die Kasuistik dieser, die eigene Person und nahe Beziehungspartner, meist Familienangehörige oder Liebespartner, einschließenden Mordimpulse ist reichhaltig (Dolenc, 1913; Hopwood, 1927; Jacobi, 1928; Kögler, 1940; Schipkowensky, 1963; Zumpe, 1966; Greger und Hoffmeyer, 1969). Quantitative Arbeiten über Incidenz oder Prävalenz dieser Taten sind jedoch äußerst spärlich.

Woddis (1957) kann in seinem Sammelbericht über „Depression and Crime" deshalb vorwiegend nur Meinungen erfahrener Autoren zu diesem Thema wiedergeben. In der Interpretation dieser Auffassungen verweist er auf den engen Zusammenhang von Selbstmord- und Mordimpulsen, das häufige Träumen vom Tod naher Angehöriger und die unbewußten Bestrafungswünsche bei Depressiven und spricht von einer engen Verknüpfung zwischen Tötungs- und Selbsttötungsrisiko bei diesen Kranken[14].

---

[14] In diesem Zusammenhang ist eine methodisch gut angelegte prospektive Studie von Pokorny (USA, 1964) erwähnenswert, der die Selbstmordhäufigkeit psychiatrischer Patienten bestimmt hat. Ausgehend von 11 580 Erstaufnahmen aus den Jahren 1949 bis 1963 im psychiatrischen Hospital der Veterans Administration in Houston/Texas, hatten nach 0 bis 15jährigem Verlauf

Rasch und Petersen (1965) hatten bei der Auswertung von ca. 900 Gutachten, die in der Psychiatrischen Universitätsklinik Hamburg 1948 bis 1963 erstattet worden waren, 45 Fälle (5 % des Gesamtmaterials) gefunden, bei denen eine depressive Stimmung als schuldmindernses oder schuldausschließendes Moment bei einer Straftat diskutiert worden war. Ausreichend dokumentiert waren davon 21 Fälle, bei denen durchgehend eine „endogen phasische Depression" diagnostiziert worden war. Bei allen Fällen hatte die Krankheit lange vor Begehen der Straftat eingesetzt. Als Delikte wurden Tötungen, Tötungsversuche, Eigentumsdelikte und Sittlichkeitsdelikte angegeben. Eine Aufgliederung nach den einzelnen Deliktkategorien wurde nicht mitgeteilt.

Die Autoren formulierten ihren Eindruck, daß die Kriminalität bei endogenen Depressionen, sowohl auf die Gesamtkriminalität wie auf die Erkrankungshäufigkeit an Depressionen bezogen, relativ gering ist. Sie schränkten dieses Urteil durch die bedeutsame Überlegung ein, daß manisch Kranke im Hinblick auf unsere kulturelle Norm relativ rasch auffällig werden und ihre Straftaten, auch relativ harmlose, rasch mit der Krankheit in Verbindung gebracht werden. Im Gegensatz dazu können Depressionen lange unentdeckt und unbehandelt bleiben. Nach einer Straftat könnte sie möglicherweise sogar als Reaktion auf das Geschehene angesehen und damit in ihrer Bedeutung als Risikofaktor für das Delikt unterschätzt werden.

Bei jugendlichen Tätern scheinen jedenfalls, wie eine Untersuchung von Shoor und Speed (1963) nahelegt, Zusammenhänge zwischen Depression und einer Neigung zu sozialer Normenverletzung vorzukommen. Allerdings handelte es sich bei den 12 von den Verfassern mitgeteilten Fällen um sog. Verlustdepressionen, die durch den Tod eines nahen Angehörigen ausgelöst waren, und bei der aufgetretenen Kriminalität nur um Eigentumsdelikte, sexuelle Vergehen und um Streunen, nicht aber um Gewalttaten. Man muß mit der Möglichkeit rechnen, daß der Internalisierungsprozeß sozialer Normen, der bei der Disposition zu schweren Depressionen zu abnormen Über-Ich-Funktionen geführt hat, in der Adoleszenz häufig noch nicht abgeschlossen ist. Das relativ spät liegende durchschnittliche Erstmanifestationsalter (im 3. bis 4. Lebensjahrzehnt) bei psychotischen Depressionen könnte jedenfalls damit in Zusammenhang stehen.

117 Patienten (davon 4 im Hospital, 25 bei Beurlaubung oder nach Entweichungen, der Rest nach Entlassung), also etwas mehr als 1 % Selbstmord begangen. Im Vergleich mit der altersbereinigten Suicidziffer für männliche Veteranen in Texas, = 22,7 pro 100 000 im Jahr, lag die errechnete Suicidziffer der in acht große Diagnosekategorien aufgeteilten psychiatrischen Patienten mehr als siebenmal höher. An erster Stelle der Diagnosenrangliste fanden sich Depressionen mit einer 25mal höheren Selbstmordziffer.

Auch die kürzlich veröffentlichten Verlaufsstudien an Depressiven von Ciompi und Lai (1969) kamen zu einem hohen Selbstmordanteil von 14,3 % unter den Todesursachen von 303 verstorbenen Depressiven, was einem Suicidanteil von 7,9 % im Untersuchungskollektiv von 550 Depressiven mit einer durchschnittlichen Beobachtungszeit von 20,5 Jahren zwischen Ersthospitalisation und Untersuchung entspricht.

Ciompi und Lai berichteten zusätzlich aus der Literatur über den Anteil von Selbstmorden unter den Todesursachen verstorbener Depressiver: nach einer Untersuchung von Bond und Braceland (1937) = 50 % unter 24 Verstorbenen; Slater (1938) = 15 % unter 59 Verstorbenen; Langelüddeke (1940) = 25 % der Männer und 10 % der Frauen unter 264 Verstorbenen. Lundquist (1945) = 15 % unter 119 Verstorbenen; Kinkelin = 26 % unter 52 Verstorbenen. Wenn auch diese Zahlen wegen der höchst unterschiedlichen und schwer kontrollierbaren Selektionsfaktoren kaum vergleichbar sind, so demonstrieren sie doch die gemeinsame Tendenz einer hohen Selbstmordgefährdung bei Depressiven, die mit bedacht werden muß, wenn die Häufigkeit von Tötungsdelikten gegen andere Personen im Sinne des erweiterten Selbstmordes in Relation zum einfachen Selbstmord untersucht werden soll.

Obwohl repräsentative Untersuchungen über die Kriminalitätsrisiken depressiver Kranker fehlen, läßt sich aus den dargestellten Ergebnissen die Tendenz ablesen, daß die allgemeine Kriminalität dieser Kranken, bezogen auf die Kriminalität der Gesamtbevölkerung niedrig ist. Vor allem scheinen alltägliche Straftaten, wie Eigentumsdelikte jeder Art, Sittlichkeitsdelikte u. dgl., bei Depressiven erheblich unterrepräsentiert zu sein. Für die Manie läßt sich die gleiche Tendenz nicht formulieren. Bei diesem Krankheitsbild kommen Eigentumsdelikte, Sittlichkeitsvergehen und kleinere Aggressionsdelikte durchaus vor, ohne daß aus den vorliegenden Studien auf eine größere oder geringere Häufigkeit gegenüber der Gesamtbevölkerung zu schließen wäre. Es hat den Anschein, daß Gewalttaten bei manisch Kranken eher selten sind. Das Gewalttatenrisiko Psychotisch-Depressiver — diesmal nicht im Sinne unserer Definition verstanden — ist zuerst in der Selbsttötung zu suchen, die bei diesen Kranken eine hervorragende Rolle in der Todesursachenstatistik spielt. Das zweite Gewalttatenrisiko, das nunmehr auch unter Zugrundelegung unserer operationalen Kriterien als solches einzuordnen ist, und das quantitativ in beträchtlichem Abstand zu folgen scheint, ist der sog. Mitnahmeselbstmord oder erweiterte Suicid, bei dem in die Tötungsabsicht außer der eigenen Person nahestehende Menschen einbezogen werden.

3. Die Epilepsien

Ähnlich wie der „Wahnsinnige" wurde in der älteren neurologischen und psychiatrischen Literatur der Epileptiker zuweilen schlechthin als potentieller Gewalttäter, als „unsittlicher Charakter" (LOMBROSO, 1891) beurteilt. Zwischen Anfallsgeschehen, epileptischen Persönlichkeitsveränderungen (Demenz) und epileptischen Begleitpsychosen (Halluzinose, Dämmerzustand) konnte damals nur ungenügend unterschieden werden. Da man den epileptischen Formenkreis analog dem schizophrenen und manisch-depressiven den „endogenen" Psychosen zurechnete (KRAEPELIN), lag die Idee des „epileptoiden" Charakters — der angeblich spezifisch epileptischen Persönlichkeitsstruktur ohne die Symptome der eigentlichen Epilepsie, vergleichbar dem schizoiden und cyclothymen Charakter — unmittelbar nahe. Diese Gruppe schwerfälliger, verstimmbarer und zu schwerer Erregung neigender Persönlichkeiten brachten E. KRETSCHMER (1921) sowie E. KRETSCHMER und ENKE (1936) und MAUZ (1937) in Verbindung mit dem athletischen Körperbautypus. Die Neigung zu Aggressivität und Gewalttätigkeit wurde damit als spezifische Disposition der „Epileptoiden" angesehen, oft verbunden mit einer besonderen körperlichen Befähigung dazu.

Die frühen neurophysiologischen Vorstellungen kamen der Verknüpfung von Epilepsie und Gewalttätigkeit entgegen. Lange Zeit wurde unter dem Einfluß von JACKSONS klassischer Beschreibung der Epilepsie als plötzlicher exzessiver Spannungsentladung der grauen Hirnsubstanz, wie ROTH (CIBA-Symposium, 1967) überzeugend darlegte, mancher impulsive Ausbruch unkontrollierten Verhaltens allzuleicht eines epileptischen Ursprungs verdächtigt. Die Diagnose wurde deshalb nach vielen Richtungen hin überdehnt. Erst die Entwicklung und Vervollkommnung des Bergerschen Elektroencephalographen (EEG) erlaubte eine zunehmend präzise Diagnose aller Arten wirklicher epileptischer Störungen und führte zu einem grundlegenden Wandel der Vorstellungen von den Epilepsien, dem viele pseudoepileptische Syndrome, u. a. der „epileptoide" Charakter, zum Opfer fielen.

Die klinische und neurophysiologische Forschung befaßte sich mit einzelnen epileptischen Syndromen und beschrieb auch deren unterschiedliche Beteiligung an aggressiven

Verhaltensweisen. GRUHLE (1933) stellte in seinem, noch eindeutig vom Jasperschen Trugschluß — „verständlich" gleichgesetzt mit psychisch bedingt; „unverständlich" gleichgesetzt mit organisch verursacht — geprägten Denken drei Komplikationsformen der Krankheit als Risikofaktoren für Gewalttätigkeit in den Vordergrund: Die epileptische Verstimmung, den pathologischen Rausch und den epileptischen Dämmerzustand. Allen drei Störungen gemeinsam sei „eine deutlich vom Dauerzustand abgehobene gemütliche Mißstimmung und die aus körperlichen Ursachen hervorgehende, also motivlose Entstehung". Wesentlich sei weiter der sthenische Affekt des Epileptikers, „... d. h. ein zur Entladung nach außen hin drängender Verstimmungszustand", der sich gelegentlich im alternierenden Bewußtsein (Dämmerzustand) entlade. In der Verstimmung genossener Alkohol führe zum pathologischen Rausch. In diesem Rausch „ist der verstimmte Epileptiker oft schwer gewalttätig, auch gegen Personen, die ihm gar nichts getan haben: Sinnloses Umsichstechen, Attackieren fremder, unbeteiligter Personen". Auch nach LANGE-LÜDDEKE und WYRSCH sind epileptische Verstimmungen und Dämmerzustände nicht selten Ursache von schweren Gewalttaten. WYRSCH (1955) hielt besonders die Epileptiker mit einer Hirnschädigung, vor allem jene mit beginnender Demenz, für gefährlich, da bei ihnen „die Neigung zu explosiven Entladungen besonders ausgesprochen ist".

Auch die jüngste deutschsprachige Gesamtdarstellung der „Epilepsien" von JANZ (1969) erwähnt im Zusammenhang mit „epileptischen Delirien und episodischen Verwirrtheitszuständen" bei der psychomotorischen Anfallsform und beim paroxysmalen Dämmerzustand der Grand-mal-Epilepsie gelegentliche aggressive Tätlichkeiten solcher Patienten aus wahnhafter Verkennung der Situation heraus. Genauere Angaben über die relative Häufigkeit solcher Vorkommnisse finden sich bei ihm nicht. JANZ betont besonders die Bedeutung der „psychotischen Episoden", in denen ein Schwanken zwischen einer „auf die Mitwelt bezogenen Aggressivität wie einer auf sich selbst bezogenen Suicidalität" beobachtet werden könne.

Kasuistische Beschreibungen von Gewalttaten Epileptischer finden sich in der Literatur nicht selten (IBERG, 1905/1906; CAMPBELL, 1912; ALTER, 1913; WETZEL, 1920; TÖBBEN, 1932; u. a.), Angaben über ihre Häufigkeit indessen nur spärlich. Die schon mehrfach besprochenen Analysen von Gutachtenmaterial geben nur eine rohe Orientierung über den Anteil epileptischer Täter am Gesamtmaterial einzelner Kliniken.

H. W. MAIER (1931) erwähnte 26 Epileptiker (2,6 %) seines Materials), wovon 7, darunter eine Frau, zu Tätern gegen Gesundheit und Leben anderer geworden waren.

WANNER (1954) fand im Zeitraum 1895 bis 1942 unter 36 begutachteten Epileptikern 5 Gewalttätige, 1943 bis 1952 unter 23 Epileptikern 3 Gewalttäter.

BRACK-KLETZHÄNDLER (1954) zählte bei 118 Aggressionsdelikten (11,6 % von 1018 kriminellen Geisteskranken) nur 3 Epileptiker (Körperverletzungen, Drohungen etc., kein Tötungsdelikt) und 3 weitere Anfallskranke mit Abtreibungsdelikten. Am Gesamtmaterial war diese Krankengruppe mit 15 Fällen = 1,5 % vertreten.

BOCHNIK und LEGEWIE (1965) notierten unter 93 Fällen (30 % des Gesamtmaterials) der ziemlich heterogen zusammengesetzten Gruppe „Hirnatrophie, epileptische Anfälle, Residualschaden" 15 Gewalttäter.

Unter den auf gerichtliche Anordnung nach einer Straftat untergebrachten Geisteskranken und Geistesschwachen befinden sich, H. W. MÜLLER und HADAMIK (1966) zufolge, nur wenig Anfallskranke. Die Autoren zählten unter 675 nach § 42 b StGB versorgten Patienten lediglich 5 wegen Gewalttätigkeit eingewiesene Epileptiker (0,7 % des Gesamtmaterials). 18 der insgesamt 20 internierten Anfallskranken hatten im Verlauf der bisherigen Unterbringung Personal und/oder Mitpatienten tätlich angegriffen.

STIERLIN (1956) gab eine Beteiligung epileptischer Täter an den mitgeteilten Gewalttaten mit 12,4 % (94 Fälle) an, während der allgemeine Anteil der Epileptiker am Krankengut der Anstalten München-Haar (6 %) und Friedmatt-Basel (3 %) deutlich niedriger liege. Hier ist aber zu bedenken, daß der lange Ermittlungszeitraum den diagnostischen Wandel (er vollzog sich etwa zwischen 1940 bis 1950) bei der Epilepsie überdeckt. Es ist deshalb möglich, daß einer eingeengten Diagnose bei der Ermittlung des Anteils epileptischer Patienten am Gesamtkrankengut großer Anstalten — hier liegt die Endzeit der Untersuchung (am 1. März 1955 wurde mit der Auswertung begonnen) zugrunde — eine weite Fassung der Diagnose bei einem größeren Teil der ermittelten Täter gegenübersteht. Die Tatjahre reichten bis vor die Jahrhundertwende zurück!

Über größere Fallzahlen berichtete LENNOX (Boston, 1943), der ca. 5000 Patienten verschiedener Anfallstypen auf besondere, auch kriminelle Handlungsweisen, untersuchte, die mit Bewußtseinsveränderungen während oder im Anschluß an ein epileptisches Anfallsgeschehen zusammenhängen könnten. Obwohl eine begrenzte Zahl von Patienten nach einem Grandmal oder während eines psychomotorischen Anfalls ein erregtes Verhalten zeigten und gelegentlich sogar gefährlich wirkten, kam es nicht zu schweren Verletzungen anderer und nie zu einer Tötung. Diesem Ergebnis muß, weil es auf der Basis eines großen und vermutlich wenig selektierten Krankenguts gewonnen wurde, beträchtliche Bedeutung zugemessen werden.

HILL und POND (1952) untersuchten in einem Zeitraum von 8 Jahren 105 Mörder (darunter 6 Frauen) elektroencephalographisch. Die Fälle stammten aus London und Umgebung und waren von Gefängnisärzten wegen Verdachts auf Epilepsie oder Hirnschädigung ausgewählt worden. — Bei 27 Tätern war die Möglichkeit in Betracht gezogen worden, daß die Angeklagten zur Tatzeit an „epileptischen Automatismen" gelitten hatten. 9 dieser Fälle zeigten spezifisch epileptische EEG-Abnormitäten; in 9 weiteren Fällen fehlten Krampfpotentiale, die Vorgeschichte wies jedoch Krampfanfälle auf, die als gesichert angesehen wurden. Die restlichen 9 Täter blieben anamnestisch und elektroencephalographisch ohne jeden Hinweis auf eine zur Gruppe der Epilepsien rechnende Erkrankung. Bei den 18 als Epileptiker Eingestuften handelt es sich sowohl um langjährige, mit Persönlichkeitsveränderungen, Alkoholismus oder Schwachsinn komplizierte Fälle als auch um kürzere, einigermaßen typische Verläufe. Obwohl der Zusammenhang zwischen dem epileptischen Geschehen und der Tat in den meisten Fällen reine Vermutung blieb, zogen die Autoren den Schluß, daß eine Beziehung zwischen Mord und Epilepsie außer Zweifel stehe. Allerdings räumten sie ein, daß eine unmittelbare Verknüpfung von epileptischem Anfall und von einem dem Anfall folgenden Verwirrtheitszustand mit der Mordtat nach ihren Beobachtungen als extrem selten anzusehen sei.

Eine sehr sorgfältige, unter Berücksichtigung epidemiologischer Gesichtspunkte angelegte Verlaufsstudie über 897 Epileptiker wurde 1950 von ALSTRÖM (Schweden) vorgelegt. In der Absicht, genetische Zusammenhänge sowie die klinische und soziale Prognose dieser Patienten zu klären, unterzog er mit zahlreichen Mitarbeitern von 1945 bis 1950 sämtliche, zwischen 1925 bis 1940 in der Neurologischen Klinik des Karolinska Instituts Stockholm (damals die einzige derartige Spezialklinik in Schweden) wegen epileptischer Symptome zur Beobachtung gelangte Patienten einer gründlichen Nachuntersuchung.

Von 1472 damals erstuntersuchten Kranken (Epileptiker aller klinischen Formen, ausgenommen anstaltsuntergebrachte Fälle) konnten 1216 wieder aufgefunden werden. Bei 897 (zu 55 % Männer) wurden vollständige Daten über soziales Milieu, Stand, Krankheitsverlauf, genetische Faktoren etc. erhoben. Bei den übrigen mußten lediglich aus finanziellen Gründen (z. B. zu aufwendige Besuchsreisen) die Erhebungen eingestellt werden. (Bewohner der Stadt Stockholm waren aus diesem Grunde überrepräsentiert.)

Über das kriminelle Verhalten gab ALSTRÖM folgende Ergebnisse:

Der Vergleich mit einem 1944 untersuchten Kontrollsample der schwedischen Allgemeinbevölkerung (42 000 männliche Personen, Alter über 25 Jahre) zeigte bei der Prüfung der Strafregistereinträge keinen signifikanten Unterschied in der relativen Häufigkeit der Verurteilten beider Gruppen. Unter den 493 männlichen Epileptikern waren 30 im Strafregister zu finden. Dabei fiel auf, daß die — numerisch kleinere — Untergruppe der Epileptiker mit psychischen Veränderungen („mentally changed"), d. h. mit Hirnabbausymptomen und psychiatrischen Komplikationen, eine etwas höhere Straftäterrate zeigte als diejenige ohne solche Veränderungen. Gewalttätigkeitsdelikte (keine klaren Zahlenangaben) waren nicht selten, jedoch meist harmloser und trivialer Art; ein Tötungsdelikt hatte sich nicht ereignet. — Zusätzlich fand ALSTRÖM allerdings in psychiatrischen oder Sonderanstalten Schwedens 18 Männer und 11 Frauen wieder, die gelegentlich oder dauernd als gewalttätig bzw. gefährlich galten, ohne in Gerichtsakten notiert worden zu sein. Auch in dieser Gruppe wurden keine Tötungsdelikte erwähnt. — Der Autor betonte, daß viele dieser Aggressionshandlungen mit Alkoholabusus verbunden waren.

Als Fazit der dargelegten Literaturangaben läßt sich folgern, daß weniger der epileptische Anfall und die auf ihn folgende Phase der Bewußtseinsveränderung — der postparoxysmale Dämmerzustand — ein überdurchschnittliches Risiko für Aggressionsdelikte, insbesondere für Gewalttaten mit sich bringen. Vielmehr scheinen die psychischen Komplikationen der Epilepsie, vor allem der Persönlichkeitsabbau mit Wesensänderung und Demenz, und schließlich die Alkoholunverträglichkeit bei den krankheitsspezifischen Risikofaktoren für die seltenen Gewaltakte von Epileptikern im Vordergrund zu stehen. Man wird allerdings in Rechnung stellen müssen, daß epileptische Bewußtseinsstörungen, etwa die mit Verwirrtheit verlaufenden Dämmerzustände (im Gegensatz zu den „besonnenen" Dämmerzuständen), die nach klinischer Erfahrung zuweilen von Erregung und erheblicher Aggressivität begleitet sind, in der Regel frühzeitig Anlaß zur Krankenhausaufnahme geben. Wenn die Basisfunktionen der Orientierung in der Realität zusammenbrechen — anders als dies bei den meisten schizophrenen Krisen der Fall ist —, wird die Verhaltensänderung wahrscheinlich sehr rasch als gefährliche Erkrankung erkannt, zumal meist Anfälle oder andere Symptome vorhergegangen sind, die das Leiden bereits identifizieren ließen. Schließlich mindert die Tatsache, daß eine gerichtete Aggressivität und eine sorgfältig geplante Tat um so weniger möglich sind, je schwerer die Bewußtseinsstörung ist, die Gefährlichkeit der Dämmerzustände, ganz abgesehen von den Möglichkeiten ihrer therapeutischen Beeinflussung.

Damit rückt der chronische Epileptiker mit Hirnabbauerscheinung in den Mittelpunkt der Aufmerksamkeit, und seine gegenüber der Durchschnittsbevölkerung möglicherweise leicht erhöhte Kriminalitätsrate ist wahrscheinlich kein Charakteristikum der Epilepsie. Vielmehr scheint sie mit psychischen Veränderungen im Sinne des Persönlichkeitsabbaus verbunden zu sein, die durch sehr verschiedene Formen schwerer Hirnschädigung — vom schweren Hirntrauma über die Epilepsie bis zum arteriosklerotischen Abbauprozeß — hervorgerufen werden können, die zu schlechter sozialer Einbettung, heftigen Stimmungsschwankungen und zu einem Verlust der Kontrolle über aggressive Impulse führen[15]. Diese Hypothesen zu überprüfen wird eine der Aufgaben unserer Erhebung sein.

---

[15] Um aus den hier aufgeführten Gründen eine größere Gruppe zu bilden, haben wir in unserer Erhebung die epileptischen Täter unter die Kategorie der hirnorganischen Krankheitsbilder eingereiht. Zusätzlich unterschieden wir jedoch die nosologischen Untergruppen: „Epilepsie

4. Erworbene Hirnschädigung (Trauma, Entzündung, Intoxikation) und hirnatrophische Prozesse

Grundsätzlich können bei allen hirnorganischen Syndromen cerebrale Krampfanfälle als Begleitsymptome auftreten. Wegen der nosologischen Unterschiede und aus Gründen der psychiatrischen Tradition behandeln wir die Veröffentlichungen über Gewalttätigkeitsdelikte bei erworbenen Hirnschäden jedoch getrennt von den Epilepsien.

Im Anschluß an das bei den Epilepsien schon Gesagte, scheint auch bei der Gruppe der Hirngeschädigten — gleich welcher Ursache — das psychoorganische Syndrom der Demenz, verbunden mit der Beeinträchtigung der affektiven Kontrolle von Trieben und Affekten, von wesentlicher und gemeinsamer Bedeutung für das Gewalttatenrisiko zu sein.

Von verschiedenen Autoren wird eine Aufteilung in mechanische, toxische und entzündliche Hirnschäden auf der einen Seite und in Hirnabbauprozesse (Alterserkrankungen) auf der anderen Seite vorgenommen. Andere Publikationen sprechen allgemein von „Organikern" oder „organischen Psychosen", ohne daß immer klar zu erkennen wäre, auf welche Einzelstörungen Bezug genommen wird.

Vergleiche mitgeteilter Täterraten oder Tatrisiken lassen sich deshalb oft noch schwerer anstellen als bei den übrigen psychiatrischen Krankheitsbildern.

Bei den wegen ihrer Häufigkeit sozial besonders wichtigen *Hirntraumatikern* wird von forensischen Psychiatern, wie LANGELÜDDEKE (1959), eine Neigung „vorwiegend zu Körperverletzungen, Sexualdelikten, tätlichen Beleidigungen, Betrug und Diebstahl" beschrieben. Nach WYRSCH (1955) sind Alkoholintoleranz und Reizbarkeit die Gründe, weswegen Hirnverletzte oft zu Gewalttätigkeit neigen. Schwere Gewalttaten gegen das Leben anderer scheinen jedoch auch hier selten zu sein.

LINDENBERG untersuchte 1954 die Krankenunterlagen von 4500 Hirnverletzten der Stadt Berlin und sonderte 28 Patienten als sog. „Berserker" aus. Es handelte sich fast nur um stirnhirngeschädigte (26 Fälle), prämorbid angeblich größtenteils friedfertige Menschen (23 Fälle). In 18 Fällen bestand eine traumatische Epilepsie mit erheblich gesellschaftsfeindlichem dissozialem und gereiztem Verhalten. Bei erheblicher Aggressivität im Sinne von Reizbarkeit, häufigen blinden Wutausbrüchen, Streitsucht bis zur Körperverletzung („Schlägertypen") wurden zwar 17 Suicidversuche registriert, aber kein Fremdtötungsdelikt.

Der Hinweis auf eine vornehmlich gegen die eigene Person gerichtete Aggressivität findet sich auch in einer Studie von HILLBOM (1960) bestätigt, der 415 Schädel-Hirnverletzte aus dem russisch-finnischen Krieg untersuchte. Bei 9 Personen (2,2 %) des Gesamtmaterials) fand er eine Demenz; die häufigste Komplikation bei schweren Graden der Verletzung war eine Charakterveränderung in Richtung auf emotionell labiles, unbesonnenes und explosibles Verhalten (22,2 %). Auch kriminelle Entgleisungen wurden angetroffen (vom Autor jedoch nicht nach Einzelvergehen aufgeschlüsselt), Tötungsdelikte indessen nicht erwähnt. Die häufigste Form gefährlicher Aggressivität war der Selbstmord: Von allen in die Untersuchungsserie einbezogenen Hirntraumatikern hatten sich 37 suicidiert. Ein knappes Drittel davon hatte Charakterstörungen gezeigt[16].

Die bereits erwähnte Untersuchung POKORNYs (1964) ergab für die Diagnosegruppe der „Organiker" (eingeschlossen sind alle chronischen Hirnsyndrome und die nicht mit

---

ohne nachweisbare Ursache (genuine Epilepsie)", „Epilepsie mit angeborenen oder früh erworbenen Defizienzen bzw. Schwachsinn (residuale Epilepsie)", „Epilepsie mit erworbenen Hirnschäden (symptomatische Epilepsie)" und „Epilepsie mit atrophischen Prozessen".

[16] Zitiert nach ROTH.

Alkoholismus verbundenen akuten hirnorganischen Störungen) eine dreieinhalbmal höhere Suicidziffer als in der männlichen Durchschnittsbevölkerung vergleichbaren Altersaufbaus (78 gegenüber 22,7 auf 100 000). Dabei ist jedoch die hohe Dunkelziffer der offiziellen Selbstmordstatistiken zu bedenken, der beim Untersuchungskollektiv POKORNYS vermutlich eine relativ hohe Aufklärungsquote gegenübersteht.

Die Gewaltkriminalität der *Encephalitiker* hat in der Literatur wenig Aufmerksamkeit gefunden.

Nach Ansicht LANGELÜDDEKES ist die strafrechtliche Bedeutung, z. B. der Encephalitis epidemica, im akuten Stadium gering, im chronischen aber bedeutsam. Gewalttaten seien selten, am häufigsten soll es zu Sexualdelikten und Diebstählen kommen. Einzelne aggressive Verhaltensweisen von Encephalitikern beschrieben u. a. STERTZ (1931), LANGE und BOETERS (1936), WYRSCH (1946), ohne Häufigkeitszahlen zu nennen.

Syphilitische Syndrome, vor allem die progressive Paralyse, scheinen unter schweren Gewalttätern nur selten vorzukommen und umgekehrt. LANGELÜDDEKE wies auf ALEXANDER und NYSSEN (1929) hin, die unter 164 malariabehandelten Paralytikern nur einen kriminell gewordenen fanden, und auf JOSSMANN (1931), der unter 1668 behandelten progressiven Paralytikern nur 8 Delinquenten zählte.

WEIMANN publizierte 1957 eine Studie über „Paralytiker als Mörder", worin er 21 Mordfälle beschrieb und auf kasuistische Berichte von v. KRAFFT-EBING und HOCHE hinwies. Auch dieser Autor hatte den Eindruck gewonnen, daß derartige Fälle in der Literatur „überraschend selten" veröffentlicht worden sind. Wenn Gewalttaten bei diesen Kranken überhaupt vorkommen, dann seien es gewöhnlich aus Reizbarkeit und Affektlabilität entsprungene „Kurzschlußhandlungen" im Initialstadium der progressiven Paralyse.

Die über Strafgutachten einzelner Kliniken berichtenden Autoren (H. W. MAIER, WANNER, BRACK-KLETZHÄNDLER, BOCHNIK et al.) reihten die hier zur Diskussion stehenden hirnorganischen Syndrome in diagnostische Kategorien wechselnder Zusammensetzung ein (z. B. zusammen mit Epilepsien, exogenen Psychosen bei Körperkrankheiten, Wochenbettpsychosen u. a.), so daß die Wiedergabe der Fallzahlen wenig nutzbringend erscheint. Verwertbarer sind die Mitteilungen von H. W. MÜLLER und HADAMIK (1966):

Unter 70 nach § 42 b StGB untergebrachten Delinquenten mit „Hirnschädigungen einschließlich Lues des Zentralnervensystems" fanden sich 6 Gewalttäter, unter 56 „Alterserkrankungen einschließlich Involutionspsychosen" ebenfalls 6 Gewalttäter. (Insgesamt 126 Organiker, davon 12 = 9,5 % wegen Gewaltdelikten internierte.) Interessanterweise war die erste Gruppe („Hirnschädigungen") mit 26 Fällen ungleich stärker an Gewalttätigkeiten im Verlaufe der bisherigen Unterbringung beteiligt als die Alterserkrankungen mit 3 Fällen.

Diese Ergebnisse von H. W. MÜLLER und HADAMIK legen nahe, der Gruppe der durch Traumen oder entzündliche Prozesse (Lues, epidemische Encephalitis) Hirngeschädigten eine stärkere Affinität zu lebensbedrohlicher Gewalttätigkeit zuzuschreiben als den *Alterskranken* und den an Involutionspsychosen Erkrankten.

In ihrer Monographie über „Die Alterskriminalität" hielten BÜRGER-PRINZ und LEWERENZ (1961) „besonders schwere Delikte, wie Mord und Totschlag, bei über 60jährigen Tätern allgemein für selten". Komme es dazu, so handele es sich in der Regel nicht um Zustände, die dem, was die Verfasser physiologische Veränderungen in der involutiven Lebensphase nennen, zuzurechnen sind[17], sondern um eindeutige Krankheitserscheinungen. „Eifersuchts-, Beeinträchtigungs- und Verfolgungswahn, wie unbeherrschte Reizbarkeit bei vergrößerter Affektivität im krankhaften Altersabbau spielen eine wesentliche Rolle" (Seite 23 op. cit.).

Eine ähnliche Auffassung vertrat auf der Basis gründlicher Untersuchungen auch ROTH (1968), der vor allem Zahlen über die Häufigkeit gefährlicher Gewalttaten alter Menschen, bezogen auf die Normalbevölkerung mitteilte:

Bei seinen Angaben handelt es sich um wegen anzeigepflichtiger Vergehen („indictable offences") für schuldig befundene Personen, dargestellt nach Alter und Geschlecht. Die Prozentsätze beziehen sich auf alle Rechtsbrecher, die Raten auf 100 000 Personen von England und Wales (siehe Tabelle 1).

Tabelle 1. Kriminalitätsraten[a] (Gewalttätigkeitsdelikte) dreier Altersgruppen aus England und Wales (ROTH 1968)

		Altersgruppen					
		60 und älter		0—59		0—29	
		%	Rate	%	Rate	%	Rate
Männer							
Klasse I.	Angriffe gegen Personen						
	a) mit Lebensgefährdung	4,8	3,2	7,9	91,9	7,9	168,1
	b) sexuelle Angriffe	12,2	8,2	2,8	32,6	2,2	46,1
	a) und b)	17,0	11,4	10,7	124,4	10,0	214,2
Klasse II.	Eigentumsdelikte mit Gewaltanwendung	3,4		24,4	284,5	28,0	595,8
Klasse III.	Eigentumsdelikte ohne Gewaltanwendung	75,0	50,2	62,5	730,3	60,1	1283,3
Frauen							
Klasse I.	Angriffe gegen Personen						
	a) mit Lebensgefährdung	1,5		2,7		2,9	
	b) sexuelle Angriffe	0,0		0,1		0,0	
	a) und b)	1,5		2,8		2,9	
Klasse II.	Eigentumsdelikte mit Gewaltanwendung	0,0		3,7		5,7	
Klasse III.	Eigentumsdelikte ohne Gewaltanwendung	97,8	35,3	90,7	168,1	88,6	263,1

[a] bezogen auf 100 000 Personen der Risikopopulation

Es zeigt sich also, daß gefährliche Gewalttaten in höherem Alter allgemein sehr viel seltener auftreten als bei jungen Menschen. Parallel mit dieser absinkenden Kriminalitätsrate geht übrigens — laut ROTH — ein steiler Incidenzabfall von Suchtkrankheiten (Drogen und Alkohol) einher. Nach Ansicht ROTHs sind es nicht die normalen Altersabbauerscheinungen, sondern komplizierende psychische Krankheiten, z. B. arteriosklerotische Psychosen, Spätformen des chronischen Alkoholismus, paranoide Syndrome u. ä., die in diesem Lebensalter zu schweren Aggressionen führen, wenn es überhaupt dazu kommt. Bemerkenswert ist der Anstieg der Suicidhäufigkeit, den die Statistiken mancher Länder für die Altersklasse über 60 — z. B. in der Bundesrepublik Deutschland — und dann meist für Männer zeigen. Wahrscheinlich darf man zu Recht für diese Altersgruppe von einer verstärkten Wendung der Aggressivität gegen die eigene Person in den zur Frage stehenden Kulturen sprechen.

---

[17] Unter diese summarische Kategorie werden von BÜRGER-PRINZ und LEWERENZ verschiedene, vor allem leichtere psychische Störungen zusammengefaßt, die teilweise ziemlich heterogen sind. Es würden darunter beispielsweise zählen die sehr häufigen neurotischen Syndrome im Alter, Lebenskrisen, abnorme Entwicklungen, beginnende Involutionsvorgänge, Entdifferenzierung und Abbau der höheren Persönlichkeitsfunktionen und der Intelligenz — letztere wiederum nur bei schwächeren Graden der Ausprägung.

5. Schwachsinn

Die Untersuchungen über Beziehungen zwischen Schwachsinn und Gewaltkriminalität leiden teilweise darunter, daß keine objektiven Intelligenzmessungen an den Tätern durchgeführt worden sind. Bei einigen Autoren läßt sich nicht einmal eindeutig klären, welche diagnostischen Kriterien zur Schwachsinnsfeststellung bemüht worden sind. Gelegentlich werden allgemeine Lebensbewährung, die Schulleistungen oder der klinische Eindruck herangezogen. Oft wurden Oligophrene zusammen mit leicht Hirngeschädigten ohne Intelligenzdefekt und psychopathischen Persönlichkeiten unter die Kategorie der geistig Behinderten eingeordnet — z. B. in der britischen Psychiatrie („mental deficiency", s. SHAPIRO, 1968). Die Anwendung derartig unterschiedlicher Maßstäbe wird man im Auge behalten müssen, wenn man die nachstehend referierten Veröffentlichungen zu vergleichen und auszuwerten sucht.

Kriminelle Handlungen Schwachsinniger werfen besonders eindringlich die Frage auf, ob etwa die niedrige Intelligenz als solche bereits zur Kriminalität disponiert oder ob es nicht komplexere Persönlichkeits- und Umweltfaktoren sind, die mit weitaus größerer Wahrscheinlichkeit entscheidend zur sozialen Entgleisung beigetragen haben.

Zunächst muß man sich vergegenwärtigen, daß bei den schwersten Formen des Schwachsinns, beispielsweise der Idiotie, auch die lebenspraktische Bildungsfähigkeit äußerst beschränkt ist. Diese Menschen bereiten deshalb erhebliche soziale Probleme. Häufig müssen sie wegen Pflegebedürftigkeit frühzeitig und für dauernd in Spezialanstalten untergebracht werden. Von solchen geistig schwer Behinderten sind Gewalttaten, sei es wegen der Unfähigkeit der Planung, sei es wegen des Mangels an Tatmotiven oder wegen der ständig durchgeführten Kontrolle durch Aufsichtspersonen, kaum zu erwarten. Ihre gelegentliche störende erethische Impulsivität setzt sich kaum in gezielte Handlungen um.

LANGELÜDDEKE (1959) und auch WYRSCH (1946) halten deshalb die Idiotie strafrechtlich für bedeutungslos, wenngleich solche Menschen gelegentlich auch von anderen zur Ausführung von Verbrechen, z. B. Brandstiftung, verleitet würden. Wir meinen allerdings, daß auch für solche indirekten Straftaten allenfalls mittlere Grade von Schwachsinn und kaum jemals Idioten in Frage kommen. Bedeutungsvoller sind jedenfalls auch nach Meinung der zitierten Autoren die leichteren Formen. WERNER gab 1945 einen kurzen Überblick über ältere Schätzungen und quantitative Studien über den Anteil Schwachsinniger an der allgemeinen Kriminalität. Er zitierte die Autoren VERWAECK, der 1939 unter 590 anormalen Verbrechern 184 Schwachsinnige = 31 % fand, LANGE (1934), der unter 100 begutachteten Kriminellen 20 Schwachsinnige zählte, und STROHMEYER (1928), der bei 184 Strafgutachten in 20 Fällen Oligophrenie diagnostizierte. Aus den USA wurde RICHMOND (1934) genannt, der bei den jugendlichen Kriminellen von New York 20 bis 25 % Oligophrene gefunden haben soll. Von sämtlichen Verbrechern des Staates Minnesota waren nach der gleichen Studie 29,1 % schwachsinnig.

Einen hohen Anteil der Schwachsinnigen an der allgemeinen Jugendkriminalität glaubte auch STROHMEYER (1928) in Bumkes Handbuch als gesichert annehmen zu dürfen. Viele Oligophrene würden, so meinte er, unter dem Einfluß des Alkohols zu „grobem Unfug, Widerstand gegen die Staatsgewalt, Bedrohung, Körperverletzung und Sachbeschädigung" verleitet. Auch Mord, selten Lustmord, komme vor. Von den genannten 20 Schwachsinnigen aus den 184 zwischen 1921 und 1926 in der Universitätsnervenklinik Jena begutachteten Straftätern waren nach STROHMEYERS Feststellung 5 Mörder, darunter ein Lustmörder.

Unter 262 von LANGELÜDDEKE (1959) begutachteten psychisch kranken oder krankheitsverdächtigen Kriminellen aus den Jahren 1941 bis 1948 fanden sich 41 Schwachsinnige. Darunter waren nur 2 mit Tötungs- oder Mißhandlungsdelikten.

Aus den früher erwähnten Analysen von Gutachtenmaterial lassen sich folgende Häufigkeitsverteilungen ablesen:

H. W. MAIER (Zürich): Von 294 vermindert bzw. unzurechnungsfähig erklärten Oligophrenen hatten 25 = 8,5 % gegen Leben und Gesundheit gehandelt (das sind 20,6 % aller abnormen Gewalttäter dieser Studie), darunter 10 Frauen (eine gewalttätige oligophrene Frau des Gesamtmaterials wurde als voll zurechnungsfähig beurteilt).

BRACK-KLETZHÄNDLER (Zürich): Von 1 018 kriminellen Geisteskranken zeigten 199 (19,5 %) irgendeinen Grad von Schwachsinn. Unter ihnen waren 6 Fälle von Tötung, 1 Kindestötungsfall, 7 Fälle von Körperverletzungen und/oder Drohungen, Mißhandlungen, Gewalt und Raub. 2 Fälle hatten sich der Abtreibung schuldig gemacht. Die beiden letzteren ausgeschlossen, ergeben sich 14 oligophrene Gewalttäter, das sind 12 % von 118 wegen Aggressionsdelikten Angeklagten aller Diagnosen und 8 % aller Oligophrenen, die zur Begutachtung in die Zürcher Klinik gelangten.

WANNER: Unter 2 241 in Münsingen/Bern psychiatrisch beurteilten und in irgendeiner Form als krank diagnostizierten Straffällen aus den Jahren 1895 bis 1952 befanden sich 545 = 24,3 % Oligophrene. Nur 56 Schwachsinnige hatten Gewalttaten gegen das Leben anderer begangen (2,5 % aller geistig abnorm beurteilten Täter; 10,2 % der Oligophrenen-Gesamtgruppe; bezogen auf die 294 Gewaltdelikte des Ausgangsmaterials, ohne Berücksichtigung der Diagnose, sind es 19,0 %).

WERNER (1945) erfaßte jene Schwachsinnigen, die zwischen den Jahren 1900 und 1942 in die Anstalt Münsingen zur Begutachtung gelangt waren und gliederte ihre Straftaten nach Tattypen auf. Sie stellten ca. ein Viertel der 1 293 in diesem Zeitraum untersuchten Gesetzesbrecher (24,8 % aller Fälle; 27,8 % der als abnorm beurteilten Probanden). An 100 Morden und Mordversuchen waren die Oligophrenen zu ca. 24 %, an Totschlag zu ca. 17 % und an Gewalthandlungen insgesamt (einschl. Kindesmord und Mißhandlungen) zu 18,9 % beteiligt. — Die relative Häufigkeit schwerer Aggressionen ist nach Ansicht WERNERS Ausdruck einer Selektion: Leichtere Tätlichkeiten erheblich Schwachsinniger dürften gerade in ländlichen Gebieten (und Münsingen hat ein fast ausschließlich bäuerliches Einzugsgebiet) mit Vergeltungs- oder Erziehungsmaßnahmen quittiert oder einfach hingenommen werden, ohne den Richter zu bemühen.

WERNERs Ergebnisse spiegeln im übrigen das unterschiedliche Kriminalitätsrisiko der einzelnen Schwachsinnsgrade wider: Es waren mit weitem Abstand die leicht Schwachsinnigen (Debilen), die zu Mördern oder Totschlägern wurden. (Im ganzen Material befand sich nur ein Tötungsdelikt, das durch einen schwer Schwachsinnigen begangen worden war.) „Die alte Legende von der besonderen Gefährlichkeit der tiefen Schwachsinnsstufen bestätigt sich also nicht", resümiert WERNER.

BOCHNIK et al. (Hamburg) fanden unter 45 leicht bis mittelgradig Schwachsinnigen (von 329 Männern) 15 Gewalttäter und unter 146 Tätern der Gruppe „Intellektuelle Minderbegabung einschließlich untere Normbreite" 27 Gewalttäter (18,4 % aller Minderbegabten). Nach ihrer Meinung disponiert ausgeprägter Schwachsinn wie leichte intellektuelle Minderbegabung stärker zu Gewalt- und Diebestaten, selten zum Betrug.

Für alle aufgeführten Untersuchungen gilt, was wir über den Einfluß unkontrollierbarer Selektionsfaktoren auf die Zusammensetzung von Gutachtenmaterial gesagt haben. Es mag hinzukommen, daß die Toleranz gegenüber aggressiven Verhaltensweisen Oligophrener kultur- und schichtabhängig ist und zwischen Stadt- und Landgebieten Unterschiede aufweist — wie WERNER annimmt.

H. W. Müller und Hadamik fanden bei den im Rheinland nach § 42 b StGB untergebrachten Oligophrenen einen erheblich kleineren Prozentsatz von Gewalttätern als z. B. Werner: Von 311 schwachsinnigen Personen (46 % von 675 insgesamt untergebrachten abnormen Delinquenten) hatten nur 10 Gewalttaten begangen (3,2 % aller Oligophrenen; 12,5 % aller 80 Gewalttäter sämtlicher Diagnosegruppen). An Tätlichkeiten innerhalb der Anstalten waren die Geistesschwachen mit 100 Vorkommnissen auffallend häufig beteiligt.

Der Überblick über die vorliegenden Daten zur Gewaltkriminalität Schwachsinniger vermittelt keineswegs den Eindruck, daß die einschlägige Deliktrate bei dieser Kategorie erhöht ist. Je näher die Untersuchungen den methodischen Standards epidemiologischer Erhebungen kommen, um so deutlicher weisen sie in Richtung auf eine den allgemeinen Kriminalitätsraten naheliegende Gewaltkriminalität Schwachsinniger. Deutlich ist weiter, daß die schwersten Grade von Schwachsinn so gut wie nicht an der Gewaltkriminalität beteiligt sind, während das Kriminalitätsrisiko gegen die leichten Grade hin deutlich anzusteigen scheint.

Vieles spricht dafür, daß nicht der Intelligenzmangel oder die Persönlichkeitsunreife als solche zureichende Ursachen der Gewaltkriminalität schwachsinniger Täter sind (Shapiro, 1968), vielmehr scheinen Milieufaktoren eine wesentliche Rolle zu spielen, was zumal bei den leichten Schwachsinnsgraden gut vorstellbar ist. Auch diese Annahmen werden, als Hypothesen formuliert, der Überprüfung an unseren Erhebungsdaten unterworfen werden, soweit sich dies als durchführbar erweisen wird.

Kapitel 2

Fragestellung, Material und Methodik

1. Fragestellungen und Ziel der Untersuchung

Um einen Maßstab für die Beurteilung und Einordnung früherer Untersuchungen über die Gewalttätigkeit Geisteskranker zu besitzen, mußten wir einen wesentlichen Teil der methodischen Grundlagen bereits in den vorausgehenden Kapiteln entwickeln. Für die Darstellung der methodischen Überlegungen, die unsere eigenen Erhebungen tragen, dürfen sie, zumal was die besonderen Probleme der Repräsentativität von Untersuchungskollektiven geistesgestörter Straftäter anlangt, nunmehr vorausgesetzt werden. Wir müssen zudem vorausschicken, daß es uns keineswegs gelungen ist, alle wichtigen methodischen Voraussetzungen auf gleichem Niveau und in durchweg befriedigender Weise zu erfüllen. Wir haben uns bemüht, die methodischen Erfordernisse klar zu sehen und unser praktisches Vorgehen, wo immer es die gegebenen Bedingungen erlaubten, auf sie abzustellen. Die beträchtliche Zahl der Mängel und Schwierigkeiten unserer Erhebung, die wir nicht zu lösen vermochten, haben wir deutlich herauszustellen versucht, um auch die Grenzen der Zuverlässigkeit und der Gültigkeit unserer Ergebnisse sichtbar zu machen.

Bei der vorliegenden Studie suchten wir dem Fragenkomplex der „Gefährlichkeit" psychisch Kranker nachzugehen. Wir verfolgten dabei die Absicht, zu einigermaßen verläßlichen, quantitativen Daten über Täter-Incidenzraten für gefährliche Taten psychisch Kranker zu gelangen, um einen Vergleich mit den entsprechenden Kriminalitätsraten der Gesamtbevölkerung zu ermöglichen.

Die weitere Differenzierung der Fragestellung steht unter der Devise, Voraussetzungen für wirksame präventive und therapeutische Maßnahmen zu gewinnen. So interessierten uns einmal die demographischen Merkmale der Täter, wie Alter, Geschlecht, Familienstand etc., im Vergleich mit „gesunden" Tätern und kranken Nichttätern, zum anderen die spezifischen Risikofaktoren, die auf die Incidenz der zur Frage stehenden Taten Einfluß haben.

Wir suchten sie in erster Linie im Bereich von Krankheitsfaktoren — womit die Frage nach dem quantitativ und qualitativ unterschiedlichen Kriminalitätsrisiko verschiedener Krankheitsgruppen einschließlich der Geistesschwäche verbunden ist. Zugleich gingen wir der Krankheitsdauer bis zur Tat und der bis dahin erfolgten Behandlung oder Betreuung späterer Täter nach. Weiter bemühten wir uns, Aufschluß über die Bedeutung hereditärer Merkmale, familiärer und anderer Umweltfaktoren und schließlich der prämorbiden Persönlichkeit, insbesondere des früheren Sozial- und Aggressionsverhaltens für das Tatrisiko geistesgestörter Täter insgesamt und bei den verschiedenen Krankheitsgruppen zu gewinnen.

Die Motivierung der Tat und ihre Beziehung zur Krankheit, im besonderen die Frage nach krankheitsspezifischen Motivationsformen wie Wahn oder imperativen Sinnestäuschungen, war, in den Grenzen, in denen sie einer quantitativen Analyse des für uns erreichbaren Materials zugänglich war, ein weiteres wichtiges Ziel unserer Untersuchung. Wegen ihrer praktischen Bedeutung verfolgten wir auch die Frage nach charakteristischen

Auffälligkeiten vor der Tat, die entweder im Krankheitsgeschehen oder in krankheitsunabhängigen Belastungen und Krisen oder in Gestalt bestimmter Reaktionsmuster auftreten und Hinweise auf eine drohende Gewalttat geben könnten.

Mit der gleichen Hoffnung — Ansatzpunkte für Präventionsmaßnahmen zu gewinnen — suchten wir schließlich Aufschluß über die Gefährdung bestimmter Personen als möglicher Opfer geisteskranker Gewalttäter. Dabei untersuchten wir sowohl die Art ihrer Beziehung zu den Tätern: Verwandtschaft, Bekanntschaft usw. — als auch, soweit sie uns zugänglich war, ihre Qualität: Konflikte, Streit etc. —, um auch daraus noch einmal Hinweise auf Anlässe und Motivationen der Tat zu erhalten.

Schließlich galt unser Interesse der Tat selbst: ihrer Planung oder ihrem planlosen Ausbruch, ihren Begleitumständen und dem Verhalten des Täters bis hin zum Selbstmord im Zusammenhang mit der Tat, wiederum in Abhängigkeit von Krankheitsgruppen, Geschlechtszugehörigkeit und anderen Variablen.

2. Erfassungskriterien für den untersuchten Personenkreis

Die Zusammensetzung des Untersuchungskollektivs ist außer von der Fragestellung zwangsläufig von methodischen Gesichtspunkten und den realen Möglichkeiten ihrer Anwendung diktiert. Um die Arbeitshypothesen prüfen zu können, die wir im Rahmen der eben skizzierten Fragestellungen aufzuwerfen hatten, mußten wir über ein hinreichend großes Ausgangsmaterial verfügen. Nur unter dieser Voraussetzung konnten wir auf eine zureichende Besetzung der wichtigsten Kategorien, etwa der am häufigsten vorkommenden Krankheitsgruppen, hoffen, die uns eine Aufspaltung nach demographischen Merkmalen bzw. die Korrelation mit den wichtigsten Variablen erlaubte. Über die Beziehung zwischen selteneren Krankheitsformen, bzw. epileptischer Demenz, und Gewalttaten oder über häufig vorkommende Störungen mit erwartungsgemäß geringem Gewalttatenrisiko, beispielsweise die Altersabbauprozesse, konnten wir im Hinblick auf die vermutlich niedrigen Täterraten sowieso nur orientierende Ergebnisse erwarten. Damit lag die Durchführung einer „Gesamterhebung", bezogen auf „geisteskranke Gewalttäter", nahe. Dieses Vorgehen erwies sich nach ersten versuchsweise geführten Verhandlungen mit jeweils einzelnen der zur Kooperation benötigten Instanzen (Statistisches Bundesamt, Bundes- und Landeskriminalämter, Staatsanwaltschaften und Gerichte, psychiatrische Krankenhäuser, Landschaftsverbände, Ministerien usw.) als wahrscheinlich realisierbar. Es brachte zugleich den Vorteil mit sich, für das schwierige Problem der Repräsentativität unseres Untersuchungskollektivs die beste der praktisch möglichen Lösungen zu liefern.

Nach einer Orientierung über die zu erwartenden Jahresquoten geisteskranker und schwachsinniger Gewalttäter, die wir aus der Bundesverurteiltenstatistik und aus den — unvollständigen — Unterlagen des Bundes- und einzelner Landeskriminalämter gewonnen hatten, entschieden wir uns für eine Erhebungszeitspanne von 10 Jahren. Wir konnten nach den von uns gewählten Kriterien mit einer Täterzahl von ca. 500 bis 700 rechnen. Tatsächlich fanden wir dann 533 geisteskranke oder schwachsinnige Gewalttäter, die ihre Tat in der Dekade vom 1. 1. 1955 bis 31. 12. 1964 begangen hatten. Dieses Kollektiv liegt unserer Untersuchung zugrunde.

a) Erfassungskriterien der Tat

Allgemeine Überlegungen

Um den Einfluß unkontrollierbarer Selektionsfaktoren niedrig zu halten, waren in erster Linie zwei Forderungen zu beachten:

1. die Entdeckungschance der Tat und
2. die Entdeckungschance einer bestehenden psychischen Krankheit mußten so hoch wie möglich sein.

Die erste Forderung war durch hohe Aufklärungsquoten bei den zur Frage stehenden Delikten, die zweite Forderung durch hohe Quoten psychiatrischer Begutachtung der jeweiligen Täterkategorien zu erfüllen. Von der Rechtspraxis her gesehen, waren diese Ansprüche am ehesten bei schweren Delikten wider das Leben realisierbar. Die Aufklärungsquoten für die damit umfaßten Verbrechen — Mord, Totschlag, Körperverletzung mit Todesfolge etc. — liegen in der Bundesrepublik während der Dekade 1955/64 mit Ausnahme der Kindestötung, für die sie durchschnittlich knapp über 70 % liegt, durchwegs merklich über 90%[1]. Gerade diese schweren Gewalttaten aber standen im Mittelpunkt unserer begrenzten, letztlich präventiv ausgerichteten Fragestellung.

Zweifellos wäre die Gesamtkriminalität Geisteskranker von größtem praktischen Interesse. Ihr sind auch die leichteren Delikte, beispielsweise Eigentumsdelikte und die sog. „Triebverbrechen" oder Sexualdelikte zuzurechnen. Sicher haben viele dieser Taten eine Beziehung zur Psychopathologie, insbesondere zu neurotischen und Persönlichkeitsstörungen. Die Annahme etwa, daß alle Entgleisungen des Sexualverhaltens Ausdruck einer seelischen Störung seien, ist jedoch eine ebenso sinnlose Verallgemeinerung wie die Auffassung, daß alle Gewalttaten Symptome einer seelischen Krankheit des Täters seien. Die Tatsache, daß die gesellschaftlichen Normen in diesem Bereich besonders stark variieren, führt zu beträchtlichen Verschiebungen im sozial akzeptierten Verhalten, in der Toleranz gegenüber abweichendem Verhalten und damit auch in der „Anzeigebereitschaft" der Opfer und Zeugen solcher Taten. Zwischen den bekanntgewordenen und den „wirklichen" Deliktraten klafft deshalb hier eine beträchtliche Lücke, deren Ausmaß in Dunkel gehüllt ist. Dadurch wird jede epidemiologische Untersuchung überaus schwierig, wenn nicht unmöglich. Was aber die Frage nach der Beziehung von „Triebtaten" und psychischen Erkrankungen anlangt, so ist eine zuverlässige Festlegung der Trennlinie zwischen situations-

---

[1] Von wesentlicher Bedeutung für die Chance der Identifizierung des Täters ist neben der Aufklärungsquote — sie umfaßt den Anteil der Delikte mit identifizierter Täterschaft bezogen auf die Zahl bekanntgewordener Delikte — vor allem die Rate bekanntgewordener Delikte bezogen auf ihre absolute Zahl. Der unbekannt gebliebene Anteil der Delikte wird als „Dunkelfeld" bezeichnet. Da die absolute Zahl der Delikte nicht zu ermitteln ist, bleibt auch das Dunkelfeld eine weitgehend spekulative Größe. In dieser Untersuchung kann deshalb auf das Problem lediglich hingewiesen werden. Wenn man eine hohe Dunkelfeldziffer bei Gewalttaten annehmen will, dann wäre mit der Möglichkeit einer ungleichen Beteiligung der geistesgestörten und der „geistesgesunden" Täter daran zu rechnen. Geistesgestörte Täter dürften, weil ihre Störungen auch die Fähigkeit zur Verbrechenplanung und die Aussichten, sich der Verfolgung zu entziehen, vermindern können, eher größere Entdeckungschancen aufweisen als „geistesgesunde" Täter. So läßt sich allenfalls vermuten, daß die von uns festgestellten Täterraten oder Täterrisiken bei geisteskranken und geistesschwachen Gewalttätern unter Berücksichtigung der Möglichkeit einer größeren Dunkelfeldziffer im Vergleich mit der analogen Kriminalität der Gesamtbevölkerung eher zu hoch als zu niedrig liegen.

bedingten Entgleisungen des seelisch Gesunden und abnormen Verhaltensweisen, die auf einer seelischen Krankheit beruhen, im Übergangsbereich besonders schwierig.

Wie das Beispiel der geringfügigeren Sexual- oder Triebvergehen oder Verbrechen zeigt, waren die Haupthindernisse gegen die Einbeziehung der leichteren Deliktarten in unsere Erhebung methodischer Natur. Neben dem deliktabhängig unterschiedlich großen Dunkelfeld zwischen „angezeigten" und wirklichen Tatraten sind in der Regel bei solchen Deliktarten auch die Aufklärungsquoten der bekanntgewordenen Taten relativ niedrig. Wir mußten deshalb beispielsweise mit der Möglichkeit rechnen, daß bei höherer Intelligenz, besserer sozialer Anpassung und geringerer psychischer Behinderung die Entdeckungschancen für Täter am niedrigsten sind. Das wiederum mußte zur Überrepräsentation psychisch Kranker und Schwachsinniger im ermittelten Täterkollektiv führen. Außer den Chancen zur Ermittlung der wirklichen Täterraten sind aber auch die Chancen der Ermittlung eventuell bestehender psychischer Erkrankungen der Täter bei geringfügigen Delikten vermindert: Nach unseren Vorstudien lag der Anteil psychiatrisch Begutachteter unter diesen Täterkategorien verhältnismäßig niedrig.

Wir haben also, um dies noch einmal zu betonen, keine Untersuchung der Gesamtkriminalität aller psychisch Kranken, sondern nur eine Erhebung über die Gewaltkriminalität Geisteskranker und Geistesschwacher in der Dekade 1955 bis 1964 in der Bundesrepublik durchgeführt. Den Schlußtermin der Dekade (31. 12. 1964) mußten wir deshalb relativ früh ansetzen, weil der Abschluß aller anhängigen Verfahren durch richterliche Entscheidungen, staatsanwaltschaftliche Anordnungen u. dgl. im Interesse der Zugänglichkeit des Materials bzw. der Vollständigkeit der Erhebung sichergestellt sein mußte.

Da wir von dem zeitlich klar definierbaren Ereignis der Gewalttat ausgehen konnten, war es einfach, die Untersuchung auf die Feststellung der Incidenz geisteskranker Gewalttäter abzustellen. Die Feststellung des Beginns einer psychischen Erkrankung ist jedoch — so auch bei den von uns untersuchten Fällen — weitaus schwieriger. Darin liegt einer der ausschlaggebenden Gründe, weshalb exakte Daten über die wahre Incidenz psychischer Erkrankungen allgemein so außerordentlich schwer zu gewinnen sind[2].

Um eine einigermaßen klare und praktikable Definition der „Gewalttat" zu haben, von der wir bei der Fallidentifikation auszugehen hatten, bezogen wir zunächst alle Angriffe Geisteskranker auf Menschen ein, die zum Tod des Opfers führten. Fahrlässigkeitsdelikte, beispielsweise fahrlässige Tötung, blieben naturgemäß ausgeschlossen. Die Festlegung auf den Erfolg der Tat, die Tötung, schien uns jedoch zu eng, denn er hängt nicht selten von Umständen ab, die nicht in der Macht des Täters liegen; beispielsweise von der Störung der Tatausführung durch unvorhergesehene Umstände, von rascher medizinischer Hilfe für ein schwerverletztes Opfer und schließlich von einer unzureichenden Vorbereitung der Tat oder mangelhafter Kenntnis der Wirkung von Tatmitteln oder -werkzeugen.

Gerade im Hinblick auf das letztgenannte Beispiel mußten wir mit der Möglichkeit rechnen, daß geisteskranke oder geistesschwache gegenüber „normalsinnigen" Gewalttätern unterschiedliche Taterfolgschancen haben könnten, wenn man vom Tod des Opfers ausgeht. Die Diagnosenvariabilität beim Taterfolg hängt überdies, wie sich zeigte, auch mit dem Opfer zusammen: Bei der Tötung eigener Kinder, die an erster Stelle der Opfer-

---

[2] Vgl. die Ausführungen zu methodischen und erhebungstechnischen Möglichkeiten von Untersuchungen der Incidenz psychischer Erkrankungen in: HÄFNER und REIMANN: Zur Ökologie seelischer Erkrankungen (in HEINRICH (Hrsg.): Neuroleptische Dauer- und Depottherapie in der Psychiatrie. Frankfurter Arbeitstagung am 7. und 8. März 1969. Konstanz, Schnetztor-Verlag 1970).

wahl depressiver Täterinnen steht, scheint der Tötungserfolg über dem Durchschnitt zu liegen, sofern nicht andere Faktoren, etwa die verringerte Chance des Bekanntwerdens der Tat bei Tötungsversuchen an eigenen Kindern, diesen Zusammenhang erklären.

Entschieden wir uns also für die Einbeziehung der Tötungsversuche, so mußten wir eine größere Unschärfe bei der Abgrenzung des Untersuchungskollektivs in Kauf nehmen. Das Festhalten an dem eindeutigen Kriterium „vollendete Tötung" hätte eine klar abgegrenzte, aber in Beziehung zur Fragestellung ebenfalls unscharfe Kategorie geschaffen. Praktische Gründe gaben schließlich den Ausschlag: Die Einbeziehung lebensbedrohlicher Körperverletzungen entspricht der tatsächlichen Vorstellung und der kriminologischen Problematik der Gewalttäterkriminalität und verhindert überdies ein unerwünschtes Absinken der Täterzahlen. Um eine Trennungslinie gegen die zahlreichen und nicht zureichend erfaßbaren leichteren oder unbedeutenden Körperverletzungen zu ziehen, haben wir nur solche Angriffe[3] in unsere Definition von Gewalttat aufgenommen, die zum Tode des Opfers geführt hätten, wenn nicht Umstände außerhalb der Einflußsphäre des Täters dies verhindert hätten.

Um das Gesagte am Beispiel zu erläutern: Der erweiterte Selbstmord einer depressiven Mutter, die ihre Kinder und sich selbst mit Schlafmitteln vergiftet hatte, wurde erfaßt, auch wenn durch frühzeitige medizinische Intervention alle Vergifteten gerettet werden konnten. — Ein wahnhaft Eifersüchtiger, der seine Ehefrau verprügelt hatte, wurde nicht erfaßt, auch wenn sie dabei einige geringfügige Verletzungen erlitten hatte. So problematisch diese Abgrenzung zu sein scheint, die wir durch unsere operationale Definition geschaffen haben, so erwies sie sich in der Praxis als einfacher als wir erwartet hatten. Sie führte im übrigen dazu, daß alle uns zugänglichen Taten Geisteskranker und Geistesschwacher, die zu ernsten oder schweren Verletzungen des Opfers geführt hatten, zur Registrierung kamen.

Die Definition der Gewalttat im Rahmen unserer Untersuchung lautet also:

Ein Angriff auf Menschen, der entweder zum Tode des Opfers geführt hat oder zum gleichen Erfolg geführt hätte, wenn nicht außerhalb der Macht des Täters gelegene Umstände dies verhindert hätten.

Strafrechtliche Einordnung der Täter

Der einfachste Weg zur Durchführung der Erhebung schien die Feststellung derjenigen Täter aus der Bundesverurteiltenstatistik zu sein, die nach den einschlägigen Paragraphen des Strafgesetzbuches unter Zubilligung des § 51 Abs. 1 oder 2 StGB wegen Geisteskrankheit oder Geistesschwäche abgeurteilt worden waren. — Abgesehen davon, daß damit ein wesentlicher Teil der Täter nicht erfaßt worden wäre, nämlich derjenige, der nicht zur richterlichen Aburteilung kommt, enthielt die Bundesverurteiltenstatistik in der Berichtszeit keine so weitgehende Differenzierung ihrer Daten. Zudem traten Schwierigkeiten in der Anpassung der strafrechtlichen an unsere operationalen Tatkriterien auf.

(Das deutsche Strafrecht ist normatives Recht. Straftatbestände, Täterkategorisierung und Strafmaß sind in den Bestimmungen des deutschen Strafgesetzbuches meist sehr de-

---

[3] Angriff bedeutet hier eine absichtlich begangene Tat einschließlich aller Affekthandlungen, die zum gleichen Erfolg beim Opfer führen mußten, ohne Berücksichtigung der Frage, ob für diese Absicht Zurechenbarkeit bestand. Ausgeschlossen sind definitionsgemäß echte Notwehrhandlungen und Fahrlässigkeitsdelikte. Sexualdelikte, z.B. Notzuchtverbrechen, wurden nur dann einbezogen, wenn das Opfer getötet oder durch lebensgefährliche Gewaltanwendung ernsthaft verletzt worden war.

tailliert niedergelegt. Nach diesem Codex hat der Richter zu urteilen, so daß mit dem Urteil auch eine Kategorisierung des Täters nach definierten Maßstäben erfolgt.)

Gegen das Leben gerichtete Gewalttaten umfassen zunächst nach dem deutschen Strafgesetzbuch die §§ 221 (Mord)[4], 212[5], 213 (Totschlag unter mildernden Umständen)[6] und 226 (Körperverletzung mit Todesfolge)[7].

Zwischen Mord und Totschlag differenziert das geltende Recht nach den sehr unterschiedlichen Kriterien der Motivation (besondere Beweggründe, wie Mordlust, Befriedigung des Geschlechtstriebes, Habgier oder sonstige „niedere Beweggründe"), der Tatmittel (gemeingefährliche Mittel), der Tatausführung (heimtückisch oder grausam) und des Tatziels (eine Tötung mit dem Ziel, eine andere Strafart zu ermöglichen oder zu verdecken, ist Mord im Sinne des § 211 StGB). — Für die empirisch-psychologische Forschung liegen die Heterogenität dieser Kriterien und bei einigen von ihnen, etwa den „niederen Beweggründen", die Schwierigkeiten der Objektivierung auf der Hand. Für Untersuchungen an psychisch kranken Gewalttätern wäre eine solche Unterscheidung praktisch nutzlos, zumal in der Regel Kriterien, die für Mord sprächen, etwa „niedrige Beweggründe" oder „heimtückische Tatausführung", nicht gewertet werden, wenn Motivation oder Antrieb, die zu ihrer Erfüllung führen, krankhafter Natur sind.

STEIGLEDER (1968) hat in einer eingehenden Analyse dieser Problematik aufgezeigt, daß die Unterscheidungskriterien zwischen Mord und Totschlag keine absoluten sind. Er meint deshalb, man wisse bis heute nicht, wo die Grenze zwischen Mord und Totschlag wirklich verlaufe. Vom psychologischen Standpunkt her gesehen ist die strafgesetzliche Definition des Mordes überaus problematisch. „Die Vielgestaltigkeit des äußeren Bildes der Tat, aber wohl in noch größerem Maße die Vielfalt und die enge Verknüpfung der psychologischen bzw. psychopathologischen Vorgänge bei dem Täter lassen eine eindeutige Klassifizierung des Deliktes aus diesem Blickwinkel fast unmöglich erscheinen" (op. cit. Seite 7). Aus solchen Gründen tritt STEIGLEDER mit Recht dafür ein, der Unterscheidung von Mord und Totschlag für den ärztlichen Sachverständigen grundsätzlich nur eine sehr untergeordnete Rolle beizumessen.

Wir teilen die Auffassung STEIGLEDERS mit Ausnahme der angegebenen Gründe. Hier sind wir der Meinung, daß die im Strafgesetzbuch formulierten Kategorien großenteils inadäquat sind, so daß man dem Gegenstand, d. h. der Tat oder dem Täter, der naturgemäß nach ungeeigneten Maßstäben nicht befriedigend beurteilt werden kann, seine unzureichende Beurteilbarkeit im Hinblick auf die Unterscheidung Mord-Totschlag nicht anlasten kann.

Auch RASCH (1964), der das Zustandekommen von Tötungsdelikten „einer in bestimmter Weise konstellierten Täter-Opfer-Beziehung" zu erfassen suchte, verzichtete auf die Unterscheidung zwischen Mord und Totschlag, da „... diese de lege lata meist nach hoch abstrakten quasi-psychologischen Merkmalen zu vollziehende Abgrenzung und Einordnung ganz wesentlich eine Frage des Ansatzes und der Durchdringung des jeweiligen Falles ist" (op. cit. Seite 1).

Auch die Zusammenfassung der Tötungsdelikte nach den §§ 211, 212 und 213 StGB einschließlich der Versuche[8] und unter Einbeziehung der Körperverletzung mit Todesfolge (§ 226 StGB) hätte nicht ausgereicht, den von uns definierten Täterkreis zu umfassen. Die beiden weiteren, sehr speziellen Tötungsdelikte, die das StGB aufführt — die Tötung auf

---

[4] § 211 StGB (Mord) (1) Der Mörder wird mit lebenslanger Freiheitsstrafe bestraft. (2) Mörder ist, wer aus Mordlust, zur Befriedigung des Geschlechtstriebs, aus Habgier oder sonst aus niedrigen Beweggründen, heimtückisch oder grausam oder mit gemeingefährlichen Mitteln oder um eine andere Straftat zu ermöglichen oder zu verdecken, einen Menschen tötet.

[5] § 212 StGB (Totschlag) (1) Wer einen Menschen vorsätzlich tötet, ohne Mörder zu sein, wird als Totschläger mit Freiheitsstrafe nicht unter fünf Jahren bestraft. (2) In besonders schweren Fällen ist auf lebenslange Freiheitsstrafe zu erkennen.

[6] § 213 StGB (Totschlag unter mildernden Umständen): War der Totschläger ohne eigene Schuld durch eine ihm oder einem Angehörigen zugefügte Mißhandlung oder schwere Beleidigung von dem Getöteten zum Zorne gereizt und hierdurch auf der Stelle zur Tat hingerissen worden, oder sind andere mildernde Umstände vorhanden, so tritt Freiheitsstrafe von sechs Monaten bis zu fünf Jahren ein.

[7] § 226 StGB (Körperverletzung mit Todesfolge): Ist durch die Körperverletzung der Tod des Verletzten verursacht worden, so ist auf Freiheitsstrafe nicht unter drei Jahren zu erkennen.

Verlangen (§ 216 StGB)[9] und die Kindstötung (§ 217 StGB)[10] —, spielten für die Gewalttaten Geisteskranker keine Rolle. Das erstgenannte Delikt kam überhaupt nicht, das zweitgenannte praktisch nicht vor (nur in einem von 533 Fällen waren die Tatbestandsmerkmale der Kindestötung sicher gegeben).

Diese Feststellung, die im ersten Fall eine sehr seltene Motivation, im zweiten Fall eine sehr eingeengte Täterkategorie betrifft (unverheiratete Frauen unmittelbar nach einer Entbindung), nimmt bereits einzelne Ergebnisse vorweg.

Die bisher genannten, im Strafgesetzbuch definierten „absichtlichen" Tötungsdelikte bilden also unter Verzicht auf ihre Untergliederung eine gemeinsame Kategorie, die sich in den Rahmen unserer operationalen Definition von Gewalttat einordnen läßt. Allerdings ist diese Kategorie, bezogen auf Tötungsdelikte, nicht vollständig, denn das deutsche Strafgesetzbuch enthält eine Reihe weiterer Bestimmungen wie die §§ 177 (Notzucht mit Todesfolge), 227 (Raufhandel), 307 (besonders schwere Brandstiftung), 311 (Herbeiführung einer Explosion), 312 (vorsätzliche menschengefährdende Überschwemmung), 324 (Brunnenvergiftung), 330 a (Straftaten im Vollrausch), welche Tötungsdelikte bei sehr speziellen Tatbeständen umfassen oder enthalten. Auf die Problematik, die sich daraus ergibt, werden wir beim Vergleich unserer Ergebnisse mit der Bundesverurteiltenstatistik eingehen.

Die größte Schwierigkeit in der Anpassung juristischer an unsere operationalen Tatkriterien bereiteten die „Körperverletzungen". Wir hatten dargelegt, aus welchen Gründen wir die Einbeziehung eines ernsten Angriffs auf das Leben eines Opfers, der nicht tödlich endigte, für nötig halten. Wir konnten uns also mit der am Taterfolg definierten „Körperverletzung mit Todesfolge" (§ 226 StGB) nicht begnügen.

Die übrigen Bestimmungen des Strafgesetzbuches, die nicht fahrlässig begangene Körperverletzungen unter Strafe stellen — es handelt sich um die §§ 223, 223 a und b, 224, 225[11] — sind so weit gefaßt, daß sie eine epidemiologisch sinnvolle Definition einer Gewalttat überschreiten. Sie sind einmal teilweise nach Kriterien definiert, die rechtshistorisch und rechtspolitisch begründet sein mögen, aber dem psychiatrischen Gegenstandsbereich gegenüber nicht als adäquat gelten können. Zum anderen reichen die leichteren der unter diesen Paragraphen bezeichneten Straftatbestände weit in das Dunkelfeld niedriger Anzeige- und Aufklärungsquoten.

---

[8] Der Versuch, ein Verbrechen zu begehen, wird in § 43 StGB definiert: (1) Wer den Entschluß, ein Verbrechen oder Vergehen zu verüben, durch Handlungen, welche einen Anfang der Ausführung dieses Verbrechens oder Vergehens enhalten, betätigt hat, ist, wenn das beabsichtigte Verbrechen oder Vergehen nicht zur Vollendung gekommen ist, wegen Versuchs zu bestrafen. (2) Der Versuch eines Vergehens wird jedoch nur in den Fällen bestraft, in welchen das Gesetz dies ausdrücklich bestimmt.

[9] § 216 StGB (Tötung auf Verlangen) (1) Ist jemand durch das ausdrückliche oder ernstliche Verlangen des Getöteten zur Tötung bestimmt worden, so ist auf Freiheitsstrafe von 6 Monaten bis zu fünf Jahren zu erkennen. (2) Der Versuch ist strafbar.

[10] § 217 StGB (Kindestötung) (1) Eine Mutter, welche ihr uneheliches Kind in oder gleich nach der Geburt vorsätzlich tötet, wird mit Freiheitsstrafe nicht unter drei Jahren bestraft. (2) Sind mildernde Umstände vorhanden, so ist die Strafe Freiheitsstrafe von sechs Monaten bis zu fünf Jahren.

[11] § 223 StGB (Leichte Körperverletzung) (1) Wer vorsätzlich einen anderen körperlich mißhandelt oder an der Gesundheit beschädigt, wird wegen Körperverletzung mit Freiheitsstrafe bis zu drei Jahren oder mit Geldstrafe bestraft. (2) Ist die Handlung gegen Verwandte aufsteigender Linie begangen, so ist auf Freiheitsstrafe von einem Monat bis zu fünf Jahren zu erkennen.
§ 223 a StGB (Gefährliche Körperverletzung): Ist die Körperverletzung mittels einer Waffe, insbesondere eines Messers oder eines anderen gefährlichen Werkzeugs, oder mittels eines hin-

Bei den Körperverletzungen ohne Todesfolge stand uns, anders als bei den Tötungsdelikten, nicht einmal eine unvollständige Kerngruppe von Tatbeständen zur Verfügung, die durch ein im Strafrecht und in unserer Erhebung übereinstimmend gültiges Kriterium definiert war. Wir konnten Fälle von Körperverletzung, gleich welche Tatbestandsmerkmale sie erfüllten, nur dann registrieren, wenn sie den Kriterien unserer oben begründeten „operationalen" Definition einer Gewalttat entsprachen.

Streng genommen hieße dies, daß „Körperverletzungen" im Sinne der §§ 223, 223 b, 224 und 225 StGB aus unserer Definition von Gewalttat ausgeschlossen sind, denn eines ihrer wichtigsten gemeinsamen Kriterien ist das Fehlen einer Tötungsabsicht beim Täter. Das gleiche gilt übrigens auch für den § 226 StGB — Körperverletzung mit Todesfolge —, der ebenfalls eine Tötungsabsicht im strengen Sinne ausschließt.

Die Schwierigkeit, die bei einer psychologischen Untersuchung von Tätern im Vergleich mit der juristischen Klassifizierung aufgrund von Verurteilungen aufgeworfen wird, liegt jedoch darin, daß bei den erstgenannten Absichten des Täters bekannt werden können, deren Leugnung im Gerichtssaal zu den Grundrechten des Angeklagten zählt. Die Verurteilung, die Grundlage der Einordnung des Täters in die juristische Kategorie ist, geht von der gerichtlichen Beweisführung, mit all ihren prozessualen Regeln und Einschränkungen, und nicht von den Regeln empirischer Objektivierung eines psychologischen Sachverhaltes aus. Das ist der Grund, weshalb eine unbekannte Anzahl gesunder Täter, die nach unseren Kriterien als Gewalttäter zu klassifizieren wären, im Falle der Verurteilung etwa nur einer Körperverletzung oder der unterlassenen Hilfeleistung und nicht eines Tötungsversuchs, eines Mordes oder Totschlags schuldig befunden werden. Dazu kommen die verschiedenartigen, in der Bundesverurteiltenstatistik nicht ausgewiesenen Gründe für Freisprüche.

Abgesehen von dieser Diskordanz auf der Ebene der Fallidentifikation besteht auch eine begrenzte Nichtübereinstimmung der Kategorisierungskriterien selbst: Die Tötungsintention, wie wir sie definiert haben, umfaßt zwar die Tötungsabsicht im strafrechtlichen Sinne mit, reicht aber erheblich über sie hinaus. Die Gewalttätigkeit eines Epileptikers beispielsweise, der in blinder Erregung einem Opfer lebensgefährliche Verletzungen zugefügt hat, fiele ohne weiteres unter unsere Definition, während eine Tötungsabsicht im strafrechtlichen Sinne hier kaum nachzuweisen wäre. Mit anderen Worten: Auch der blinde

---

terlistigen Überfalls oder von mehreren gemeinschaftlich oder mittels einer das Leben gefährdenden Handlung begangen, so tritt Freiheitsstrafe von zwei Monaten bis zu fünf Jahren ein.

§ 223 b StGB (Mißhandlung Abhängiger) (1) Wer Kinder, Jugendliche oder wegen Gebrechlichkeit oder Krankheit Wehrlose, die seiner Fürsorge oder Obhut unterstehen oder seinem Hausstand angehören oder die von dem Fürsorgepflichtigen seiner Gewalt überlassen worden oder durch ein Dienst- oder Arbeitsverhältnis von ihm abhängig sind, quält oder roh mißhandelt, oder wer durch böswillige Vernachlässigung seiner Pflicht, für sie zu sorgen, sie an der Gesundheit schädigt, wird mit Freiheitsstrafe von drei Monaten bis zu fünf Jahren bestraft. (2) In besonders schweren Fällen ist die Strafe Freiheitsstrafe von einem Jahr bis zu fünf Jahren.

§ 224 StGB (Schwere Körperverletzung): Hat die Körperverletzung zur Folge, daß der Verletzte ein wichtiges Glied des Körpers, das Sehvermögen auf einem oder beiden Augen, das Gehör, die Sprache oder die Zeugungsfähigkeit verliert oder in erheblicher Weise dauernd entstellt wird oder in Siechtum, Lähmung oder Geisteskrankheit verfällt, so ist auf Freiheitsstrafe von einem Jahr bis zu fünf Jahren zu erkennen.

§ 225 StGB (Absichtliche schwere Körperverletzung): War eine der vorbezeichneten Folgen beabsichtigt und eingetreten, so ist auf Freiheitsstrafe von zwei bis zu zehn Jahren zu erkennen.

Affekt, der sich im lebensgefährdenden Angriff entlädt, ist in unserer ziemlich weitgespannten Definition von Tötungsintention enthalten. Damit haben wir praktisch alle zu lebensgefährlichen Verletzungen führenden Taten zu registrieren versucht. Das bedeutet zwar eine Preisgabe in der Differenziertheit der vulgär-psychologischen Unterscheidungen des Strafrechts, aber wir sind sicher, daß dies für unsere Fragestellung mehr von Vorteil als von Nachteil ist.

Nach dem oben Gesagten bedeutet das allerdings, daß wir die Hoffnung hatten, die mögliche Tötungsabsicht einigermaßen verläßlich erfassen zu können. Das bereitete uns, wie schon erwähnt, weniger Schwierigkeiten, als wir befürchtet hatten; es mag dies, sofern es nicht Ausdruck eines Kritikmangels unsererseits ist, darauf beruhen, daß wir von sehr gründlichen und durchwegs außerhalb des Gerichtssaales durchgeführten psychiatrischen und psychologischen Untersuchungen der Täter ausgehen konnten. Nach unserem Eindruck ist jedoch der wichtigste Grund in der Tatsache zu suchen, daß geisteskranke Täter — entgegen einer weitverbreiteten Meinung — in ihrer Tatabsicht, auch und gerade wenn diese krankhaften Ursprungs ist, leichter durchschaubar und in ihrer Mitteilung darüber offener sind als geistig „gesunde" Täter. Grund dazu mag unter anderem sein, daß der geistesgestörte Täter bei der Untersuchung seiner Zurechnungsfähigkeit seine Chance einer geringeren Bestrafung weniger in der Leugnung von Tat und Tatmotivation als in der Zubilligung des Schutzes verminderter oder aufgehobener Zurechnungsfähigkeit erblickt.

Die unvollständige Übereinstimmung zwischen den juristischen und unseren operationalen Kriterien einer Gewalttat bringt eine Einschränkung der Vergleichsmöglichkeit unseres Materials mit den Täterkategorien der Bundesverurteiltenstatistik und teilweise auch der polizeilichen Kriminalstatistik mit sich. Geisteskranke Gewalttäter, die den Tod des Opfers herbeiführten, lassen sich zwar — faßt man sie zu einer Kategorie zusammen — mit der analogen Gruppe geistesgesunder Täter vergleichen. Die Kategorie geisteskranker Täter, die getötet hätten, wenn nicht außerhalb ihres Einflusses gelegene Umstände den Eintritt des Todes beim Opfer verhindert hätten, stehen in der strafrechtlichen Klassifizierung die unter verschiedenen Paragraphen eingeordneten Tötungsversuche gegenüber. Mit dieser Gruppe ist aber, wie wir aufzuweisen versuchten, wahrscheinlich nur ein Teil geistesgesunder Täter erfaßt, die den geisteskranken Gewalttätern hinsichtlich der Tatkriterien analog sind.

Obwohl wir meinen, daß ein relativ kleiner Teil der von uns erfaßten Täter, deren Opfer nur verletzt worden waren, ihren Vergleichsfall unter den wegen Körperverletzung verurteilten „geistesgesunden" Tätern finden müßten, konnte eine Einbeziehung dieser Gruppen aus Bundesverurteiltenstatistik und Kriminalstatistik in einen Vergleich nicht sinnvoll sein. Das wird auch deutlich, wenn man die kleine Zahl der wegen Tötungsdelikten im engeren Sinne Verurteilter mit den verhältnismäßig hohen Zahlen der wegen Körperverletzung verurteilten geistesgesunden Täter in der Bundesverurteiltenstatistik und in der polizeilichen Kriminalstatistik vergleicht (vgl. Tabelle 14).

b) Erfassungskriterien für Geisteskrankheit oder Geistesschwäche der Täter

Das strafrechtliche Kriterium der aufgehobenen oder erheblich verminderten Zurechnungsfähigkeit, das sich teilweise auf medizinisch-psychologische Voraussetzungen gründet[12],

---

[12] Im Erhebungszeitraum gültig: § 51 StGB (Zurechnungsfähigkeit und verminderte Zurechnungsfähigkeit) (1) Eine strafbare Handlung ist nicht vorhanden, wenn der Täter zur Zeit der Tat wegen Bewußtseinsstörung, wegen krankhafter Störung der Geistestätigkeit oder wegen

gab naturgemäß einen wichtigen Anhalt für die Erhebung: Alle erreichbaren Fälle von Gewalttätern, denen der § 51 Abs. 1 oder 2 StGB wegen Geisteskrankheit oder Geistesschwäche zugesprochen worden war, wurden von uns beigezogen.

Wir konnten uns aber nicht auf dieses Kriterium beschränken, einmal, weil es, wie gesagt, viele geisteskranke oder geistesschwache Gewalttäter gibt, die nicht zur Aburteilung kamen, beispielsweise Täter, die nach der Tat Selbstmord begingen; zum anderen reichen die medizinisch-psychologischen Voraussetzungen, unter denen vor allem der § 51 Abs. 2 StGB zur Anwendung kommt, wesentlich über die diagnostischen Rahmenkategorien „geisteskrank" und „geistesschwach", die wir als Erfassungskriterien zugrunde legten, hinaus.

Die Zubilligung aufgehobener oder erheblich verminderter Zurechnungsfähigkeit ist beispielsweise wegen Bewußtseinsstörungen durch Alkohol oder andere Genußgifte bei sonst Geistesgesunden möglich. Da es uns ausschließlich um die gesamte Gewalttatenkriminalität Geisteskranker ging und nicht nur um Gewalttaten, die im Zustand erheblich verminderter oder aufgehobener Zurechnungsfähigkeit begangen worden waren — wir wollten auch nicht dem Dogma (K. SCHNEIDER, GRUHLE, HADDENBROCK) folgen, daß bei Delikten Geisteskranker grundsätzlich Unzurechnungsfähigkeit anzunehmen sei —, konnten wir weder eine strafrechtliche noch eine rein psychologische Definition der Zurechnungsfähigkeit zum Erfassungskriterium erheben. Die Zubilligung des § 51 Abs. 1 oder 2 StGB blieb damit nur ein Hinweis für die Fallermittlung[13].

Wir sind bereits darauf eingegangen, daß die psychiatrische Fallidentifizierung auf zwei Voraussetzungen gründen mußte:

Eine hohe Wahrscheinlichkeit für die Feststellung einer psychischen Krankheit oder einer geistigen Behinderung im Laufe des Ermittlungs- oder Gerichtsverfahrens und eine ausreichende Gültigkeit und Zuverlässigkeit der angewandten diagnostischen Kategorien. Beide Voraussetzungen sind bei den schweren psychischen Erkrankungen und bei höheren Graden des Schwachsinns hinreichend erfüllt[14].

Geistesschwäche unfähig ist, das Unerlaubte der Tat einzusehen oder nach dieser Einsicht zu handeln. (2) War die Fähigkeit, das Unerlaubte der Tat einzusehen oder nach dieser Einsicht zu handeln, zur Zeit der Tat aus einem dieser Gründe erheblich vermindert, so kann die Strafe nach den Vorschriften über die Bestrafung des Versuchs gemildert werden.

§ 51 StGB wird ab 1. 10. 1973 durch folgende §§ ersetzt werden:

§ 20 StGB (Schuldunfähigkeit wegen seelischer Störung) Ohne Schuld handelt, wer bei Begehung der Tat wegen einer krankhaften seelischen Störung, wegen einer tiefgreifenden Bewußtseinsstörung oder wegen Schwachsinns oder einer schweren anderen seelischen Abartigkeit unfähig ist, das Unrecht der Tat einzusehen oder nach dieser Einsicht zu handeln.

§ 21 StGB (Verminderte Schuldfähigkeit) Ist die Fähigkeit des Täters, das Unrecht der Tat einzusehen oder nach dieser Einsicht zu handeln, aus einem der in § 20 bezeichneten Gründen bei Begehung der Tat erheblich vermindert, so kann die Strafe nach § 49 Abs. 1 gemildert werden.

[13] In unserer Erhebungspopulation sind grundsätzlich nicht nur Täter enthalten, deren Tat in unmittelbarem Zusammenhang mit der Krankheit steht, etwa weil sie während einer floriden Psychose begangen worden war. Wegen der erwähnten Gutachterpraxis, erhebliche Zweifel an der Zurechnungsfähigkeit anzunehmen, wenn eine endogene Psychose oder gar mehrere Schübe in der Vorgeschichte nachzuweisen waren, wurden auch diese Fälle erfaßt. Man wird aber damit rechnen müssen, daß die Ermittlung solcher Fälle um so unzuverlässiger ist, je länger die Krankheit zurücklag, je geringer die Zahl der Krankheitsschübe und je unauffälliger ihre Symptomatik war. Beim Schwachsinn und bei anderen, dauernd bestehenden Störungen, etwa bei Hirnabbauprozessen, spielt dieser Faktor keine Rolle; dagegen dürfte er bei endogenen Depressionen (periodischen Depressionen oder Cyclothymien) mit seltenen Krankheitsphasen von besonderer Bedeutung sein.

Diagnosen, wie Neurose oder Persönlichkeitsstörung (oder Psychopathie, wie es früher hieß), weisen nicht nur eine niedrigere Reliabilität, sondern teilweise auch keine ausreichende Validität in der Abgrenzung gegenüber situationsbedingten Krisen oder abnormen Verhaltensweisen des psychisch Gesunden auf. Darüber hinaus hätte die außerordentlich hohe Zahl dieser Formen psychischer Störungen eine epidemiologische Untersuchung ihrer Beziehungen zu Gewalttaten praktisch und methodisch außerordentlich erschwert.

In die Erhebung einbezogen wurden damit neben dem Schwachsinn alle „Psychosen" als die eigentlichen Geisteskrankheiten und alle Abbau- und Defektsyndrome. Sie umfassen die Gruppen 1. der Schizophrenien, 2. der affektiven Psychosen (endogene Depressionen, manisch-depresiver Formenkreis) und 3. der exogenen Psychosen (akute und chronische geistige Störungen aufgrund von Hirnfunktionsstörungen und Hirnerkrankungen) und 4. die Defekt- und Abbausyndrome in engerem Sinne (psychische und geistige Defekte durch Hirnschädigung verschiedener Ursache, Demenz auf der Basis von Hirnatrophien, Arteriosklerose usw.).

Obgleich die Abgrenzung der Psychosen von anderen seelischen Erkrankungen in einigen Teilbereichen problematisch ist, beispielsweise bei den Depressionen, hat die Abgrenzung der Psychosen von den nichtpsychotischen Erkrankungen und die Unterscheidung dieser Gruppenkategorien eine ausreichend hohe Reliabilität[15].

Was das angesprochene Kapitel Depressionen anlangt, so war im Rahmen unserer Erhebung die Zuordnung der depressiven Syndrome zur Gruppe der psychotischen Drepressionen in den meisten Fällen eindeutig, da wir es bei den depressiven Gewalttätern offensichtlich mit einer Selektion schwerer Depressionen zu tun haben. Sie könnte natürlich auch dadurch zustande kommen, daß leicht depressive Gewalttäter durch ihr Verhalten eher geständig, reuig und damit für die Juristen keineswegs krank wirken, was die Chance einer psychiatrischen Begutachtung und damit der Diagnosestellung stark verringern müßte.

Problematisch blieb jedenfalls die Abgrenzung beim Schwachsinn. Diese Diagnose bezieht sich auf den Intelligenzquotienten, wobei der Übergang zum Normalen kontinuierlich ist. Die Entscheidung, von welchem Grad der Intelligenzminderung an die Diagnose Schwachsinn gestellt wird, hätte einer Festlegung, etwa auf einen IQ unter 70, bedurft; damit hätten wir jedoch eine Exaktheit auf der Ebene der Erhebungskriterien eingeführt, die auf der Ebene des Untersuchungsmaterials nicht vorhanden war. Die tatsächliche Voraussetzung, einen schwachsinnigen Gewalttäter zu erfassen, war vielmehr, daß eine der folgenden Instanzen: Ermittlungsbehörde (Polizei und Staatsanwaltschaft), Strafverteidiger oder Gericht wenigstens ernste Zweifel an der Intelligenz eines Gewalttäters hatten.

---

[14] ZUBIN gibt in seinem Übersichtsreferat „Classification of the Behavior Disorders", Ann. Rev. Psychol. 18, 373—401 (1967), die Übereinstimmung für Psychiater (Inter-Rater-Reliabilität) bei der Diagnose von Schwachsinn je nach Studie mit 42 bis 73 % an. Für Schizophrenie liegt sie bei 53 bis 80 %, für affektive Psychosen zwischen 35 und 65 %. Für verschiedene Gruppen von Neurosen variieren die Werte stärker. Sie liegen bei Neurosen — unspezifiziert — zwischen 16 und 56 %, für reaktive Depressionen zwischen 18 und 63 % und für Angstzustände zwischen 27 und 55 %. Die Übereinstimmung bei der Diagnose von akuten hirnorganischen Störungen (exogene Reaktionstypen) und chronischen hirnorganischen Syndromen beträgt im Vergleich 46 bis 68 % bzw. 66 bis 80 %.

[15] Nach der eben zitierten Übersicht von ZUBIN liegt die Übereinstimmung der Zuordnung von Fällen zur Gruppendiagnose „Funktionelle Psychose" zwischen 71 und 80 %, zur Gruppendiagnose „Charakter- oder Persönlichkeitsstörung" bei ca. 72 % und für organische Syndrome allgemein zwischen 85 und 92 %. Das Niveau der Übereinstimmung bei diesen breiten diagnostischen Kategorien variiert zwischen 64 und 84 %.

Nur dann wurde in der Regel wegen des Verdachts auf Geistesschwäche eine psychiatrische Untersuchung angeordnet. Die zweite Bedingung war, daß der Untersucher tatsächlich einen erheblicheren Grad von Schwachsinn fand und danach dem Täter verminderte Zurechnungsfähigkeit oder Unzurechnungsfähigkeit zuerkannt wurde oder aus diesem Grund Unterbringungsmaßnahmen (Anstaltseinweisung) angeordnet wurden.

Auf diese Weise wirken sich Einflüsse der Rechtspraxis in begrenztem Umfang auf die Fallermittlung bei einer Untergruppe unserer Untersuchungspopulation aus. Man kann, um den Einfluß dieser nicht kontrollierbaren Variablen einigermaßen abzuschätzen, nur wieder darauf verweisen, daß er bei hohen Graden der Störung — in diesem Fall des Schwachsinns — gegen Null tendiert, während er bei leichteren Störungsformen wachsen und im Übergangsbereich zum Normalen die Ergebnisse der Beurteilbarkeit entziehen dürfte. Das besagt, daß wir die Gewaltkriminalität von Tätern schwerer und mittlerer Schwachsinnsgrade wahrscheinlich ziemlich exakt erfaßt haben, während wir außerstande sind, aufgrund unserer Untersuchung Aussagen über das analoge Kriminalitätsrisiko der sog. „Subnormalen" oder Minderbegabten zu machen.

c) Hauptdiagnose (Diagnosenkombination) und Mehrfachklassifikation

Das Problem der Diagnosenkombinationen haben wir, soweit es sich bei der zweiten oder dritten Erkrankung um eine solche handelte, die außerhalb unserer psychiatrischen Erhebungskriterien lag, so gelöst, daß wir den Fall jeweils der unseren Kriterien zugehörigen Diagnose zugeordnet und die übrigen Leiden als Nebendiagnose registriert haben. Ein Schizophrener mit gleichzeitig bestehendem chronischen Alkoholismus wurde also beispielsweise unter Schizophrenie, ein Schwachsinniger mit Persönlichkeitsstörung unter die Kategorie Schwachsinn eingeordnet. Waren mehrere Diagnosen innerhalb unserer Kriterien genannt, so hatten wir vorgesehen, nach einer Hauptdiagnose zuzuordnen und diese nach folgenden Kriterien festgelegt: Die schwerere psychische Störung und diejenige, zu der die Tat nachweisbar in Beziehung stand, hatten Vorrang vor der leichteren und vor der nicht in Beziehung zur Tat stehenden Krankheit. Eine solche Mehrfachklassifikation kam tatsächlich nur bei der Kombination von Hirnschädigung oder Schwachsinn mit Psychosen, und zwar vornehmlich in Fällen von „Pfropfschizophrenie" vor. In diesen Fällen wurde stets Schizophrenie als Hauptdiagnose und Schwachsinn als Nebendiagnose vermerkt. Bei einigen Vergleichen war es jedoch möglich, nicht von den Täterzahlen, sondern von den Diagnosen auszugehen, was die Zuordnung der Fälle mit zwei Diagnosen zu jeder einschlägigen Kategorie erlaubte. Darauf ist an der entsprechenden Stelle jeweils ausdrücklich hingewiesen.

Gewisse Schwierigkeiten ergaben sich bei der diagnostischen Unterteilung der genannten Diagnosegruppen noch dadurch, daß zur Erhebungszeit bei den deutschen Psychiatern mehrere Klassifikationsschemata in Benutzung waren, die sich in einzelnen Teilbereichen nicht deckten. Wir mußten deshalb eine Klassifikation wählen, die außer den übereinstimmenden Diagnosen die sachlich identischen, aber begrifflich unterschiedlichen Kategorien in gemeinsame zusammenfaßte und auf die Klassifizierung sachlich nicht identischer Diagnosen und Syndrome verzichtete. Das war insofern relativ einfach, als die sachliche Übereinstimmung der gängigen Klassifikationsschemata in den diagnostischen Bereichen unserer Erhebung relativ groß war und wir uns überdies weitgehend auf Diagnosegruppen stützen konnten, die für alle der angewandten Klassifikationssysteme einheitliche Gültigkeit besitzen.

Auf der Ebene der Erhebung detaillierter Krankheitsdaten, insbesondere von Symptomen, versuchten wir uns auf Merkmale zu stützen, die von den psychiatrischen Untersuchern unter einigermaßen einheitlichen Konzepten und Bezeichnungen registriert worden waren. Das war z. B. bei den Symptomen der großen Psychosen leicht realisierbar, bei der Beurteilung von Persönlichkeitsmerkmalen schwierig.

3. Erhebungswege (Fallermittlung)

Den einfachsten Zugang für eine Erhebung über Gewalttäter hätte die amtliche Statistik geboten. Leider enthielt jedoch die Bundesverurteiltenstatistik keine exakten Daten über den Anteil geistesgestörter Täter. Die Abgeurteilten, die in die Bundesverurteiltenstatistik eingehen, enthalten, wie schon erwähnt, die geisteskranken Täter nicht vollzählig. So kommt es beispielsweise nicht nur nach einem Selbstmordversuch des Täters, sondern auch in eindeutigen Fällen von Geisteskrankheit oder Geistesschwäche oft zur sofortigen Einweisung des Täters in eine psychiatrische Anstalt nach dem jeweiligen Landesunterbringungsgesetz und zum Verzicht auf Anklageerhebung durch die Staatsanwaltschaft. Der Hauptmangel der Bundesverurteiltenstatistik im Hinblick auf unsere Erhebung liegt also in ihrer völlig unzureichenden Dokumentation von Daten, die auf Geisteskrankheit oder Geistesschwäche der Täter schließen ließen[16].

Die Ermittlungsbehörden — Kriminalämter und Staatsanwaltschaften —, die alle identifizierten Gewalttäter erfassen, sind Landes- bzw. Kommunalbehörden. Das Bundeskriminalamt besitzt nur von einem bescheidenen Teil der Täter Dokumentationsmaterial, nämlich über jene Fälle, bei denen dieses Amt aus besonderen Gründen in die Ermittlungen eingeschaltet worden war. Wenn auch die Unterlagen der einzelnen Landesbehörden und der 93 Staatsanwaltschaften der Bundesrepublik Deutschland von unterschiedlicher Güte waren — einige Landesbehörden verfügten über eine ausgezeichnete Dokumentation —, bildeten ihre Täterlisten eine wichtige, der Vollständigkeit am ehesten nahekommende Quelle unserer Fallermittlung. Es kam hinzu, daß wir bei all diesen Behörden eine beispiellose Hilfsbereitschaft antrafen.

Da es also keine einheitliche Quelle gab, entschieden wir uns für drei parallele Erhebungswege. Sie sollten eine möglichst vollständige Erfassung aller in Frage kommenden Täter gewährleisten:

1. Auswertung der Unterlagen des Bundeskriminalamtes und der Landeskriminalämter, ohne Rücksicht darauf, ob es zur Anklageerhebung oder Aburteilung des Täters gekommen war.

2. Die 93 Staatsanwaltschaften der Bundesrepublik. (Sie verfügen über die Akten der identifizierten und festgenommenen Täter sowohl aus den mit Gerichtsurteil abgeschlossenen als auch aus den staatsanwaltschaftlich oder gerichtlich eingestellten Verfahren, einschließlich der Ermittlungsakten über die nach der Tat — meist durch Selbstmord — verstorbenen Täter.)

Von den beiden unter 1 und 2 genannten Quellen erhielten wir die Ermittlungs- bzw. Täterakten zugesandt. Nur die Bearbeitung der Unterlagen des Bundeskriminalamtes haben wir ausschließlich am Ort (Wiesbaden) vorgenommen.

---

[16] Inzwischen erschien eine Studie von RANGOL über die „Rechtsverletzungen Unzurechnungsfähiger" (1971), die wenigstens eine Aufschlüsselung der abgeurteilten Täter, die den Schutz des § 51 Abs. 1 oder 2 StGB zugebilligt bekamen, bringt.

3. Alle psychiatrischen Landeskrankenhäuser der Bundesrepublik, in denen Gewalttäter untergebracht waren. (Auf diese Weise haben wir vorwiegend diejenigen Täter erfaßt, die nach einer Gewalttat wegen Gefährdung der öffentlichen Sicherheit oder/und zur Behandlung untergebracht worden waren.)

Doppelzählungen konnten dadurch ausgeschlossen werden, daß Name, Vorname und Geburtsdatum voll dokumentiert worden waren.

4. Repräsentativität des Materials

Die Gesamtzahl der geisteskranken und geistesschwachen Täter, die wir auf diesem dreifachen Erhebungsweg erfaßt haben, beträgt 533. Sie gliedert sich, verglichen mit den einigermaßen analogen Kategorien von Gewalttätern der polizeilichen Kriminalstatistik, in 10-Jahresraten.

Tabelle 2. Vergleich der ermittelten geisteskranken Gewalttäter mit der Entwicklung der allgemeinen Kriminalität (Mord und Totschlag einschl. Versuch) 1955—1964

Quelle:	Eigene Erhebungsdaten		Polizeiliche Kriminalstatistik der BRD		
Population:	Geisteskranke Gewalttäter		Ermittelte Täter Mord und Totschlag einschließlich Versuch		
Tatjahr	Täterzahl	Abnahme ermittelter Täter 1964 bis 55[a]	Täterzahl	Aufklärungsquote %	Abnahme ermittelter Täter 1964 bis 55[a]
1955	45	62 %	904	(92,4)	67 %
1956	44		906	(92,3)	
1957	36	56 %	914	(91,7)	69 %
1958	45		950	(94,4)	
1959	55	70 %	1003	(92,5)	77 %
1960	46		1071	(91,4)	
1961	57	82 %	1065	(92,7)	84 %
1962	61		1201	(93,1)	
1963	68	100 %	1261	(92,0)	100 %
1964	76		1426	(93,6)	

[a] Errechnet in Zweijahresraten, 1963 und 64 = 100 %

Anmerkungen zur Tabelle 2:

1. Die Jahresquoten der polizeilichen Kriminalstatistik umfassen bis 1960 das Bundesgebiet ohne Westberlin und Saarland, 1961 Bundesgebiet und Saarland und ab 1962 Bundesgebiet mit Westberlin und Saarland.
2. Aus der polizeilichen Kriminalstatistik wurden nur diejenigen Täter hier aufgeführt, die wegen Mordes und Totschlags einschließlich des Versuchs (§§ 211, 212, 213 StGB) polizeilich ermittelt worden waren. Diese Täterkategorie dürfte, wie oben breiter ausgeführt, den Kriterien unserer operationalen Definition einer Gewalttat ziemlich gut entsprechen. Nach Umfang allerdings umfaßt sie keineswegs die gesamte Gewaltkriminalität. Abgesehen von dem geringen Anteil spezieller Tötungsdelikte, wie „Tötung neugeborener Kinder", ließen wir die Gesamtheit der schweren Körperverletzungen (mit durchschnittlichen Jahresraten um 28 700) und der Körperverletzungen mit tödlichem Ausgang (Jahresraten zwischen 260 und 910) unberücksichtigt. Der Grund dazu liegt hauptsächlich darin, daß erst mit einer Neuordnung der polizeilichen Kriminalitätsstatistik ab 1. 1. 1963 die Verkehrsdelikte herausgenommen wurden, die bis dahin bei den Körperverletzungen mitgezählt worden waren. Das brachte einen starken Rückgang der

Jahresquoten ab 1963. Deshalb wäre die Vergleichbarkeit unter Einschluß dieser Kategorien nur sehr eingeschränkt möglich gewesen. Die wegen Tötung neugeborener Kinder ermittelten Täterinnen ließen wir bei dieser vergleichenden Prüfung der Zunahme von Jahresquoten außer Ansatz, weil die polizeiliche Kriminalstatistik in den Jahren 1955/56/57/58 einen relevanten Erfassungsfehler aufweist (es wurden bis dahin jeweils auch männliche Täter für dieses, dem Strafrecht nach nur von der Mutter zu begehende Delikt, registriert).

Die Gegenüberstellung der von uns ermittelten geisteskranken Gewalttäter und der wegen Mord oder Totschlag, einschließlich des Versuchs, polizeilich ermittelten Täter zeigt: Mit der Zunahme der allgemeinen Gewaltkriminalität steigen auch die Zahlen der ermittelten geisteskranken Gewalttäter, ausgedrückt in Zweijahresraten, langsam an. Wenn wir annehmen, daß sich die Gewaltkriminalität Geisteskranker 1955 bis 1964 analog zu jener der Gesamtbevölkerung entwickelt hat, dann spricht die gleichlaufende Tendenz — mehr vermag dieser wenig exakte Vergleich nicht auszusagen — gegen eine mit dem zeitlichen Abstand der Tat stark anwachsende Unvollständigkeit unserer Fallermittlung.

Sicherlich ist unser Material nur einigermaßen vollständig. Die von uns beschrittenen Erhebungswege stellen jedoch das Optimum der gegenwärtig in der Bundesrepublik Deutschland realisierbaren Möglichkeiten zur Erfassung eines zugleich repräsentativen und zureichend großen Kollektivs geisteskranker Gewalttäter dar.

Einschränkungen der Repräsentativität scheinen uns jedoch bei zwei Täterkategorien gegeben: den schwachsinnigen und den depressiven Tätern.

Die Anordnung einer psychiatrischen Untersuchung bei schwachsinnigen Tätern obliegt dem Ermessen der zuständigen Richter und Staatsanwälte. Im Grenzbereich zur Minderbegabung werden, worauf wir bereits hingewiesen haben, unkontrollierbare Selektionsfaktoren wirksam. Deshalb ist es nicht wahrscheinlich, daß die Untergruppe der schwachsinnigen Täter ebenso repräsentativ ist wie das Gesamtkollektiv.

Bei depressiven Tätern sind zwei Quellen für eine erhöhte Dunkelziffer zu bedenken:
1. Sie begehen häufiger Selbstmord. Wenn der Täter nicht mehr lebt, ist die Chance, daß seine psychische Krankheit identifiziert wird, dann verringert, wenn er sich in der ersten Krankheitsphase befand.
2. Die meisten depressiven Täter waren verheiratete Mütter, die einen erweiterten Selbstmord verübten. Kam es nicht zur vollendeten Tötung, sondern beispielsweise nur zu Verletzungen oder zu reversiblen Schädigungen (Vergiftungen usw.) der eigenen, minderjährigen Kinder, so bestand für die Umgebung die Chance, die Tat vor den Ermittlungsbehörden zu verbergen. Der verständlichen Neigung der Familie, die Tat zu vertuschen, kommen der Hausarzt oder der Krankenhauspsychiater oft entgegen. Ihre Motive reichen von besseren Rehabilitationschancen bis zur psychologisch sehr verständlichen Unterschätzung der Gefährlichkeit depressiver Täterinnen. Da also die Ermittlungsbehörden sicher keine vollständige Erfassung solcher Fälle gewährleisten können und die meisten psychiatrischen Krankenhäuser zur Zeit unserer Untersuchung außer über Krankengeschichten über keine weitere Dokumentation verfügten, die entsprechende Hinweise enthielt, können wir damit die Kategorie depressiver Täter mit Tötungsversuchen kaum vollständig erfaßt haben. Bei vollendeten Tötungen dürfte die Ermittlung depressiver Täter der Vollständigkeit näher liegen[17].

---

[17] Bei unseren Erhebungen in psychiatrischen Krankenhäusern waren wir, was die bereits entlassenen oder verstorbenen Täter anlangt, meist auf die Durchsicht der Aufnahme- und Entlassungsbücher angewiesen, um die Krankenakten ausfindig zu machen. Zusätzlich appellierten wir an das Gedächtnis der behandelnden Ärzte und der Krankenhausarchivare.

Abschließend läßt sich zur Fallermittlung insgesamt noch sagen, daß die Erfassungschance um so größer war, je höher die Zahl der Instanzen lag, die mit einem Täter befaßt worden waren. Bei schweren Gewalttaten, die zum Tod des Opfers führten, waren, wenn der Täter überlebte, im Regelfall polizeiliche Ermittlungsbehörden, Staatsanwaltschaften und psychiatrische Krankenhäuser beteiligt worden, so daß hier, wie schon mehrfach betont, die Erfassungschance ihr Maximum erreicht haben dürfte.

5. Ablauf der Erhebung, Validität gewonnener Daten

Nach einer Erkundung möglicher Erhebungswege und nach einer Vorstudie, die einer von uns (HÄFNER) an einem kleinen Sample von Fällen und Krankengeschichten zur Erarbeitung von Arbeitshypothesen und Merkmalskategorien unternommen hatte, erstellten wir in enger Zusammenarbeit mit den statistischen Beratern (WAGNER und KÖHLER) einen Erhebungsbogen. Er war zur Übertragung auf IBM-Karten abgestellt und enthielt 79 Merkmalkategorien. Nach einer, ebenfalls an kleiner Fallzahl durchgeführten Probedokumentation (SCHMITT) und einer nochmaligen Revision des Dokumentationsschemas wurde Anfang 1966 mit dem ersten Abschnitt der Erhebung begonnen[18].

Zwei ärztliche Untersucher (BÖKER, SCHMITT) suchten diejenigen psychiatrischen Landeskrankenhäuser der BRD auf, in denen Gewalttäter der oben definierten Kategorien untergebracht waren. Gleichzeitig wurden von den Ermittlungsbehörden (Bundeskriminalamt, Landeskriminalämter, Staatsanwaltschaften) Angaben über die gleiche Täterkategorie erbeten und — auf unser Ersuchen — die Ermittlungs- oder Gerichtsakten zur Auswertung zugesandt.

Beide Zugänge, Krankenblätter und Akten, zeigten hinsichtlich der meisten Merkmale ein hohes Maß an Identität der Quellen. So erhielten wir beispielsweise in der Regel Kopien des gleichen psychiatrischen Gutachtens, das uns als wichtigste Grundlage für die Dokumentation des psychischen Zustandes des Täters zur Tatzeit diente. Was die unterschiedlichen Teile anlangt, so waren demographische und soziale Daten des Täters aber auch der Opfer in den Ermittlungs- und Gerichtsakten — vor allem auch in Gerichtsurteilen, falls ergangen — mit hoher Verläßlichkeit dokumentiert. Angaben über Familie, Vorgeschichte und Verhalten des Täters vor der Tat waren in beiden Quellen mit unterschiedlicher Genauigkeit verzeichnet. Sie wurden bei der Erhebung ergänzend verwertet.

Wir stützten damit unsere Erhebung nicht auf eigene Untersuchungen der Täter, sondern auf die Befunde einer relativ großen Zahl anderer Untersucher. Das ist zweifellos ein problematisches Verfahren. Einer retrospektiven Untersuchung bleibt jedoch kaum ein anderer Weg. Eine psychiatrische Nachuntersuchung der Täter durch uns, die im Durchschnitt 5 bis 6, im Maximum 12 Jahre nach der Tat erfolgt wäre, hätte für die Beurteilung dieser so weit zurückliegenden Fakten weitaus weniger gebracht als die Auswertung der damals erhobenen Befunde. Andererseits konnten wir uns auf eine, verglichen mit der durchschnittlichen, relativ hohe Genauigkeit der psychiatrischen Dokumentation stützen. Forensisch-psychiatrische Gutachten — zumal, wenn eine Gewalttat Anlaß des Gutachtenauftrags ist — werden in der Regel sehr gründlich ausgearbeitet und mit einer beträchtlichen Zahl von Fakten aus Vorgeschichte und Befund angereichert. Der Einwand, daß bei weichen Daten, vor allem bei solchen mit höherer Beurteilerabhängigkeit, ein nicht kon-

---

[18] Der Erhebungsbogen ist auf den Seiten 293—296 abgedruckt.

trollierbares Maß an Unzuverlässigkeit bestehen bleibt, kann dennoch nicht entkräftet werden. Um dem Einwand unterschiedlicher Vollständigkeit in der Dokumentation einzelner Merkmale zu begegnen, haben wir, wenn „fehlende Angaben" einen wesentlichen Anteil erreichten, nur unter ausdrücklichem Hinweis darauf, und bei Quoten über 30 % überhaupt nicht mehr ausgewertet.

Demgegenüber soll auch ein besonderer methodischer Vorteil unserer Untersuchungspopulation hervorgehoben werden: Die Rücklaufquote betrug, wenn man auch die unvollständigen Fälle als erfaßte Fälle rechnet, 100 %, was bei vergleichbaren epidemiologischen oder sozialwissenschaftlichen Erhebungen kaum je erreichbar ist[19].

Unseren eben formulierten Bedenken zum Trotz verfolgten wir anfangs den Plan, ein Tätersample von etwa 100 Fällen auch persönlich zu interviewen und die Ergebnisse mit denen der Sekundärerhebung zu vergleichen. SCHMITT hat mit diesem Ziel insgesamt 99, BÖKER 6 Interviews durchgeführt. So fruchtbar dies für den psychiatrischen Erfahrungshorizont war, so unergiebig erwies es sich für die beabsichtigte Auswertung. Im persönlichen Gespräch gewonnene Informationen und Einsichten der Befragten mochten in vielen Fällen den unabweisbaren Eindruck der Authentizität vermitteln und Ergänzungen, wenn nicht gar Veränderungen früherer Interpretationen nahelegen; nicht minder häufig stießen wir dabei aber auf Schilderungen der Tat oder ihrer Motive, die nichts anderes als Verzerrungen der Realität, Erinnerungstäuschungen sein konnten unter dem Bedürfnis, sich von Schuld reinzuwaschen, oder zumindest die eigene Rolle bei der Tat positiver darzustellen. Wie aber sollte eine solche Unterscheidung objektiviert werden? Im Hinblick auf die normalen Gedächtnislücken gegenüber lange vergangenen Ereignissen, auf die Auswirkungen eines oft mehrjährigen Krankheitsverlaufs und auf die zweifellos ebenso wirksame Hospitalisierung unter überaus einseitigen Lebensbedingungen konnten wir schließlich keine ausreichende wissenschaftliche Relevanz dieser Interviews vertreten. Wir haben deshalb auf ihre quantitative Auswertung ganz verzichtet und sie lediglich zur Ergänzung fehlender Angaben (bei harten Daten) und als Erfahrungsquelle zur Interpretation unserer Ergebnisse genutzt.

Da unsere Erhebung durch zwei Untersucher (BÖKER: 190 Fälle; SCHMITT: 343 Fälle) erfolgte, mußten wir, besonders bei beurteilerabhängigen Daten mit Beurteilungsdifferenzen rechnen. Wir führten deshalb vor der Auswertung eine Prüfung der Übereinstimmung durch. Diejenigen Merkmale, bei denen sich beide Beurteiler bei einer Irrtumswahrscheinlichkeit von $\alpha = 0,05$ signifikant unterschieden, wurde als unzuverlässig nicht zur Auswertung zugelassen[20].

---

[19] Die Tatsache, daß es keine Verweigerungen gab, hängt damit zusammen, daß die Ermittlungen von Polizei und Staatsanwaltschaften und Gerichten, auch die psychiatrische Begutachtung der Täter — wenn sie verweigert werden — zwangsweise erfolgen. Da die Begutachtung dem Schutz des Täters dient und in einer psychischen und rechtlichen Zwangslage angeboten wird, ist in der Regel auch seine aktive Kooperation zu erwarten. Wohl ist diese Sondersituation auch eine Quelle möglicher Fehlbeurteilungen (bias). Dem wird durch eine gesetzlich vorgesehene, meist auf 6 Wochen befristete stationäre Beobachtung in einem psychiatrischen Krankenhaus entgegenzuwirken versucht. Sie bringt neben objektiven Untersuchungsbefunden auch Fremdbeobachtung in die Gutachterbeurteilung ein. Der größte Teil der unserer Studie zugrundegelegten Täter ist durch eine solche stationäre Beobachtung gegangen. Eine Ausnahme bilden diejenigen Täter, die sich nach der Tat das Leben nahmen. Über sie liegen nur die Ermittlungsergebnisse und in der Mehrzahl psychiatrische Untersuchungsbefunde aus der Zeit vor der Tat vor.

[20] In Zusammenhang damit unterlief uns ein ernst zu nehmender Fehler, der bei der Bewertung unserer Ergebnisse berücksichtigt werden muß. Vor Beginn der Erhebung hatten wir vorgesehen, daß beide Untersucher gemeinsam die psychiatrischen Krankenhäuser aufsuchen und die vorhandenen Fälle nach alternierender Zuteilung dokumentieren sollten. Aus rein praktischen Gründen (Terminschwierigkeiten) geriet diese Regel rasch in Vergessenheit. Der weit-

Die Verläßlichkeit der erhobenen Daten ist naturgemäß unterschiedlich: Angaben über familiäre Beziehungen zwischen Täter und Opfer können beispielsweise ein hohes Maß an Vollständigkeit der Dokumentation und an Validität beanspruchen, während Daten über die Motivation der Tat stark beurteilerabhängig sind und zudem keinen hohen Vollständigkeitsgrad in der Dokumentation erreichen. Wir haben diesen Sachverhalt bei der Konstruktion unseres Erhebungsschemas einigermaßen berücksichtigt, und wir werden bei der Auswertung versuchen, die validen Daten zur indirekten Überprüfung von Hypothesen zu nützen — beispielsweise Hypothesen über Tatmotivation an der Täter-Opfer-Beziehung prüfen —, wo dies möglich ist. Der Aussagewert der Ergebnisse bleibt dennoch, abhängig von der jeweiligen Qualität der zugrunde liegenden Daten, recht unterschiedlich. Er ist vergleichsweise sehr gut bei demographischen, gut bei Krankheitsdaten, wie Diagnose, Krankheitsdauer, Symptome, und vergleichsweise schlecht bei beurteilerabhängigen psychologischen Merkmalen, wie Persönlichkeitsfaktoren und Tatmotiven.

6. Bezugspopulationen und Vergleichsgruppen

Zur Prüfung einzelner Hypothesen wurden dem Kollektiv geisteskranker Gewalttäter verschiedene Bezugspopulationen und Vergleichsgruppen gegenübergestellt.

a) Vergleich mit der „strafmündigen" Bevölkerung der BRD

Die Ergebnisse wurden nach demographischen Daten aufgegliedert und für die Merkmale Alter und Geschlecht mit der strafmündigen Bevölkerung der BRD (alle Einwohner der BRD, die 14 Jahre oder älter sind) verglichen. Wir verstehen darunter das arithmetische Mittel der Jahreswerte 1955 bis 1964 für die in unseren Vergleich einbezogenen Altersklassen und Gesamtzahlen. Die Werte sind für die Jahre 1955 bis 1958 der Bundesverurteiltenstatistik (damals als Straferforschungsstatistik bezeichnet), für die Jahre 1959 bis 1964 der statistischen Darstellung „Bevölkerung und Kultur, Reihe 9: „Rechtspflege" des Statistischen Bundesamtes Wiesbaden (Fortsetzung der Bundesverurteiltenstatistik), entnommen.

b) Vergleich mit der Gesamtheit verurteilter Gewalttäter

Beim Versuch, eine repräsentative Bezugspopulation von Gewalttätern zu gewinnen, waren wir auf die Alternative zwischen polizeilicher Kriminalstatistik und Bundesverurteiltenstatistik angewiesen. Da nur die Verurteiltenstatistik detaillierte und verläßliche demographische Angaben über die Täter enthält, mußten wir uns trotz der abweichenden Zuordnungskriterien und der damit zusammenhängenden Unvollständigkeit dieser Ver-

---

aus größte Teil (Getrennt erhoben wurden alle Fälle aus den Bundesländern Hamburg, Bremen, Niedersachsen, Hessen [SCHMITT] und Berlin, Saarland, Bayern [BÖKER]) der Erhebungen wurde so ausgeführt, daß jeder der beiden Ärzte allein zusammenhängende Regionen der BRD bereiste. Das bedeutet, daß die Verteilung auf beide Untersucher nicht nach Regeln der Zufallsauswahl geschah, sondern durch regionale Faktoren beeinflußt ist. Es kann deshalb nicht ausgeschlossen werden, daß Konkordanz und Diskordanz von beurteilerabhängigen Merkmalen der beiden Untersuchungskollektive durch andere, uns unbekannte Variable beeinflußt sind.

gleichspopulation auf sie stützen. So haben wir einen Vergleich mit den verurteilten Gewalttätern aus der Untersuchungsdekade[21], die wenigstens nach juristischen Vorstellungen nur „geistesgesunde" Täter sein sollten, durchgeführt. Er mußte sich außer auf demographische Daten auf einzelne Tatmerkmale beschränken, weil die übrigen Angaben und statistischen Unterlagen nicht mehr ausreichend zuverlässig waren. Zugrunde gelegt wurden alle verurteilten Täter, deren Gewalttat durch die §§ 211, 212, 213, 216, 217, 225 und 226 StGB klassifiziert worden war.

c) Vergleich mit Geisteskranken in der Bevölkerung

Die Beantwortung der wichtigen Fragen nach dem Risiko für das Begehen einer Gewalttat durch Geisteskranke insgesamt oder durch Kranke einer bestimmten Diagnosengruppe stieß auf große Schwierigkeiten: Es fehlt an epidemiologischen Daten über Häufigkeit, Ersterkrankungsalter, Altersschichtung usw. von Geisteskranken in der Bevölkerung der BRD. Um trotz dieses Mangels wenigstens zu orientierenden Risikodaten zu gelangen, haben wir die Ergebnisse des Häufigkeitsvergleichs Geisteskranker mit der Gesamtzahl der im Untersuchungszeitraum ermittelten Gewalttäter in Beziehung gesetzt zu globalen Durchschnittswerten der Prävalenz von Geisteskranken und Schwachsinnigen aus anderen Ländern. Für die Berechnung von Gewalttäterrisiken einzelner Krankheitsgruppen legten wir die einzigen, aus Deutschland derzeit verfügbaren adäquaten Daten, die Ergebnisse einer Untersuchung der Konsultationsinzidenz psychischer Erkrankungen in Mannheim (HÄFNER, REIMANN et al., 1969; HÄFNER, 1970; REIMANN und HÄFNER, 1971) zugrunde. Die Problematik dieses Vorgehens und die Grenzen seiner Zuverlässigkeit werden bei den entsprechenden Ausführungen näher dargelegt werden.

d) Gruppenvergleich mit einem Sample psychisch kranker „Nichttäter"

Nachdem der Vergleich mit „geistesgesunden" Gewalttätern nur in engen Grenzen möglich war, kam dem Gruppenvergleich mit geisteskranken und geistesschwachen „Nichttätern" für die Überprüfung unserer Arbeitshypothesen — vor allem, was die Ermittlung spezifischer Risikofaktoren anlangt — besondere Bedeutung zu. Wiederum wäre die ideale Vergleichsgruppe eine repräsentative Stichprobe aus allen in der Bundesrepublik lebenden Geisteskranken unter Einbeziehung des wirklichen Anteils an Unbehandelten gewesen. Wir haben eben darauf verwiesen, daß die erforderlichen epidemiologischen Daten in der BRD fehlen. Es wäre uns deshalb, auch wenn wir den enormen Aufwand nicht gescheut hätten, unmöglich gewesen, eine solche repräsentative Stichprobe zu bilden. Wir mußten uns demnach ein Krankenkollektiv suchen, das greifbar war und wenigstens einigermaßen den Ansprüchen an eine Vergleichsgruppe nahekam. Es bot sich an, die Aufnahmen eines großen psychiatrischen Landeskrankenhauses zu wählen. Wir haben die Krankenhausaufnahme als Indexereignis der Tat analog gesetzt.

---

[21] Da die Bundesverurteiltenstatistik nach dem Jahr der Verurteilung registriert, zwischen Tat und Urteil, besonders bei Kapitalverbrechen, aber in der Regel eine längere Zeitspanne vergeht, haben wir die Dekade 1956 bis 1965 zum Vergleich gestellt. Diese Verschiebung um ein Jahr, die im übrigen auch einer Gepflogenheit des Statistischen Bundesamtes entspricht, sichert also, daß die registrierten, abgeurteilten Täter ihre Tat wenigstens weitgehend in der gleichen Dekade 1955 bis 1964 begangen haben wie die von uns ermittelten geistesgestörten Täter.

Der Nachteil von Krankenhausaufnahmen — auch von Erstaufnahmen — ist, daß sie für die wahre Inzidenz psychisch Kranker nur bedingt repräsentativ sind. Eine Fülle von Einflüssen, etwa das „Hilfesuchverhalten" des Patienten und seiner Familie und Einweisungsentscheidungen der Ärzte und Behörden, die von Einstellungsfaktoren, von der Verfügbarkeit anderer Behandlungsmöglichkeiten und von sozialen Faktoren abhängen, wirken sich auf die Inanspruchnahme eines psychiatrischen Krankenhauses aus. Sie führen zu abweichenden Verteilungsmustern, vor allem in der Diagnosen- und Alterszusammensetzung des Krankengutes. Bei schweren, akuten Störungen, etwa schizophrenen Schüben, dürfte der Einfluß relativ gering sein, während die soziale Indikation bei Alterskranken und schließlich beim Schwachsinn eine ausschlaggebende Rolle für die Krankenhausaufnahme spielt. Die Schwachsinnigen unserer Vergleichsgruppe können deshalb — weil sie öfter wegen sekundärer Symptome, etwa sozial störenden Verhaltens als allein des Schwachsinns wegen zur Aufnahme kommen — kaum als repräsentativ betrachtet werden, während die Gruppe der endogenen Psychosen — vor allem der Schizophrenen — der Repräsentativität nahekommen dürfte.

Für ein solches Sample nichtgewalttätiger Geistesgestörter haben wir die Aufnahmen eines großen psychiatrischen Krankenhauses im Bundesland Rheinland-Pfalz herangezogen: Die „Pfälzische Nervenklinik Landeck" versorgt das Einzugsgebiet „Pfalz" mit einer Einwohnerzahl von über 1,3 Millionen, das sowohl die Großstadt Ludwigshafen am Rhein mit ausgeprägter Industriebevölkerung als auch ländliche Regionen umfaßt[22]. Die Klinik liegt nach ihrer Größe knapp über dem Bundesdurchschnitt (1959 wies sie einen durchschnittlichen Krankenbestand von 1692 im Monat auf, wobei es sich um 830 Männer und 862 Frauen handelte).

Aus den Aufnahmebüchern der Jahre 1955 bis 1964 dieses Krankenhauses wurde jeder fünfte Fall — unabhängig davon, ob es sich um eine Erst- oder Wiederaufnahme handelte — herausgenommen und nach Alter, Geschlecht und Diagnose registriert. Begutachtungsfälle wurden verworfen. Aus der so gewonnenen Stichprobe (n = 3496) wurde die Gesamtzahl aller in der Dekade aufgenommenen Patienten (darunter auch Kinder und Jugendliche) mit 17 480 berechnet. Um die Stichprobe unserem Kollektiv kranker Täter und den übrigen Vergleichsgruppen strafmündiger Personen anzupassen, wurden alle Patienten unter 14 Jahre eliminiert. Das endgültige Aufnahmesample Landeck beträgt 3392 Fälle.

Zwischengruppenvergleich

Aus den Aufnahmen der Jahre 1955 bis 1964 des Psychiatrischen Landeskrankenhauses Wiesloch (nahe bei Heidelberg gelegen, versorgt dieses Krankenhaus mit dem für 1959 errechneten durchschnittlichen Bettenstand von 1676 vor allem die Städte Mannheim/Heidelberg und den Regierungsbezirk Nordbaden mit insgesamt 1,75 Millionen Einwohnern) haben wir eine Vergleichsgruppe (matched sample) von 533 geisteskranken Nichttätern gebildet, von denen jeder ausgewählte Fall hinsichtlich Geschlecht, Alter und Diagnose einem der 533 gewalttätigen Patienten entsprach. Die Übereinstimmung der Gruppen hinsichtlich der genannten Merkmale konnte statistisch gesichert werden (siehe Kapitel IV des

---

[22] 60,9 % der Bevölkerung leben in ländlichen Gemeinden, 26,0 % in Mittelstädten (10 000 bis 100 000 Einwohner) und 13,1 % in der Großstadt Ludwigshafen mit 170 000 Einwohnern (siehe Handbuch für den Regierungsbezirk Pfalz, Stand 1962).

Ergebnisteils). Jeder Fall aus dieser Vergleichsgruppe wurde — mit Ausschluß der tatbezogenen Daten — der gleichen Erhebungsprozedur unterworfen wie die kranken Täter.

Untergruppenvergleich

Schließlich haben wir, wo es für die Überprüfung von Hypothesen aussichtsreich und vertretbar schien, das Untersuchungskollektiv der geistesgestörten Täter in Untergruppen aufgespalten — beispielsweise nach diagnostischen Kategorien — und diese hinsichtlich verschiedener Variablen miteinander verglichen.

Auf eine Skalierung von Merkmalen haben wir aus methodischen Bedenken (bei einer Sekundärerhebung ist eine skalierende Beurteilung von Merkmalen, die ein Voruntersucher möglicherweise anders kategorisiert oder eingeschätzt hatte, kaum vertretbar) weitgehend verzichtet.

Die auftretenden Unterschiede wurden mit χ^2-Tests geprüft. In dem Kapitel „Gesamtvergleiche" (Kapitel B) werden die wichtigsten Daten nach mehreren Dimensionen (Geschlecht, Alter, Diagnose) aufgeteilt und Kreuzvergleichen unterworfen. Um diese Faktoren und ihre Interaktionen testen zu können, wurden multiple χ^2-Werte nach LANCASTER (1969) berechnet. — In den Zwischengruppenvergleichen (Kapitel D) wurden die χ^2-Werte nach IRVIN und SNEDECOR für 2 x n-Tafeln ermittelt. Bei einem Niveau von maximal $\alpha = 0,05$ sprachen wir von einem signifikanten Zusammenhang. Wir haben versucht, nicht nur auf die signifikanten Unterschiede oder Zusammenhänge einzugehen, sondern, wo es möglich war, auch das Gewicht der jeweils als bedeutsam ermittelten Variablen abzuschätzen und in unsere Interpretation einzubeziehen.

Leider sind die meisten Diagnosekategorien trotz des weiten Rahmens unserer Erhebung nur unzureichend besetzt. Ein Gruppenvergleich mit den „statistischen Zwillingen" aus der Vergleichsgruppe von Krankenhausaufnahmen konnte deshalb einigermaßen vollständig nur für die Gruppe der Schizophrenen durchgeführt werden. Bei den affektiven Psychosen mußte er auf einen Teil der Merkmale beschränkt bleiben. Beim Schwachsinn kommt ihm, trotz der meist ausreichenden Fallzahl, nur sehr begrenzter Aussagewert zu, weil die Vergleichspopulation unter dem Einfluß nicht nachprüfbarer Selektionsfaktoren zusammengesetzt ist. Für Krankheitsformen, die im Gewalttäterkollektiv seltener auftreten, wie exogene Psychosen, Epilepsie, und für heterogen zusammengesetzte Gruppen, wie die Sammelkategorie der hirnorganisch Geschädigten, konnten wir einen statistischen Vergleich wegen der niedrigen Fallzahlen überhaupt nicht mehr durchführen. Aussagen über Gewalttäter aus diesen Krankheitsgruppen können wir deshalb nur auf der Basis einer quantitativen Analyse mit niedrigem Verallgemeinerungsgrad und gelegentlich auf kasuistischer Basis vorlegen. Aus solchen, an kleinen Zahlen gewonnenen Ergebnissen, lassen sich in erster Linie mehr oder weniger deutliche Trends ablesen.

Die folgenden Kapitel A bis F legen die Ergebnisse unserer quantitativen Auswertungen vor.

Kapitel 3

Ergebnisse

A. Allgemeine Daten

1. Anzahl und Geschlechtsaufteilung der Täter

Zur Einführung in die quantitative und qualitative Analyse des gewonnenen Datenmaterials soll zunächst eine kurze Übersicht allgemeiner Daten der später kapitelweise vorgetragenen Aufschlüsselung einzelner Merkmale und der Gruppenvergleiche vorangestellt werden.

In der Dekade vom 1. Januar 1955 bis zum 31. Dezember 1964 haben nach unseren Ermittlungen 533 geisteskranke bzw. geistesschwache Personen in der Bundesrepublik Deutschland (einschließlich Saarland und West-Berlin) eine Gewalttat gegen das Leben anderer unternommen.

Davon waren 410 Täter (77 %) männlichen und 123 (23 %) weiblichen Geschlechts.

2. Tatort nach Bundesländern

Die 533 Täter aus dem Erhebungsgebiet verteilen sich in folgender Aufgliederung auf die einzelnen Bundesländer:

Tabelle 3. Fallzahlen geistesgestörter Gewalttäter der Jahre 1955 bis 1964 in den Bundesländern

Bundesland	Zahl der Täter	
	n	%
Baden-Württemberg	105	19,7
Bayern	55	10,3
Berlin	23	4,3
Hamburg und Bremen	39	7,3
Hessen	49	9,2
Niedersachsen	68	12,8
Nordrhein-Westfalen	149	28,0
Rheinland-Pfalz	21	3,9
Saar	1	0,2
Schleswig-Holstein	23	4,3
Summe	533	100,0

Ein Blick auf die Länderverteilung zeigt deutliche Häufigkeitsunterschiede, beispielsweise zwischen dem Saarland (nur 1 Fall) und West-Berlin (23 Fälle), wobei sich die Bevölkerungsgröße beider Länder ungefähr verhält wie 0,4 : 1. Daraus auf eine tatsächliche Ungleichverteilung der Gewalttätigkeit Geistesgestörter in diesen beiden geographischen Gebieten schließen zu wollen, wäre bei den kleinen Fallzahlen nicht zulässig. Immerhin liegen solche Diskrepanzen noch im Streubereich statistischer Häufigkeitsverteilungen.

Wahrscheinlich spielen hierbei auch unterschiedliche Selektions- und Dokumentationsmodi eine Rolle[1].

3. Tatzeit

Die Fallzahlen pro Kalenderjahr der Erhebungsdekade wurden bereits im Methodikkapitel (siehe Tabelle 2) im Rahmen unserer Erörterungen über die Repräsentativität des Untersuchungskollektivs vorgestellt.

4. Art der Tat

Unserer operationalen Definition der Gewalttat gemäß stand zu erwarten, daß nicht alle Täter eine Tötung oder schwere Verletzung des oder der angegriffenen Opfer herbeigeführt hatten. In einigen Fällen waren Tatablauf oder Tatfolgen durch glückliche Umstände, z. B. das Versagen einer Schußwaffe, die rasche Entdeckung und ärztliche Versorgung eines Vergifteten oder ähnliches, unterbrochen oder die Vollendung der Tat so frühzeitig verhindert worden, daß es nicht mehr zur ernsteren Verletzung eines Opfers kommen konnte. Wir hatten solche Fälle dann in unsere Untersuchung einbezogen, wenn — unserer Definition entsprechend — ohne das Dazwischentreten solcher Umstände der Tod des Opfers mit großer Wahrscheinlichkeit zu erwarten gewesen wäre.

Insgesamt hatten 19 Täter (3,6 %) — 14 Männer, 5 Frauen — einen Angriff auf eine andere Person ins Werk gesetzt, ohne dabei das Opfer an Leib oder Leben ernstlich oder dauerhaft zu schädigen. (Eine Aufgliederung dieser Fälle nach weiteren Merkmalen wird im Kapitel V unternommen.) Von juristischen und ärztlichen Voruntersuchungen war die Gewalttat bei 17 von diesen 19 Tätern als „versuchte Tötung" klassifiziert worden. Dieser Begriff unterstellt die Absicht des Täters, den Tod herbeiführen zu wollen, eine Unterstellung, die von den Voruntersuchern durch Exploration des Täters nach dem Tatgeschehen (gewöhnlich, falls durchgeführt, bereits bei der ersten polizeilichen Vernehmung) angenommen worden war oder nicht. Da eine derartige Klassifikation bei Geisteskranken von zweifelhaftem Wert erscheint und, wie früher ausführlich begründet worden ist, unsere operationalen Auswahlkriterien für Gewalttaten mit juristischen Begriffen, wie Mord, Totschlag, versuchte Tötung, Körperverletzung mit Todesfolge etc., nicht voll übereinstimmen, verzichten wir darauf, alle übrigen Täter, bei denen es zu Tötungen oder Verletzungen gekommen war, nach solchen Kategorien in Gruppen einzuteilen.

Die Zahl derjenigen Täter, die ein oder mehrere Opfer getötet haben, beträgt 254 = 47,7 %.

Ohne Todesfolge blieb die Gewalttat bei 279 Fällen, also in 52,3 %.

---

[1] So dürfte neben der wesentlich höheren Kriminalitätsrate der Großstadt Berlin das in die Behandlung und Nachsorge psychisch Kranker eingeschaltete und mit mehreren psychiatrischen Krankenhäusern und Behörden eng zusammenarbeitende Netz der 12 Bezirksämter West-Berlins eine höhere Zahl gewalttätiger Kranker zur Dokumentation bringen als das Saarland. Dessen einziger uns mitgeteilter Fall stammt aus dem Psychiatrischen Landeskrankenhaus Merzig, einer Anstalt, die für ein großes ländliches Einzugsgebiet unter unzureichenden Personalvoraussetzungen Behandlungs- und Nachsorgefunktionen zu leisten hat. Es ist vorstellbar, daß unter solchen Verhältnissen auch die Ermittlung und Dokumentation von Gewalttaten Geisteskranker lückenhaft bleibt.

286 Täter, 53,7 %, verletzten ein oder mehrere Opfer. In 26 Fällen (4,9 %) kam es bei der Tat sowohl zu einer Tötung als auch zu Verletzungen weiterer Opfer.

Betrachtet man die Gewalttaten mit und ohne Todesfolge, dann ergibt eine Aufteilung nach Geschlechtern folgende Zahlen:

Tabelle 4. Geschlechtsverteilung von 533 geistesgestörten Tätern bei Gewalttaten mit und ohne Todesfolge

Art der Tat	Männer		Frauen		Gesamtgruppe	
	n	%	n	%	n	%
ohne Todesfolge	234	57,1	45	36,6	279	52,3
mit Todesfolge	176	42,9	78	63,4	254	47,7
Summe	410	100,0	123	100,0	533	100,0
Signifikanztest: $\chi^2 = 15,9209$, df $= 1$, $\alpha = 0,001$						

Angriffe von Frauen führten demnach hoch signifikant häufiger zum Tode des Opfers als solche von männlichen Tätern. Die Interpretation dieses zunächst überraschenden Ergebnisses wird in Kapitel E im Zusammenhang mit der Darstellung der diagnosespezifischen Gewalttaten und Tätermerkmale vorgetragen werden.

5. Zahl der Opfer

a)   Zahl der Getöteten:

279 Fälle ohne Todesfolge —
232 „ mit 1 Toten 232
 13 „ „ 2 „ 26
  7 „ „ 3 „ 21
  1 „ „ 4 „   4
  1a „ „ 10 „ 10
533 Gesamtzahl der Toten: 293

b)   Zahl der Verletzten:

247 Fälle ohne Verletzte —
249 „ mit 1 Verletzten 249
 27 „ „ 2 „ 54
  5 „ „ 3 „ 15
  3 „ „ 4 „ 12
  1b „ „ 10 „ 10
  1a „ „ 22 „ 22
533 Gesamtzahl d. Verletzten: 362

a Es handelt sich dabei um das Volkhovener Flammenwerferattentat im Juni 1964, das von einem mit hoher Wahrscheinlichkeit chronisch paranoid schizophrenen Mann in einer Kölner Volksschule verübt wurde. (Der aufsehenerregende Fall — kriminologisch 1965 publiziert von KIEHNE — führte damals zu einer parlamentarischen Anfrage an die Bundesregierung.)

b Ein 22jähriger Schizophrener, der ihm unbekannte Straßenpassanten mit einem Hammer auf den Kopf schlug, weil seine imperativen Stimmen es ihm befahlen. Beide Täter können — mindestens was die Zahl der Opfer angeht — keinesfalls als typisch für die geistesgestörten Gewalttäter angesehen werden.

Insgesamt wurden von den 533 psychisch gestörten Tätern also 655 Personen getötet oder verletzt. Taten, die sich gegen eine einzige Person richten, stehen weitaus an der Spitze der Gewaltkriminalität. Nur in einem Bruchteil der Fälle (19 von 533 = 3,6 %) hat ein Täter drei oder mehr Opfer angegriffen. Gewalthandlungen, bei denen drei oder mehr Personen getötet wurden, verübten 9 Täter (1,7 %) unserer Studie. Geisteskranke Serienmörder sind in unserem Beobachtungsgut also nur sehr selten vertreten.

Die Aufgliederung der Opfer nach Alter (Erwachsene oder Kinder) und Geschlecht, Zusammenhänge von Opfermerkmalen mit Geschlecht und Krankheitsform der Täter usw. werden ebenfalls im Kapitel E im Abschnitt über Opfermerkmale abgehandelt werden.

B. Geschlecht, Alter, Diagnosen — Gesamtvergleiche

1. Geschlecht

Dieses Kapitel soll in einer Gegenüberstellung der kranken Gewalttäter mit den von uns herangezogenen Vergleichsgruppen eine erste Aufschlüsselung nach den Grundmerkmalen Geschlecht, Alter und Diagnose vorlegen.

Dabei sind Geschlecht und Alter die einzigen Merkmale, für die ein Vergleich zwischen kranken Gewalttätern, gesunden verurteilten Tätern, nichtgewalttätigen Patienten eines psychiatrischen Landeskrankenhauses (Landeck/Pfalz) und der strafmündigen Bevölkerung durchführbar war.

Ein weiteres demographisches Grundmerkmal — der Personenstand — ließ sich aus der Bundesverurteiltenstatistik für die geistesgesunden Täter nicht entnehmen. Wir konnten deshalb nur durch Gruppenvergleich zwischen den hinsichtlich Alter, Geschlecht und Diagnosen sich entsprechenden Patientenkollektiven (je 533 gewalttätige und nichtgewalttätige Geistesgestörte; siehe Kapitel D) Hinweise auf die Zusammenhänge zwischen Personenstand und Gewalttäterrisiko bei Geistesgestörten gewinnen.

Die Verteilung der Diagnosen bei den kranken Tätern und den Krankenhausaufnahmen nichtgewalttätiger Geistesgestörter wurde an der Aufnahmestichprobe (n = 3 392) aus dem Psychiatrischen Landeskrankenhaus Landeck/Pfalz untersucht.

Kriminalstatistiken und Falldarstellungen über geistesgesunde Gewalttäter aus verschiedenen Ländern (BROMBERG, BRÜCKNER, v. HENTIG, RANGOL, STEIGLEDER, WOLFGANG u. a.) legen dar, daß Männer an Mordhandlungen und anderen schweren Aggressionsdelikten signifikant häufiger beteiligt sind als ihrem Anteil an der Bevölkerung entspricht.

Es interessierte deshalb als erstes die Frage, ob auch bei den kranken Tätern das männliche Geschlecht überrepräsentiert ist oder nicht.

Tabelle 5. Geschlechtsverteilung bei geistesgestörten Gewalttätern, gesunden Gewalttätern, geistesgestörten Nichttätern und in der strafmündigen Bevölkerung (absolute und relative Zahlen)

	1.		2.		3.		4.	
Geschlecht	geistesgestörte Gewalttäter		gesunde Gewalttäter		geistesgestörte Nichttäter		strafmündige Bevölkerung	
	n	%	n	%	n	%	n	%
männlich	410	76,9	2 966	78,7	1 685	49,7	19 546 640	45,8
weiblich	123	23,1	812	21,3	1 707	50,3	23 100 360	54,2
Summe	533	100,0	3 808	100,0	3 392	100,0	42 647 000[a]	100,0

[a] Die Zahlen für die strafmündige Bevölkerung und für die Bundesverurteiltenstatistik umfassen von 1955 bis 1960 das Bundesgebiet ohne Saarland und West-Berlin, ab 1961 das gesamte Bundesgebiet

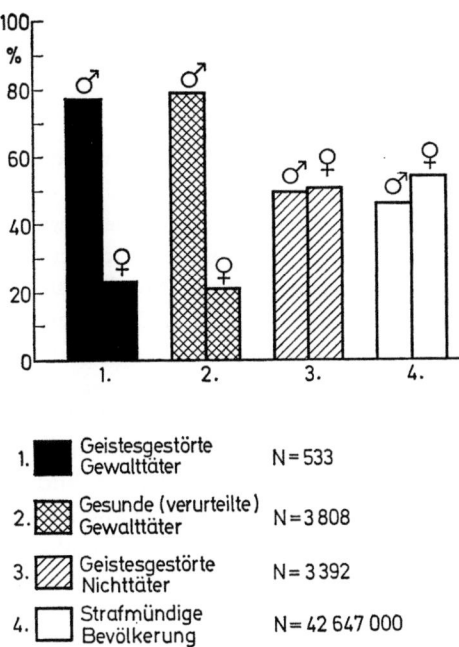

Abb. 1. Geschlechtsverteilung bei geistesgestörten Gewalttätern, gesunden Gewalttätern, geistesgestörten Nichttätern und in der strafmündigen Bevölkerung

Bereits das Säulendiagramm veranschaulicht, daß zwischen den Gruppen der Täter und Nichttäter große Unterschiede in der Geschlechtsverteilung bestehen, die sich auch statistisch sichern lassen:

Bei den nichtgewalttätigen Patienten findet sich eine annähernd gleiche Verteilung wie in der strafmündigen Bevölkerung: Hier wie dort sind Frauen signifikant häufiger als Männer.

Die gewalttätigen Patienten zeigen demgegenüber eine davon hoch signifikant unterschiedene Geschlechtsverteilung: Mehr als drei Viertel dieser Gruppe bestehen aus Männern. Das Kollektiv geistesgestörter Gewalttäter unterscheidet sich damit aber kaum von der Geschlechtszusammensetzung der „normalen" Gewalttäter aus der Bundesverurteiltenstatistik, die erwartungsgemäß die gleiche erhebliche Überrepräsentation der Männer erkennen lassen.

Prüft man die in Tabelle 5 aufgeführten absoluten Zahlen statistisch mittels multipler χ^2-Werte (nach LANCASTER) auf signifikante Unterschiede der Geschlechtsverteilung in den drei ersten Gruppen gegenüber der strafmündigen Bevölkerung, dann bestätigt sich sowohl für die kranken wie für die nicht kranken Gewalttäter eine hochsignifikante Andersverteilung:

χ^2 (kranke Täter) = 207,5187, df = 1, α = 0,001
χ^2 (gesunde Täter) = 1654,5038, df = 1, α = 0,001

Aber auch die Geschlechtsverteilung der Stichprobe von psychiatrischen Krankenhausaufnahmen erweist sich — trotz ihrer tendenziellen Ähnlichkeit mit der Bevölkerung — als hochsignifikant verschieden:

χ^2 (kranke Nichttäter) = 20,1675, df = 1, α = 0,001.

Der Unterschied beruht darauf, daß im psychiatrischen Krankenhaus Landeck mehr Männer als erwartet aufgenommen worden sind.

Vergleicht man schließlich die Geschlechtsverteilung der geistesgestörten Gewalttäter mit derjenigen der Landeck-Stichprobe, so ist auch dieser Unterschied hochsignifikant:

$\chi^2 = 158{,}2788$, df $= 1$, $\alpha = 0{,}001$.

Der wichtigste Befund ist zweifellos, daß Männer unter den geistesgestörten Gewalttätern ähnlich überrepräsentiert sind wie unter verurteilten Gewalttätern, und zwar im Verhältnis 3 : 1 bis 4 : 1 gegenüber Frauen. Demgegenüber liegt die Geschlechtszusammensetzung der geistesgestörten Nichttäter (Stichprobe psychiatrischer Krankenhausaufnahmen) und der strafmündigen Bevölkerung — trotz ihres hochsignifikanten Unterschieds — nahe bei einer Relation Männer : Frauen wie 1 : 1. Das Überwiegen des männlichen Geschlechts unter geistesgestörten Gewalttätern stimmt auch mit den eingangs aufgeführten Annahmen und Ergebnissen anderer Autoren überein, wenngleich mit unterschiedlichen Verhältniszahlen. Unter geistesgestörten Mördern fand z. B. Lanzkron (USA) ein Verhältnis Männer : Frauen wie 4 : 1, das unseren Werten sehr nahe kommt, während der von Varma und Iha in Indien ermittelte Wert von 10 : 1 erheblich abweicht. Diese außergewöhnlich hohe Überrepräsentation der Männer ist wahrscheinlich durch kulturelle Einflüsse auf Kriminalität und Strafverfolgung beeinflußt. West (London) publizierte 1965 in einer Studie über Mord und Suicid einige nationale Zahlen über die Geschlechtsverteilung bei solchen Mördern, die nach der Tat Selbstmord begangen hatten (darunter nach Ansicht des Autors sehr viele psychisch Kranke, besonders Depressive). Obwohl die Ergebnisse nicht streng vergleichbar sind, geben wir einige von ihnen wieder:

In den USA (nach Wolfgang, 1958) fand sich eine Verhältniszahl von Männern zu Frauen wie 11 : 1; in Australien (McKenzie, 1965) wie ca. 3 : 1; in Dänemark (Siciliano, 1961) wie 1 : 1; in England (West, 1965) wie 1,7 : 1.

Die erheblichen Unterschiede dieser Verhältniszahlen lassen vermuten, daß nicht nur soziokulturelle Einflüsse mitwirken, sondern auch die unterschiedlichen methodischen Voraussetzungen der einzelnen Erhebungen, etwa die zugrundegelegte Definition einer Gewalttat oder der Zuverlässigkeitsgrad der Fallermittlung, dafür verantwortlich sind.

Wir fassen unser Ergebnis noch einmal zusammen:

Die auffallende Ähnlichkeit in der Geschlechtszusammensetzung
a) zwischen strafmündiger Bevölkerung und nichtgewalttätigen psychisch Kranken einerseits und
b) verurteilten „normalen" und psychisch kranken Gewalttätern andererseits

sowie der signifikante Unterschied zwischen a) und b) stellt die geistesgestörten Gewalttäter in eine engere Beziehung zu den „gesunden" Gewalttätern als zu geistesgestörten Nichttätern bzw. zur strafmündigen Bevölkerung.

2. Alter

Die allgemeine Erfahrung mit Gewalttätigkeitsdelikten kennt ein Überwiegen der jüngeren Lebensalter, besonders bei Männern zwischen 20 und 40 Jahren. Die deutsche Bundesverurteiltenstatistik gibt eine Häufung der Gewaltkriminalität zwischen dem 18. und dem 40. Lebensjahr an. — Es war zu prüfen, ob bei den geisteskranken Gewalttätern die gleiche oder eine andere Altersverteilung besteht.

Tabelle 6. Altersverteilung in absoluten und relativen Zahlen von geistesgestörten Gewalttätern, gesunden (verurteilten) Gewalttätern, geistesgestörten Nichttätern und strafmündiger Bevölkerung

Alter	geistesgestörte Gewalttäter		gesunde (verurteilte) Gewalttäter		geistesgestörte Nichttäter		strafmündige Bevölkerung	
	n	%	n	%	n	%	n	%
14—21	31	5,8	717	18,8	250	7,4	5 847 890	13,7
21—25	69	12,9	838	22,0	158	4,6	3 384 630	7,9
25—30	88	16,5	746	19,6	271	8,0	3 798 770	8,9
30—40	138	25,9	805	21,2	603	17,8	7 014 540	16,5
40—50	99	18,6	374	9,8	566	16,7	6 734 660	15,8
50—60	74	13,9	251	6,6	716	21,1	7 351 660	17,2
60 und mehr	34	6,4	77	2,0	828	24,4	8 514 850	20,0
Summe	533	100,0	3 808	100,0	3 392	100,0	42 647 000	100,0

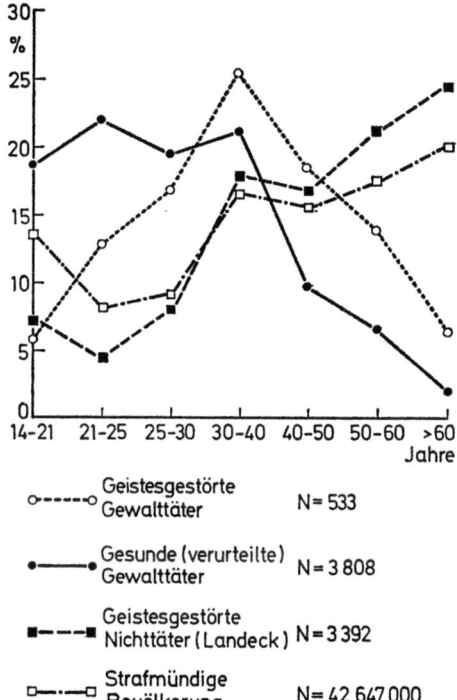

Abb. 2. Altersverteilung von geistesgestörten Gewalttätern, gesunden (verurteilten) Gewalttätern, geistesgestörten Nichttätern und strafmündiger Bevölkerung

Prüft man zunächst die nichtgewalttätigen Patienten, so zeigt sich, daß sie in der Altersverteilung — ähnlich wie in der Geschlechtsverteilung — weitgehend mit der strafmündigen Bevölkerung übereinstimmen[2]. Allerdings sind unter den im PLK Landeck aufgenommenen Patienten die älteren Jahrgänge sehr viel häufiger vertreten.

---

[2] Der Altersmittelwert der strafmündigen Bevölkerung in der BRD lag am 31. 12. 1959 zwischen 42 und 43 Jahren. Der Altersmedian der Landeck-Stichprobe liegt bei 46,3 Jahren.

Die Erklärung für diese Altersselektion der Aufnahmen liegt wohl einmal in der zunehmenden Belegung psychiatrischer Krankenhäuser mit pflegebedürftigen Alterskranken, für die sich zu wenig andere Versorgungsmöglichkeiten in der Gesellschaft finden. Zum anderen liegt sie in der Rückfallneigung bei Kranken mit endogenen Psychosen und anderen hospitalisierungsbedürftigen psychischen Krankheiten, die zu Wiederaufnahmen führt, wodurch sich der Altersdurchschnitt der Krankenhauspopulation erhöhen muß — ein Krankheitsfaktor also, der zusammen mit dem Versorgungsfaktor die Vergleichbarkeit der Aufnahmegruppe für unsere Zwecke einschränkt[3]. (Erst im Zwischengruppenvergleich mit der Patientengruppe, die unter anderem auch nach Alter geordnet ist, wird die Vergleichbarkeit wiederhergestellt sein.)

Die kranken Gewalttäter weichen erheblich von den nichtgewalttätigen Patienten ab und ähneln in der Altersverteilung, wie wir erwartet hatten, den normalen Verurteilten, d. h. das jüngere und mittlere Erwachsenenalter (21. bis 40. Lebensjahr) ist häufiger vertreten als in der Gesamtbevölkerung. Zwischen den beiden Tätergruppen finden sich jedoch deutliche Differenzen:

Die Kriminalität der kranken Täter beginnt später als die der gesunden. Während die Verurteilten schon in der Gruppe der 14- bis 21jährigen häufiger repräsentiert sind als es ihrem prozentualen Bevölkerungsanteil entspricht (der Altersmedian der „gesunden" Täter liegt bei 26,4 Jahren), überschreiten die kranken Gewalttäter (Altersmedian 34,7 Jahre) diese Grenze erst mit 21 bis 25 Jahren. Von der Gruppe der 30- bis 40jährigen ab überwiegt der Anteil der kranken Täter den der Verurteilten (bezogen auf die jeweilige Gesamtzahl), und die relative Häufigkeit der Verurteilten sinkt zwischen dem 40. und 50. Lebensjahr unter ihren prozentualen Bevölkerungsanteil, bei den kranken Tätern hingegen erst zwischen dem 50. und 60. Lebensjahr.

Prüft man auch hier wieder die Zahlen mit multiplen χ^2-Werten auf signifikante Unterschiede der Altersschichtverteilung, so ergeben sich signifikante Ergebnisse:

χ^2 (kranke Täter) = 159,9066, df = 6, α = 0,001

χ^2 (gesunde Täter) = 2511,8160, df = 6, α = 0,001

Wiederum zeigt die Aufnahme-Stichprobe, trotz größerer Ähnlichkeit mit der Bevölkerung als mit den beiden Tätergruppen, eine signifikante Ungleichverteilung der Altersschichten gegenüber der strafmündigen Bevölkerung:

χ^2 (kranke Nichttäter) = 217,0385, df = 6, α = 0,001.

Die Aufnahme-Population enthält weniger junge und mehr alte Menschen als man nach der Verteilung in der Bevölkerung erwarten würde.

---

[3] Eine Beschränkung der Vergleichspopulation auf Erstaufnahmen hätte die Verzerrung der Altersschichtung durch Rückfallhäufigkeit und Wiederaufnahmen ausgeschaltet. Andererseits hätte dies zu einer aus anderen Gründen inadäquaten Zusammensetzung der Vergleichspopulation nicht gewalttätiger psychisch Kranker geführt. Grundsätzlich müßten wir davon ausgehen, daß Gewalttaten bei Geistesgestörten nicht ausschließlich oder bevorzugt bei Krankheitsbeginn begangen werden, sondern in zunächst unbekannter Verteilung über den gesamten Krankheitsverlauf. So gesehen müßten Krankheiten von langer Dauer, etwa bei langwährend chronischem Verlauf oder hoher Rückfallneigung, die Chancen des Zusammentreffens von Krankheit und Gewalttat erhöhen und das Alter der Täter vermutlich wesentlich über das Durchschnittsalter bei Krankheitsbeginn anheben. Aus diesen Gründen hielten wir den Vergleich unseres Täter-Samples mit psychiatrischen Krankenhausaufnahmen (Erst- und Wiederaufnahmen) für eher adäquat als denjenigen mit Erstaufnahmen.

Der Vergleich kranker Gewalttäter mit der Aufnahme-Stichprobe ergibt auch hier signifikante Differenzen:

$\chi^2 = 23{,}7510$, df $= 6$, $\alpha = 0{,}001$.

Die ermittelte Verschiebung der Alterskurve bei den geistesgestörten gegenüber den „gesunden" Gewalttätern ist ein interessanter Befund, der auch in der Literatur beschrieben wird. EAST stellt beispielsweise die Lebensalter von verurteilten und geisteskranken Mördern aus der Anstalt Broadmoor/Großbritannien nebeneinander:

	Verurteilte Mörder			Geisteskranke Mörder	
	Alter zur Zeit des Mordes England und Wales, 1904—1928			Alter zur Zeit der Einlieferung in Broadmoor, 1922—1943	
Alter	Männer %	Frauen %	Alter	Männer %	Frauen %
16 — 21	8	19	unter 19	4,6	1,5
21 — 30	38	56	20 — 29	24,8	28,7
30 — 40	25	17	30 — 39	34,4	46,0
40 — 50	16	5	40 — 49	16,0	16,3
50 — 60	10	1	50 — 59	11,2	5,0
über 60	3	1	über 60	9,0	2,5

(zitiert nach v. HENTIG, 1948)

Ebenfalls aus der Anstalt Broadmoor teilte MOWAT (1966) folgende mittlere Lebensalter von 110 krankhaft eifersüchtigen Mördern mit:

	Mittleres Alter	Standardabweichungen
63 Männer (Mord)	47,5	± 9,7
38 Männer (Mordversuch)	46,0	± 13,3
8 Frauen (Mord)	44,2	
1 Frau (Mordversuch)	(48)	

MOWAT faßte seine Erfahrungen dahingehend zusammen, daß psychisch kranke Mörder älter seien als gesunde, und eifersuchtswahnkranke Mörder wiederum älter als der Durchschnitt psychisch kranker Gewalttäter insgesamt. Als Ursache vermutete er die gewöhnlich nicht vor der Lebensmitte einsetzende Wahnentwicklung, die erst nach Jahren zur Gewalttätigkeit disponiere. — Allerdings weist das Wahnthema „Eifersucht" auf den Selektionsfaktor „Personenstand" hin, der die Zahlen von MOWAT beeinflußte: Die Mehrzahl seiner Täter war verheiratet und tötete oder verletzte die Ehefrau.

So stellt sich die Frage, ob für die Altersverschiebung unserer 533 Täter, die gegenüber nicht geistesgestörten Tätern im Median 8,3 Jahre beträgt, unmittelbar die Krankheit selbst verantwortlich zu machen ist oder ob bedingt mit Krankheit korrelierende Faktoren, wie z. B. Verheiratung, Partnerkonflikte, Berufsprobleme u. ä., wesentlichen Einfluß nehmen. — Wir wollen später nochmals auf diese Punkte eingehen.

Schließlich ist eine Interaktion der Variablen Geschlecht und Lebensalter bei den verglichenen Populationen nicht auszuschließen. Die Interaktion besagt, daß die Verteilung des einen Merkmals auf den Stufen des anderen unterschiedlich sein kann.

Untersucht man die Interaktion Geschlecht und Alter zunächst bei den beiden Tätergruppen im Vergleich zur strafmündigen Bevölkerung, so ergeben sich komplexe Unterschiede, die signifikant sind:

χ^2 (verurteilte Täter) = 32,4641, df = 6, α = 0,001
χ^2 (kranke Täter) = 26,0872, df = 6, α = 0,001.

Bei den verurteilten Tätern finden sich, mit Ausnahme der Altersgruppe 21—25 Jahre, weniger Frauen als erwartet, und zwar um so deutlicher, je älter sie sind. Die Männer sind bis zum 50. Lebensjahr insgesamt, besonders aber in den jungen Altersklassen, häufiger vertreten als erwartet. Bei den geistesgestörten Gewalttätern sind die Differenzen nicht ganz so ausgeprägt wie bei den gesunden. Auch hier sind jedoch die Männer in den jüngeren Altersklassen häufiger als erwartet. Die Zahlen der Frauen liegen durchweg unter dem Erwartungswert, am ausgeprägtesten in den älteren Altersklassen.

Die Aufnahmestichprobe hingegen zeigt keine signifikanten Interaktionen im Vergleich mit der Bevölkerung. Vergleicht man sie indessen mit den kranken Gewalttätern, so ergibt sich ein deutlicher Unterschied:

χ^2 = 32,4641, df = 6, α = 0,001.

Er beruht wohl vor allem darauf, daß bei den geistesgestörten Tätern gegenüber denen, die im Krankenhaus aufgenommen wurden — stärker noch als im Vergleich mit der Bevölkerung — die Männer in den jungen Altersklassen (bis 30. Lebensjahr) überwiegen, während die über 60jährigen beiderlei Geschlechts in der Aufnahmestichprobe häufiger vertreten sind. Mit Ausnahme der 25- bis 30jährigen sind Frauen auch unter geistesgestörten Gewalttätern seltener als in der Bevölkerung.

Es ist damit offenkundig, daß Alters- und Geschlechtszusammensetzung der geistesgestörten Gewalttäter im Vergleich mit jener der verurteilten Gewalttäter und der Bevölkerung in begrenztem Maße von intervenierenden Variablen beeinflußt sind. Wir hoffen, aus den später darzulegenden weiteren Ergebnissen, insbesondere aus diagnoseabhängigen Faktoren, die Einfluß auf Alter und Geschlecht haben, Hinweise auf diese Variablen zu gewinnen.

3. Diagnosen

Unsere Fragestellung war: Bestehen in der Häufigkeit der Diagnosen Unterschiede zwischen den geisteskranken Gewalttätern und einer Zufallsauswahl von Patienten, wie sie zur stationären Behandlung in psychiatrischen Krankenhäusern aufgenommen werden? Oder genauer: Gibt es Diagnosen, bei denen Gewalttätigkeiten besonders häufig vorkommen? Als Vergleichsmaßstab diente wiederum die Aufnahmestichprobe von Patienten des Psychiatrischen Landeskrankenhauses Landeck/Pfalz.

Wie im Methodikkapitel bereits dargelegt, sahen wir uns zum Zeitpunkt unserer Erhebung mit dem Problem konfrontiert, daß in den deutschen psychiatrischen Krankenhäusern einige diagnostische Skalen gebräuchlich waren, die untereinander nur teilweise übereinstimmten. (Im allgemeinen wurde damals das sogenannte „Würzburger Diagnosenschema" verwendet.) Bei der Aufstellung unserer Diagnoseneinteilung waren wir deshalb bestrebt, operational brauchbare Kategorien zu bilden, unter die sich die für uns wesentlichen Diagnosegruppen aus heterogenen Dokumentationen verschiedener psychiatrischer Krankenhäuser und Gutachter eindeutig und übereinstimmend eingliedern ließen. Wir haben die folgenden acht Diagnosegruppen für den Vergleich verwendet:
1. *Nichtklassifizierbare endogene Psychosen*, worunter wir alle nicht als Schizophrenie oder affektive Psychose klassifizierten Psychosen zusammenfaßten, die sich auch nicht mit organischen Prozessen, wie Hirnabbau, Hirntrauma, Entzündungen u. dgl. in Zu-

sammenhang bringen ließen. Aus den Diagnosen des Landeskrankenhauses Landeck reihten wir in diese Kategorie beispielsweise Begriffe ein wie „endogene Psychose", „Pubertätspsychose", „klimakterische und Wochenbettpsychose" sowie „Involutionspsychose".

2. *Schizophrener Formenkreis* (Gruppe der Schizophrenien).
3. *Affektive Psychosen* (manisch-depressiver Formenkreis), worunter wir neben Manie und Cyclothymie auch endogene und reaktiv ausgelöste sowie klimakterische und im Zusammenhang mit Schwangerschaft aufgetretene depressive Psychosen einordneten.
4. *Schwachsinn* (geistige Behinderung).
5. *Hirnorganische Abbauprozesse* (Hirnatrophien), insbesondere senile und praesenile Demenz, worunter der größte Teil der psychischen Störungen des höheren Lebensalters in unserem Untersuchungs-Sample zu fassen ist.
6. *Spät erworbene Hirnschädigungen*[4] durch Trauma, Entzündung, Intoxikation und alle exogenen Psychosen und Defektsyndrome, außer den epileptischen Psychosen. Von den Aufnahmediagnosen in Landeck zählten wir hierzu auch psychopathologische Syndrome bei endokrinen Störungen und cerebralen Gefäßprozessen vor dem 50. Lebensjahr.
7. *Anfallsleiden* (Epilepsien).
8. *Übrige Störungen*, darunter vor allem neurotisch-psychopathische Syndrome, Alkoholismus und andere Süchten (bei den gewalttätigen Patienten nur als Nebendiagnose registriert) sowie, bei den Aufnahmen in Landeck, abnorme Krisen und Entwicklungen, ferner alle unklaren Diagnosebegriffe, beispielsweise „vegetative Dystonie", „Pubertätsdystrophie" u. ä. m.

Dieses Einteilungsschema subsummiert unter seinen einzelnen Kategorien zum Teil recht vielfältige Einzeldiagnosen und erlaubt deshalb nur Vergleiche auf der Basis von Krankheitsgruppen.

Das Diagramm (Abb. 3) zeigt eine Übersicht über die relativen Häufigkeiten der von uns verwendeten Diagnosen in den beiden Patientengruppen:

Gewalttäter (N=533)		Nichtgewalttäter (N=3 392)	
6,4		7,4	Nicht eindeutig klassifizierbare endogene Psychosen
53,4		23,8	Schizophrenien
6,9		16,8	Affektive Psychosen
12,7		5,1	Oligophrenien
7,5		13,3	Hirnorgan. Abbauproz. + senile/präsenile Demenz
8,0		10,3	Späterworbene Hirnschädigungen
5,4		5,2	Epilepsien
9,4		18,1	Sonstige Störungen

Abb. 3. % der Fälle

---

[4] Im Gegensatz zu angeborenen und früh erworbenen Persönlichkeitsdefizienzen und Hirnmißbildungen, die, soweit sie unter unsere Fallidentifikationskriterien fallen, fast durchweg mit Schwachsinn verknüpft sind und von uns auch unter diese Rubrik eingeordnet wurden.

Aus der graphischen Darstellung lassen sich deutliche Häufigkeitsunterschiede für die wichtigsten Diagnosegruppen ablesen:

Unter den nichtgewalttätigen Patienten sind Diagnosen, die den Gruppen der affektiven Psychosen, der hirnorganischen Abbauprozesse und besonders der Sammelgruppe „übrige Störungen" zugeordnet sind, häufiger vertreten, während sich unter den Gewalttätern die Schizophrenen und die Gruppe der Schwachsinnigen weitaus häufiger vorfinden. Allerdings hat die Feststellung abweichender Diagnoseverteilungen wegen verschiedener intervenierender Einflüsse auf die Zusammensetzung der Krankenhausaufnahmen — wir haben sie oben großenteils diskutiert — nur eine begrenzte Bedeutung. Allenfalls kann man dem Vergleich orientierende Hinweise entnehmen.

Ein weiteres methodisches Problem steht der Interpretation dieser ungleichen Häufigkeitsverteilung zunächst im Wege: Es stellt sich die Frage, ob die gefundenen Diagnosedifferenzen nicht auch auf den Faktor „Geschlecht" zurückgehen, bei dem die beiden Patientengruppen ja deutlich ungleich verteilt waren (siehe Abb. 1). Bekanntlich besteht eine unterschiedliche Morbidität der Geschlechter für verschiedene psychische Krankheiten: Bei den affektiven Psychosen überwiegen z. B. die Frauen, beim Alkoholismus die Männer (WEITBRECHT; WYSS in: Psychiatrie der Gegenwart, Bd. II)[5].

An sich müßte also der Einfluß des Geschlechtsfaktors „herauspartialisiert", d. h. statistisch eliminiert werden. Im Hinblick auf die komplizierten Häufigkeitstabellen (Häufigkeit verschiedener Diagnosen bei Männern und Frauen in zwei Patientengruppen) haben wir uns darauf beschränkt, als Annäherungslösung die Verteilung der Krankheiten getrennt für Männer und Frauen zu testen. Da beide Tabellenprüfungen hochsignifikante Ergebnisse brachten, kann man immerhin sagen, daß die unterschiedliche Diagnosenverteilung bei beiden Gruppen nicht etwa nur durch Geschlechtsdifferenzen verursacht ist.

In den folgenden Abschnitten sollen die gefundenen Häufigkeiten nach Hauptdiagnosegruppen getrennt interpretiert werden.

a) Schizophrenien

An den Anfang der Besprechung setzen wir die Schizophrenien, weil sie die mit Abstand größte Gruppe unter den Gewalttätern darstellen und diese Kategorie sich — neben den Schwachsinnigen und den Epileptikern — relativ klar abgrenzen läßt. Es stellt sich hier wie bei den anderen Diagnosen die Frage, ob die Tatsache, an einer schizophrenen Psychose erkrankt zu sein, ein erhöhtes Risiko für Gewalttätigkeit bedeutet.

Prüft man die Häufigkeit der Schizophrenen in den beiden Populationen der Aufnahme-Stichprobe und des Gewalttäterkollektivs gegenüber dem jeweiligen Rest der übri-

Tabelle 7. Verteilung der Diagnose „Schizophrenie" bei gewalttätigen und nichtgewalttätigen Geistesgestörten

geistesgestörte Gewalttäter n = 533				geistesgestörte Nichtgewalttäter n = 3 392			
m	w	Sa	%	m	w	Sa	%
232	52	284	53,4	105	807	347	23,8

---

[5] Auch die Incidenzstudie unserer Klinik (REIMANN, HÄFNER et al.) über seelische Erkrankungen in der Stadt Mannheim 1965 bestätigte diese Morbiditätsdifferenzen der Geschlechter (Raten noch nicht publiziert).

gen Krankheitsformen statistisch (χ^2), so findet sich für die Ungleichverteilung eine hohe Signifikanz: $\chi^2 = 199{,}6348$, df = 6, $\alpha = 0{,}001$.

Das starke Überwiegen männlicher gegenüber weiblichen schizophrenen Tätern vermittelt den Eindruck, der sich mit den traditionellen Vorstellungen deckt, wonach schizophrene Männer einen hohen Anteil geisteskranker Gewaltdelinquenten stellen (siehe Literatursammlung zu diesem Thema). Zugleich wird der Verdacht bestärkt, daß eine Schizophrenie das Risiko, eine Gewalttat zu begehen, tatsächlich beträchtlich erhöht. Es darf jedoch nicht außer acht gelassen werden, daß die mitgeteilten Häufigkeitsdifferenzen Rohrelationen darstellen, die noch von anderen Variablen (Geschlecht und Alter werden unten gesondert diskutiert) beeinflußt werden. Daher spielt die Tatsache, daß die Vergleichspopulation aus Krankenhausaufnahmen besteht, noch eine besondere Rolle. Da wir den Einwand nicht entkräften können, die Inanspruchnahme des untersuchten psychiatrischen Krankenhauses werde von verschiedenen unkontrollierbaren Einflüssen bestimmt, die zu einer nicht repräsentativen Verteilung der verschiedenen Krankheitsgruppen bei den Aufnahmen führen, können wir auf dieser Ebene nur einen Verdacht formulieren. Um die Zuverlässigkeit unserer Aussagen über diagnosespezifische Gewalttäterrisiken zu erhöhen, werden wir an späterer Stelle noch einen Vergleich mit einer nicht nur auf Krankenhausaufnahmen basierenden Population psychiatrischer Patienten vornehmen.

b) Übrige endogene Psychosen

In diesem Abschnitt soll die Gruppe der affektiven Psychosen mit der Sammelkategorie der nicht eindeutig klassifizierbaren endogenen Psychosen zusammen kurz dargestellt werden:

Tabelle 8. Verteilung der nichtschizophrenen endogenen Psychosen (affektive und andere nichtschizophrene endogene Psychosen) bei gewalttätigen und nichtgewalttätigen Geistesgestörten

geistesgestörte Gewalttäter n = 533				geistesgestörte Nichtgewalttäter n = 3 392			
m	w	Sa	%	m	w	Sa	%
25	46	71	13,3	206	615	821	24,2

Entgegengesetzt zu den Verhältniszahlen bei Schizophrenen gibt es bei Krankenhausaufnahmen fast doppelt so viele Kranke mit „übrigen endogenen Psychosen" wie beim Kollektiv der gewalttätigen Geistesgestörten. Vergleicht man die Häufigkeit dieser Gruppe nichtschizophrener endogener Psychosen gegenüber allen anderen Krankheitsformen in beiden Populationen, so ergibt sich auch hier eine hochsignifikante Ungleichverteilung zugunsten der Krankenhausaufnahmen ($\chi^2 = 31{,}0667$, df = 1, $\alpha = 0{,}001$).

Betrachtet man nur die Kranken des manisch-depressiven Formenkreises, so findet sich bei den Krankenhausaufnahmen mehr als der doppelte Anteil (16,8 : 6,9 %). Diese Häufigkeitsdifferenzen lassen aber ebenfalls noch keinen eindeutigen Schluß auf ein — in diesem Falle vermindertes — Tatrisiko bei diesen Psychoseformen zu; sie sind indessen bemerkenswert.

Bei den nichtgewalttätigen Patienten der Vergleichsgruppe dürften die unter „affektive Psychosen" zu subsumierenden Diagnosen, etwa die Diagnose „Depression", eher weiter denn enger gefaßt sein als bei den geistesgestörten Gewalttätern. Dennoch gibt auch dieser Vergleich nur einen Hinweis, der einer Überprüfung an einer nicht nur aus Krankenhausaufnahmen zusammengesetzten psychiatrischen Vergleichspopulation bedarf.

Sehr hoch ist der Anteil der Frauen bei der nichtgewalttätigen Vergleichsgruppe. Auf diesen Punkt, der mit höheren Krankenhausaufnahmeraten und höherer Morbidität des weiblichen Geschlechtes für manisch-depressive Psychosen und andere Depressionen in Verbindung steht, wird weiter unten ausführlich Bezug genommen.

c) Schwachsinn

Weil bei dieser Diagnosegruppe eine Vergleichbarkeit zwischen Krankenhausaufnahmen und schwachsinnigen Tätern besonders fragwürdig erscheint, sollen die Ergebnisse hier unter Vorbehalt besprochen werden. Schwachsinnige sind unter geistesgestörten Gewalttätern aller Diagnosen anteilmäßig wesentlich häufiger vertreten als unter den nichtgewalttätigen Patienten bei Krankenhausaufnahme. Es liegt zunächst der Schluß nahe, daraus auch auf ein deutlich erhöhtes Tatrisiko der Schwachsinnigen zu schließen.

Tabelle 9. Verteilung der Diagnose „Schwachsinn" bei gewalttätigen und nichtgewalttätigen Geistesgestörten

schwachsinnige Gewalttäter				schwachsinnige Nichtgewalttäter			
m	w	Sa	%	m	w	Sa	%
59	9	68a	12,7	460	66	171	5,1

a In dieser Zahl sind jene schwachsinnigen Täter nicht enthalten, bei denen zusätzlich eine Schizophrenie („Pfropfschizophrenie") diagnostiziert worden war. Es handelt sich dabei um 15 Fälle, die den Schizophrenien zugerechnet worden sind, weil nach unseren Kriterien grundsätzlich die Hauptdiagnose Schizophrenie zu stellen war

(Die Häufigkeitsverteilung der Schwachsinnigen in beiden Populationen ist gegenüber dem Rest übriger Diagnosen hochsignifikant: $\chi^2 = 47{,}9477$, $df = 1$, $\alpha = 0{,}001$.)

Dieses Ergebnis läßt sich, auch als Tendenz formuliert, kaum ohne Bedenken vorweisen. Wie schon dargelegt, müssen wir mit hoher Wahrscheinlichkeit eine Unterrepräsentation Schwachsinniger unter den Aufnahmen eines psychiatrischen Krankenhauses annehmen. Sie ist einmal aus dem Vorhandensein spezieller Einrichtungen für Schwachsinnige zu schließen, die einen beträchtlichen Teil der Hospitalisierungsbedürftigen unter ihnen aufnehmen. Zum anderen lebt ein großer Teil geistig Behinderter bei ihren Familien, ohne jemals einer psychiatrischen Hospitalisierung zu bedürfen. Unter den Anlässen zur Aufnahme Schwachsinniger in ein psychiatrisches Krankenhaus sind deshalb zusätzlich bestehende Störungen, wie andere psychische Erkrankungen, Dissozialität usw., überzufällig häufig anzunehmen. Damit könnten auch aggressive und andere sozial störende Verhaltensweisen, die bei Männern weniger toleriert werden als bei Frauen, eine größere Rolle spielen und die Geschlechtsverteilung der Krankenhausaufnahmen zugunsten der Männer beeinflussen.

Aus diesen Gründen verzichten wir darauf, für Schwachsinn auch nur einen Hinweis auf ein höheres Gewalttäterrisiko aus dem Vergleich zu entnehmen, während wir die Überrepräsentation der Männer, auch im Vergleich mit dem Geschlechterverhältnis Schwachsinniger bei den Krankenhausaufnahmen, als einen wesentlichen und der Tendenz nach zuverlässigen Befund betrachten.

d) Hirnorganische Abbauprozesse (Demenz), spät erworbene Hirnschädigung, Epilepsien und übrige Störungen

Während sich bei der spät erworbenen Hirnschädigung (durch Trauma, Entzündung, Vergiftung) und den Epilepsien keine wesentliche Ungleichverteilung bei gewalttätigen und nichtgewalttätigen Patienten ergibt, finden sich unter den Tätern beinahe um die Hälfte weniger Kranke mit senilen Abbauprozessen. (Dieser Unterschied ist, berechnet gegenüber dem Rest aller anderen Diagnosen, hochsignifikant: $\chi^2 = 14{,}2331$, $df = 1$, $\alpha = 0{,}001$). Da die Krankenhausaufnahmen dieser Diagnosenkategorie im Verhältnis zu anderen Diagnosengruppen gegenüber den wahren Morbiditätsverhältnissen eher über- als unterrepräsentiert sind, darf dem Ergebnis eine gewisse Bedeutung zugesprochen werden. Zudem entspricht es den im Literaturkapitel referierten Erfahrungen anderer Autoren (z. B. BÜRGER-PRINZ und LEWERENZ, ROTH u. a.).

Tabelle 10. Verteilung organischer Psychosyndrome, der Epilepsien und der übrigen Störungen bei gewalttätigen und nichtgewalttätigen Geistesgestörten

	geistesgestörte Gewalttäter				geistesgestörte Nichtgewalttäter			
	m	w	Sa	%	m	w	Sa	%
Hirnorgan. Abbauprozesse	35	5	40	7,5	213	239	452	13,3
Spät erworbene Hirnschädigung	40	3	43	8,0	254	96	350	10,3
Epilepsien	27	2	29	5,4	111	66	177	5,2
Übrige Störungen	40	10	50	9,4	449	165	614	18,1

Der große Häufigkeitsunterschied bei den „übrigen Störungen" erklärt sich aus dem großen Anteil schwerer Persönlichkeitsstörungen (Psychopathien, Alkoholismus und andere Suchten) und der abnormen Erlebnisreaktionen (z. B. in Verbindung mit Suicidversuchen) unter den Patienten, die in ein Krankenhaus aufgenommen wurden. Bei den geistesgestörten Gewalttätern haben wir solche Fälle nur in Verbindung mit eigentlichen Geisteskrankheiten, Schwachsinn und schweren Hirnschäden erfaßt und die Persönlichkeitsstörung, Neurose u. dgl. als Zweitdiagnose registriert.

4. Alter und Geschlecht bei den wichtigsten Diagnosen

In den vorangegangenen Abschnitten a und b haben wir gesagt, daß eine besondere Gefährdung, gewalttätig zu werden, signifikant dem „männlichen Geschlecht" und dem „jüngeren und mittleren Lebensalter" zugeordnet ist. Dieser Befund wurde für die Gesamtgruppe aller geistesgestörten Täter erhoben. Es soll nun geprüft werden, ob dieser Sachverhalt auch für die diagnostischen Untergruppen zutrifft.

Wir haben uns dabei auf die Diagnosen Schizophrenie, affektive Psychosen und Schwachsinn beschränkt, weil es uns darauf ankam, relativ homogene Diagnosegruppen einander gegenüberzustellen. (Die selteneren und in sich heterogen zusammengesetzten Diagnosen wurden deshalb nicht zusammengefaßt, sondern ausgeklammert, ebenso die „nicht klassifizierbaren endogenen Psychosen", obwohl die Gruppe der affektiven Psychosen mit 37 Fällen dadurch für die Anwendung von Testverfahren recht klein wurde.)

Für den folgenden Abschnitt stellt sich somit die Frage:
1. Wie unterscheiden sich jeweils schizophrene, depressive und schwachsinnige Gewalttäter in der Verteilung von Geschlecht und Alter von den zurechnungsfähigen verurteilten Tätern und

2. bestehen für diese Merkmale innerhalb einer Diagnose Unterschiede zwischen Gewalttätern und unserer Vergleichsgruppe nichtgewalttätiger psychisch Kranker aus dem Aufnahmesample Landeck?

a) Geschlecht

Interpretation

Schizophrenie. Unter den schizophrenen Gewalttätern finden sich fast fünfmal soviel Männer wie Frauen, während von den in Landeck aufgenommenen Schizophrenen nicht einmal die Hälfte männlichen Geschlechts ist. (Dieser Unterschied ist hochsignifikant: $\chi^2 = 126{,}2702$, df = 1, $\alpha = 0{,}001$.) Auf der anderen Seite besteht zwischen den schizophrenen und den gesunden Gewalttätern große Ähnlichkeit in der Geschlechtsverteilung: Bei den normalen Verurteilten lassen sich ca. dreieinhalb mal soviel Männer wie Frauen feststellen. (Statistisch läßt sich hier die Null-Hypothese nicht widerlegen.)

Dieser eindeutige Befund eines starken Überwiegens der Männer unter gewalttätigen Schizophrenen entspricht auch den Beobachtungen anderer Autoren (z. B. H. W. MAIER, WANNER). Wesentlich ist dabei, daß die Geschlechterrelation der schizophrenen Täter etwa jener der nicht geistesgestörten Gewalttäter entspricht.

Schwachsinn. Bei den schwachsinnigen Gewalttätern liegen die Verhältnisse entsprechend. Auch hier besteht eine tendenzielle Ähnlichkeit mit der Geschlechterverteilung der gesunden Verurteilten (bei den schwachsinnigen Tätern ein Verhältnis Männer zu Frauen wie ca. 6:1, bei den Verurteilten wie ca. 4:1). Die nichtgewalttätigen Schwachsinnigen des Aufnahmesamples weisen dagegen ein Verhältnis Männer zu Frauen von ca. 1,5:1 auf, wobei wir noch einmal daran erinnern, daß einiges für eine selektive Überrepräsentation von Männern bei der Aufnahme von Schwachsinnigen in das psychiatrische Krankenhaus spricht. WERNER beschrieb bei seinen schwachsinnigen Tätern gegen Leib und Leben 29 Männer und 8 Frauen, also ebenfalls ein Überwiegen männlicher Täter.

Sowohl bei Schizophrenen wie bei Schwachsinnigen scheinen demnach Männer rund 4 bis 6 mal häufiger eine Gewalttat zu begehen als Frauen. Das entspricht annähernd dem Verhältnis Männer zu Frauen von rund 4:1 bei nichtgeistesgestörten Gewalttätern und legt damit die Vermutung nahe, daß bei beiden Diagnosegruppen eine engere Beziehung zwischen Gewalttäterrisiko und Geschlechtszugehörigkeit als zwischen Gewalttäterrisiko und Krankheit besteht.

Affektive Psychosen. Bei dieser Krankheitsgruppe zeigen die kranken Gewalttäter eine Umkehrung des bei allen anderen Krankheitsgruppen anzutreffenden Geschlechterverhältnisses. Hier allein überwiegen die Frauen (n = 29) über die Männer (n = 8) im Verhältnis von ca. 3,5:1.

(Die 34 „nicht klassifizierbaren endogenen Psychosen" stehen mit 17 Frauen und 17 Männern in der Verteilung der Geschlechter zwischen der Gruppe der Schizophrenien und dem manisch-depressiven Formenkreis.)

Die Geschlechterverteilung der depressiven Gewalttäter entspricht derjenigen dieser Diagnosegruppe bei der Krankenhausaufnahme-Stichprobe. Unter den gewalttätigen Patienten ist der Anteil der Männer geringfügig, nicht signifikant, kleiner, so daß die Differenz vernachlässigt werden kann.

Wir haben im Methodikkapitel bereits ausführlich die Vermutung einer Unterrepräsentation depressiver Täter durch eine erhöhte Dunkelziffer für den erweiterten Selbstmord diskutiert.

Tabelle 11. Geschlechtsverteilung dreier Diagnosegruppen bei gewalttätigen und nicht gewalttätigen Geistesgestörten im Vergleich mit nicht geistesgestörten (verurteilten) Gewalttätern

Geschlecht	Nicht geistesgestörte (verurteilte) Gewalttäter		Geistesgestörte										
			Schizophrenien				Affektive Psychosen				Schwachsinnige			
			Gewalttäter		Nicht-gewalttäter		Gewalttäter		Nicht-gewalttäter		Gewalttäter		Nicht-gewalttäter	
	n	%	n	%	n	%	n	%	n	%	n	%	n	%
männlich	2 996	78,7	232	81,7	347	43,0	8	22,0	143	25,0	59	87,0	105	61,4
weiblich	812	21,3	52	18,3	460	57,0	29	78,0	428	75,0	9	13,0	66	38,6
Summe	3 808	100,0	284	100,0	807	100,0	37	100,0	571	100,0	68	100,0	171	100,0

Tabelle 12. Altersverteilung dreier Diagnosegruppen bei gewalttätigen und nichtgewalttätigen Geistesgestörten im Vergleich mit nichtgeistesgestörten (verurteilten) Gewalttätern

Alter	Nicht geistesgestörte (verurteilte) Gewalttäter		Geistesgestörte										
			Schizophrenien				Affektive Psychosen				Schwachsinn			
			Gewalttäter		Nicht-gewalttäter		Gewalttäter		Nicht-gewalttäter		Gewalttäter		Nicht-gewalttäter	
	n	%	n	%	n	%	n	%	n	%	n	%	n	%
14—21	717	18,8	8	2,8	51	6,3	0	—	4	0,7	13	19,0	52	30,4
21—25	838	22,0	40	14,1	54	6,7	1	3,0	17	3,0	17	25,0	23	13,6
25—30	746	19,6	49	17,3	95	11,8	7	19,0	27	4,7	16	23,0	20	11,7
30—40	805	21,2	87	30,6	221	27,4	15	41,0	80	14,0	14	21,0	27	15,9
40—50	374	9,8	59	20,8	182	22,6	7	19,0	106	18,6	6	9,0	18	10,5
50—60	251	6,6	34	12,0	142	17,6	5	13,0	178	31,2	2	3,0	24	14,0
60 und mehr	77	2,0	7	2,4	62	7,7	2	5,0	159	27,9	0	—	7	4,1
Summe	3 808	100,0	284	100,0	807	100,0	37	100,0	571	100,0	68	100,0	171	100,0

Wir nehmen an, daß ein Teil der mit Selbstmordhandlungen verknüpften Mordversuche verheirateter depressiver Frauen an ihren Kindern nicht zur strafrechtlichen Abklärung und /oder zur psychiatrischen Krankenhausaufnahme gelangte und somit unserer Erfassung entzogen blieb. Indessen darf erwartet werden, daß sich das von uns gefundene Geschlechterverhältnis dadurch nicht etwa umkehrt, sondern der Anteil weiblicher Täter eher stärker als schwächer einzuschätzen ist.

Insgesamt scheint bei den Gewalttätern mit affektiven Psychosen erstmals ein deutlicher Einfluß der Krankheit auf die Geschlechtsverteilung kranker Gewalttäter vorzuliegen. Zur erhöhten Morbidität der Frau für Depressionen kommt offenbar eine stärkere Neigung als bei Männern, beim Selbstmord eigene Kinder in den Tod mitzunehmen. Wahrscheinlich spielt dabei die enge Symbiose von Mutter und Kind eine Rolle, die bei depressiven Persönlichkeiten besonders ausgeprägt ist. Schwermütige Männer scheinen sich in dieser Hinsicht anders zu verhalten.

Da sie bei den für die Bundesrepublik ermittelten Selbstmordraten gegenüber Frauen eher geringfügig überrepräsentiert sind, müssen wir — trotz unserer beschränkten Fallzahl — annehmen, daß sie den Einzelsuicid vorziehen bzw. daß der erweiterte Selbstmord bei Männern verglichen mit Frauen außerordentlich selten ist. Die psychiatrische Literatur bestätigt diese Annahme auf der Basis kasuistischer Erfahrungen und verschiedener Fallzusammenstellungen (LANGELÜDDEKE, SPANGENBERG, POPELLA). In den seltenen Fällen, in denen Väter ihre Kinder in den Selbstmord mitnehmen, wird meist auch die Ehefrau einbezogen (POPELLA, GREGER und HOFFMEYER), es kommt zum „Familienmord" (JACOBI 1928).

b) Alter

Interpretation

Schizophrenie. Es fällt auf, daß bei den schizophrenen Gewalttätern die Altersklassen zwischen 25 und 50 Jahren besonders häufig vertreten sind und die Gewaltkriminalität erst nach dem 60. Lebensjahr deutlich abfällt. Diese, gegenüber den verurteilten Gewalttätern um 10 bis 15 Jahre ins mittlere und höhere Lebensalter verschobene Kriminalität scheint zu Lasten der Psychose zu gehen. (Der Unterschied ist auf dem 0,001-Niveau signifikant: $\chi^2 = 98,8565$, df $= 6$.)

Hierzu lassen sich zwei Hypothesen formulieren:
1. Die Psychose Schizophrenie hat eine direkte aufschiebende Wirkung auf die Gewalttätigkeit.
2. Es handelt sich um indirekte, mit Krankheit und Tatdisposition komplex verbundene Faktoren, wie soziale oder familiäre Bedingungszusammenhänge, auf die das Krankheitsgeschehen einen zeitlich relevanten Einfluß hat.

Eine Beantwortung dieser Alternativfrage soll in späteren Kapiteln versucht werden.

Eine noch stärkere Verschiebung in höhere Altersklassen findet sich bei den nichtgewalttätigen Schizophrenen der Krankenhaus-Vergleichsgruppe. (Im Vergleich zu den gewalttätigen Schizophrenen besteht auch hier eine hochsignifikante Differenz: $\chi^2 = 37,1231$, df $= 6$, $\alpha = 0,001$.) Gründe, die diesen Tatbestand erklären können, haben wir oben (Abschnitt 2 dieses Kapitels) schon angeführt. Es handelt sich wohl im wesentlichen um eine Überrepräsentation von Wiederaufnahmen aller Diagnosen und Erstaufnahmen Alterskranker im Aufnahmesample[6].

Affektive Psychosen. In dieser Krankheitsgruppe fanden sich nach unserer Erhebung ernsthafte Gewaltdelikte bei den unter 21jährigen überhaupt nicht und bis zum 25. Lebensjahr nur in einem Fall. Aus den früher geschilderten Gründen ist das Überwiegen von Kranken der Altersstufe 30 bis 40 Jahre auf die Überrepräsentation chronisch kranker, häufig rückfälliger und verheirateter Frauen dieses Alters zurückzuführen. Wenn man als typisches Delikt dieser Krankheitsform den erweiterten Selbstmord unter Einbeziehung eigener Kinder ansieht, war eine Verschiebung gegenüber den normalen Verurteilten in die Phase des mittleren Lebensalters auch zu erwarten.

Die nichtgewalttätigen Patienten des Aufnahmesamples sind in dieser Diagnosegruppe deutlich älter (Gipfel im 50. bis 60. Lebensjahr) als die gewalttätigen Kranken. Dafür kann wahrscheinlich dieselbe Erklärungsalternative herangezogen werden wie bei den schizophrenen Nichttätern.

Schwachsinn. Die Altersverteilung der Schwachsinnigen unterscheidet sich nicht überzufällig von der der Verurteilten. In diesem Ergebnis mag ein Hinweis dafür gesehen werden, daß gerade bei den Schwachsinnigen die psychische Störung (Defizienz) auf das Kriminalitätsrisiko bezüglich Alter (und Geschlecht) keinen modifizierenden Einfluß ausübt, sofern nicht ein später zu diskutierender statistischer Grund dieses Ergebnis erklärt.

Die nichtgewalttätigen Schwachsinnigen erwiesen sich auch hier wiederum als älter, wenn auch nicht so deutlich wie bei den Kranken mit affektiven Psychosen.

Folgerungen aus der Alters-, Geschlechts- und Diagnosenverteilung, die wir in diesem Kapitel auf der Basis verschiedener Vergleiche abgehandelt haben, können vorerst nur in sehr unterschiedlichen Grenzen gezogen werden. So sind die Unterschiede in der Diagnosenzusammensetzung zwischen geistesgestörten Gewalttätern und nicht-gewalttätigen Geistesgestörten, um unsere Deutung der Ergebnisse zusammenzufassen, insgesamt kaum verallgemeinerungsfähig. Für die wichtige Frage des krankheitsspezifischen Gewalttäterrisikos sind die Antworten vorerst nur als „Trends" zu formulieren, weil die Vergleichspopulation keine repräsentative Verteilung der Diagnosen garantiert. Der Überrepräsentation Schizophrener unter den Gewalttätern könnte ein erhöhtes, der Unterrepräsentation affektiver Psychosen (Depressionen) ein vermindertes Gewalttäterrisiko entsprechen. Der Häufung Schwachsinniger unter geistesgestörten Tätern kann jedoch nicht einmal die geringe Aussagekraft eines Trends zugebilligt werden. Diese Diagnosengruppe ist, anders als Schizophrenie und affektive Psychosen, in der Bezugspopulation, den psychiatrischen Krankenhausaufnahmen, wahrscheinlich erheblich unterrepräsentiert.

Die Ergebnisse der Alters- und Geschlechtsverteilung haben mehr Aussagekraft. Die Gruppen der geistesgestörten und nicht-geistesgestörten Gewalttäter sind sehr ähnlich zusammengesetzt: Männer und jüngere Jahrgänge sind in beiden Populationen eindrucksvoll gehäuft. Andererseits entspricht die Alters- und Geschlechtsverteilung bei den nichtgewalttätigen psychisch Gestörten — untersucht am Aufnahmesample eines psychiatrischen Krankenhauses — weitgehend jener der Gesamtbevölkerung. Da sich Gewalttäter — geistesgestörte und nicht-geistesgestörte — erheblich und hochsignifikant von Gesamtbevöl-

---

[6] Wir hatten bei der Bildung unserer Vergleichsgruppe aus den Aufnahmen eines Landeskrankenhauses vermieden, nur Erstaufnahmen auszuwählen, weil wir bei der Vor-Auswertung eines Teiles der Erhebung bei den kranken Tätern auf die Feststellung gestoßen waren, daß sich die Tat kaum je zu Anfang einer psychotischen Erkrankung ereignet hatte. Vielmehr war ein wesentlicher Teil psychotischer Täter schon mehrfach vorher krank gewesen bzw. behandelt worden. Nachträglich stellte es sich heraus, daß eine von uns leider nicht durchgeführte Trennung von Erst- und Wiederaufnahmen im Sample für verschiedene Vergleiche von Vorteil gewesen wäre, z. B. für die hier untersuchten Fragen.

kerung und von nicht-gewalttätigen psychisch Gestörten unterscheiden, könnten wir folgern: Alter und Geschlecht haben auf das Gewalttäterrisiko einen gewichtigeren Einfluß als die Geistesstörungen.

Man kann diese Feststellung auch in einem vertrauteren theoretischen Bezugsrahmen einordnen: Alter und Geschlecht begrenzen als Dispositions- oder Hemmungsfaktoren den Einfluß anderer Risikofaktoren und damit auch einen möglichen Einfluß von Geisteskrankheit oder Geistesschwäche. Das bedeutet, daß die Manifestation einer Gewalttat mit Annäherung an das Dispositionsmaximum — männliches Geschlecht, Alter zwischen 18 und 40 Jahre — wahrscheinlicher, mit zunehmender Entfernung — weibliches Geschlecht, geringeres oder höheres Alter — unwahrscheinlicher wird.

Mit diesem Interpretationsmodell wird die Vermutung gestützt, daß Geistesstörung tatsächlich Einfluß auf das Gewalttäterrisiko hat. Die Aufwärtsverschiebung des Altersmaximums geistesgestörter gegenüber nicht-geistesgestörten Gewalttätern, die im Mittel 8,3 Jahre beträgt, ist jedenfalls ein gewichtiges Ergebnis, das dafür sprechen könnte. Dennoch kann nicht unbedenklich angenommen werden, daß Geistesstörungen häufiger Hemmungs- als Dispositionsfaktoren sind oder daß sie nur, ohne das Risiko quantitativ zu mindern, überwiegend zur zeitlichen Verzögerung der Manifestation einer Gewalttat beitragen. Es ist, wie wir dargelegt haben, durchaus denkbar, daß andere, vorerst unbekannte Faktoren, die mit Geistesstörungen im Zusammenhang stehen, das Manifestationsalter für Gewalttaten bei Geistesgestörten erhöhen. Dies wird an späterer Stelle weiter zu diskutieren sein[7].

---

[7] Es muß überdies mit der Möglichkeit gerechnet werden, daß die Altersverschiebung teilweise Ausdruck der unterschiedlichen Altersschichtung der beiden zugrundeliegenden Risikopopulationen ist: Risikopopulation nicht-geistesgestörter Gewalttäter ist die strafmündige Bevölkerung (ab vollendetem 14. Lebensjahr). Die Risikopopulation geistesgestörter Gewalttäter ist uns in ihrer genauen Alterszusammensetzung unbekannt: Sie umfaßt alle Personen über 14 Jahre, die an einer Geistesstörung leiden oder wenigstens einmal daran erkrankt waren von ihrem Erstmanifestationsalter an. Da eine Reihe der erfaßten Krankheiten und Störungen ein wesentlich höheres durchschnittliches Erstmanifestationsalter als 14 Jahre haben, sind jüngere Jahrgänge in dieser Risikogruppe und damit auch bei der erfaßten Population unterrepräsentiert. Dieser Sachverhalt muß sich in einer Erhöhung des arithmetischen Mittels und des Medians bei der Altersverteilung der geistesgestörten, verglichen mit den nicht-geistesgestörten Gewalttätern niederschlagen. Da wir die Schichtung des Incidenzalters der von uns untersuchten Krankheiten nicht kennen, ist eine statistische Korrektur des Fehlers auf dieser Basis nicht möglich.

Die Tatsache, daß die Altersverteilung schwachsinniger Gewalttäter, im Gegensatz zu den übrigen geistesgestörten Gewalttätern jener der nicht-geistesgestörten Gewalttäter annähernd entspricht, könnte jedenfalls den erwähnten Einwand bekräftigen. Schwachsinn besteht in jedem Fall bereits bei der Vollendung des 14. Lebensjahres. Von daher gesehen scheint die Altersschichtung beider Risikopopulationen — der Schwachsinnigen und der strafmündigen Bevölkerung — identisch zu sein. Weitgehend identisch sind aber auch Motivation und eine Reihe anderer Faktoren der Gewaltkriminalität Schwachsinniger und der allgemeinen Gewaltkriminalität im Gegensatz zu jener der Geisteskranken.

Erheblichere Bedenken gegen die erwähnte Deutung der Altersentsprechung von schwachsinnigen und nicht-geistesgestörten Gewalttätern sind wiederum statistischer Natur: Die Lebenserwartung Schwachsinniger liegt erheblich unter derjenigen der Gesamtbevölkerung, so daß die älteren Jahrgänge in der Risikopopulation der Schwachsinnigen stark unterrepräsentiert sein müssen. In welchem Ausmaß ist uns wiederum unbekannt, weil es keine zuverlässigen Daten zur Lebenserwartung Schwachsinniger zum Zeitpunkt unserer Erhebung gab. Wir müssen jedenfalls annehmen, daß das Durchschnittsalter Schwachsinniger deshalb fühlbar unter dem der strafmündigen Bevölkerung liegt. Dadurch ist sicherlich auch die Alterszusammensetzung schwachsinniger Gewalttäter nach unten hin beeinflußt, so daß der „wahre" Altersdurchschnitt wesentlich höher liegen müßte, als derjenige der nicht-geistesgestörten Gewalttäter.

Die bisher resümierten Überlegungen zur Alters- und Geschlechtsverteilung behandelten „Geistesstörung" teilweise als einen quasi einheitlichen Faktor. Das ist natürlich nur für Aussagen über globale Zusammenhänge möglich. Das Beispiel der affektiven Psychosen, die eine Umkehrung des Geschlechterverhältnisses von Männer zu Frauen auf ca. 1:3,5 (geistesgesunde Gewalttäter ca. 3,5:1) zeigen, belegt, daß der Globalfaktor „Geistesstörung" insoweit die Resultante aus unterschiedlichen und mitunter entgegengesetzt wirksamen Faktoren ist, die noch identifiziert und in ihrem Gewicht bestimmt werden sollten. An dieser Krankheitsgruppe wird auch deutlich, daß diese Resultante, von der formulierten Regel abweichend, das Gewalttäterrisiko entgegen der geschlechtsspezifischen Disposition erheblich zu beeinflussen vermag. Als Eindruck formuliert: Durch eine depressive Psychose scheint das Gewalttäterrisiko bei Frauen erhöht, bei Männern verringert zu werden.

C. Gewalttäterrisiken der Geistesgestörten und der Gesamtbevölkerung im Vergleich

1. Vergleich mit „ermittelten" Gewalttätern

Eines der wichtigsten Ziele unserer Studie, der Vergleich der Gewalttäterrisiken von Geisteskranken und Gesamtbevölkerung, stieß auf besondere Schwierigkeiten. Der Grund liegt in der Unzuverlässigkeit der vorhandenen Bezugsziffern. Um wenigstens zu Annäherungswerten zu kommen, haben wir verschiedene Vergleiche durchgeführt.
Die polizeiliche Kriminalstatistik der BRD hat den Vorzug, daß sie die ermittelten Täter in einigermaßen umfassende Kategorien einordnet und damit unserer operationalen Definition von Gewalttaten nahekommt (siehe auch Kapitel 2, 4). Ihr Nachteil ist, daß „ermittelte" noch nicht mit „erwiesener" Täterschaft gleichzusetzen ist.

Tabelle 13. Vergleich zwischen geisteskranken Gewalttätern und „ermittelten" Gewalttätern nach der polizeilichen Kriminalstatistik der BRD

Quelle: Polizeiliche Kriminalstatistik		Eigene Erhebungen	
Population: ermittelte Täter 1955—64		Geisteskranke Täter 1955—64	
Mord und Totschlag (einschl. Versuche)[a]	10 701	Vollendete Tötung	251
Kindestötung	798		
Körperverletzung mit Todesfolge (§§ 226, 227, 229 StGB)	6 431	Tötungsversuche bzw. ernste Körperverletzungen ohne Todesfolge	282
n =	17 930		n = 533
		Anteil geistesgestörter Täter = 2,97 %	
Gefährliche und schwere Körperverletzung einschl. Mißhandlung Abhängiger (§§ 223 a, 223 b u. 224 StGB)	362 134		
n =	380 064		n = 533
		Anteil geistesgestörter Täter = 0,14 %	

[a] Die Kategorie enthält ermittelte Täter, denen Verbrechen nach §§ 211 StGB (Mord), 212 StGB (Totschlag), 213 StGB (Totschlag unter mildernden Umständen) und 216 StGB (Tötung auf Verlangen zur Last gelegt wird

Legt man die erstangeführte Täterkategorie der Kriminalstatistik — Mord und Totschlag, Kindestötung und Körperverletzung mit Todesfolge — zugrunde, die vor allem Tötungsdelikte und Versuche umfaßt und damit von unserer Definition der Gewalttat voll gedeckt wird, so errechnet sich der Anteil geistesgestörter Täter mit 2,97 %. Nähme man die wegen gefährlicher und schwerer Körperverletzung ermittelten Täter zur Bezugszahl hinzu, dann würde der Anteil geisteskranker Täter auf 0,14 %/o absinken. Die letztere Berechnung geht jedoch von zweifelhaften Voraussetzungen aus: Die nach heterogenen strafrechtlichen Kriterien (z. B. Verwendung von gefährlichen Werkzeugen, hinterlistiger Überfall, lebensgefährdend etc.) definierte Kategorie der gefährlichen und schweren Körperverletzungen geht sicher weit über unsere Definition von Gewalttat hinaus. Dennoch enthält sie vermutlich einen unbekannten Anteil von Gewalttätern, der den geisteskranken Tätern nach unseren Kriterien analog ist.

2. Vergleich mit verurteilten Gewalttätern

Die Bundesverurteiltenstatistik enthält zwar mit den Verurteilten die „erwiesenen" Täter. Die juristische Beweisführung ist aber keine empirisch-wissenschaftliche. Sie führt überdies zur Einordnung der Gewalttaten unter eine Vielfalt von heterogenen Kategorien. Viele von ihnen fassen zudem leichtere und schwere, zum Tode führende Straftaten unter einen Paragraphen[8]. Außerdem sind in der Bundesverurteiltenstatistik teilweise Verbrechen mit tödlichem Ausgang und gleichartige, aber weniger schwere Verbrechen in einer Rubrik zusammengefaßt, beispielsweise § 177 (Notzucht) und § 178 (Notzucht mit Todesfolge). So ist aus den Rubriken der Bundesverurteiltenstatistik der Anteil der wegen tödlicher oder anders definierter besonders schwerer Gewaltakte abgeurteilten Täter nicht verläßlich zu ermitteln.

---

[8] Gewalttaten, die den Tod eines oder mehrerer Menschen zur Folge haben, können beispielsweise je nach Tatmotiv, Tatumständen etc. unter den nachfolgend aufgeführten Bestimmungen des Deutschen Strafgesetzbuches abgeurteilt werden:
(* bedeutet: enthält *nur* tödliche, (*) bedeutet: enthält *auch* tödliche Delikte — in den Rubriken der Bundesverurteiltenstatistik sind hierunter auch die Versuche registriert.)
§ 178*   Unzucht oder Notzucht mit Todesfolge
§ 211*   Mord
§ 212*   Totschlag
§ 213*   Totschlag unter mildernden Umständen
§ 216*   Tötung auf Verlangen
§ 217*   Kindestötung
§ 221(*) Kindesaussetzung
§ 226*   Körperverletzung mit Todesfolge
§ 227(*) Raufhandel
§ 229(*) Giftbeibringung
§ 251(*) Raub mit Marterung, schwerer Körperverletzung oder Tod des Opfers
§ 307(*) besonders schwere Brandstiftung
§ 311(*) Herbeiführung einer Explosion
§ 312(*) vorsätzliche, menschengefährdende Überschwemmung
§ 324(*) Brunnenvergiftung
§ 330a(*) Verbrechen im Vollrausch
Von einiger Bedeutung ist außerdem § 330 (unterlassene Hilfeleistung). Nach dieser Bestimmung werden zuweilen Täter verurteilt, denen zwar die Tötungshandlung nicht nachgewiesen werden kann, beispielsweise weil, etwa bei der Ermordung eines Ehe- oder Intimpartners, Zeugen fehlen, denen aber das Gericht nachweisen konnte, daß sie nichts unternommen haben, um den noch abwendbaren Tod zu verhindern.

Tabelle 14. Vergleich zwischen geistesgestörten Gewalttätern und verurteilten Gewalttätern nach der Bundesverurteiltenstatistik

Quelle: Bundesverurteiltenstatistik		Eigene Erhebungen	
Population: Verurteilte Täter 1956—65[a]		Geistesgestörte Täter 1955—64	
Mord, Totschlag (§§ 211, 212, 213) einschl. Versuch und verwandte Tötungsdelikte[b]	3 808	Vollendete Tötung	251
Übrige Gewaltverbrechen, die Tötung als Möglichkeit mitumfassen: Vergiftung, Raufhandel u. andere gemeingefährliche Verbrechen u. Vergehen[c]	2 955	Tötungsversuche bzw. ernste Körperverletzungen ohne Todesfolge	282
Notzucht, Unzucht oder Notzucht mit Todesfolge (§§ 177, 178)[d]	10 846		
Verurteilte und geistesgestörte Täter	n = 17 609 n = 18 142[e]	Anteil geistesgestörter Täter = 2,93 %	n = 533
Gefährliche und schwere Körperverletzung einschl. Mißhandlung Abhängiger (§§ 223 a, 223 b, 224 StGB)	114 067		

a Die Angaben der Bundesverurteiltenstatistik wurden mit einer Verschiebung um ein Jahr für die Dekade 1956 bis 1965 aufgeführt, weil die Verurteilungen in der Regel viele Monate bis weit über ein Jahr nach der Tat erfolgen. Durch diese Verschiebung ist die Vergleichbarkeit gegenüber unserem auf das Tatjahr bezogenen Untersuchungskollektiv verbessert.
b Eingeschlossen sind § 216 StGB = Tötung auf Verlangen = 21 Täter, § 217 = Kindestötung = 352 Täterinnen, §§ 225 und 226 = schwere Körperverletzung mit gewollt schwerem Erfolg und Körperverletzung mit Todesfolge = 721 Täter.
c Diese Kategorie betrifft die wichtigsten Paragraphen aus dem StGB bzw. der Bundesverurteiltenstatistik, die Gewalttaten, außer den vorgenannten Tötungsdelikten im engeren Sinne, mit ausdrücklichem Hinweis auf den Tod des Opfers bzw. mit häufigem tödlichen Ausgang umfassen: § 221 Kindesaussetzung, § 227 Raufhandel, § 229 Vergiftung, § 251 Raub mit Marterung, schwerer Körperverletzung oder Tod des Opfers, § 307 besonders schwere Brandstiftung, § 311 Herbeiführung einer Explosion und § 312 vorsätzliche menschengefährdende Überschwemmung.
d Notzucht (§ 177) und Unzucht oder Notzucht mit Todesfolge (§ 178) sind leider nur in einer gemeinsamen Rubrik der Bundesverurteiltenstatistik aufgeführt, so daß der wahrscheinlich nicht sehr hohe Anteil tödlicher Verbrechen dieser Kategorie im Dunkeln bleibt. Deshalb und weil die Täterzahl relativ hoch liegt, haben wir sie eigens aufgeführt.
e Bei der Berechnung des Anteils geisteskranker Täter waren diese — im Gegensatz zum Vergleich mit den ermittelten Tätern der Kriminalstatistik — erst zu den verurteilten Tätern zu addieren, da Verurteilte voll zurechnungsfähige, nicht geisteskranke oder geistesschwache Täter sind oder wenigstens sein sollen.

Die Tabelle läßt erkennen, wie schwierig die Zuordnung adäquater Täterkategorien für den Vergleich ist. Bei der großen Zahl gefährlicher und schwerer Körperverletzungen ist auf das zu verweisen, was bei der gleichen Kategorie aus der polizeilichen Kriminalstatistik gesagt worden ist. Ihre Einbeziehung in den Vergleich mit den geisteskranken Gewalttätern ist keinesfalls vertretbar.

Immerhin liegt, trotz aller Ungenauigkeit, der Anteil geisteskranker Gewalttäter und verurteilter Gewalttäter aus der Bevölkerung der BRD in der gleichen Größenordnung von ca. 3 %. Auch gibt die polizeiliche Kriminalstatistik wahrscheinlich verläßlichere Bezugsziffern als die durch ihre sehr spezielle juristische Klassifizierung mit zahlreichen Unklarheiten und Fehlerquellen behaftete Bundesverurteiltenstatistik.

Eine weitere Vergleichsmöglichkeit würde sich in der Gegenüberstellung der Anzahl von Todesopfern geisteskranker Gewalttäter und der im gleichen Zeitraum registrierten Todesfälle durch analoge Verbrechen anbieten.

3. Vergleich mit der Todesursachenstatistik

Die Todesursachenstatistik der BRD führt unter der Rubrik Mord, Totschlag und vorsätzliche Verletzung durch eine andere Person (ICD No. E 964-985, DAS No. 981-986) in der untersuchten Dekade 5288 Todesfälle auf.

Tabelle 15. Vergleich der Todesopfer geisteskranker Gewalttäter mit Todesfällen durch Mord und Totschlag 1955—1964

Quelle: Todesursachenstatistik		Eigene Erhebungen	
Todesfälle durch Mord, Totschlag usw.		Todesopfer geisteskranker Täter	
1955—1964	5 288	1955—1964	293
Durchschnittliche Jahresincidenz	529	Durchschnittliche Jahresincidenz	29

Anteil der Todesfälle durch Gewalttaten Geisteskranker 5,6 %

Der Anteil der durch geisteskranke Gewalttäter getöteten Personen betrüge, auf dieser Basis errechnet, 5,6 %. Die Zahl der in der Todesursachenstatistik erfaßten Opfer von Gewalttaten liegt jedoch sicher zu niedrig, vermutlich weil die Voraussetzung der Registrierung ein Gerichtsurteil ist. Die polizeiliche Kriminalstatistik weist in der gleichen Zeit allein 7229 Körperverletzungen mit Todesfolge und Kindestötungen aus, Delikte, bei denen es definitionsgemäß zur Tötung kam. In Anbetracht weiterer 10 701 Fälle von Mord und Totschlag, die allerdings alle Tatversuche einschließen, dürften die in der Todesursachenstatistik genannten 5288 Fälle erheblich zu niedrig liegen. Nach unserer Schätzung sind in der Todesursachenstatistik etwa die Hälfte der Todesfälle durch Gewalttaten registriert. Bei dieser Annahme errechnet sich der Anteil der Opfer geisteskranker Täter wiederum mit etwas unter 3 %.

4. Vergleich mit Prävalenzdaten

Da in der BRD bisher keine Feldstudien zur Ermittlung der Prävalenz psychischer Erkrankungen durchgeführt wurden, lassen sich nur Durchschnittswerte der in skandinavischen Ländern, Großbritannien und den USA ermittelten Prävalenzraten zugrunde legen. Für die diagnostischen Gruppen, die unserer Erhebung zugrunde liegen, endogene und exogene Psychosen, Epilepsien, Abbauprozesse und Schwachsinn mittleren und höheren Grades, wäre mit einer durchschnittlichen Prävalenzrate von 3—5 % der Bevölkerung über 14 Jahre zu rechnen. Damit läge der Anteil der Geisteskranken und Geistesschwachen unter den Gewalttätern etwa in der gleichen Höhe wie der Anteil der Geisteskranken und Geistesschwachen an der erwachsenen Bevölkerung (über 14 Jahre)[10]. Das läßt — bei allen

---

[9] Aus „Das Gesundheitswesen der Bundesrepublik Deutschland" Bd. IV, S. 352. Kohlhammer: Stuttgart 1970.

[10] Bei diesem Vergleich ist die eigentlich erforderliche, aber mangels statistischer Bezugsdaten nicht durchführbare Alterskorrektur unberücksichtigt. Bei Gewalttätern sind die jüngeren Jahrgänge zwischen 20 und 40 Jahren stark überrepräsentiert. Bei einigen Gruppen psychischer Krankheit,

Einschränkungen, die von den methodischen Voraussetzungen her geboten sind, die Aussage zu, daß Geisteskranke und Geistesschwache insgesamt nicht häufiger aber auch nicht wesentlich seltener zu Gewalttätern werden als sogenannte Geistesgesunde.

5. Vergleich mit Incidenzdaten

Da unsere Erhebung den Vorteil hat, als Incidenzuntersuchung angelegt zu sein, liegt ein Vergleich ihrer Ergebnisse mit den Ergebnissen von Untersuchungen der Incidenz psychischer Krankheiten nahe. Eine solche Vergleichung von Incidenzraten für bestimmte Krankheitsgruppen in der Bevölkerung und der Gewalttäterincidenz für die jeweilige Krankheitsgruppe enthält vor allem zwei wesentliche Aussagemöglichkeiten: Einmal läßt sie die Frage der Übereinstimmung der Diagnosenverteilung von geisteskranken Gewalttätern und von Geisteskranken in der Bevölkerung unter Zugrundelegung etwas verläßlicherer Bezugsgrößen prüfen als sie das von uns zum Alters- und Personenstandsvergleich benutzte Sample von psychiatrischen Krankenhausaufnahmen abgeben kann. Zum anderen erlaubt sie eine Berechnung der Gewalttäterrisiken bezogen auf „Ersterkrankungen" an Geisteskrankheiten und Geistesschwäche insgesamt und für jene Krankheitsgruppen, für die ausreichende Daten vorliegen.

Leider liegt aus der BRD nur eine einzige Untersuchung vor, die wenigstens approximative Informationen über die Incidenz psychischer Erkrankungen gibt: die von HÄFNER, REIMANN und Mitarbeitern in Mannheim durchgeführte Erhebung (1969, 1970). Sie erfaßte alle Erstkonsultationen von Einwohnern der Stadt Mannheim, die im Jahre 1965 bei ambulanten und stationären psychiatrischen und psychologischen Diensten (Fachärzte, Krankenhäuser etc.), bei Krankenhäusern anderer Fachrichtungen und bei sozialen und Beratungsdiensten wegen einer psychischen Erkrankung erfolgten. Die gefundenen „administrativen" Incidenzraten liegen beim Schwachsinn — wegen der allgemeinen Schulpflicht und der damit verbundenen hohen Untersuchungsdichte — nahe an den „wahren" Incidenzraten. Bei den anderen Krankheitsgruppen liegen sie in unterschiedlichem Maße unter den wahren Werten, weil es bei allen Diagnosen einen verschieden großen Anteil Kranker gibt, die niemals einen ärztlichen oder sozialen Dienst konsultiert haben. Dieser Anteil dürfte für die schweren Krankheiten — z. B. Schizophrenie — geringer, für die weniger schweren, z. B. leichte affektive Psychosen, größer sein. Dazu kommt, daß die Einwohner Mannheims, einer mittleren Großstadt mit vorwiegend industriellem und einem kleineren Anteil dörflichen Charakters, nicht unbedingt repräsentativ für die Bevölkerung der BRD sind. Diese Einschränkungen der aus der Mannheim-Studie entnommenen Ergebnisse müssen berücksichtigt werden, wenn wir sie als Bezugsgrößen der Errechnung von Gewalttäterrisiken zugrunde legen. Als Tendenz formuliert ist also zu vermuten, daß die von HÄFNER, REIMANN u. a. ermittelten Erstkonsultationsraten in unterschiedlichem Ausmaß unter den wahren Incidenzraten liegen, so daß die errechneten Gewalttäterrisiken eher über als unter den tatsächlichen Werten liegen dürften.

---

etwa bei den Schizophrenen, gilt das gleiche; bei anderen Krankheiten, etwa Altersabbau oder Schwachsinn, findet sich eine erheblich abweichende Altersschichtung. Zudem ist die Altersschichtung der geistesgestörten Gewalttäter gegenüber den „gesunden" Gewalttätern im Median um ca. 8 Jahre später verschoben.

Tabelle 16. Ranglistenvergleich von Krankheitsgruppen (Erstkonsultationen 1965) unter geisteskranken Gewalttätern und unter der Mannheimer Bevölkerung

Geisteskranke Gewalttäter			Mannheimer Einwohner (Konsultationsincidenz 1965)[a]		
	Zahl	Anteil der Hauptdiagnosen %		Zahl	Anteil der Hauptdiagnosen %	Rate pro 1000 der Mannheimer Bevölkerung 1965
	n			n		
Schizophrenie	284	rd. 53	Altersabbau	508	21	1,55
Schwachsinn	68	rd. 13	Schwachsinn	498	20	1,52
Hirnkrankheiten + Verletzungen (Lues etc.)	43	rd. 8	Hirnkrankheiten + Verletzungen	352	15	1,07
Altersabbau (Arteriosklerose, präsenile u. senile Demenz etc.)	40	rd. 7,5	Affektive Psychosen	243	10	0,74
Affektive Psychosen (MDF)	37	rd. 7	Schizophrenien	166	7	0,51
Epilepsie	29	rd. 5	Epilepsie	138	6	0,42
Sonstige Psychosen und organische Syndrome	34	rd. 6	Sonstige Psychosen und organische Syndrome	532	22	1,63
Summe	533			2 437[b]		

[a] Aus teilweise noch unveröffentlichtem Material der Untersuchungen von HÄFNER und REIMANN.
[b] Nur Psychosen, Schwachsinn und organische Syndrome.

Der Ranglistenvergleich erlaubt nur eine sehr zurückhaltende Interpretation.
Die Erstdiagnose Schizophrenie steht mit 53 % aller Fälle an der Spitze der Rangliste bei Gewalttätern. Unter den psychisch Kranken mit vergleichbaren Diagnosen aus der Mannheimer Bevölkerung rangiert sie mit 7 % erst an fünfter Stelle. Daraus ist ein Hinweis auf ein überproportionales Gewalttäterisiko bei Schizophrenen zu entnehmen. Deutlich ausgeprägt, aber gegensätzlich gerichtet, ist auch der Unterschied mit 7,5 % (4. Ranglistenplatz bei Gewalttätern) gegen 21 % (1. Ranglistenplatz im Konsultationskollektiv) bei den Altersabbauprozessen; er ist jedoch vermutlich durch den allgemeinen Rückgang des Gewalttäterisikos im Alter zu erklären.

Tabelle 17. Altersgruppenvergleich geisteskranker und geistesgesunder Gewalttäter

Alter	Geisteskranke Täter		Verurteilte Täter (Bundesverurteiltenstatistik)	
	n	%	n	%
14 bis 20 (Adoleszenz)	31	5,8	717	18,8
21 bis 49 (Erwachsenenalter)	394	73,9	2 763	72,6
50 und darüber (Alter)	108	20,3	328	8,6
Summe	533	100,0	3 808	100,0

Tatsächlich erreicht das Gewalttäterrisiko der strafmündigen Bevölkerung zwischen 18 und 40 Jahren sein Gipfelplateau, um davor und danach stark abzusinken (vgl. S. 75). Das läßt erwarten, daß Krankheiten, deren Manifestationsmaximum in diese Altersperiode fällt — von den quantitativ bedeutsamen Krankheitsgruppen trifft dies in erster Linie für die Schizophrenien, in zweiter Linie, wegen einer leichten Verschiebung zum höheren Lebensalter, für die affektiven Psychosen zu —, entsprechend höhere Gewalttäterraten aufweisen. Umgekehrt ist zu erwarten, daß Krankheiten mit Manifestationsmaxima jenseits des 60. Lebensjahres, wie die Abbauprozesse (arteriosklerotische und senile Demenz etc.), sehr niedrige Gewalttäterraten aufweisen, während Leiden, die der Altersverteilung der Gesamtbevölkerung näherstehen, in der Mitte liegen sollten. Erst wenn die tatsächlich ermittelten Gewalttäterraten der einzelnen Krankheitsgruppen von den alterskorrigierten Erwartungswerten signifikant abweichen, könnte ein positiver oder negativer Einfluß dieser Krankheitsgruppen auf das durchschnittliche Gewalttäterrisiko exakt errechnet werden. Über die Bezugsdaten, die für eine solche Berechnung notwendig wären, beispielsweise die Altersschichtung der Incidenz psychischer Krankheiten bzw. ihrer wichtigsten Krankheitsgruppen in der Bevölkerung, verfügen wir nicht. Es ist auch kaum zu erwarten, daß sie in naher Zukunft ermittelt werden, denn dazu wären methodisch schwierige und zugleich sehr umfangreiche Untersuchungen nötig. Deshalb erscheint es uns vertretbar, Schätzungen auf der Basis zugänglicher, aber weniger verläßlicher Bezugsdaten anzustellen.

6. Gewalttäterrisiken (Wahrscheinlichkeiten) für einige Krankheitsgruppen

Schließlich haben wir unter Zugrundelegung der auf 10 Jahre hochgerechneten Konsultationsincidenzwerte der Mannheim-Studie für drei quantitativ zureichend besetzte und relativ homogene Diagnosekategorien unseres Materials, Schizophrenie, affektive Psychosen und Schwachsinn, die Wahrscheinlichkeit errechnet, mit der ein einmal Erkrankter auch Gewalttäter wird. Das Gewalttäterrisiko für einzelne Krankheitsgruppen wurde als bedingte Wahrscheinlichkeit nach dem Multiplikationstheorem der Wahrscheinlichkeiten (HOEL 1962) berechnet:

$$p\,(\text{Gew}/K) = \frac{p\,(\text{Gew}^{11} + K^{12})}{p\,(K)}$$

Die Korrektur der von uns in der Dekade ermittelten Gewalttäter nach Krankheitsdauer war notwendig, weil die hohe durchschnittliche Krankheitsdauer zu einer fühlbaren Erhöhung der Incidenzzahlen der Gewalttäter einer bestimmten Diagnose führt, wenn man von den in der Untersuchungsperiode gezählten Gewalttätern dieser Diagnosengruppe ausgeht. Wir haben deshalb beispielsweise bei der Gruppe der Schizophrenen von 96 Fällen, die im Durchschnitt 7,5 Jahre vor der Tat erstmals erkrankten, 75 % eliminiert in der Annahme, daß ihr Krankheitsbeginn vor der Zehnjahresperiode lag.

---

[11] Gew = nach Krankheitsdauer korrigierte Zehnjahresincidenzzahl geisteskranker Täter.
[12] K = Zehnjahresincidenzzahl psychisch Kranker der gleichen Diagnosegruppe bezogen auf die Bevölkerung der BRD.

a) **Schizophrenie**

Für das Gewalttäterrisiko Schizophrener ergab sich, bezogen auf die Zehnjahresincidenz nach der unten dargelegten Berechnung, ein Wert von 0,05 %. Das entspricht 5 Gewalttätern auf 10 000 an Schizophrenie Erkrankte.

Die Berechnung stützt sich auf folgende Daten:

Korrektur nach Krankheitsdauer:

Krankheitsdauer	Fälle	Anteil der vor der Untersuchungsdekade Erkrankten	Korrigierte Fallzahlen
0— 1 Jahr	55		55
1— 5 Jahre	96	25 %	72
5—10 Jahre	68	75 %	17
Nach Krankheitsdauer korrigierte Zehnjahresincidenz für Gewalttäter mit der Diagnose Schizophrenie:			134

Berechnung:

$$p(\text{Gew/K}) = \frac{134/\text{Pop BRD}^{(13)} (44\,477\,399)}{163 \times 10/266610^{(14)}} = \frac{}{611\,379 \div 10^{-5}}$$
$$= .49232 \times 10^{-2} = \text{ca. } 0{,}05 \text{ %}$$

b) **Affektive Psychosen**

Analog zur Schizophrenie verfuhren wir bei den affektiven Psychosen:

$$p(\text{Gew/K}) = \frac{23 / \text{Pop BRD}}{242 \times 10/266610} = \frac{.052 \times 10^{-5}}{907\,693 \times 10^{-5}} = .005729 \times 10^{-2}$$
$$= \text{ca. } 0{,}006 \text{ %}$$

c) **Schwachsinn**

Beim Schwachsinn mußten wir, weil dieses Leiden so gut wie immer lebenslang besteht und weil die durchschnittliche Lebenserwartung von jener der Gesamtpopulation erheblich abweicht, auf der Basis unserer Incidenzdaten eine Prävalenzschätzung vornehmen.

Die Prävalenz für Schwachsinn wurde nach folgender Formel errechnet:

$$\text{Incidenz (durchschnittl. Lebensalter — Strafmündigkeit)}$$

Die Gewalttäterwahrscheinlichkeit beträgt dann:

$$p(\text{Gew/K}) = \frac{68 / \text{Pop BRD}}{498 \times 14/266610} = \frac{.153 \times 10^{-5}}{.0261505} = .00585 \times 10^{-2}$$
$$= \text{ca. } 0{,}006 \text{ %}$$

---

[13] Bevölkerung der Bundesrepublik 14 Jahre und älter, Durchschnittswert der Dekade 1955—1964.
[14] Erstkonsultationen Schizophrener 14jährig und älter, hochgerechnet für die Bevölkerung der Bundesrepublik aus den für das Jahr 1965 bei der zitierten Studie in Mannheim erhobenen Werten.

Das für die Berechnung erforderliche durchschnittliche Lebensalter haben wir aus der Schwachsinnigenpopulation des untersuchten Landeskrankenhauses Landeck errechnet. Es ergab sich ein Durchschnittsalter von 28 Lebensjahren. Wir sind uns der Unzuverlässigkeit dieser Voraussetzungen bewußt, doch standen uns verläßlichere Daten nicht zur Verfügung.

Das Ergebnis von 0,006 % oder 6 von 100 000 stimmt mit dem Gewalttäterrisiko für affektive Psychosen überein.

Damit hat die Berechnung der Gewalttäterrisiken für die drei wichtigsten Krankheitsgruppen trotz der begrenzten Zuverlässigkeit der Vergleichsdaten (Nenner) eine Tendenz bestätigt, die sich bereits im Ranglistenvergleich und für die Krankheitsgruppen Schizophrenie und affektive Psychosen auch im Vergleich der Diagnosenverteilung mit den Krankenhausaufnahmen abgezeichnet hatte: Das Gewalttäterrisiko für Schizophrene liegt um ca. eine Zehnerpotenz höher als jenes für die beiden anderen Krankheitsgruppen. Die Werte sind insgesamt erstaunlich niedrig. Bei Schizophrenie und affektiven Psychosen liegen sie zudem wahrscheinlich höher als der wahre Wert, weil die Vergleichszahlen im Nenner aus einer Sekundärerhebung stammen, deren Ergebnisse — wie erwähnt — sicher unter den wahren Incidenzzahlen liegen.

D. Persönlichkeit, Krankheit und Vorfeld der Tat - Patientenvergleiche

Zwischengruppenvergleiche von gewalttätigen und nichtgewalttätigen Patienten

In den folgenden Abschnitten gehen wir der Frage nach, ob sich in der Vorgeschichte von gewalttätigen und von nichtgewalttätigen Geistesgestörten Unterschiede feststellen lassen. Wir versuchen damit weitere Faktoren zu erfassen, die Einfluß auf das Risiko der Gewalttätigkeit bei Geisteskranken haben, oder wenigstens Hinweise auf erhöhte Risiken zu gewinnen, die in der Vorbeugung gegen Gewalttätigkeiten brauchbar sein könnten.

Um die in einzelne prüfbare Hypothesen zerlegte Frage zu testen, haben wir die Gruppe kranker Gewalttäter mit einer hinsichtlich Geschlecht, Alter und Diagnosen mit ihr übereinstimmenden gleichgroßen Gruppe nichtgewalttätiger Geisteskranker und Geistesschwacher verglichen.

Die bei den folgenden Untersuchungen verwendete Vergleichsgruppe wurde, wie bereits im Methodikkapitel dargestellt, aus den zwischen 1955 und 1965 im Landeskrankenhaus Wiesloch aufgenommenen Patienten ausgesucht. Als Grundgesamtheit diente hier eine zufällige Stichprobe aller Aufnahmen mit n = 4144.

Die Übereinstimmung in den Merkmalen Geschlecht, Alter und Diagnose ist nicht gleich gut gelungen.

Beim *Geschlecht* ist sie für die Gesamtgruppen[15] vollständig: je 410 Männer und 123 Frauen.

Der Auswahl nach dem Merkmal *Alter* wurde eine in Jahrzehnte eingeteilte Skala zugrunde gelegt. Eine völlige Übereinstimmung zwischen den Gruppen war nicht zu erreichen. Manchmal mußte zwischen zwei benachbarten Klassen ein Ausgleich versucht werden.

Auch bei den *Diagnosen* ließen sich kleinere Abweichungen nicht ausschalten. Am größten ist die Differenz bei den „nicht klassifizierbaren endogenen Psychosen", weil diese Bezeichnung in der Diagnosenklassifikation („Würzburger Schema"), die der Vergleichsgruppe der Wieslocher Aufnahmepatienten zugrunde gelegt worden war, nicht vorkommt, also auch nicht Auswahlkriterium werden konnte. Es blieb nichts anderes übrig, als in die Vergleichsgruppe verhältnismäßig mehr Schizophrenien und Depressionen aufzunehmen (von denen sich dann nach dem Studium der Krankengeschichten 14 Fälle als „nicht klassifizierbare Psychosen" nach dem von uns bei den kranken Gewalttätern angewandten Diagnosenschlüssel erwiesen).

Die Vergleiche erstreckten sich auf folgende Merkmalsbereiche, die einen möglichen Einfluß auf das Tatrisiko haben können:
1. Soziale und genetische Heredität (Familienmilieu und Erbfaktoren)
2. Persönliche Vorgeschichte

---

[15] Da wir nicht nur die Gesamtgruppen, sondern auch ausgewählte Diagnosen einander gegenübergestellt haben, war für diese (Schizophrenien, manisch-depressiver Formenkreis, Schwachsinn) ebenfalls zu prüfen, ob sie in Geschlecht und Alter hinreichend übereinstimmten, damit nicht fälschlich Einflüsse dieser Faktoren als Diagnosendifferenzen angesehen würden. Die Übereinstimmung zwischen gewalttätigen und nichtgewalttätigen Depressiven ist beim Merkmal „Geschlecht" nicht so gut; bei den anderen Diagnosen ist sie bei beiden Merkmalen ausreichend.

3. Krankheitsfaktoren (Symptomatik und Verlauf)
4. Vorausgegangene Behandlung
5. Soziale Faktoren und Indicatoren während des halben Jahres vor der Tat bzw. vor der Aufnahme in einem psychiatrischen Krankenhaus (Kontaktverhalten, Wohnmilieu, belastende Ereignisse, Zeichen von Aggressivität usw.).

Obwohl man also für den Vergleich der beiden Gesamtgruppen von je 533 Fällen mit einiger Berechtigung feststellen darf, daß Geschlecht, Alter und Diagnose konstant gehalten sind, ergaben sich bei der merkmalsbezogenen Auswertung weitere Schwierigkeiten, die die erreichte Übereinstimmung von Merkmal zu Merkmal unterschiedlich einschränken.

Einmal war die Dokumentation weder in der Gewalttätergruppe mit ihren Strafakten und Gutachten noch bei den für den eigenen Bedarf im Landeskrankenhaus Wiesloch geführten Krankengeschichten vollständig. „Fehlende Angaben" in verschiedenen Rubriken waren unvermeidlich. In den Häufigkeitstabellen wurden sie zwar aufgeführt, aber vom Test und von der Berechnung der Prozentzahlen (100 % = n abzüglich fehlender Angaben) ausgeschlossen. Die Folge war, daß die Testgruppen nicht mehr in allen Fällen gleich groß sein konnten und daß die Bedingung „gleiches Geschlecht, gleiches Alter, gleiche Diagnose" oft nur mehr annähernd verwirklicht ist. — Erfreulicherweise blieben trotz der unterschiedlichen Informationsquellen die Differenzen zwischen beiden Gruppen in der Häufigkeit „fehlender Angaben" in engen Grenzen.

Zum anderen wurden die Gruppen — besonders die Diagnosegruppen — bei manchen Merkmalsprüfungen recht klein. Deshalb war für einzelne Signifikanztests die Zusammenfassung von Merkmalsausprägungen notwendig.

Wir haben bei einzelnen Merkmalen auch Untergruppenvergleiche innerhalb der Gewalttätergruppe durchgeführt (z. B. zwischen den Diagnosegruppen Schizophrenie, affektive Psychosen und Schwachsinn einerseits und den nach Geschlechtern aufgeteilten Gruppen andererseits). Wir werden zuerst die Ergebnisse des Zwischengruppenvergleichs darstellen. Auf die übrigen Untersuchungen werden wir zur näheren Differenzierung der Gruppe geistesgestörter Täter im Unterkapitel „Untergruppenvergleiche bei gewalttätigen Patienten" zurückkommen, bevor die Tat- und Opfermerkmale in Kapitel E besprochen werden.

1. Heredität

Unter diesem Begriff haben wir hier in Erweiterung der früher üblichen Definition nicht nur den Einfluß von Erbfaktoren, sondern auch — als soziale Heredität — den durch Lernprozesse und affektive Interaktion vermittelten Einfluß des Familienmilieus verstanden. Der Verzicht auf eine getrennte Überprüfung von genetischen und Milieufaktoren wird schon deshalb erzwungen, weil beide im Bereich unserer Erhebungsdaten weitgehend ununterscheidbar sind. „Familie" wurde als Verwandtschaft 1. Grades (nach römischem Recht) definiert, um eine einigermaßen zuverlässige Erhebungsbasis zu erhalten. Damit wurden nur Eltern und Geschwister, also die Mitglieder der sog. Primär- oder Ursprungsfamilie, in die Untersuchung einbezogen. Dieser Personenkreis wurde auf das Vorkommen von ernsthaften psychischen Störungen, aggressiven oder autoaggressiven und süchtigen Verhaltensweisen (Alkoholismus) sowie auf die äußere und innere Struktur (Zusammenhalt der Ursprungsfamilie) befragt.

Wir sind uns bewußt, daß eine retrospektive Erhebung auf der Grundlage von fremddokumentierten Krankenblättern und Akten hier zu erheblichen Mängeln führen muß.

a) Familiäre Belastung mit schweren psychischen Störungen

Zunächst haben wir die Hypothese getestet, daß geistesgestörte Gewalttäter möglicherweise eine höhere familiäre Belastung mit ernsthaften psychischen Erkrankungen aufweisen als geistesgestörte Nichttäter. Wir registrierten Mitteilungen über das Auftreten von endogenen Psychosen, Schwachsinn, Epilepsie und anderen hirnorganischen Störungen. Da genaue Angaben über die Diagnosen erfahrungsgemäß besonders bei Routine-Krankengeschichten mangelhaft sind, haben wir unter die Kategorie „Störungen vorhanden" auch die Merkmalsausprägungen „unter unklarer Diagnose in Anstalt verstorben" und „nur unklare Diagnose" hinzugezählt.

Da es sich zeigte, daß bei Berücksichtigung einzelner Diagnosen die Zahlen in den Vergleichsgruppen sehr klein geworden wären und auch der Anteil der „unklaren Diagnosen" sehr groß ist, mußten wir uns darauf beschränken, fehlende und vorhandene (d. h. registrierte) psychische Störungen einander gegenüberzustellen.

Tabelle 18. Ernstere psychische Störungen in der Primärfamilie gewalttätiger und nichtgewalttätiger Patienten

Gewalttätige Patienten	Gesamtgruppe		Schizophrenie		Affektive Psychosen		Schwachsinn	
	n	%	n	%	n	%	n	%
keine Störungen	350	70,0	186	69,4	21	60	35	58
Störungen vorhanden	150	30,0	82	30,6	14	40	25	42
Zwischensumme	500	100,0	268	100,0	35	100	60	100
fehlende Angaben	33		16		2		8	
Summe	533		284		37		68	
Nichtgewalttätige Patienten								
keine Störungen	360	77,2	200	74,5	33	77	42	72
Störungen vorhanden	106	22,8	68	25,5	10	23	16	28
Zwischensumme	466	100,0	268	100,0	43	100	58	100
fehlende Angaben	67		25		6		12	
Summe	533		293		49		70	

Signifikanztest: Gesamtgruppe:: $\chi^2 = 6{,}511$, df $= 1$, $\alpha = 0{,}05$

Die Belastung der Gewalttäter mit psychischen Störungen in der Verwandtschaft 1. Grades liegt bei 30 %, diejenige der nichtgewalttätigen Patienten bei ca. 23 %. Wenn man berücksichtigt, daß der Fragenkomplex der Heredität in der Gewalttätergruppe wahrscheinlich sorgfältiger dokumentiert war — die mehr als doppelt so große Zahl fehlender Angaben in der Vergleichsgruppe deutet darauf hin —, dann ist eine wesentliche Differenz zur Vergleichsgruppe nicht anzunehmen. Am ehesten scheint bei den Tätern mit affektiven Psychosen und mit Schwachsinn familiäre Belastung eine Rolle zu spielen. Insgesamt sind die gefundenen Prozentzahlen jedoch nur von mäßigem Aussagewert. Die Hypothese der stärkeren hereditären Belastung gewalttätiger Patienten mit psychischen Erkrankungen von wesentlichem Krankheitswert kann trotz des signifikanten Unterschieds im Vergleich nicht zuverlässig bestätigt werden.

b) Familiäre Belastung mit aggressivem und/oder autoaggressivem Verhalten

Wir registrierten unter dieser Rubrik — ebenfalls wieder bei Eltern und Geschwistern — Formen grob auffälligen Verhaltens, die mit aggressiven oder autoaggressiven Äußerungen einhergehen, also Selbstmorde und Selbstmordversuche, Kriminalität (außer Verkehrs- und Fahrlässigkeitsdelikten alle Vergehen und Verbrechen, auch wenn die Betreffenden nicht strafverfolgt oder verurteilt worden waren) und chronischen Alkoholismus. Da keine ausführlichen Informationen über differenziertere Verhaltensmuster in der Familie, wie z. B. Erziehungsstil, Kommunikationsweisen u. ä., zu erhoffen waren, haben wir uns auf diese — recht heterogenen — Kategorien beschränkt, unter die sich immerhin für unsere Fragestellung wichtige Verhaltensformen fassen ließen. Der chronische Alkoholismus wurde beispielsweise unter der Vorstellung einbezogen, daß er eine maskierte Form autoaggressiven oder aggressiven Handelns darstellen könnte (MENNINGER: „Man against himself" 1938) und der Alkohol zumindest sekundär die Kontrolle über aggressive und destruktive Impulse vermindert.

Wir folgten der Annahme, daß gerade solche Verhaltensweisen in der Ursprungsfamilie geistesgestörter Personen, die später gewalttätig wurden, zu lernträchtigen Vorbildern für gewalttätige Konfliktreaktionen hatten werden können, wie dies bei geistesgesunden Gewaltverbrechern beschrieben worden ist (BRÜCKNER 1961).

Tabelle 19. Familiäre Belastungen mit aggressiven und autoaggressiven Verhaltensauffälligkeiten bei gewalttätigen und nichtgewalttätigen Patienten

Gewalttätige Patienten	Gesamtgruppe		Schizophrenie		Affektive Psychosen		Schwachsinn	
	n	%	n	%	n	%	n	%
kein auffälliges Verhalten	375	77,2	216	82,4	26	74	27	49
auffälliges Verhalten	111	22,8	46	17,6	9	26	28	51
Zwischensumme	486	100,0	262	100,0	35	100	55	100
fehlende Angaben	47		22		2		13	
Summe	533		284		37		68	
Nichtgewalttätige Patienten								
kein auffälliges Verhalten	421	90,5	251	93,7	38	88	41	72
auffälliges Verhalten	44	9,5	17	6,3	5	12	16	28
Zwischensumme	465	100,0	268	100,0	43	100	57	100
fehlende Angaben	68		25		6		13	
Summe	533		293		49		70	

Signifikanztest: Gesamtgruppe: $\chi^2 = 31,1737$, df $= 1$, $\alpha = 0,001$
(Auf die Angabe einzelner Häufigkeitszahlen der oft gemeinsam aufgetretenen Verhaltensstörungen wurde verzichtet.)

Es zeigt sich also, daß die familiäre Belastung mit den Verhaltensstörungen Suicid, Kriminalität bzw. Alkoholismus unter den Gewalttätern in ca. 23 %, in der nichtgewalttätigen Vergleichsgruppe nur in 9 % registriert wurde. Diese Differenz ist hochsignifikant ($\alpha = 0,001$), wobei die in beiden Gruppen ungefähr gleich große Zahl der Fälle mit „fehlenden Angaben" den Signifikanzwert verstärkt. Offenbar liegt hier ein zuverlässigeres Ergebnis vor, denn Dokumentationsunterschiede, wie bei der hereditären Belastung, dürften zur Erklärung nicht mehr ausreichen[16].

---

[16] Bezüglich des Alkoholismus läßt sich ein weiteres Bias nicht ausschließen: Unsere Vergleichsgruppe stammt nur aus Nordbaden, die Gewalttäter jedoch aus der ganzen Bundesrepublik. Ob man eine Gleichverteilung der Trinkfreudigkeit über die Bundesländer annehmen darf, scheint problematisch (siehe Abschnitt 2: Primärpersönlichkeit; Alkoholismus).

Ein vergleichbarer Sachverhalt findet sich in einer kriminologischen Untersuchung von DUNCAN, FRAZIER et al. (1958), die in den Ursprungsfamilien nicht geisteskranker Mörder besonders häufig gewalttätiges Verhalten beschrieben haben. Der Psychiater MACDONALD (1963) und der Psychoanalytiker TANY (1969) wiesen auf die für das Tatrisiko prognostisch ungünstige Bedeutung einer durch Grausamkeiten und brutale Aggressivität charakterisierten Kindheitserziehung im Leben von Mördern hin.

GUZE, GOODWIN et al. (1962, 1969) beschrieben in ihren, bereits früher erwähnten Studien über männliche Kapitalverbrecher nicht nur eine hohe Prävalenzrate von Soziopathie und Alkoholismus bei den Tätern selbst, sondern auch eine etwas geringere, aber gegenüber der Allgemeinbevölkerung doch deutlich höhere Rate dissozialer und süchtiger Verhaltensweisen bei den Angehörigen (Verwandte 1. Grades) dieser Rechtsbrecher.

Entweder kommt hierin eine genetisch verankerte Disposition zum unkontrollierten oder aggressiven Verhalten zum Ausdruck oder derartige, durch erhebliche aggressive Spannungen und dissoziale Umgangsstile geprägte Familien liefern offenbar sowohl dem geistesgesunden als auch dem später geistesgestörten Täter die Verhaltensmuster auf Belastungen in gleicher Weise aggressiv oder mit Alkoholismus zu reagieren, wie seine Familienmitglieder. Im letzteren Fall handelte es sich um soziale Heredität, die indessen bei den einzelnen Diagnosegruppen der kranken Gewalttäter wahrscheinlich unterschiedlich stark ausgeprägt ist:

Bei den gewalttätigen Schizophrenen ist ein sozial abweichendes Verhalten nach unserer Definition in der Primärfamilie deutlich häufiger dokumentiert worden als bei den nichtgewalttätigen Schizophrenen (17,6 % : 6,3 %). Daraus ist die Vermutung abzuleiten, daß derartige familiäre Verhaltensmuster ein wesentlicher Risikofaktor für die Gewalttätigkeit schizophrener Patienten sind.

Für Depressive läßt sich diese Aussage nicht vertreten, da hier kein so deutlicher Unterschied zwischen der Täter- und Nichttätergruppe nachweisbar ist.

Bei Schwachsinnigen, die in beiden Gruppen eine recht hohe Belastung aufweisen, kann ein Vergleich wegen des vermuteten Einflusses sozial auffälligen Verhaltens auf die Aufnahmechancen im psychiatrischen Krankenhaus (siehe S. 82) in dieser Hinsicht nicht ausgewertet werden.

Wendet man sich nun den einzelnen Formen auffälligen Verhaltens in der Familie zu, so zeigten die Diagnosengruppen jeweils eine bevorzugte Kombination solcher Verhaltensformen:

In den Primärfamilien der Depressiven waren vorwiegend Suicide registriert; bei den Schizophrenen vorwiegend Suicid und Alkoholismus; bei den Oligophrenen jedoch fast ausschließlich Kriminalität sowie Kriminalität in Verbindung mit Alkoholismus.

Dieser Befund scheint darauf hinzuweisen, daß aggressive und autoaggressive Triebimpulse in den Familien Depressiver und Schizophrener mehr in selbstzerstörerischer Weise (Suicid, Alkoholismus), bei Schwachsinnigen hingegen eher in offen antisozialem (kriminellem) Verhalten zutage treten. Dieses, wie es scheint, diagnosenspezifische Auffälligkeitsmuster — dessen gemeinsamer Kern einerseits in der verminderten Impulskontrolle Schwachsinniger, andererseits in einer starken, zur Selbstzerstörung tendierenden Reaktionsbildung bei Depressiven und Schizophrenen zu vermuten ist — betrifft die Primärfamilie der gewalttätigen und der nichtgewalttätigen Patienten in gleicher Weise.

Die Annahme, daß der familiären Belastung mit Geisteskrankheiten, Epilepsie oder Schwachsinn gegenüber der Belastung mit aggressiven oder dissozialen Verhaltensweisen in der Ursprungsfamilie ein bedeutsamerer Einfluß auf das Gewalttätigkeitsrisiko zukommt, trifft nach diesen Ergebnissen nicht zu. Hier ist noch einmal auf GUZE, GOODWIN et al. zu verweisen, die sowohl bei ihren untersuchten Tätern als auch bei deren Angehörigen psychiatrische Leiden, wie Schizophrenie, affektive Psychosen, organische Hirnsyndrome und Neurosen incl. Homosexualität, nicht häufiger fanden als in der Allgemeinbevölkerung.

c) Vollständigkeit der Primärfamilie

Nicht nur Alkoholismus, Kriminalität und andere aggressive Verhaltensformen in der Ursprungsfamilie beeinflussen den Entwicklungsgang des Heranwachsenden, sondern auch der Umstand, ob die nahen Angehörigen eine kooperative Familiengemeinschaft zu bilden vermochten oder ob Scheidung der elterlichen Ehe, Tod oder Weggang zum Verlust eines oder beider Elternteile geführt hatten.

S. und E. GLUECK haben in ihren ausgedehnten Studien u. a. dem komplexen Begriff des „Familienzusammenhaltes" („Cohesiveness of family" 1950) große Bedeutung für die Beurteilung des Kriminalitätsrisikos männlicher Jugendlicher gegeben. Sie verstanden darunter ein Klima von Zugehörigkeitsgefühlen, gemeinsamen Interessen und „Wir-Empfindungen" im allgemeinen, durch deren Mangel sich die Familien der 500 Delinquenten hochsignifikant (24,7 % : 0,8 %) von denen der gleichgroßen nichtkriminellen Vergleichsgruppe abhoben.

Es war uns nicht möglich, derartige kommunikative Qualitäten bei den Ursprungsfamilien unserer kranken Gewalttäter zu erfassen, da unsere Methode der Datenerhebung dies nicht ermöglicht hat. Wir haben uns statt dessen auf das äußere aber leicht faßbare Merkmal der Vollständigkeit der Familie beschränkt und die Häufigkeit eines brokenhome-Milieus[17] in beiden Patientengruppen verglichen.

Tabelle 20. Häufigkeit von „broken home" in der Primärfamilie gewalttätiger und nichtgewalttätiger Patienten

Gewalttätige Patienten	Gesamtgruppe		Schizophrenie		Affektive Psychosen		Schwachsinn	
	n	%	n	%	n	%	n	%
intakte Familie	359	73,2	210	79,3	26	81	30	46
broken-home	131	26,8	55	20,7	6	19	35	54
Zwischensumme	490	100,0	265	100,0	32	100	65	100
fehlende Angaben	43		19		5		3	
Summe	533		284		37		68	
Nichtgewalttätige Patienten								
intakte Familie	371	78,0	221	80,6	36	82	35	56
broken-home	105	22,0	53	19,4	8	18	28	44
Zwischensumme	476	100,0	274	100,0	44	100	63	100
fehlende Angaben	57		19		5		7	
Summe	533		293		49		70	

Signifikanztest: Gesamtgruppe: $\chi^2 = 2,8595$, df = 1, Nullhypothese nicht widerlegbar.

---

[17] Unter „broken-home" verstehen wir einen Verlust der Vollständigkeit der Elternfamilie dadurch, daß mindestens ein Elternteil, z. B. durch Tod des Vaters oder der Mutter, durch Trennung oder Scheidung, aus der Lebensgemeinschaft mit dem Kind vor dessen 18. Lebensjahr endgültig ausgeschieden ist. — Unser Erhebungsbogen hatte auch Angaben über das Verhalten der Familie gegenüber der Gesellschaft (z. B. „dissoziale Eltern") vorgesehen. Da jedoch aus Gutachten, besonders aus Krankengeschichten, darüber kaum etwas zu erfahren war, mußten wir die Auswertung auf das genannte Merkmal beschränken.

Die gewalttätigen und nichtgewalttätigen Kranken weisen nach unseren Ergebnissen in etwa gleichem Maße, d. h. in ca. einem Viertel der Fälle den Verlust eines oder beider Eltern auf. Gewalttätigkeit scheint also nicht zu den spezifischen Auswirkungen derart gestörter Primärfamilien zu gehören, wie auch von HAFFTER (1948) in seiner Untersuchung von 100 geschiedenen Ehen gehäuftes kriminelles Verhalten der Kinder als Folge von Elternscheidung nicht bestätigt werden konnte.

Broken-home war am häufigsten — in mehr als der Hälfte der Fälle — bei den schwachsinnigen Gewalttätern anzutreffen, ein Befund, der dafür spricht, daß dem Mangel an konsistenter Erziehung bei dieser Gruppe besonderes Gewicht als Risikofaktor für spätere Gewalttätigkeit zukommt. Hierin liegt vermutlich eine Verbindung zur unzureichenden Impulskontrolle, die ein wichtiges Moment beim Zustandekommen der Gewalttätigkeit Schwachsinniger zu sein scheint. Schizophrene und Depressive stammten dagegen meist aus äußerlich intakten Familien. In der Vergleichsgruppe der nichtgewalttätigen Patienten mit schizophrenen oder affektiven Psychosen lagen die Verhältnisse entsprechend.

d) Zusammenfassung

Eine Prüfung der Heredität gewalttätiger gegenüber nichtgewalttätigen Geistesgestörten nach wenigen groben Merkmalen zeigte, daß die familiäre Belastung mit ernsteren psychischen Erkrankungen, wie Geisteskrankheiten, Epilepsie und Schwachsinn, bei beiden Personengruppen mit ca. 25 % etwa gleich häufig registriert wurde. Hingegen spielt die Belastung mit auto- und fremdaggressiven Verhaltensweisen und mit Alkoholismus eine bedeutsame Rolle in der Vorgeschichte der kranken Gewalttäter, die sich hierin signifikant durch eine stärkere Belastung (in 23 % gegenüber 9 %) von der Vergleichsgruppe unterschieden. Was die einzelnen Diagnosegruppen betrifft, so weisen die Familien der Schwachsinnigen eine besonders hohe — bei den gewalttätigen Schwachsinnigen noch stärker ausgeprägte — Belastung mit dissozialen Verhaltensweisen (in 51 % gegenüber 28 %) auf. Außerdem weisen sie mit 54 % gegenüber 44 % eine außerordentlich hohe Rate unvollständiger Ursprungsfamilien auf. Beide Ergebnisse legen die Vermutung nahe, daß bei den in Richtung auf unzureichende Impulskontrolle besonders gefährdeten Schwachsinnigen ein Sozialisationsdefekt eine bedeutsame Rolle für das Gewalttäterrisiko spielt. Selten sind zerbrochene Familien bei Kranken mit affektiven Psychosen. Die Schizophrenen nehmen eine Mittelposition ein. Beide Krankheitsgruppen zeigen keinen Unterschied in der Häufigkeit von „broken-home" zwischen gewalttätigen und nicht gewalttätigen Kranken, so daß die Unvollständigkeit der Familie hier offensichtlich keinen Einfluß auf das Gewalttäterrisiko hat.

2. Persönliche Vorgeschichte

a) Persönliche Disposition (Praemorbide Persönlichkeit)

Ein wesentliches Problem bei der Untersuchung geistesgestörter Gewalttäter ist die Frage, ob mehr die prämorbiden persönlichkeitsabhängigen Verhaltensweisen des Täters, d. h. eine ihm möglicherweise innewohnende dispositionelle „Neigung", mit Gewalttäterschaft korreliert oder ob krankheitsabhängige Risikofaktoren überwiegen.

Wichtige Basismerkmale, wie z. B. soziale Einordnung, Antriebsverhalten, emotionale Charakteristika, waren in dem von uns herangezogenen Quellenmaterial höchst ungleichmäßig unter Verwendung verschiedener Beurteilungsdimensionen und Begriffe dokumentiert worden. Zur Erfassung der praemorbiden Persönlichkeit des Täters hatten wir die komplexen Informationen einem einfachen Rating-Verfahren unterworfen, wobei wir uns der Problematik durchaus bewußt sind. Die Kategorie „sozialer Verhaltensstil" wurde nach Kontaktaktivitäten (gehemmt, normal aktiv, überaktiv), der „emotionelle Stil" nach den Merkmalen ausgeglichen, gemütskalt, weich, überempfindsam, aggressiv beurteilt. Diese weichen, unzuverlässigen Qualitäten versprachen nicht mehr als eine Orientierung.

Häufig enthielten die Gewalttäterakten eine Fülle von Hinweisen auf die Persönlichkeitsstruktur und von Beispielen für Verhaltensweisen in lebendiger Anschaulichkeit. Aber je plastischer die Beschreibungen, desto schwieriger erwies sich die Einordnung und um so weniger valide ist sie für statistische Auswertungen. So kam es gerade hier zu signifikanten Beurteilungsdifferenzen zwischen den beiden ärztlichen Untersuchern (BÖKER und SCHMITT). Auf die Auswertung haben wir deshalb verzichtet.

Als Kontrolle hatten wir im Erhebungsbogen eine gröbere Beurteilung der persönlichen Vorgeschichte vorgenommen, die mehr an der üblichen klinischen Begriffsbildung psychiatrischer Gutachter orientiert war (z. B. „unauffällige Vorgeschichte", „neurotische Symptome in der Vorgeschichte", „dissoziale und psychopathische Züge"). Analog dieser Unterscheidungen hatten auch die jeweiligen ärztlichen Voruntersucher kategorisiert.

Da sich hier keine signifikanten Differenzen zwischen den Untersuchern ergaben, haben wir uns bei der Auswertung nur auf dieses grobe Merkmal gestützt, was unsere Aussage auf recht globale Beziehungen beschränkt.

Dissoziale/psychopathische und neurotische Merkmale

Wir gingen von der Hypothese aus, daß gewalttätige Kranke häufiger als nicht gewalttätige in ihrer Vorgeschichte Verhaltensweisen zeigen würden, die von der Umwelt als störend erlebt werden. Die Frage nach neurotischen Symptomen wurde auf analoge Weise formuliert und überdies mit der Absicht geprüft, weitere Merkmale der praemorbiden Persönlichkeit von geistesgestörten Gewalttätern zu erfassen.

Unter „Vorgeschichte" verstanden wir bei den Psychosen die Zeit bis zum Ausbruch der Krankheit, bei Schwachsinnigen bis zur Tat bzw. zur Aufnahme im Psychiatrischen Landeskrankenhaus.

Die Vermutung, daß die kranken Gewalttäter in der Vorgeschichte häufiger dissoziale Verhaltensformen zeigen würden als die nichtgewalttätigen „Zwillinge", bestätigte sich also. Diese Merkmalsausprägung fand sich bei ca. 20 % aller Gewalttäter, dagegen nur in 7,5 % der Vergleichsgruppe. Der Unterschied ist hochsignifikant. Auch in der psychiatrischen Literatur findet sich soziopathisches Verhalten der Primärpersönlichkeit als Risikofaktor für spätere Gewalttaten erwähnt (MACDONALD 1963, 1967).

Betrachtet man die einzelnen Diagnosen, so zeigte sich die prämorbide Persönlichkeit der depressiven Täter nicht signifikant auffälliger strukturiert als die der nichtgewalttätigen Depressiven. Wie bereits im Kapitel 3 Abschnitt B dargelegt, ist der Einflußfaktor Krankheit auch hier wieder beim Formenkreis der depressiven Erkrankungen deutlich zu fassen und offensichtlich für den Tatausbruch wichtiger als die bei anderen Krankheitsgruppen anzutreffenden Merkmale der prämorbiden Persönlichkeit.

Bei den schizophrenen Gewalttätern waren dagegen dissoziale Züge, vor allem aber neurotische Symptome, insgesamt nicht sehr gehäuft, aber immerhin häufiger registriert worden als in der entsprechenden Vergleichsgruppe.

Tabelle 21. Häufigkeit dissozial-psychopathischer und neurotischer Merkmale in der persönlichen Vorgeschichte gewalttätiger und nichtgewalttätiger Geistesgestörter

Gewalttätige Patienten	Gesamtgruppe		Schizophrenie		Affektive Psychosen		Schwachsinn	
	n	%	n	%	n	%	n	%
unauffällige Vorgeschichte	348	69,1	210	78,7	28	80	10	15
mit dissozial-psychopathischen Zügen[a]	100	19,8	22	8,2	1	3	48	74
neurotische Symptome[b]	56	11,1	35	13,1	6	17	7	11
Zwischensumme	504	100,0	267	100,0	35	100	65	100
fehlende Angaben	29		17		2		3	
Summe	533		284		37		68	
Nichtgewalttätige Patienten								
unauffällige Vorgeschichte	402	81,5	248	91,2	43	90	19	28
mit dissozial-psychopathischen Zügen	37	7,5	8	2,9	0	—	24	36
neurotische Symptome	54	11,0	16	5,9	5	10	24	36
Zwischensumme	493	100,0	272	100,0	48	100	67	100
fehlende Angaben	40		21		1		3	
Summe	533		293		49		70	

Signifikanztest:	χ^2	df = 2	$\alpha =$
Gesamtgruppe	32,77		0,001
Schizophrenie	16,72		0,001
Affektive Psychosen[c]	1,13		Nullhypothese nicht widerlegbar
Schwachsinn	20,09		0,001

[a] Unter „dissozial-psychopathisch" wurden Anpassungsstörungen an die Gesellschaft im Sinne von pseudologistischen, betrügerischen, reizbar-aggressiven und querulatorischen Verhaltensweisen verstanden.
[b] Die Kategorie „neurotische Symptome" umfaßt alle dem klinischen Neurosebegriff zugehörigen Verhaltensformen und außerdem sexuelle Perversionen ohne Homosexualität.
[c] Wegen kleiner Zahlen wurde hier nicht über beide Merkmalsgruppen (dissozial-psychopathisch und neurotische Symptome), sondern über die Summe beider getestet.

In der Vorgeschichte der schwachsinnigen Gewalttäter waren dissoziale Züge außergewöhnlich häufig (ca. 74 % der Fälle) und signifikant häufiger als bei den nichtgewalttätigen Schwachsinnigen, bei denen die „neurotischen Symptome" überwogen. Diese Verhaltensauffälligkeiten waren möglicherweise oft Anlaß für die Hospitalisierung der nichtgewalttätigen Schwachsinnigen.

Diese Befunde fügen sich gut ein in unsere bisher gewonnenen Daten über familiäre Belastung und Familienstruktur schwachsinniger Täter. Es zeigt, daß sich bei dieser Tätergruppe Sozialisationsdefekte, sozial abweichendes Verhalten und Aggressivität wie ein roter Faden durch Familie, Kindheit, praemorbide Persönlichkeit bis hin zur Gewalttäterschaft ziehen. Sie stellen offensichtlich die gewichtigste Gruppe der Risikofaktoren beim Schwachsinnigen.

Alkoholismus

Neben den eben geschilderten Merkmalen der Primärpersönlichkeit haben wir uns auch dafür interessiert, wie oft in den eingesehenen Unterlagen ein chronischer Alkoholismus in der Vorgeschichte dokumentiert worden war.

Wir haben daneben auch Drogenabhängigkeit und Perversionen berücksichtigt; sie fanden sich aber so selten registriert, daß sie sich jedem Test entziehen. Dieses Ergebnis würde möglicherweise seit dem massiven Anstieg des Drogengebrauchs anders ausfallen.

Tabelle 22. Häufigkeit des chronischen Alkoholismus in der Vorgeschichte gewalttätiger und nichtgewalttätiger Patienten

Gewalttätige Patienten	Gesamtgruppe		Schizophrenie		Affektive Psychosen		Schwachsinn	
	n	%	n	%	n	%	n	%
kein Alkoholismus	454	85,2	262	92,2	34	92	54	79
Alkoholismus	79	14,8	22	7,8	3	8	14	21
Summe	533	100,0	284	100,0	37	100	68	100
Nichtgewalttätige Patienten								
kein Alkoholismus	488	91,6	284	97,0	49	100	64	91
Alkoholismus	45	8,4	9	3,0	0	—	6	9
Summe	533	100,0	293	100,0	49	100	70	100

Der χ^2-Test ergab bei den Gesamtgruppen ein schwachsignifikantes Überwiegen von Alkoholikern bei den Gewalttätern ($\alpha = 0,01$). Rund 15 % der Gewalttäter, aber nur ca. 8 % der Nichttäter waren Alkoholiker. Dieses Ergebnis ist jedoch problematisch:

Die gewalttätigen Patienten stammten aus der ganzen Bundesrepublik, die Vergleichsgruppe aus Nordbaden. Es ist anzunehmen, daß in den Bundesländern unterschiedliche Trinksitten bestehen. Wenn man nur die aus Baden-Württemberg stammenden Gewalttäter mit unserem Untersuchungskollektiv vergleicht, so zeigt sich, daß die gewalttätigen Patienten dieses Bundeslandes nicht mehr getrunken haben als die nichtgewalttätigen Kranken gleicher Herkunft[18]:

Tabelle 23. Vergleich von gewalttätigen und nichtgewalttätigen Patienten des Bundeslandes Baden-Württemberg bezüglich der Häufigkeit von chronischem Alkoholismus in der Vorgeschichte

	Gewalttäter		Vergleichsgruppe		Summe
	n	%	n	%	
kein Alkoholismus	95	90,5	488	91,6	583
Alkoholismus	10	9,5	45	8,4	55
Summe	105	100,0	533	100,0	638

Signifikanztest: $\chi^2 = 0,1306$, df = 1, Nullhypothese nicht widerlegbar.

Dennoch wäre es sicher falsch, jegliche Bedingungszusammenhänge zwischen chronischem Alkoholismus und Gewalttätigkeit abzulehnen. Ein nach jahrzehntelangem Alkoholmißbrauch häufig auftretender hirnorganischer Abbau führt bekanntlich nicht nur zur Demenz, sondern meist auch zu verstärkter Reizbarkeit und zur Einschränkung der Affektkontrolle.

---

[18] Wir glaubten, hinsichtlich der Länderzuordnung vom Tatort ausgehen zu dürfen, da die Täter zum größten Teil in der Nähe des Tatorts wohnten und die Wohnorte zum Zeitpunkt der Tat von uns nicht erfaßt worden waren.

Bei Patienten mit durch andersartige Noxen geschädigtem Gehirn kann Alkoholgenuß zu explosiver Reizbarkeit und Gewalttaten im Rausch führen. (Auf die unmittelbaren Zusammenhänge zwischen Alkoholeinfluß und Tatausbruch werden wir später im Kapitel V — Tat-Opfer-Beziehungen — eingehen.)

Die Tatsache, daß diese Zusammenhänge in unserer Studie statistisch so wenig in Erscheinung getreten sind, mag daran liegen, daß Hirngeschädigte und Epileptiker, die weder trinken noch gewalttätig werden oder ernsthafte soziale Probleme aufwerfen, in der Regel gar nicht in psychiatrische Krankenhäuser gelangen und deshalb auch nicht genügend in der Vergleichsgruppe vertreten sind. So ist eine geringe Überrepräsentanz der Alkoholiker auch in der Vergleichsgruppe denkbar.

Nach den Untersuchungen von ALSTRÖM (1950) sind beispielsweise vor allem diejenigen hirnorganisch geschädigten Epileptiker mit einem erheblichen Gewalttatenrisiko belastet, die zum Alkoholabusus neigen (siehe Literaturkapitel).

Komplexe Zusammenhänge zwischen Hirnverletzung, traumatischer Epilepsie, zusätzlicher Hirnschädigung durch einen chronischen Alkoholismus und Alkoholgenuß vor der Tat illustriert der folgende Fall:

Fall Nr. 480. Ein 1921 geborener Handwerker stürzte 1940 von einem Baugerüst und zog sich einen Schädelbruch mit Contusio cerebri zu, was nach einjähriger Arbeitsunfähigkeit seine Umschulung zum kaufmännischen Angestellten notwendig machte.

In den folgenden Jahren, erstmals im Sommer 1942, mußte er mehrmals stationär in Nervenkliniken aufgenommen werden, da er an traumatisch epileptischen Anfällen litt, die häufig mit Tobsuchtsanfällen verknüpft waren. In solchen Erregungszuständen demolierte er gelegentlich Möbel und griff auch einmal eine Person mit Würgegriffen an. In den ersten Jahren standen tonisch-klonische Anfälle, später epileptische Dämmerzustände mit dranghaft aggressivem Einschlag im Vordergrund.

Neben dem Anfallsleiden entwickelte sich ein chronischer Alkoholismus: Über viele Jahre hindurch trank F. täglich 4 bis 8 Flaschen Bier. 1956 wurde er wegen Trunksucht am Steuer bestraft. 1958 erlitt er im Wagen auf der Heimfahrt von einem Bierabend einen Anfall und verunglückte schwer. 1960 kam es zu einem zweiten Autounfall im epileptischen Anfall, wonach ihm der Führerschein entzogen wurde.

Die 1944 geschlossene Ehe, aus der vier Kinder entstammten, wurde von Außenstehenden als gut bezeichnet. Die Eheleute wohnten bei Verwandten der Frau und trugen sich mit der Idee, ein Eigenheim zu bauen. Herr F. galt bei seinen Kollegen als „ruhig, freundlich, hilfsbereit" und als Mensch, der angeblich auch Kritik vertragen konnte. Er selbst fühlte sich schon seit längerer Zeit am Arbeitsplatz nicht mehr wohl und verspürte eine zunehmende Reizbarkeit und Lärmempfindlichkeit. Da ihm Rechenfehler unterlaufen waren, bat er um Arbeitserleichterung.

Mitte März 1962 wurde in seiner Firma aus einem unverschlossenen Schrank eine Geldkassette entwendet und der Patient des Diebstahls bezichtigt. Die Akten vermerken, F. sei unschuldig gewesen; er habe sich über die Unterstellung aufgeregt und nachts nicht mehr schlafen können. Die Tatsache, daß seine Frau diesen Vorwurf auf die leichte Schulter nahm, kränkte ihn sehr und führte zu Spannungen zwischen den Eheleuten. In den folgenden Tagen erkrankte er an einer fieberhaften Grippe mit Kopfschmerzen und ließ sich am 29. 3. 1962 deshalb krank schreiben. Am Morgen des 31. 3. 1962, des Tattages, trank er einige Tassen Tee mit einer unbestimmten Menge Rum, um die Erkältung zu bekämpfen. Der Hausarzt, der ihn anschließend sah, verordnete Saridon- und Acedicon-Tabletten gegen Schmerzen und Husten.

Nach dem Mittagessen stieß F. plötzlich einen durchdringenden Schrei aus, ergriff ein in der Küche liegendes Messer und stach in einem blindwütigen Erregungszustand mehrmals mit großer Wucht auf seine Frau und den 11jährigen Sohn ein, die mit ihm zusammen gegessen hatten. Wie er später behauptete, habe seine Erinnerung in dem Augenblick ausgesetzt, als er das Messer in der Hand gespürt habe. In diesem Tobsuchtszustand stieß er die Waffe auch in Möbelstücke und schlitzte die Gardinen auf. Frau und Kind wurden getötet.

Die herbeieilenden Nachbarn konnten ihn nur mit größter Mühe überwältigen. Bereits auf der Krankenbahre festgeschnallt, riß er sich wieder los und hielt dabei das Messer eisern umkrampft.

Im Psychiatrischen Landeskrankenhaus war F. noch mehrere Tage bewußtseinsgetrübt und delirant unruhig. Es kam auch zu Grandmal-Anfällen. Im Blut fand sich zur Tatzeit ein Alkoholspiegel von 1,13 %o. Offenbar hatte er die Tat in einem erregten epileptischen Dämmerzustand unter zusätzlicher Alkoholisierung begangen.

Der für unzurechnungsfähig erklärte und nach § 42 b untergebrachte Patient galt in der Anstalt weiterhin als gefährlicher, undurchsichtiger Mann, der sich heimlich Alkohol zu beschaffen suchte und in unangenehmer Weise Frauen erotisch belästigte.

b) Intelligenz

Die vergleichende Beurteilung der Intelligenz wäre am eindeutigsten möglich gewesen, wenn man von IQ-Werten hätte ausgehen können, die mit den gleichen standardisierten Verfahren gewonnen wurden. Leider zeigte sich jedoch, daß die Krankengeschichten der nichtgewalttätigen Patienten kaum Intelligenztests enthielten (die bei Routine-Aufnahmen nicht zu erwarten und wohl auch nicht notwendig gewesen sein mochten) und diese auch häufig in den Akten der gewalttätigen Kranken fehlten. Wir waren deshalb in den meisten Fällen auf eine grobe Schätzung der Intelligenz nach Schulbildung sowie nach beruflichen Leistungen und gelegentlichen Bemerkungen der behandelnden bzw. begutachtenden Ärzte in den Akten angewiesen.

Angaben über Intelligenz

Tabelle 24. Die Zuordnung zu verschiedenen Intelligenzstufen bei gewalttätigen und nichtgewalttätigen Patienten

Gewalttätige Patienten	Gesamtgruppe		Schizophrenie		Affektive Psychosen		Schwachsinn	
	n	%	n	%	n	%	n	%
erheblicher Schwachsinn	25	4,8	2 }	0,7 }	0	—	21	31
Debilität	49	9,3	14 }	5,0 }	0	—	30	44
Minderbegabung	121	23,0	52	18,7	6	16	17	25
normale und überdurchschnittliche Intelligenz	330	62,9	211	75,6	31	84	0	—
Zwischensumme	525	100,0	279	100,0	37	100	68	100
fehlende Angaben	8		5		0		0	
Summe	533		284		37		68	
Nichtgewalttätige Patienten								
erheblicher Schwachsinn	26	5,2	0 }	— }	0	—	22	31
Debilität	46	9,2	9 }	3,3 }	1	2	29	42
Minderbegabung	63	12,0	21	7,7	1	2	19	27
normale und überdurchschnittliche Intelligenz	367	73,1	243	89,0	45	96	0	—
Zwischensumme	502	100,0	273	100,0	47	100	70	100
fehlende Angaben	31		20		2		0	
Summe	533		293		49		70	

Signifikanztest:	χ^2		$a =$
Gesamtgruppe	19,85	df = 3	0,001
Schizophrenie	17,31	df = 2	0,001
Schwachsinn	0,12	df = 2	Nullhypothese nicht widerlegbar

(Die Klammern in der Häufigkeitstabelle zeigen, welche Klassen beim Signifikanztest zusammengefaßt wurden. — Die kleinen Erwartungswerte bei affektiven Psychosen erlaubten keine Testung.)

Deutliche Grade von Intelligenzminderung spielten, soweit faßbar, nur bei 14 % aller Gewalttäter eine Rolle; 23 % waren minderbegabt, 63 % verfügten über durchschnittliche und überdurchschnittliche Intelligenz.

Im Gegensatz zur Schulbildung (siehe unten) ergab sich bei der Intelligenzmessung bzw. -schätzung eine signifikante Differenz zur Vergleichsgruppe: Während die Einstufung nach „erheblichem Schwachsinn" und „Debilität" keine unterschiedliche Verteilung zeigte, war die Kategorie „Minderbegabung" bei den Gewalttätern signifikant häufiger diagnostiziert worden. Dieser Befund ist möglicherweise ein Ausdruck unterschiedlich genauer Intelligenzprüfung in beiden Gruppen: Die Gewalttäter sind durchweg etwas gründlicher auf ihre intellektuelle Leistungsfähigkeit hin untersucht worden als Patienten, die im Zuge einer Routine-Aufnahme in das Psychiatrische Landeskrankenhaus gelangten. Dadurch wurden auch schwächer ausgeprägte intellektuelle Mängel häufiger erfaßt als schwere Störungen.

Um diesen Untersuchungsartefakt zu kontrollieren, haben wir auch die Frage nach der Schulbildung in den Erhebungsbogen einbezogen:

Schulbildung

Tabelle 25. Die Schulbildung bei gewalttätigen und nichtgewalttätigen Patienten

Gewalttätige Patienten	Gesamtgruppe		Schizophrenie		Affektive Psychosen		Schwachsinn	
	n	%	n	%	n	%	n	%
weniger als Volksschule	154	28,6	60	21,5	0	—	61	90
Volksschule vollständig	301	57,7	174	62,0	25	74	7	10
mehr als Volksschule	66	12,7	46	16,5	9	26	0	—
Zwischensumme	521	100,0	280	100,0	34	100	68	100
fehlende Angaben	12		4		3		0	
Summe	533		284		37		68	
Nichtgewalttätige Patienten								
weniger als Volksschule	144	29,2	51	18,3	3	6	60	91
Volksschule vollständig	303	61,5	194	69,5	39	83	6	9
mehr als Volksschule	46	9,3	34	12,2	5	11	0	—
Zwischensumme	493	100,0	279	100,0	47	100	66	100
fehlende Angaben	40		14		2		4	
Summe	533		293		49		70	

Auch ohne Signifikanzprüfung zeigt sich, daß gewalttätige und nichtgewalttätige Patienten im wesentlichen die gleiche (meist Volks-) Schulbildung hatten. Die Tatsache, daß nach der Statistik so viele Schizophrene die Volksschule nicht abgeschlossen haben, erklärt sich wahrscheinlich daraus, daß wir auf Grund unserer Kriterien für Haupt- und Nebendiagnosen die Fälle mit „Pfropfschizophrenie" unter die Schizophrenien gezählt haben.

c) Personenstand

Es erschien interessant, ob sich unter den kranken Tätern häufiger ledige oder verheiratete Personen finden und ob etwa geschiedene und verwitwete Kranke häufiger zu schwereren Gewalttaten neigen als noch in erhaltener ehelicher Bindung Lebende.

Tabelle 26. Der Personenstand gewalttätiger und nichtgewalttätiger Kranker

Gewalttätige Patienten	Gesamtgruppe		Schizophrenie		Affektive Psychosen		Schwachsinn	
	n	%	n	%	n	%	n	%
ledig	239	44,9	144	50,7	1	3	57	84
verheiratet	238	44,6	112	39,4	34	92	9 ⎫	13
geschieden, verwitwet	56	10,5	28	9,9	2	5	2 ⎭	3
Summe	533	100,0	284	100,0	37	100	68	100
Nichtgewalttätige Patienten								
ledig	284	53,3	183	62,5	6	12	62	88
verheiratet	191	35,8	83	28,3	37	76	4 ⎫	6
geschieden, verwitwet	58	10,9	27	9,2	6	12	4 ⎭	6
Summe	533	100,0	293	100,0	49	100	70	100

Signifikanztest:	χ^2		$\alpha =$
Gesamtgruppe	9,05	df = 2	0,025
Schizophrenie	8,84	df = 2	0,025
Schwachsinn	0,316	df = 1	Nullhypothese nicht widerlegbar

(Die Klammern in der Häufigkeitstabelle zeigen, welche Klassen beim Test zusammengefaßt wurden. Die kleinen Erwartungswerte bei affektiven Psychosen erlaubten keine Testung.)

Bei gleicher Alters- und Geschlechtsverteilung fanden sich also mehr Gewalttäter verheiratet als in der Vergleichsgruppe (ca. 45 % gegenüber ca. 36 %). Bei den Schizophrenen beträgt die Differenz sogar 11 % (ca. 39 % gegenüber ca. 28 %), so daß der Unterschied zwischen beiden Gesamtgruppen im wesentlichen auf diese Diagnose zurückzugehen scheint. Depressive Patienten — es handelt sich meist um Frauen — waren, ob gewalttätig oder nicht, fast immer verheiratet, Schwachsinnige fast immer ledig.

Im ledigen Personenstand ist also kein Risikofaktor zu erblicken, eher scheint er die Gefährdung zu reduzieren. Am deutlichsten scheint der Faktor „verheiratet" bei den Kranken mit affektiven Psychosen eine Risikobedeutung zu tragen. Jedenfalls sind bei den verheirateten Patienten typische Tatmotiv- und Konfliktsmöglichkeiten gegeben, was z. B. für Depressive und Schizophrene auch durch die hohe Zahl der Opfer unter Familienangehörigen bestätigt wird (siehe Tat-Opfer-Kapitel).

Insgesamt mag die höhere Verheiratetenquote der Gewalttätergruppe für eine ausgeprägtere Vitalität und erhaltenere soziale Initiative sprechen, während die Kranken der Vergleichsgruppe eher zu Passivität und zu autistischem Rückzug neigen (siehe auch Kapitel 3, Abschnitt D, 5. d).

d) Beruf zur Tatzeit bzw. zur Zeit der Aufnahme

Bei Berücksichtigung unseres Ergebnisses, daß soziopathisch-aggressive Verhaltensstörungen in der Vorgeschichte der kranken Täter häufiger auftraten als in der Vergleichsgruppe, schien es denkbar, daß sich diese Persönlichkeitseigentümlichkeiten auch auf die Berufstätigkeit auswirken und Berufe mit niedrigem Status oder Arbeitslosigkeit häufiger sein könnten als bei kranken Nichttätern.

Die hier dargestellte Skala der Berufsgruppen ist gegenüber der im Erhebungsbogen verwendeten etwas vereinfacht. Wir hatten z. B. ursprünglich zwischen „arbeitslos" und „arbeitsunfähig oder invalide" unterschieden. Da sich die beiden Merkmalsausprägungen jedoch nach den Unterlagen nicht immer klar abgrenzen ließen, wurden sie hier unter dem Titel „ohne Arbeit" zusammengefaßt.

Tabelle 27. Häufigkeit verschiedener Berufsgruppen bei gewalttätigen und nichtgewalttätigen Patienten

Gewalttätige Patienten	Gesamtgruppe		Schizophrenie		Affektive Psychosen		Schwachsinn	
	n	%	n	%	n	%	n	%
ohne Arbeit	144	27,2	76	27,0	1	3	17	25
in Ausbildung	15	2,8	6	2,1	0	—	2	3
Hilfsarbeiter	165	31,1	87	30,8	1	3	44	66
Facharbeiter, Angestellte	106	20,0	71	25,2	10	27	1	2
höh. Angestellte, Selbständige	10	1,9	7	2,5	1	3	0	—
nicht berufstätige Hausfrauen	90	17,0	35	12,4	24	64	3	4
Zwischensumme	530	100,0	282	100,0	37	100	67	100
fehlende Angaben	3		2		0		1	
Summe	533		284		37		68	
Nichtgewalttätige Patienten								
ohne Arbeit	164	30,9	86	29,5	5	10	28	40
in Ausbildung	14	2,6	11	3,8	0	—	3	4
Hilfsarbeiter	173	32,6	87	29,9	13	27	38	54
Facharbeiter, Angestellte	110	20,7	74	25,4	9	18	1	2
höh. Angestellte, Selbständige	14	2,6	7	2,4	2	4	0	—
nicht berufstätige Hausfrauen	56	10,6	26	9,0	20	41	0	—
Zwischensumme	531	100,0	291	100,0	49	100	70	100
fehlende Angaben	2		2		0		0	
Summe	533		293		49		70	

Signifikanztest: Gesamtgruppe: $\chi^2 = 10{,}18$, df = 5, Nullhypothese nicht widerlegbar.

Es zeigt sich, daß in der Vergleichsgruppe etwas mehr Patienten ohne Arbeit waren als unter den Gewalttätern und sich der Anteil der Hausfrauen bei den nichtgewalttätigen Patienten als etwas geringer erwies. Dieses Ergebnis bestärkt die oben formulierte Annahme, daß die Tätergruppe eher etwas aktiver und sozialen Kontakten zugewandter erscheint als die Vergleichspatienten. (Hier wird ein Trend in ersten Andeutungen sichtbar, der sich später stärker herausarbeiten läßt.)

Die höhere Zahl der Hausfrauen erklärt sich u. a. durch die hohe Verheiratetenquote bei den depressiven Täterinnen, bei denen Tat, Krankheitsbild und enge Bindung an die konjugale Familie nahe zusammenzugehören scheinen. — Im übrigen bestehen aber nur sehr kleine Abweichungen in der Häufigkeit der Berufe; das Testergebnis ist nicht signifikant.

e) Delinquenz (Kriminelle Handlungen in der Vorgeschichte)

Unter den praemorbiden Persönlichkeitsmerkmalen von Gewalttätern interessiert sehr wesentlich auch die Frage, ob die zur Rede stehende Tat e r s t e s Ereignis im Leben eines diesbezüglich früher unauffälligen Menschen ist oder ob es sich um ein Wiederholungsdelikt handelt. Der Psychiater, der einen derartigen Kranken zu betreuen und vor allem nach einer stationären Behandlung wieder in die Gemeinschaft zu entlassen hat, wird das Problem der Rückfallgefahr mit besonderer Sorgfalt beachten müssen.

Bei den Vordelikten haben wir nach Taten gegen Leib und Leben und außerdem nach sonstigen, nicht mit Gewaltanwendung verbundenen Handlungen unterteilt, wobei sowohl Vorstrafen als auch polizeilich nicht erfaßte Delikte, mit Ausnahme von Verkehrs- und Fahrlässigkeitsdelikten, bis zum Zeitpunkt der Tat bzw. der Aufnahme registriert wurden.

Taten gegen Leib und Leben

Tabelle 28. Häufigkeit von Taten gegen Leib und Leben in der Vorgeschichte von gewalttätigen und nichtgewalttätigen Kranken

Gewalttätige Patienten	Gesamtgruppe		Schizophrenie		Affektive Psychosen		Schwachsinn	
	n	%	n	%	n	%	n	%
keine Gewalttaten	342	64,4	188	66,4	34	92	28	41
Körperverletzung	155	29,2	85 ⎫		0	—	28 ⎫	41
sexuelle Gewalttaten[a]	17	3,2	3 ⎬ 33,6		0	—	9 ⎬ 13
gegen das Leben gerichtete Taten	17	3,2	7 ⎭		3	8	3 ⎭	5
Zwischensumme	531	100,0	283	100,0	37	100	68	100
fehlende Angaben	2		1		0		0	
Summe	533		284		37		68	
Nichtgewalttätige Patienten								
keine Gewalttaten	506	95,7	279	95,9	48	98	64	93
Körperverletzung	18	3,4	11 ⎫		1	2	2 ⎫	
sexuelle Gewalttaten[a]	5	0,9	1 ⎬ 4,1		0	—	3 ⎬ 7
gegen das Leben gerichtete Taten	0	—	0 ⎭		0	—	0 ⎭	
Zwischensumme	529	100,0	291	100,0	49	100	69	100
fehlende Angaben	4		2		0		1	
Summe	533		293		49		70	

Signifikanztest:	χ^2		$\alpha =$
Gesamtgruppe	163,4	df = 3	0,001
Schizophrenie	78,725	df = 1	0,001
Schwachsinn	38,999	df = 1	0,001

(Die Klammern in der Häufigkeitstabelle zeigen die für den Test zusammengefaßten Klassen an. Bei affektiven Psychosen war wegen der kleinen Erwartungswerte wieder kein Test möglich.)

[a] Nur solche, die mit Lebensbedrohung verbunden waren, z. B. Notzucht mit gleichzeitigem Würgen, um das Opfer durch Lebensgefahr gefügig zu machen.

Im Gruppenvergleich zeigten sich hochsignifikante Unterschiede: Delikte gegen das Leben, gefährliche sexuelle Gewalttaten und besonders Körperverletzungen kamen in der Vorgeschichte der gewalttätigen Patienten deutlich häufiger vor, insgesamt in über 35 %, bei den nichtgewalttätigen nur in ca. 4 %. Bei den meisten Gewaltdelikten handelte es sich um Körperverletzungen (29,2 % der Gewalttäter); sexuelle Gewalttaten kamen nur selten vor (ca. 3 %) und spielten nur bei den schwachsinnigen Tätern eine wesentliche Rolle.

Vordelikte gegen das Leben, also diejenige Kategorie von Angriffshandlungen, die uns in diesem Zusammenhang am meisten interessieren, waren nur in ca. 3 % aller kranken Täter registriert worden.

Wegen der praktischen Bedeutung für die Entscheidung über Entlassung oder Zurückhaltung geistesgestörter Gewalttäter geben wir eine kasuistische Übersicht der insgesamt 17 Fälle. Wir beschränken uns dabei auf knappe Informationen zur Diagnose, zur Wiederholungstat und zum Vordelikt.

Tabelle 29.

Lfd. Nr.	Geschl.	Diagnose	Tat	Vordelikt	Kalender-Jahr d. 1. Tat	2. Tat
003	m	Debilität	Erschlug seine Geliebte mit dem Beil	Ehefrau erschlagen	1934	1957
022	m	Cyclothymie	Versuch, Untermieter mit Beil zu erschlagen (gereizte Manie)	erweiterter Suicidversuch	1937	1962
070	w	Schizophr.	Erdrosselte ihr Kind (Säugling), erweiterter Suicidversuch	erdrosselte ihr Kind	1963	1964
091	w	Debilität	Vergiftungsversuch bei Schwiegertochter (E 605)	gab dem Vater Insektengift ins Essen	1955	1960
095	w	undiar. end. Psychose	Tochter (1 Jahr) vor den Zug geworfen	gab Säugling in Tötungsabsicht Schlafmittel	1963	1964
100	m	traumatischer Hirnschaden	Versuch, 2. Ehefrau zu erwürgen	erdrosselte Ehefrau	1952	1962
102	m	progr. Paralyse	Tötete Ehefrau und 2 Söhne mit Messer und Beil	leitete Gas ins Schlafzimmer der Angehörigen	18. 2. 62	26. 2. 62
104	m	Schizophr.	Versuch, Ehefrau zu erwürgen	schlug mit dem Beil auf die Ehefrau ein erweiterter Suicidversuch	1949	1964
131	w	reaktive Depression	2 Kinder i. erw. Suicidversuch durch Gas getötet	erweiterter Suicidversuch	1960	1961
147	w	endogene Depression	Erw. Suicid mit 3jährigem Sohn	erweiterter Suicidversuch	1954	1958
249	m	Schizophr.	Versuch, Ehefrau mit Bügeleisen zu erschlagen	versuchte, Ehefrau mit Hammer zu erschlagen	1956	1957
264	m	Stirnhirn-syndrom	Versuch, Frau, Tochter und Schwiegersohn zu erschießen	Kriegskameraden erschossen	1945	1964
308	m	Schizophr.	Mithäftling mit Rasierklinge lebensgefährlich verletzt	Kameraden mit Bügeleisen fast erschlagen	1955	1960
315	m	Schizophr.	Mithäftling erwürgt	Ehefrau erstochen	1959	1964
336	m	Schizophr.	Erschoß einen Nachbarn	erschlug eine Rentnerin	1956	1961
338	m	Schizophr.	Raubmordversuch: Schlug alte Frau nieder	erschlug seine Tante mit Knüppel	7. 12. 56	8. 12. 56
534	m	Debilität	Notzucht und Mord	Notzucht und Mord	Jan. 62	April 62

Dieser Hundertsatz von ca. 3 % ist bemerkenswert klein. Berücksichtigt man nur die 8 gelungenen Tötungshandlungen in der Vordelinquenz, so kommt man bei 251 Tätern, die wegen einer vollendeten Tötung von uns erfaßt worden waren, auf 3,1 v. H. Täter mit wiederholten Tötungsdelikten. Bei der Beurteilung dieser relativ niedrigen Rückfallrate ist allerdings zu bedenken, daß ein hoher Anteil der rückfallgefährdeten, geistesgestörten Täter durch Anstaltunterbringung oder Gefängnisaufenthalt für längere Zeit an der Begehung neuer Gewalttaten gehindert sind.

Über ähnliche Ergebnisse berichteten auch Voruntersucher in den USA: GENERT publizierte 1966 eine Studie über 2 568 verurteilte Tötungsdelinquenten — geistesgestörte und nicht geistesgestörte — aus Pennsylvania, von denen nach einem Zeitraum von 20 Jahren nur 13 (0,5 %) dieses Verbrechen wiederholt hatten. Diese Rückfallrate liegt niedriger als in unserem Untersuchungskollektiv und macht deutlich, daß mehr die Tat als Merkmal denn die Geistesstörung mit der geringen Wiederholungsbereitschaft in Zusammenhang steht.

MACDONALD (1967) untersuchte 100 Patienten, die wegen Morddrohungen psychiatrisch interniert worden waren. 3 von ihnen hatten vor der Hospitalisierung bereits einmal einen Menschen getötet. Eine 5- bis 6-Jahres-Katamnese, bei der 75 Patienten wieder einvernommen werden konnten, ergab, daß 4 Patienten Selbstmord und 3 einen Mord begangen hatten. Der Autor folgert daraus, daß das Selbstmordrisiko Geistesgestörter das Mordrisiko in der Regel übersteigt. Bei besonders aggressiven Kranken sei das Mordrisiko höher, wenn aus der Lebensgeschichte des Betreffenden keine Suicidversuche bekannt seien.

Indessen fanden sich unter unseren 17 Patienten mit Mord- oder Mordversuchrückfall immerhin 3, die beim vorausgegangenen Delikt einen erweiterten Selbstmordversuch unternommen hatten. Bei Prüfung der Suicidalität für den Zeitraum der letzten 6 Monate vor der Tat — siehe auch Abschnitt C dieses Kapitels — ergab sich sowohl für Täter wie Nichttäter unserer Studie eine Suicidversuchshäufigkeit von ca. 10 %, was nicht gerade deutlich für die Hypothese von MACDONALD spricht[19].

Wahrscheinlich ist die Entscheidung, ob eine aggressive Spannung sich gegen die eigene oder eine andere Person wendet, von Faktoren abhängig, die nicht ausschließlich in der Persönlichkeitsstruktur des Täters liegen, sondern wesentlich auch aus der Situation, zum Beispiel aus dem Verhalten des Opfers, fließen (siehe Kapitel 3, E).

Sonstige Delikte

Unter dieser Rubrik hatten wir nach verschiedenen, nicht mit Gewaltanwendung verknüpften Delikten gefragt, und zwar nach Sittlichkeitsdelikten ohne Gewaltanwendung, Eigentumsdelikten, Beleidigung, Verleumdung, Bedrohung und ihre Kombinationen. In der Häufigkeitstabelle unterschieden wir zwischen derartigen Delikten mit und ohne Bedrohung anderer, um auch hier aggressiven Verhaltensmustern nachzuspüren.

Ebenso wie Gewalttätigkeiten sind also auch Vordelikte mit Bedrohung bei der Tätergruppe wesentlich häufiger als in der Vergleichsgruppe, und man kann sich die Frage vorlegen, ob nicht auch hier eine genauere Dokumentation als Folge geschärfter Aufmerksamkeit der Erstuntersucher für aggressive Verhaltensweisen in der Vorgeschichte die Ursache dieser Differenz ist. Indessen kamen Vordelikte ohne Bedrohung in beiden Gruppen gleich

---

[19] Allerdings ist die Vergleichbarkeit unserer gewalttätigen Patienten mit den von MACDONALD untersuchten Fällen beschränkt, da dieser auch psychisch weniger schwer Kranke einbezogen hatte.

häufig — in etwa 13 % — vor. Man darf die Tatsache, daß diese im Vergleich zu Gewalttaten relativ belanglosen Vorkommnisse in der Vergleichsgruppe ebensohäufig dokumentiert worden waren, vielleicht als Hinweis darauf betrachten, daß die übrigen Angaben über dieses Merkmal nicht allzu unzuverlässig sind.

Tabelle 30. Häufigkeit nicht mit offener Gewalttätigkeit aber mit oder ohne Bedrohung anderer einhergehender Vordelikte bei gewalttätigen und nichtgewalttätigen Patienten

Gewalttätige Patienten	Gesamtgruppe		Schizophrenie		Affektive Psychosen		Schwachsinn	
	n	%	n	%	n	%	n	%
keine	264	49,6	144	50,7	33	89	16	24
Delikte o. Bedrohung	69	13,0	21	7,4	0	—	24	35
Delikte m. Bedrohung	199	37,4	119	41,9	4	11	28	41
Zwischensumme	532	100,0	284	100,0	37	100	68	100
fehlende Angaben	1		0		0		0	
Summe	533		284		37		68	
Nichtgewalttätige Patienten								
keine	359	67,9	203	69,8	46	94	25	36
Delikte o. Bedrohung	72	13,6	31	10,7	0	—	30	44
Delikte m. Bedrohung	98	18,5	57	19,5	3	6	14	20
Zwischensumme	529	100,0	291	100,0	49	100	69	100
fehlende Angaben	4		2		0		1	
Summe	533		293		49		70	
Signifikanztest:	χ^2		df = 2		$\alpha =$			
Gesamtgruppe	48,88				0,001			
Schizophrenie	33,71				0,001			
Schwachsinn	7,30				0,001			

(Bei den affektiven Psychosen lassen die kleinen Erwartungswerte keinen Test zu.)

Im Gegensatz zu den übrigen geprüften Diagnosen bestanden zwischen gewalttätigen und nichtgewalttätigen Depressiven (meist Frauen) keine Unterschiede in der Häufigkeit „sonstiger Delikte" in der Vorgeschichte. Den schizophrenen Gewalttätern dagegen wurden häufigere Delikte in der Vorgeschichte bescheinigt, und zwar überwiegend „Delikte mit Bedrohung" (41,9 % gegenüber 19,5 % in der Vergleichsgruppe). Das gleiche gilt für die Oligophrenen. Eine völlig deliktfreie Vorgeschichte war bei Oligophrenen überhaupt seltener als bei Kranken mit anderen Diagnosen.

f) Zusammenfassung

In der Schulbildung und im Beruf unterschieden sich die Gewalttäter nicht von ihren Vergleichsgruppen. Ihre sozialen Bindungen waren, vom Personenstand her gesehen, nicht geringer als die der vergleichbaren, nicht gewalttätig gewordenen Patienten. Daß die Gewalttäter sogar ein wenig häufiger verheiratet waren, darf in Zusammenhang mit den voraus getroffenen Feststellungen zur Berufszugehörigkeit mindestens dahingehend gedeutet werden, daß soziale oder familiäre Wurzellosigkeit — ausgenommen bei Schwachsinnigen — nicht zu den wesentlichen Risikofaktoren für die Gewalttätigkeit Geistesgestörter zählen. Dagegen scheinen einige Merkmale der prämorbiden Persönlichkeit und dem Tatverhalten nahestehende Verhaltenstendenzen nicht zu unterschätzende Hinweise auf ein

Gewalttäterrisiko zu geben: aggressive Verhaltensmuster, Bedrohungen und Gewalthandlungen von meist geringerem Ausmaß als die Indextat sind bei geistesgestörten Gewalttätern gegenüber den nicht gewalttätigen Geistesgestörten erheblich gehäuft. Dabei liegen die Gruppen der affektiven Psychosen hinsichtlich dieser Merkmale weit unter dem Durchschnitt der geistesgestörten Gewalttäter (in 8 % der Fälle aggressive Delikte — einschließlich Tötungsversuche und Tötungen, 11 % der Fälle Delikte mit Drohungen), die Schizophrenen nahe am Durchschnitt (34 % mit aggressiven Delikten etc., 42 % der Fälle Delikte mit Drohungen), die Schwachsinnigen aber weitaus an der Spitze (58 % mit aggressiven Delikten etc., 41 % der Fälle Delikte mit Bedrohung — nur 24 % Fälle ohne festgestellte Vordelikte). Man kann aus diesen Daten unbedenklich folgern, daß eine mit der Persönlichkeit verbundene Tendenz zum aggressiven Verhalten, die bei Geisteskranken meist längst vor dem Ausbruch der Psychose manifest geworden ist, einen weitaus stärkeren Einfluß auf das Gewalttäterrisiko ausübt als die Krankheit.

Diese Ausage gilt für die Gesamtgruppe, für Schizophrene, und sie gilt in besonders hohem Maße für Schwachsinnige, unter der Einschränkung, daß bei der letztgenannten Gruppe der Schwachsinn natürlich schon vor der Manifestation dieser Verhaltensmuster bestanden hat. Es bleibt deshalb offen, inwieweit eine Interdependenz zwischen dem Schwachsinn und der Entwicklung solcher Verhaltensmuster besteht. Da Gewalttäterschaft bei Schwachsinnigen nicht überzufällig häufig zu sein scheint, ist es zumindest nicht sehr wahrscheinlich, daß diese Interdependenz, wenn sie bestünde, eine große Rolle spielt. Sicher ist, daß die genannten Merkmalsgruppen und zusätzlich dissoziale Persönlichkeitszüge beim Schwachsinn ausschlaggebende Risikofaktoren sind. Um es auch noch umgekehrt zu formulieren: Die Wahrscheinlichkeit, daß ein Schwachsinniger ohne dissoziale Persönlichkeitszüge, ohne aggressive Verhaltensmuster in der Vorgeschichte und ohne bereits Delikte mit aggressivem Anteil oder wenigstens mit Bedrohungen aufzuweisen, eine schwere Gewalttat begeht, ist gering; sie liegt unter 20 %.

Diese Ergebnisse treffen sich mit den vorher berichteten Daten zur Ursprungsfamilie. Aus ihnen wurde deutlich, daß die familiäre Belastung mit aggressiven oder dissozialpsychopathischen Verhaltensweisen und den ihnen nahestehenden Merkmalen (Alkoholismus u. dergl.) diejenige mit psychischen Krankheiten oder Schwachsinn an Bedeutung für das Gewalttäterrisiko überwiegt. Die letztgenannten Belastungen, die für eine Krankheitsheredität im engeren Sinne infrage kommen, ließen bei teilweise leicht erhöhten Raten unter den Gewalttätern keinen zuverlässigen Unterschied zu geistesgestörten Nichttätern erkennen. Wiederum lag unter schwachsinnigen Tätern die Fall-Rate mit aggressiven und autoaggressiven sowie dissozial-psychopathischen Merkmalen bei Mitgliedern der Ursprungsfamilie (51 % der Fälle) an der Spitze.

Aus dieser Zusammenschau einiger Ergebnisse wird deutlich, daß die Gewalttäter unter den Geistesgestörten vorwiegend Individuen mit einer erhaltenen, wenn auch beschränkten oder gefährdeten aktiven Fähigkeit der Lebensbewältigung sind, die ihnen — Schwachsinnige ausgenommen — in der Regel erlaubt, beruflich und persönlich mindestens ebensogut eingegliedert zu sein wie der Durchschnitt der geistesgestörten Nichttäter. Allerdings weisen sie erhebliche Anpassungslücken auf, die vorwiegend mit aggressiven Verhaltensmustern in Verbindung zu stehen scheinen. Ihr Gewalttäterrisiko scheint mehr von diesen Familien-, Persönlichkeits- und Verhaltensfaktoren als von Krankheitsfaktoren in engerem Sinne beeinflußt zu werden. Ihre Disposition zur Gewaltkriminalität — um eine Substanziierung des Risikos als Interpretationsgrundlage einzuführen — leitet sich eindeutiger auf generationsüberschreitende Dispositionen zu aggressiven oder dissozialen Verhaltensweisen zurück als auf Krankheitsdispositionen. Dabei scheint ein Einfluß von Berufsstatus oder Sozialschichtzugehörigkeit vorläufig nicht wahrscheinlich, denn hinsichtlich der von uns erfaßten und für den Sozialgradienten relevanten Merkmale liegen die geistesgestörten Gewalttäter eher über als unter der Vergleichsgruppe geistesgestörter Nichttäter. Die endgültige Beantwortung dieser Teilfragen bedarf noch einer gesonderten, auf sie zugeschnittenen Untersuchung.

Eine Sonderrolle kommt jedoch den Gewalttätern mit affektiven Psychosen zu. Sie zeigen, ähnlich wie in den Familienbefunden, in der Vorgeschichte außergewöhnlich selten aggressive Verhaltensweisen. Unter dem kleinen Anteil solcher Fälle mit vorhergegangenen Aggressionsdelikten stehen zudem mit der Indextat gleichartige Gewalthandlungen, Tötungsversuche (8 %) der Fälle) in Begleitung von Selbstmordhandlungen neben den einfachen Delikten mit Bedrohung (11 %) an der Spitze, während die übrigen Vordelikte bei 0 %) liegen. Damit wird zunehmend deutlich, daß bei dieser Krankheitsgruppe grundsätzlich andere Risikofaktoren ausschlaggebend sind. Sie liegen nicht in dissozialen oder offen aggressiven Verhaltensmustern des Täters und auch seiner Herkunftsfamilie begründet. Vielmehr sind die Risikofaktoren hier eng mit der Krankheit verbunden. Sie haben, wie schon erwähnt, auch einen geschlechtsspezifischen Einfluß. Der weitaus größte Teil dieser Täter ist verheiratet (92 %). 65 %) sind nicht berufstätige Hausfrauen — eine Gruppe, die auch unter den Nichttätern dieser Diagnose in unserer Vergleichsgruppe erheblich überrepräsentiert ist (41 %). Familienanamnese, prämorbide Persönlichkeit und soziale Vorgeschichte ergeben also bei affektiven Psychosen, anders als bei Schwachsinnigen und bei Schizophrenen, soweit es die von uns erhobenen Daten anlangt, keine zuverlässigen Hinweise auf ein erhöhtes Gewalttäterrisiko.

3. Krankheit

Im Kapitel II, Abschnitt 3, hatten wir uns mit der Frage beschäftigt, inwieweit sich die 533 kranken Gewalttäter in der Zusammensetzung nach Diagnosen von der Gesamtgruppe (n = 3392) nichtgewalttätiger Patienten eines Landeskrankenhauses unterscheiden, mit anderen Worten, ob bei bestimmten Krankheitsgruppen Gewalttätigkeiten besonders häufig vorkommen.

In den folgenden Abschnitten wollen wir nun prüfen, ob sich einzelne Krankheitssymptome oder Symptomkomplexe herausschälen lassen, die mit einem über- oder unterdurchschnittlichen Tatrisiko verbunden erscheinen.

Frühere Untersuchungen (siehe Literaturkapitel) hatten bereits einige diesbezügliche Hypothesen entwickelt. So stand nach mehrfachen Hinweisen aus der Literatur (BRANDT, JANZARIK, LANZKRON, MOWAT, STIERLIN, WANNER u. a.) zu vermuten, daß Schizophrene, die unter Wahnbildung, z. B. einem ausgeformten Verfolgungswahn, leiden, eher gewalttätig werden als solche ohne wahnhafte Realitätsverkennung. Wir selbst hatten beim einleitenden Studium einiger Krankengeschichten den Eindruck gewonnen, daß Trugwahrnehmungen mit Befehlscharakter (vor allem die sogenannten imperativen Stimmen[20]) und

---

[20] Beispiel: Fall Nr. 334: Die 40jährige Frau F. erkrankte ein Jahr vor der Tat an einer paranoid-halluzinatorischen Schizophrenie mit Versündigungswahn und Katastrophenängsten. In den Tagen vor der Gewalttat vernahm sie deutlich halluzinierte Stimmen, die ihr wiederholt befahlen, ihr 2 1/2 Jahre altes Söhnchen zu töten. In den Stunden, in denen sie sich innerlich gegen den heranwachsenden Tatentschluß sträubte, drohten ihr die Stimmen körperliche Qualen und alle Strafen an, falls sie nicht so handele wie befohlen.

eine während der Krankheit häufig beobachtete Neigung zu reizbaren Verstimmungen bei kranken Tätern häufiger vorkommen als bei nichtgewalttätigen Patienten.

Nach den Darlegungen WILMANNS (1940) soll bei Schizophrenen besonders die Initialphase der Erkrankung für das Auftreten von Gewaltakten bedeutungsvoll sein. Nach Beobachtung anderer Autoren, z. B. von MOWAT (1966), geht einer Gewalttat wahnkranker Patienten eine meist jahrelange Entwicklung der Symptomatik voraus. Es lag deshalb nahe, auch Krankheitsdauer und Verlaufsform bis zur Tat bzw. (bei der Vergleichsgruppe) bis zur Aufnahme ins psychiatrische Krankenhaus in die vergleichende Untersuchung einzubeziehen, um derartige Beobachtungen und Annahmen zu überprüfen.

a) Symptome

Es war unmöglich, in einem Erhebungsbogen die Fülle aller vorkommenden Symptome in ihrer Häufigkeit und Schwere zu erfassen. Unser Katalog enthält deshalb nur Symptome, deren erwartete Häufigkeiten eine Auswertung sinnvoll erscheinen ließ, und die mit hinreichender Wahrscheinlichkeit im Falle ihres Vorkommens auch dokumentiert worden waren. Wir prüften vor allem die bei Schizophrenien häufigen Symptome Wahn, Sinnestäuschungen und Denkstörungen sowie das zur Beschreibung von manischen und depressiven Syndromen wichtige Symptom der „Gestimmtheit". Dieses komplexe Merkmal, dessen Einschätzung stark vom Untersucher beeinflußt wird, wurde in verschiedenen Qualitäten zu fassen versucht, z. B. als Gereiztheit, Mißtrauen, Stimmungslabilität etc., Gemütsverfassungen, die uns zur Beurteilung des Gewalttatenrisikos wesentlich erschienen.

Nur beim Merkmal „Gestimmtheit" haben wir, wie bisher, Vergleiche zwischen gewalttätigen und nichtgewalttätigen Patienten in den Gesamtgruppen und bei den Diagnosen Schizophrenie, affektive Psychosen und Schwachsinn angestellt. Beim Merkmal „Wahn" haben wir zwar noch die Häufigkeit für die Gesamtgruppen und diese drei Diagnosen angegeben, uns jedoch bei der Auswertung bestimmter Wahnqualitäten auf die Schizophrenie beschränkt. Die Merkmale „Halluzinationen" und „Denkstörungen" sind weitgehend auf die Schizophrenie zugeschnitten und nur bei dieser Krankheitsgruppe ausgezählt worden.

Zunächst sei geprüft, wie sich die vier klassischen Untergruppen der Schizophrenie bei den kranken Gewalttätern im Vergleich zu ihren nichtgewalttätigen „Zwillingen" verteilen:

Tabelle 31. Häufigkeit der psychopathologischen Untergruppen bei gewalttätigen und nichtgewalttätigen Schizophrenen

	gewaltt. Pat. n	%	nichtgew. Pat. n	%	Summe n	%-Diff.
symptomarme Schizophr.	49	17,3	85	29,0	134	+11.8
Katatonie	27	9,5	33	11,3	60	+ 1.8
paranoid-halluz. Schizo.	164	57,7	157	53,6	321	— 4.2
Paraphrenie	44	15,5	18	6,1	62	— 9.4
Summe	284	100,0	293	100,0	577	

Signifikanztest:
$\chi^2 = 21,19$, df = 3, $\alpha = 0,001$

Symptomarme Verläufe wurden in 17,3 % der schizophrenen Gewalttäter diagnostiziert, dagegen in 29 % der Vergleichsgruppe. Sie waren also in der Vergleichsgruppe fast doppelt so häufig repräsentiert. Die paranoid-halluzinatorischen und katatonen Verläufe sind in beiden Gruppen etwa gleich häufig vorgekommen. Dagegen befanden sich unter den Gewalttätern erheblich mehr Paraphrene.

Katatone und symptomarme schizophrene Syndrome lassen sich mit gewisser Berechtigung als „unproduktive" der paranoid-halluzinatorischen und paraphrenen Untergruppe als „produktive" Formen gegenüberstellen, wobei hier die Neigung zur Bildung von Wahn, Sinnestäuschungen usw. als Kriterium der Produktivität verstanden wird.

Es zeigt sich, daß diese produktiven, wahnbildenden Untergruppen bei den gewalttätigen Schizophrenen signifikant häufiger vertreten sind als in der Vergleichsgruppe nichtgewalttätiger Schizophrener.

Nachdem also sowohl in der Literatur als auch in der Häufigkeitsverteilung schizophrener Symptome unserer Gewalttätergruppe das Phänomen des Wahns eine hervorgehobene Rolle spielt, wollen wir uns in den folgenden Darlegungen näher mit Auftreten, Struktur und Inhalt dieses Symptoms beschäftigen.

Wahn

Als erstes stellt sich die Frage, wie häufig in den verglichenen Patientenkollektiven Wahn überhaupt dokumentiert wurde und ob sich, der einleitend dargestellten Hypothese entsprechend, Wahnbildungen bei allen gewalttätigen Patienten häufiger finden lassen als bei ihren nichtgewalttätigen Zwillingen.

Tabelle 32. Wahnvorkommen bei gewalttätigen und nichtgewalttätigen Geistesgestörten

Gewalttätige Patienten	Gesamtgruppe		Schizophrenie		Affektive Psychosen		Schwachsinn	
	n	%	n	%	n	%	n	%
kein Wahn	186	35,1	32	11,3	16	44	66	97
Wahn vorhanden	344	64,9	251	88,7	20	56	2	3
Zwischensumme	530	100,0	283	100,0	36	100	68	100
fehlende Angaben	3		1		1		0	
Summe	533		284		37		68	
Nichtgewalttätige Patienten								
kein Wahn	281	53,4	69	24,1	36	74	69	99
Wahn vorhanden	245	46,6	217	75,9	13	26	1	1
Zwischensumme	526	100,0	286	100,0	49	100	70	100
fehlende Angaben	7		7		0		0	
Summe	533		293		49		70	
Signifikanztest:	χ^2		df = 1		$\alpha =$			
Gesamtgruppe	34,72				0,001			
Schizophrenie	16,00				0,001			
Affektive Psychosen	6,05				0,05			

Die Signifikanzprüfung ergibt, daß „Wahn" tatsächlich in der Gesamtgruppe aller gewalttätigen Patienten überzufällig häufiger aufgetreten ist als bei den nichtgewalttätigen

Kranken. Untersucht man nur die schizophrenen Patienten, so findet sich dieser Unterschied stärker ausgeprägt (Verhältnis Gewalttäter zu Nichtgewalttätigen ca. 89 %: ca. 76 %, in der Gesamtgruppe ca. 65 % : ca. 47 %) und im selben Signifikanzniveau. Auch die depressiven Täter litten deutlich häufiger unter Wahnbildungen. Bei den Oligophrenen findet sich kein Unterschied.

Zum zweiten interessierte uns die Struktur der bei den Patienten beschriebenen Wahnphänomene. Wir entwickelten die Vorstellung, daß es für die Motivation der Gewalttat bedeutungsvoll sein könnte, ob ein Kranker ein logisch aufgebautes, in sich schlüssiges, meist um ein zentrales Thema kreisendes Wahnsystem ausgebaut hat, aus dessen Konsequenz heraus er z. B. einen bestimmten Menschen für lange Zeit wahnhaft als Feind oder Verfolger erleben kann, um sich mitunter nahezu ausschließlich in Gedanken mit ihm zu beschäftigen. Durch einen zusätzlichen Anlaß oder in der Konsequenz der Wahnentwicklung wäre der Durchbruch zur Tat in Richtung der wahnhaften Motivation denkbar. Andererseits ist vorstellbar, daß es im Zustand wahnhafter Verwirrtheit, z. B. in angstvoll-unheimlicher Wahnstimmung, wie sie im unstrukturierten Vorfeld mancher Wahnbildungen beobachtet werden kann, zu einem Durchbruch unerwarteter und wenig gezielter aggressiver Impulse kommt. Diesen Annahmen folgend, haben wir zwischen „Wahnstimmung" ohne strukturell geordneter Thematik und „systematisiertem Wahn" im Sinne eines durchstrukturierten Wahnkomplexes unterschieden und ihre Häufigkeitsverteilung geprüft.

Tabelle 33. Häufigkeitsverteilung strukturierter und unstrukturierter Wahnformen bei wahnbildenden Tätern und Nichttätern (nur Gesamtgruppe und Schizophrene)

Wahnkranke Gewalttäter	Gesamtgruppe		Schizophrene	
	n	%	n	%
Wahnstimmung	86	25,0	57	22,7
systematisierter Wahn	258	75,0	194	77,3
Summe	344	100,0	251	100,0
Wahnkranke Vergleichspatienten				
Wahnstimmung	145	59,2	119	54,8
systematisierter Wahn	100	40,8	98	45,2
Summe	245	100,0	217	100,0

Bereits der einfache Zahlenvergleich lehrt, daß systematisierte Wahnformen absolut und relativ bei den gewalttätigen Patienten sowohl in der Gesamtgruppe als auch bei den Schizophrenen weitaus überwiegen, die Differenz ist auf dem 0,001-Niveau signifikant.

In diesem Befund ist ein wichtiges Ergebnis des Gruppenvergleichs zu erblicken: Aus einer diffusen ängstlichen Wahnstimmung heraus aggressiv handelnde Patienten sind offensichtlich selten, während das Vorliegen eines systematisierten Wahns das Tatrisiko zu erhöhen scheint.

Es läßt sich nun die weitere Frage stellen, ob sich evtl. auch aus den Wahninhalten spezifische Charakteristika der Tätergruppe, sofern es sich um Patienten mit Wahnsymptomen handelt, herausfinden lassen.

Hier haben wir den Vergleich auf die schizophrenen Kranken eingeschränkt, bei denen, wie Tab. 32 zeigte, Wahnphänomene am häufigsten innerhalb einer Krankheitsgruppe angetroffen wurden.

Die Verteilung bestimmter, immer wieder in der Krankengeschichte angetroffener typischer Wahnthemen bei den 251 gewalttätigen und den 217 nichtgewalttätigen wahnkranken Schizophrenen geht aus der nachfolgenden Tabelle hervor:

Tabelle 34. Verteilung typischer Wahnthemen bei wahnkranken schizophrenen Gewalttätern und ihren Vergleichspatienten

Wahnthema	gewaltt. Schizophr.		nichtgew. Schizophr.	
	n	%	n	%
Bedeutungs-, Beziehungs- u. Beeinträchtigungswahn	170	67,5	177	81,6
Größenwahn, relig. Wahn	24	9,7	19	8,7
Liebes-, Eifersuchtswahn	28	11,2	3	1,4
hypochondr. Wahn, Schuldw.	11	4,4	8	3,7
andere Themen	18	7,2	10	4,6
Summe	251	100,0	217	100,0

Signifikanztest:	χ^2		$\alpha =$
Gesamtgruppe	21,2708	df = 4	0,001
Bedeutungs-, Beziehungs-, Beeinträchtigungs-, Liebes- und Eifersuchtswahn	19,4835	df = 1	0,001
Größenwahn, relig. Wahn, hypochondr. u. Schuldwahn	0,0225	df = 1	Nullhypothese nicht widerlegbar

Die Kategorie des Bedeutungs-, Beziehungs- und Beeinträchtigungswahns umfaßt als Sammelbegriff verschiedene paranoide Kernsyndrome, und zwar sowohl unsystematisierte vage „Beziehungssetzungen ohne Anlaß", wie sie sich im Vorfeld beginnender Schizophrenie finden (CONRAD: „Die beginnende Schizophrenie" 1958) als auch strukturierte Wahnformen mit definierten und über längere Zeit konstanten Wahnthemen, soweit sie nicht den anderen in der Tabelle aufgeführten Kategorien zufallen. — Das klassische wahnhafte Verfolgungserlebnis mit dem Gefühl der Eigenbedrohung werden wir im folgenden Abschnitt einem gesonderten Vergleich unterziehen.

Es zeigt sich, daß die Gruppe des Bedeutungs-, Beziehungs- und Beeinträchtigungswahns bei den nichtgewalttätigen Schizophrenen häufiger auftrat als bei den gewalttätigen Kranken. Eine Erklärung mag in der Tatsache liegen, daß bei den nichtgewalttätigen Patienten Syndrome mit vager Wahnstimmung und unausgeformten Wahnbildungen, die in der Regel paranoide Wahnelemente enthalten, überwiegen (siehe Tabelle 31), während sich unter den schizophrenen Gewalttätern mehr Paraphrene, d. h. zu systematisiertem Wahn und an definierte Wahnobjekte fixierte Kranke befinden.

Zu diskutieren ist das eindeutige Überwiegen des Liebes- und Eifersuchtswahns bei den Gewalttätern.

Da die aus Bayern stammenden Täter mit Eifersuchtswahn etwas überrepräsentiert waren, kann man sich fragen, ob hier ein kultureller Faktor aus einer landsmannschaftlichen Bevölkerungsgruppe ins Spiel getreten ist oder ob ein für die Gesamtgruppe wahnkranker Täter bedeutungsvoller Befund erhoben wurde.

Gerade dieses Thema ist geeignet, eine für das Gewalttatenrisiko des Wahnkranken offensichtlich wesentliche Bedingung zu diskutieren:

Vieles spricht dafür, daß die Einbeziehung anderer Personen in den Wahn des Kranken deren Risiko, Opfer zu werden, wesentlich erhöht, wohingegen Wahnformen, die thematisch im wesentlichen um die eigene Person kreisen, wie der hypochondrische oder der Größenwahn, zumindest nicht unmittelbar zu Angriffshandlungen gegen andere tendieren.

Der Liebes- und Eifersuchtswahn ist eine Wahnform, die in besonders intensiver Weise partnerbezogen ist und bei der der Kranke sich bereits ständig in Gedanken und Mutmaßungen mit einem anderen Menschen auseinandersetzt.

Hierbei ist daran zu erinnern, daß in sehr engen und zwiespältig erlebten menschlichen Bindungen, besonders innerhalb der primären Gefühlsbeziehungen, ein Kardinalproblem der Pathologie Schizophrener erblickt werden muß, wie die Ergebnisse der Familienforschung an diesen Kranken zeigen. Anders als die Megalomanie, der Schuld- oder der Versündigungswahn u. ä. dürfte im Liebes- und besonders im Eifersuchtswahn eine Wiederbelebung jener ambivalent erlebten Primärbeziehung vorliegen, die mit einer äußerst spannungsreichen emotionalen Aufladung der Partnerbeziehung einhergeht.

Nach den Untersuchungen von RUTTER (1966) sowie von HOENIG und HAMILTON (1967) führt beispielsweise die Einbeziehung von Kindern eines schizophrenen Elternteils in dessen Wahninhalte und Sinnestäuschungen gehäuft zu Verhaltens- oder Gesundheitsstörungen bei ihnen. Sie gehen in der Regel auch mit Beziehungsstörungen der Betroffenen einher. Aus diesen Ergebnissen und aus den, nachfolgend an einem Fall exemplifizierten, Erfahrungen ist zu vermuten, daß solche spannungsreichen und häufig tief ambivalenten Partnerbeziehungen, besonders im Zusammenhang mit ihren wahnhaften Anteilen, elementare Ängste aber auch elementare Haßgefühle hervorrufen können. Sie könnten deshalb auch eine besondere Gefährdungssituation für das Begehen von Gewalthandlungen vor allem durch den, in seiner Realitätsorientierung und Selbstkontrolle eingeschränkten, Partner darstellen.

Fall Nr. 329. Paranoide Schizophrenie. Karl St., 1909 als Sohn eines Handwerkmeisters geboren, absolvierte, ebenso wie seine beiden Brüder, nach der Volksschule eine Polstererlehre. Als Junge soll er empfindlich, leicht kränkbar und schüchtern gewesen sein; wegen eines Mitralfehlers brauchte er keinen Wehrdienst zu leisten. Mit Frauen hatte er zahlreiche Beziehungen, mußte 1939 heiraten, da ein Kind unterwegs war. Sein Leumund insgesamt wird indessen als gut geschildert; lediglich mit dem Stiefvater (der leibliche Vater war kurz nach dem 1. Weltkrieg an den Folgen einer Kriegsverletzung gestorben) und dem älteren Bruder geriet er gelegentlich in Streitigkeiten.

Die Ehe entwickelte sich sehr spannungsreich, da St. bald, ab 1940, von seiner Frau sich hintergangen fühlte und von heftiger Eifersucht gequält wurde. Während des Krieges äußerte er erstmals Vergiftungsideen. Er beschuldigte seine Frau, ihn zur Seite schaffen zu wollen, und zog auch den Sohn in das ständig wachsende Mißtrauen hinein. Im November 1956 geriet er in einen akuten Erregungszustand und wurde in die Nervenklinik eingewiesen, wo er sich über Vergiftungssymptome beklagte. Obschon eine Intoxikation nicht nachgewiesen werden konnte, ließ man die Verdachtsdiagnose paranoide Schizophrenie fallen, da andere beweisende Symptome fehlten, und konzedierte eine „abnorme seelische Entwicklung". Auf Drängen eines Bruders, der ihn vor Gericht herauszuprozessieren drohte, wurde er gegen den Rat der Ärzte heimgeholt.

1957 wurde die Ehe geschieden, da seine Frau eine ernste Gewalttat befürchtete. Er hatte schon vor Jahren Tötungsabsichten gegen sie ausgesprochen. Im November 1958 wurde St. vom Amtsarzt in ein Psychiatrisches Landeskrankenhaus eingewiesen, nachdem er mit seinem älteren Bruder, mit dem zusammen er in einer Polstererwerkstatt arbeitete, eine Schlägerei gehabt hatte. Er glaubte, sich wieder von der geschiedenen Frau und von diesem Bruder mit Gift verfolgt und äußerte mehrfach vor Zeugen, er wolle sich und die Frau deswegen umbringen. Eine Tuberkulose, an der er seit einiger Zeit litt, wähnte er durch dieses Gift verursacht. Der angegriffene Bruder, der eine Pistole im Besitz des Patienten glaubte, fühlte sich ernsthaft gefährdet und veranlaßte die Einweisung.

Im Krankenhaus zeigte sich St. zunächst freundlich und dankbar für die Hilfe, da er sich in Schutz genommen fühlte. Bald opponierte er jedoch gegen die weitere Behandlung, worin er von seiner übrigen Familie unterstützt wurde. Sowohl der Sohn als auch eine Schwester des Patienten waren nämlich von realen Gründen für seine wahnhaften Ängste überzeugt und versuchten ständig, ihn herauszuquerulieren. Die Schwester betonte immer wieder, ihr Bruder müsse im Krankenhaus „nur noch kränker" werden; alle Schuld läge bei der geschiedenen Frau und dem älteren Bruder. — Der Patient wurde schließlich im Februar 1959 im gebesserten Zustand in die alten Verhältnisse entlassen und nahm die Arbeit bei seinem Bruder wieder auf.

Seit der Scheidung war der Patient mit einer 33jährigen Frau intim befreundet, von der er sich allmählich ebenfalls, wie von seiner geschiedenen Ehefrau, hintergangen, geschädigt und vergiftet wähnte. Im Sommer 1959, in den Wochen vor der Tat, arbeitete er kaum noch, grübelte viel über Eifersuchtsgedanken nach und wirkte auf seine Angehörigen geistesabwesend. Am Vorabend der Tat fühlte er sich sterbenselend. Kopfdruck, Ohrensausen, Herzstechen und Leibschmerzen führte er auf Gift zurück, das ihm die Freundin angeblich eingegeben habe, um ihn zugunsten eines Nebenbuhlers zu beseitigen. Er faßte daraufhin den Entschluß, diese Frau zu töten.

In der Nacht zum 28. 8. 1959 hatte er zunächst Geschlechtsverkehr mit seiner Freundin, die dann neben ihm einschlief. Kurz darauf schlug St. ihr eine Weinflasche auf den Kopf und preßte ihr das Kopfkissen auf den Mund. Anschließend würgte er sie solange, bis sie keine Lebenszeichen mehr von sich gab.

Nach § 42 b in der Anstalt untergebracht, änderte sich sein psychischer Zustand kaum. Das weitere Verhalten bestätigte die Diagnose einer paranoiden Schizophrenie.

Der Fall zeigt die Entstehung einer Wahnkrankheit, in deren Verlauf die Ehefrau und dann wieder die Freundin von wahnhafter Eifersucht des Patienten verfolgt werden. Später weitet sich der Wahn zur paranoiden Überzeugung einer auf sein Leben abzielenden Verfolgung aus, worin auch nahe Angehörige des Patienten einbezogen werden. Die Tat erscheint als Rache für gewähnte Untreue, aber auch als Selbstschutzhandlung gegen die wahnhafte Bedrohung des eigenen Lebens.

Unter den oben dargelegten Gesichtspunkten erscheint die besondere Häufigkeit des Eifersuchts- und Liebesthemas bei den kranken Gewalttätern einleuchtend. Sie ist wahrscheinlich nicht durch einen möglicherweise kulturell bedingten Selektionsfaktor zu erklären. Übrigens mißt auch Mowat (1966) der wahnhaften Eifersucht große Bedeutung bei und hat ihren Einfluß auf Mordhandlungen in einer eigenen Studie dargestellt.

Ein Zusammenhang zwischen Gewalttaten Wahnkranker und der vorherbestehenden Einbeziehung der Opfer in den Wahn ist auch bei einem anderen Syndrom in Erwägung zu ziehen. Der Schuldwahn oder der nihilistische Wahn, die vornehmlich bei depressiven Patienten vorkommen, bergen vermutlich dann ein besonderes Gewalttatenrisiko, wenn Angehörige, vor allem Kinder, mit einbezogen sind. Die Mitnahme in den Tod soll ihnen in wahnhafter Konsequenz Schande, Leid oder Untergang ersparen. Wie die Tabelle über die Verteilung der Wahnthemen zeigt, kommen diese Wahnformen zusammen mit hypochondrischen Wahnbildungen in der Gruppe schizophrener Gewalttäter nur geringfügig häufiger vor als in der Vergleichsgruppe nichtgewalttätiger Schizophrener (4,4 % gegenüber 3,7 %). Dagegen gibt die enorme Häufung des Motivs wahnhafter Erlösung der Opfer durch die Tat bei den depressiven Tätern einen deutlichen Hinweis.

Erlebnis wahnhafter Eigenbedrohung

Aus Fallbeispielen in der Literatur (Brandt, Gaupp, Janzarik u. a.) und im Studium unserer Krankengeschichten trat uns immer wieder ein, dem eben dargestellten eng verwandtes, Wahnthema in Gestalt des von wahnhaften Verfolgern bedrängten Paranoiden entgegen, der in aufflammender Panik oder nach jahrelanger kühler Planung seine vermeintlichen Gegner angreift, um sie zu vernichten.

Es ist bekannt, daß viele Paranoide sich in ihrem Wahn am Leben oder in wichtigen Teilen oder Funktionen des Körpers, z. B. der Potenz, bedroht fühlen, und es war zu prüfen, ob derartige tiefgreifende Bedrohungsängste bei unseren Gewalttätern häufiger registriert worden waren als bei den Vergleichspatienten.

Ein weiteres kurzes Beispiel soll verdeutlichen, welche Thematik hier gemeint ist:

Fall Nr. 466. Katatone Schizophrenie: Der 1933 geborene ledige Bauernsohn stammt aus einer mit „Nervenleiden" vorbelasteten Familie und lebte bis zur Tat zusammen mit seiner älteren Schwester auf dem elterlichen Anwesen, das er einmal übernehmen sollte.

Als Kind fiel er durch einen gewissen Eigensinn und durch Furchtsamkeit auf, bereitete jedoch keine ernsthaften Erziehungsschwierigkeiten. Die Volksschule absolvierte der normal begabte und aktive Junge mit mäßigen Leistungen und arbeitete dann ganz zu Hause. Bis zum 27. Lebensjahr verlief sein Leben ohne besondere Auffälligkeiten.

1960/61 brach eine schizophrene Psychose aus, die sich in Verfolgungs- und Vergiftungsängsten und akustischen Halluzinationen äußerte. Nach dreiwöchiger stationärer Behandlung konnte der Patient voll remittiert nach Hause entlassen werden. Im Herbst 1961 brach mit großer Heftigkeit ein zweiter Schub aus, in dem der Patient unter der angsterregenden Wahnvorstellung, sein Vater sei eine fremde Person, die ihm ans Leben wolle, diesen nachts mit dem Messer angriff. Nach dreimonatiger psychiatrischer Anstaltsbehandlung in die alten Verhältnisse entlassen, blieb er von da ab auffällig: Er entwickelte sich zum mißtrauisch-feindseligen Einzelgänger, begann zu trinken, heftig zu rauchen und wurde geizig. Obwohl er von nun ab durch den Hausarzt laufend beruhigende Medikamente erhielt, die ihm oft heimlich beigebracht werden mußten, kam es alle 4 bis 6 Wochen zu schweren Verstimmungszuständen, in denen er bei Kleinigkeiten aufbrauste und nichts arbeiten mochte.

Mitte August 1964 war es wieder zu einer derartigen Verschlimmerung des psychischen Befindens gekommen, und die Eltern hatten dem Sohn geraten, sich einer Kur in einem psychiatrischen Krankenhaus zu unterziehen, was er ablehnte. Anfang September geriet er in einen Angstzustand, in dem er den Bauernhof voller Ausländer und Spione wähnte, die sich gegen seine Person verschworen hätten. In den folgenden Tagen steigerte sich diese Angst zur Vorstellung, die Feinde hätten die Mutter mit Salzsäure überschüttet.

Am Abend des 25. 9. 1964 blieb er in Kleidern in seiner Stube wach, in panischer Angst vor unfaßbarem Unheil hin und her wandernd. Am Morgen des folgenden Tages schien ihm die Welt bedrohlich verändert, das Haus voller Gas. Er war davon überzeugt, die Mutter sei vom Vater umgebracht worden, der in Wirklichkeit zu den Spionen zähle und auch ihm nach dem Leben trachte. In erregtem Tone befahl er deshalb dem Vater, er solle ihm sofort die Mutter herbeibringen, sonst werde er ihn umbringen. Als die Mutter daraufhin tatsächlich erschien, verkannte er sie als fremde Frau. Kaum hatte sie sich wieder entfernt, stürzte er sich mit einer Mistgabel auf den Vater, verletzte ihn gefährlich, warf ihn zu Boden und würgte ihn. Mutter und herbeieilende Nachbarn konnten ihn losreißen, aber noch nicht überwältigen. (Später gab er an, eine Stimme habe ihm während des Kampfes wiederholt gesagt: „Das ist ja Dein Vater nicht!".)

Anschließend rannte er zur Scheune, die er in der Absicht in Brand steckte, „alle Spione auszuräuchern". Als die Flammen hochschlugen, zerrte er seine Mutter in die Nähe des Feuers und drohte ihr, sie werde eines scheußlichen Todes sterben. Erst danach gelang es, ihn in Gewahrsam zu bringen.

Das Beispiel illustriert sowohl eine konflikthafte, im Wahn extrem zugespitzte Verwicklung dieses Patienten in den Beziehungen zu seinen Eltern als auch die wahnhafte Motivation der Gewalttat gegen den in den Verfolgungswahn einbezogenen Partner (Vater), von dem er sich teils selbst, teils die Mutter wahnhaft am Leben bedroht glaubte. Auffallend ist in diesem Fall auch noch die schwere krankhafte Realitätsverkennung, die als akute Wahnstimmung vorausgeht und wahrscheinlich die Kontrolle der Tötungsimpulse weitgehend außer Kraft gesetzt hat. In dieser Hinsicht ist der Patient jedoch eher eine Ausnahme als der Regelfall wahnkranker Täter.

Wir gingen von der Annahme aus, daß im wahnhaften Erlebnis der Eigenbedrohung ein besonderer Risikofaktor für Gewalttätigkeit liegen könnte und haben für den Vergleich unabhängig von den Wahnthemen registriert, ob Schizophrene in ihrem Wahn eine derartige Bedrohung für Leib und Leben erlebt hatten.

Dieses Erlebnis ließ sich tatsächlich in der Gruppe der gewalttätigen Schizophrenen deutlich häufiger nachweisen: 137 von 251 wahnkranken schizophrenen Tätern (ca. 55 %) aber nur 65 von 217 nichtgewalttätigen Vergleichspatienten (ca. 30 %) fühlten sich in dieser Weise bedroht. Der Bedeutungs-, Beziehungs- und Beeinträchtigungswahn, dem diese Erlebnisqualität im wesentlichen zuzuordnen ist, hatte also bei den Gewalttätern viel eindeutiger den Charakter der gefährlichen Verfolgung, der Bedrohung von Leib und Leben.

Die Chance, aus solcher Bedrohungsangst heraus zum Täter zu werden, kann aber wohl nur unter Berücksichtigung einer bereits besprochenen Wahnqualität richtig beurteilt werden, nämlich der Tatsache, ob ein Wahn sich in Richtung auf bestimmte Wahnobjekte, d. h. in diesem Fall auf „Wahngegner" fixiert hat oder nicht.

Es erscheint einleuchtend, daß projektiv abgewehrte Haßgefühle, die sich an einem vermeintlichen Verfolger kondensieren, sowohl Angst- als auch Vernichtungsphantasien gerade gegenüber dieser Person hervorrufen. Im Verlauf der Wahnentwicklung kann ein solcher Patient seine wahnhaft gefährdete Gesundheit und sein Leben dadurch zu verteidigen suchen, daß er die gefährliche Person zu beseitigen sucht oder mindestens Angst und Haß in einen schweren Racheakt gegen den Wahngegner umsetzt. Auf der anderen Seite wird der nicht auf Personen fixierte Wahn, sich durch unbestimmte, anonyme oder jedenfalls nicht menschliche Mächte bedroht zu fühlen, wie dies in der unstrukturierten Wahnstimmung häufig geschildert wird, kaum eine gezielte Gewalttätigkeit gegen bestimmte Personen zur Abwehr wahnhafter Gefährdung begünstigen oder hervorrufen.

Das Ergebnis, daß systematisierte Wahnformen (77 %) bei den gewalttätigen Schizophrenen fast doppelt so häufig waren wie bei den Nichttätern dieser Diagnosegruppe (45 %), gewinnt im Lichte dieser Überlegung neue Bedeutung. Im systematisierten Verfolgungswahn mit dem Erlebnis der Lebensbedrohung, das auf einen personalen Partner fixiert ist, scheint ein wesentlicher Risikofaktor bei schizophrenen Tätern zu liegen.

Akustische Halluzinationen

Im Rahmen einer Voruntersuchung des Fallmaterials hatten wir, wie erwähnt, den Eindruck gewonnen, daß manche Gewalttaten Geisteskranker unter dem Einfluß von beschimpfenden oder unmittelbar zur Tat auffordernden Halluzinationen begangen worden waren. Wir hatten uns besonders für das eindrucksvolle und relativ häufig geschilderte Phänomen der akustischen Befehlshalluzination, die sog. „imperativen Stimmen", interessiert.

Zur Illustration soll ein weiteres Fallbeispiel herangezogen werden:

Fall Nr. 369. Schizophrenie: Ein unterdurchschnittlich intelligenter, zu depressiven Grübeleien neigender Bauernsohn, jüngstes von drei Kindern, fühlte sich von Kind auf dem älteren, gewandteren und aktiveren Bruder unterlegen, der einmal den Hof erben sollte. Zwischen den beiden kam es deshalb immer wieder zu aggressiven Spannungen und Streitigkeiten. Mit 22 Jahren erkrankte der Patient an einem Schuld- und Verfolgungswahn mit Depression. Nach sechswöchiger stationärer psychiatrischer Behandlung unter der Diagnose „Schizophrenie" im remittierten Zustand nach Hause entlassen, bildete er in den folgenden zwei Jahren den Wahn aus, sein verhaßter Bruder sei gar nicht Sohn des Vaters, sondern vom Pfarrer gezeugt und werde von diesem gegen den Patienten aufgehetzt. Bald halluzinierte er Stimmen, die ihn aufforderten, den Bruder zu erschlagen, wobei diese Befehle bald vom Pfarrer, bald von den Geschwistern zu kommen schienen. Der Wahngedanke drängte sich auf, dem Bruder sei es eigentlich ganz recht, von ihm getötet zu werden, weil er sowieso im nächsten Krieg fallen müßte. Stimmen forderten ihn auf, den Bruder mit einer Kleegabel zu erstechen, das Opfer selbst habe es so gewollt. Auch gegen die Schwester richteten sich solche imperativen Halluzinationen, wenngleich seltener. Schließlich faßte er den Vorsatz, den Bruder heimlich zu töten. Bald darauf schlug er ihm nachts einen hölzernen Krautstampfer auf den Schädel und verletzte ihn lebensgefährlich.

Zunächst seien das Vorkommen akustischer Halluzinationen in beiden Gruppen und anschließend die Inhalte einem Vergleich unterzogen.

Tabelle 35. Häufigkeit akustischer Halluzinationen bei schizophrenen Tätern und Nichttätern

| | Schizophrene Patienten | | | |
| | gewalttätige | | nichtgewalttätige | |
	n	%	n	%
keine akustischen Halluzinationen	87	33,5	115	43,9
akustische Halluzinationen	172	66,5	147	56,1
Zwischensumme	259	100,0	262	100,0
fehlende Angaben	25		31	
Summe	284		293	

Signifikanztest:
Vorkommen akust. Halluzinationen: $\chi^2 = 5{,}397$, df $= 1$, $\alpha = 0{,}05$

Das Überwiegen produktiver, d. h. symptomreicher Verläufe bei den schizophrenen Gewalttätern wirkt sich auch bei der Häufigkeitsverteilung der Halluzinationen aus: Sinnestäuschungen des Gehörs sind in beiden Patientenkollektiven häufig, bei den Gewalttätern kommen sie in $2/3$ der Fälle (66,5 %), in der Vergleichsgruppe in etwas mehr als der Hälfte der Fälle vor; der Unterschied ist schwach signifikant.

Gliedert man nun die Schizophrenen, bei denen akustische Halluzinationen registriert worden waren, nach dem Inhalt dieser Trugwahrnehmungen auf, so findet sich in der Tätergruppe zwar ein leichtes Überwiegen von Stimmen mit Befehlscharakter, jedoch keine signifikante Differenz zu den nichtgewalttätigen Patienten:

Tabelle 36. Häufigkeit beschimpfender und imperativer Stimmen bei schizophrenen Tätern und Nichttätern

| | Schizophrene Patienten | | | |
| | gewalttätige | | nichtgewalttätige | |
	n	%	n	%
beschimpfende Stimmen	62	36,0	72	48,9
imperative Stimmen	45	26,2	27	18,4
andere akust. Halluzinationen[a]	65	37,8	48	32,7
Summe	172	100,0	147	100,0

Signifikanztest:
Gesamtgruppe: $\chi^2 = 5{,}88$, df $= 2$, Nullhypothese nicht widerlegbar
[a] Wir haben nach dem häufigeren Vorkommen zugeordnet, wenn Kombinationen unserer Klassen auftraten. „Andere akustische Halluzinationen" umfaßt gleichgültige oder positiv erlebte Stimmen.

Entgegen unserer Erwartung kommt also den imperativen Stimmen statistisch gesehen keine eindrucksvolle Bedeutung zu, so daß aus ihrem Vorhandensein offenbar noch nicht auf ein erhöhtes Tatrisiko geschlossen werden kann. Ein deutlicher Unterschied wäre möglicherweise aufgetreten, wenn wir nach imperativen Stimmen mit Tötungsbefehlen zur Tat gefragt hätten. Wir haben darauf jedoch verzichtet, weil wir hier ein Täterbias erwarten mußten.

Interessant erscheint die Häufigkeitsverteilung der akustischen Halluzinationen mit beschimpfendem Inhalt, die bei der Vergleichsgruppe häufiger registriert wurden als bei den Tätern. Da es sich hier um in die Gestalt von Trugwahrnehmungen gekleidete Selbstvorwürfe, inhaltlich um ehemals internalisierte Erziehungsregeln und soziale Sanktionen handeln dürfte, die als Reaktionsbildung gegen unerwünschte Impulse vorzustellen wären, erscheint die gefundene Häufigkeitsdifferenz nicht ohne Interesse. Es wäre denkbar, daß sich darin eine schwächere Reaktionsbildung — oder ein Sozialisationsmangel — der gewalttätigen und eine stärkere Reaktionsbildung der nichtgewalttätigen Schizophrenen abbildet.

Körperhalluzinationen

Bei der Berücksichtigung dieses Symptoms waren wir von der Überlegung ausgegangen, daß psychotisch kranke Gewalttäter möglicherweise auch durch quälende Leibempfindungsstörungen, die oft wahnhaft auf schädigende Einwirkungen, etwa Strahlen, zurückgeführt werden, zur Tat veranlaßt wurden. Die Existenz haptischer Halluzinationen könnte so als mögliches Motiv für eine Gewalttat gegen einen wahnhaft erlebten Schädiger aufgefaßt werden. Daneben hatten wir auch nach einfachen Mißempfindungen gefragt (z. B. Kopfschmerzen), die von den Patienten wahnhaft im Sinne von Beeinflussung durch andere Personen gedeutet worden waren.

Tabelle 37. Mißempfindungen und Halluzinationen der Körperfühlsphäre bei gewalttätigen und nichtgewalttätigen Schizophrenen

	Schizophrene Patienten			
	gewalttätige		nichtgewalttätige	
	n	%	n	%
keine Körperhalluzinationen	105	39,9	178	64,5
paranoid verarbeitete Mißempfindungen	22	8,4	7	2,5
Körperhalluzinationen	136	51,7	91	33,0
Zwischensumme	263	100,0	276	100,0
fehlende Angaben	21		17	
Summe	284		293	

Signifikanztest:
Gesamtgruppe: $\chi^2 = 35,21$, df = 2, $\alpha = 0,001$

Körperhalluzinationen und paranoid verarbeitete Mißempfindungen überwiegen demnach signifikant bei den Gewalttätern, die in mehr als der Hälfte aller Fälle unter diesen Symptomen zu leiden hatten, während sie bei der Vergleichsgruppe nur in etwas über einem Drittel der Fälle registriert waren. In Wirklichkeit mag der Unterschied bei diesen relativ diskreten Symptomen vielleicht nicht ganz so groß sein; wir glauben aber nicht, daß er nur auf Dokumentationsdifferenzen zurückgeht. — Es ist bemerkenswert, daß diese Relationen im wesentlichen mit der Häufigkeitsverteilung von wahnhaften Bedrohungserlebnissen an Leben und Leib übereinstimmen.

Denkstörungen

Dieses psychopathologische Phänomen gehört zu den charakteristischen Symptomen schwerer Psychosen und ist ein Gradmesser für die Schwere der Persönlichkeitsdesintegration. Wir haben es in den Untersuchungsbogen mit aufgenommen, weil wir die Hypothese prüfen wollten, daß aggressive Impulse leichter durchbrechen, wenn die Kontrolle durch den kognitiven Apparat reduziert ist. (Wir unterstellten dabei, daß Denkstörungen tatsächlich ein Zeichen verminderter kognitiver Kontrollfähigkeit seien, was keineswegs sicher ist.)

Wir haben hier nach zwei Kategorien unterteilt: Unter „subjektiven Denkstörungen" verstanden wir Denkhemmung, Gedankenabreißen, Gedankenausbreitung, Gedankenlautwerden, unter „objektiven Denkstörungen" Inkohärenz, Zerfahrenheit usw. Ausgewertet wurden wiederum nur schizophrene Patienten.

Tabelle 38. Die Häufigkeit von Denkstörungen bei gewalttätigen und nichtgewalttätigen Schizophrenen

	Schizophrene Patienten			
	gewalttätige		nichtgewalttätige	
	n	%	n	%
keine Denkstörungen	90	32,5	115	40,2
nur subjektive Denkstörungen	69	24,9	82	28,7
objektive Denkstörungen	118	42,6	89	31,1
Zwischensumme	277	100,0	286	100,0
fehlende Angaben	7		7	
Summe	284		293	

Signifikanztest:
Gesamtgruppe: $\chi^2 = 8,08$, df $= 2$, $\alpha = 0,025$

Während subjektive Denkstörungen keine erhebliche Ungleichverteilung aufweisen, waren objektive Denkstörungen bei den gewalttätigen Schizophrenen etwas häufiger registriert worden als bei den nichtgewalttätigen Vergleichspatienten, wenngleich die gefundenen Unterschiede nur schwach signifikant sind. Gegen den Einwand, dieser Unterschied gehe allein auf Dokumentationsdifferenzen zurück, spricht, daß ein so unaufdringliches Symptom wie „nur subjektive Denkstörungen" bei den nichtgewalttätigen Schizophrenen um wenige Prozent häufiger zu erheben war. Inkohärentes, zerfahrenes Denken als Ausdruck von stärkerer Desintegration des kognitiven Systems scheint also die Kontrolle aggressiver Impulse tatsächlich in einem Teil der Fälle — was statistisch nur als Tendenz bezeichnet werden kann — zu beeinträchtigen.

Vorherrschende Gestimmtheit in der Krankheit

Wir waren von der Erwägung ausgegangen, ob sich bei den später gewalttätig gewordenen Kranken im emotionellen Verhaltensstil während der Krankheit bereits eine Neigung zu Stimmungsformen finden lasse, die als affektiver Hintergrund für aggressive Entladungen vorstellbar sind (z. B. vermehrte Verstimmbarkeit, Mißtrauen oder Gefühlskälte).

Auf den Versuch, Stimmungen zu skalieren, haben wir bei einer Sekundärerhebung natürlich verzichtet, zumal die vorgefundenen Dokumentationen von Beurteilungsmaßstäben ausgegangen waren, die von Untersucher zu Untersucher erheblich variierten. So haben wir uns auf eine qualitative Einordnung nach von uns gewählten Kategorien beschränkt, wobei die Zuordnung zu einer notwendigerweise beschränkten Zahl von Merkmalen nicht frei von Willkür sein konnte.

(Beispielsweise haben wir die in Krankendokumenten häufig mit „ängstlich bis ratlos" umschriebene Gestimmtheit unter „mißtrauisch" subsumiert, obwohl damit dieses Merkmal eine Spielbreite von beziehungsloser Angst bis zu persönlichem Mißtrauen erhielt.)

Die Qualität der registrierten Stimmungen wurde möglichst nicht allein an Urteilen der ärztlichen Voruntersucher, sondern auch an vom Pflegepersonal niedergelegten Verhaltensbeschreibungen orientiert, ohne daß wir damit sicher sein konnten, die nach Intensität oder im Verlauf vorherrschende Stimmung erfaßt zu haben.

Die folgenden Berechnungen arbeiten deshalb mit einem sehr groben Raster, und die Ergebnisse können keinen hohen Anspruch an Gültigkeit oder Zuverlässigkeit erfüllen.

Tabelle 39. Verteilung vorherrschender Stimmungsformen bei gewalttätigen und nichtgewalttätigen Geistesgestörten

Gewalttätige Patienten	Gesamtgruppe		Schizophrenie		Affektive Psychosen		Schwachsinn	
	n	%	n	%	n	%	n	%
gemütskalt	39	7,6	16	5,7	0	—	16	30
mißtrauisch	147	28,5	116	41,8	0	—	0	—
gereizt	61	11,8	30	10,8	0	—	9	17
traurig und depressiv	98	19,0	34	12,2	29	79	0	—
gehoben	22	4,3	12	4,3	2	5	0	—
apathisch	92	17,9	48	17,3	2	5	28	53
stimmungslabil	56	10,9	22	7,9	4	11	0	—
Zwischensumme	515	100,0	278	100,0	37	100	61	100
fehlende Angaben	18		6		0		7	
Summe	533		284		37		68	
Nichtgewalttätige Patienten								
gemütskalt	4	0,8	0	—	0	—	4	7
mißtrauisch	136	27,4	127	43,2	1	2	3	6
gereizt	35	7,1	11	3,8	0	—	4	7
traurig und depressiv	100	20,1	27	9,2	44	90	4	7
gehoben	38	7,7	26	8,9	3	6	1	2
apathisch	147	29,6	80	27,7	0	—	36	64
stimmungslabil	36	7,3	21	7,2	1	2	4	7
Zwischensumme	496	100,0	292	100,0	49	100	56	100
fehlende Angaben	37		1		0		14	
Summe	533		293		49		70	
Signifikanztest:	χ^2		df = 6		$\alpha =$			
Gesamtgruppe	56,91				0,001			
Schizophrenie	35,05				0,001			

Es zeigt sich, daß Stimmungsformen, die üblicherweise mit Gewalttätigkeit in Zusammenhang gebracht werden, wie „Gemütskälte" und „Gereiztheit" aber auch „Stimmungslabilität", bei den kranken Gewalttätern tatsächlich häufiger angegeben wurden als bei den Nichttätern. Damit stellt sich die Frage, ob die raterabhängigen Gefühlskategorien bei Gewalttätern einfach Folge eines Raterbias sind, d. h. aus einer erwartungsbeeinflußten Einschätzung resultieren. Verläßlich zu beantworten ist sie nicht. In der Vergleichsgruppe war hingegen die Merkmalsausprägung „Apathie" bei fast einem Drittel aller Fälle als wesentliche Gestimmtheit angesehen worden. Diese Affektlage war zwar auch bei den Gewalttätern nicht selten — sie stand bei den gewalttätigen Schwachsinnigen sogar an erster Stelle —, sie ist jedoch deutlich häufiger bei den nichtgewalttätigen Patienten. Im übrigen scheint das Gesamtergebnis vorwiegend durch die Verhältnisse bei den schizophrenen Tätern bestimmt zu sein, wobei sich bei den einzelnen Merkmalen, etwa „depressiv" und „apathisch", gegensätzlich gerichtete Werte bei Schwachsinnigen und Depressiven gegenseitig ausgleichen.

Immerhin stimmt das Ergebnis mit den früher dargelegten Befunden überein, wonach die Gewalttäter, verglichen mit den kranken Nichttätern, insgesamt aktivere, mehr zu Auseinandersetzungen mit der Umwelt neigende Persönlichkeiten sind. Bei den Schizophrenen spiegelte sich der gleichgerichtete Unterschied in der Überrepräsentation produktiver Syndrome bei Tätern und nichtproduktiver Syndrome bei Nichttätern. Mißtrauische und traurige Verstimmungen erwiesen sich als gleichverteilt. Affektive Psychosen, die wegen der niedrigen Fallzahl nicht in die Signifikanzberechnung einbezogen wurden, unterschieden sich wieder grundsätzlich von den übrigen Diagnosen. Erwartungsgemäß herrscht hier die depressive Stimmung fast ausschließlich vor.

b) Krankheitsdauer und Verlauf

Unter dem Eindruck dramatisch einsetzender psychotischer Erregungszustände, in denen es gelegentlich zu Gewalthandlungen kommt (eine Illustration lieferte der Fall 466), entstand in der älteren psychiatrischen Literatur (siehe Literaturkapitel) die Vorstellung, daß gerade die Phase des Krankheitsbeginnes für den Ausbruch von Gewalttätigkeit bedeutungsvoll sei (BIRNBAUM, MIKOREY, MEZGER, WILMANNS u. a.). Die Tat rückte in den Rang eines Initialsymptoms. — Um diese praktisch eminent wichtige Annahme zu überprüfen, haben wir nach der Krankheitsdauer (vom vermuteten Beginn, soweit bestimmbar, bis zur Tat, bei der Vergleichsgruppe bis zur Aufnahme) gefragt, ferner die Verlaufsform der Krankheit (z. B. Schub bzw. Phase oder chronisch progredient, Besserung oder Verschlimmerung vor der Tat) untersucht.

Krankheitsdauer

Geprüft wurde, unabhängig von freien Intervallen und Rückfallhäufigkeit, der Zeitraum zwischen Erstmanifestation der Krankheit und der Gewalttat bei der Gesamtgruppe, den

Tabelle 40. Krankheitsdauer bei gewalttätigen und nichtgewalttätigen Patienten (mit Ausnahme der Schwachsinnigen)

Gewalttätige Patienten	Gesamtgruppe		Schizophrene		Affektive Psychosen	
	n	%	n	%	n	%
bis 1 Monat	17	3,3	8	2,9	4	11
1 — 6 Monate	34	6,6	16	5,8	8	22
bis 1 Jahr	38	7,3	21	7,6	1	3
1 — 5 Jahre	143	27,5	96	34,7	12	33
5 — 10 Jahre	99	19,1	68	24,5	4	11
10 Jahre und mehr	188	36,2	68	24,5	7	20
Zwischensumme	519	100,0	277	100,0	36	100
fehlende Angaben	14		7		1	
Summe	533		284		37	
Nichtgewalttätige Patienten						
bis 1 Monat	61	11,8	40	14,2	4	8
1 — 6 Monate	31	6,0	14	5,0	13	27
bis 1 Jahr	21	4,1	10	3,6	5	10
1 — 5 Jahre	119	23,1	82	29,2	8	16
5 — 10 Jahre	73	14,1	56	19,9	8	16
10 Jahre und mehr	211	40,9	79	28,1	11	23
Zwischensumme	516	100,0	281	100,0	49	100
fehlende Angaben	17		12		0	
Summe	533		293		49	

Signifikanztest:	χ^2		$a =$	
Gesamtgruppe	37,2919	df = 5	0,001	
Schizophrenie	28,4307	df = 5	0,001	
Affektive Psychosen	1,0342	df = 2	Nullhypothese nicht widerlegbar	

Schizophrenen und den Kranken mit affektiven Psychosen. Nicht geprüft wurde bei Schwachsinnigen, da bei ihnen von einer „Krankheit" im engeren Sinne und damit auch von „Krankheitsdauer" nicht gesprochen werden kann.

Der Vergleich mit den Nichttätern gibt hier wenig mehr als eine Orientierung, denn „Aufnahme" und „Tat" sind keine unter analogen Bedingungen zustande gekommenen Ereignisse. Naturgemäß sind für die verschiedenen Krankheitsbilder unterschiedliche Verlaufsdauern zu erwarten. Immerhin ist auffallend, daß unter den Gewalttätern mittellange Krankheitsdauern überwiegen: 1 bis 5 Jahre mit je nach Diagnose mehr oder weniger breiter Abweichung. Ganz kurze Krankheitsdauern und Verläufe über 10 Jahre waren dagegen in der Vergleichsgruppe häufiger. Ausschlaggebend ist die einfache Tabelle der Krankheitsdauern bei Gewalttätern. Die Vorstellung von der besonderen Gefährlichkeit der Prodromalstadien läßt sich nach diesen Befunden nicht verifizieren.

Gerade bei den Schizophrenen, für welche WILMANNS diese Annahme entwickelt hatte, trifft sie am wenigsten zu: Innerhalb einer 10-Jahresperiode (1955 bis 1964) begingen nur 8 von 284 Schizophrenen eine Gewalttat gegen das Leben anderer im ersten Monat ihrer Erkrankung! Offensichtlich wird hierdurch unsere im Literaturkapitel gegebene Deutung der Wilmannsschen Ergebnisse bestätigt, daß es sich bei einem großen Teil der von ihm damals als „schizophren" bezeichneten Täter um Patienten mit Haftpsychosen handelte, die erst nach der Tat im Gefängnis ausbrachen. Viel bedeutungsvoller für die praktische Psychiatrie und für präventive Überlegungen sind die jahrelangen Krankheitsdauern, was ja bereits bei der Entwicklung des Eifersuchtswahns diskutiert wurde (siehe S. 77). Etwas häufiger sind Gewalttaten in den ersten 4 Wochen nach Krankheitsbeginn bei Affektiven Psychosen (11 %). Wegen der niedrigen Fallzahl muß jedoch mit einer fühlbaren Ungenauigkeit dieser Rate gerechnet werden, die Abweichungen nach unten und oben einschließt.

Verlaufsformen

Wenn unsere Befunde nun dafür sprechen, daß im akuten Krankheitsbeginn kein erhöhtes Risiko für Gewalttätigkeit zu finden ist — wovon allenfalls die Affektiven Psychosen eine schwache Ausnahme bilden könnten —, so stellt sich als nächste Frage, ob nicht die akute Verschlimmerung einer bereits bestehenden Geisteskrankheit einen fördernden Einfluß auf die Tatmanifestation haben könnte.

Wir haben unterschieden zwischen schub- oder phasenhaften Verlaufsformen und chronisch-progredienten. Unter „Verschlimmerung" wurde eine deutliche Verschlechterung des Gesundheitszustandes in den der Tat bzw. der Aufnahme vorangegangenen Tagen registriert.

Dabei läßt sich theoretisch ein Wiederaufflackern subjektiv erlebter Symptome abgrenzen von einer objektiv feststellbaren Verschlechterung des Verhaltens bzw. von vermehrt zu beobachtenden Konfliktspannungen mit der Umwelt. In unserer retrospektiven Erhebung konnten wir diese Unterscheidungen nur selten treffen und mußten uns deshalb auf den pauschalen Begriff der Verschlimmerung beschränken. Bei Schwachsinnigen bedeutet Verschlimmerung keine Verschlechterung der intellektuellen Leistung, da es sich ja nicht um ein in diesem Sinne verschlimmerungsfähiges Leiden handelt, sondern der begleitenden sozialen Verhaltensstörungen.

Wie die Häufigkeitstabelle zeigt, unterscheiden sich die gewalttätigen Patienten der Gesamtgruppe, die Schizophrenen und manisch-depressiven Kranken nicht überzufällig in der Häufigkeit schubhafter oder chronischer Verläufe von den nichtgewalttätigen Vergleichspatienten. Allerdings dürfte die Zuordnung nicht immer ohne Willkür und Unschärfen möglich gewesen sein. Immerhin ist zu betonen, daß im Hinblick auf die traditionellen Vorstellungen von Verlaufsform und Typus der schizophrenen Psychose die Täter von den Nichttätern der Vergleichsgruppe nicht signifikant abweichen.

Interessanter ist daher die Frage, ob Angehörigen, Kollegen und anderen Beziehungspersonen vor der Tat oder vor der Aufnahme eine Verschlimmerung des Krankheitszustandes aufgefallen ist. Das war überraschenderweise signifikant häufiger bei den nichtgewalttätigen Patienten der Fall (ca. 48 % gegenüber ca. 33 % bei den Gewalttätern), obwohl sich in der Vergleichsgruppe mehr symptomarme Schizophrenien befanden.

Tabelle 41. Verlaufsformen, insbesondere Auftreten von akuten Verschlimmerungen bei gewalttätigen und nichtgewalttätigen Geistesgestörten

Gewalttätige Patienten	Gesamtgruppe		Schizophrenie		Affektive Psychosen		Schwachsinn	
	n	%	n	%	n	%	n	%
Schub oder Phase								
ohne Verschlimmerung	87	16,6	54	19,2	20	54	0	—
mit Verschlimmerung	94	17,9	70	24,9	15	40	0	—
chron.-progredient								
ohne Verschlimmerung	265	50,6	113	40,9	1	3	67	99
mit Verschlimmerung	78	14,9	44	15,6	1	3	1	1
Zwischensumme	524	100,0	281	100,0	37	100	68	100
fehlende Angaben	9		3		0		0	
Summe	533		284		37		68	
Nichtgewalttätige Patienten								
Schub oder Phase								
ohne Verschlimmerung	72	13,7	28	9,6	35	71	0	—
mit Verschlimmerung	139	26,5	118	40,3	11	23	0	—
chron.-progredient								
ohne Verschlimmerung	201	38,4	98	33,4	1	2	52	74
mit Verschlimmerung	112	21,4	49	16,7	2	4	18	26
Zwischensumme	524	100,0	293	100,0	49	100	70	100
fehlende Angaben	9		0		0		0	
Summe	533		293		49		70	

Signifikanztest:	χ^2		$\alpha =$
Gesamtgruppe	24,98	df = 3	0,001
Schizophrenie	22,0	df = 3	0,001
Affektive Psychosen	1,94	df = 1	Nullhypothese nicht widerlegbar
Schwachsinn	15,095	df = 1	0,001

(Affektive Psychosen und Schwachsinn wurden lediglich daraufhin untersucht, ob vor der Tat oder Aufnahme eine Verschlimmerung eingetreten war.)

Wenn man bedenkt, daß nach geschehener Tat die recherchierenden Untersucher und die befragten Angehörigen eher geneigt sein dürften, psychische Symptome, Verhaltensauffälligkeiten und Konfliktspannungen, die bei dem betreffenden Täter vor dem Geschehen klar zutage getreten waren, im Sinne einer „Verschlimmerung" aufzuwerten als sie zu negieren, muß man diesem Ergebnis besonderes Gewicht beimessen.

Die Interpretation dieses Ergebnisses wird mehrere Gesichtspunkte zu berücksichtigen haben:

Möglicherweise reduziert die im Plan oder in der Phantasie vollzogene Vorwegnahme einer schweren Aggressionshandlung Angst und innere Spannung, so daß es zuweilen zu einer scheinbaren Besserung, wie dies nach dem gefaßten Entschluß zum Selbstmord häufig beobachtet wird, oder wenigstens nicht zur Verschlechterung kommt.

In diesem Zusammenhang erscheint die Hypothese der amerikanischen Psychoanalytiker DALMAU und PODOLSKY (1966) bedenkenswert, wonach aggressiv-kriminelles Verhalten dem durch schwere intrapsychische Angstspannung bedrohten Ich als Entlastungsmittel dienen könne. Ihre weitergeführte Annahme, daß Gewalthandlungen sogar einen psychopathischen Zusammenbruch vermeiden helfen würden, ist allerdings ohne jede empirische Basis[21].

Andererseits hängt natürlich die Manifestation einer Tat von vielen anderen Determinanten ab, beispielsweise von motivierenden Konfliktsituationen (z. B. lange bestehende Ehespannungen), vom Verhalten des Opfers, von kontrollvermindernden oder aufhebenden Faktoren, wie Alkohol u. ä. m. In der Ausbildung eines systematisierenden Wahns, der bei unseren schizophrenen Gewalttätern häufig registriert wurde, ist sogar ein ich-stabilisierender Prozeß im Sinne der psychoanalytischen Theorie zu vermuten, und trotzdem kann aus solchem Wahn heraus die Tat „folgerichtig", beispielsweise als Akt einer Selbstverteidigung, herauswachsen. Ihre Interpretation als „primitive Rettungsmaßnahme des Ich-Apparats" ist zumindest in diesem Zusamenhang nicht einleuchtend.

Eine weitere Erklärungsmöglichkeit liegt im Verhalten der nächsten Bezugspersonen: Nach den Ergebnissen psychiatrischer Familienforschung ist anzunehmen, daß die Angehörigen wahnkranker Schizophrener an deren Konflikten und pathologischen Verhaltensformen häufig in unterschiedlichem Maße beteiligt sind, so daß ihnen eine realistische und objektive Beurteilung des Wahns und mancher anderer Phänomene schlecht gelingt. Oft sind sie in die Wahnbildungen ihres kranken Angehörigen nicht nur passiv einbezogen, sondern verteidigen diese auch gegen die gesunde kritische Umwelt. Sie verleugnen oft mehr oder minder bewußt die für unabhängige Beobachter bereits offenkundigen Krankheitserscheinungen. Diese höhere Verleugnungstendenz kann sich außer als Wahrnehmungsdefekt der Angehörigen bei einsetzenden Verschlimmerungen im Befinden des Kranken auch als mangelnde Bereitschaft auswirken, Behandlungsmaßnahmen zu veranlassen. Auf diese Weise können sie ebenfalls zum gefährlichen Ansteigen aggressiver Spannungen der Patienten ungewollt beitragen.

Dafür spricht z. B. auch die Tatsache, daß knapp die Hälfte der schizophrenen Gewalttäter trotz durchweg langer Krankheitsdauer vor der Tat nie in einem psychiatrischen Krankenhaus hospitalisiert gewesen war (siehe Tabelle 42 unten).

Für derartige Verleugnungen fanden wir in unserem Untersuchungsgut zahlreiche Beispiele:

Fall Nr. 528. Paranoid-halluzinatorische Schizophrenie: Der 22jährige jüngste Sohn eines 64jährigen Rentners und seiner 62jährigen Ehefrau entwickelte mit 18 Jahren (1958) im Anschluß an ein unglückliches Liebeserlebnis ein schleichendes Leistungsversagen mit einer autistischen Wesensänderung, weshalb er das Gymnasium verlassen mußte.

Im Herbst des gleichen Jahres kam er für mehrere Wochen zur Beobachtung in eine psychiatrische Klinik, wo eine „Prozeßschizophrenie" mit Denkstörungen, Körperhalluzinationen und hypo-

---

[21] Der Gedanke, daß Gewalttätigkeit, ja sogar Mord (und Selbstmord) als „Verteidigung gegen Psychose" eine primitive Rettungsmaßnahme des Ich-Apparates vor schwerster Desintegration darstellen könnte, wurde auch von MENNINGER 1968 in seinem Buch „Das Leben als Balance" vertreten und durch zahlreiche Beispiele illustriert. In ähnlichem Sinne argumentierten KLOEK und DIAMOND auf dem CIBA-Foundation-Symposium 1967 in London über den psychisch abnormen Rechtsbrecher.

chondrischen Ideen diagnostiziert wurde. Im Zentrum seiner wahnhaft veränderten Gedanken standen erotische Phantasien und megalomane Heiratspläne.

Vor Abschluß einer begonnenen Behandlung brachte ihn die Mutter von einem gemeinsamen Ausgang nicht mehr in die Klinik zurück und beharrte gegen den dringenden Rat der Ärzte darauf, den Sohn zu Hause zu behalten. Obwohl er ab 1959 nicht nur ohne jegliche Beschäftigung in der Wohnung herumsaß, sondern auch die Mutter in gelegentlichen Erregungszuständen ohrfeigte oder heimtückisch mit dem Besen schlug (nach seiner Begründung: „Weil sie sich weigerte, ihn zu einem heiratsfähigen Mädchen zu begleiten"), hielt sie ihn nicht für krank und lehnte eine Behandlungsbedürftigkeit entschieden ab. Als der Patient von zwei Ärzten trotzdem bei Gelegenheit ambulant untersucht werden sollte, wurden sie von beiden Eltern über die Anamnese getäuscht, so daß keine sinnvolle fachärztliche Therapie zustande kam.

Auch nachdem der Kranke im Oktober 1961 aus nicht näher bezeichneten Wahnideen heraus einem 11jährigen Mädchen auf der Straße heftig ins Gesicht geschlagen hatte, änderte vor allem die Mutter ihre Verleugnungshaltung nicht. Schließlich überfiel der Patient im Januar 1962 ein 10jähriges Mädchen, das zusammen mit ihrem 8jährigen Bruder Schlitten fuhr: Er würgte das Kind lebensgefährlich und schlug es brutal mit der Faust. Als Motiv gab er an, es habe für ihn ein Ärgernis bedeutet zu sehen, daß ein Bub und ein Mädchen gemeinsam Schlitten fuhren. — Sein Vater interpretierte das Geschehen mit dem Argument, sein Sohn habe zur Tatzeit „Schwierigkeiten beim Schlittenfahren gehabt, und auch die Kälte habe dazu beigetragen". Die Mutter querulierte nach der unmittelbar danach erfolgten Klinikeinweisung ihres Sohnes in paranoider Weise gegen die Ärzte, „die mit ihrem Kind in der Anstalt Experimente machen würden".

Fall Nr. 351. Ein 1921 geborener Landwirt erkrankte 1950/51 an einer zunächst schleichend sich entwickelnden schizophrenen Psychose, die jedoch 1954 zu grob auffälligem Verhalten mit Halluzinationen, Verschrobenheiten und unmotivierten Beleidigungen der Nachbarn führte. 1955 stellte er seine Frau wegen eines Vergiftungswahns und abstruser Eifersuchtsideen zur Rede. Er wähnte sich von seinen Geschwistern gehänselt, glaubte sich von ihnen zur Heirat gezwungen und klagte über zahlreiche Körperbeschwerden. Auf der anderen Seite äußerte er die Größenidee, „Vorgesetzter" zu sein und sich um die Weltregierung kümmern zu müssen. Er wähnte, seine 9jährige Tochter kenne sich bereits gut in sexuellen Praktiken aus, da sein jüngerer Sohn einmal mit ihr zusammen im Bett gelegen sei; sie habe Umgang mit Burschen. Das Mädchen sei im Grunde gar nicht sein Kind, sondern habe einen anderen Vater. Die Frau wolle davon nichts wissen und beabsichtige, ihn „wegen dieser Affäre" aus dem Weg zu schaffen. Er „als Vorgesetzter" könne sich auf keinen Fall ein uneheliches Kind in der Familie leisten.

Am 25. 10. 1956 meldete er sich aus eigenem Antrieb ohne Wissen der Angehörigen im nahegelegenen psychiatrischen Landeskrankenhaus und begehrte, untersucht zu werden. Der Aufnahmearzt notierte nach 1½tägiger Beobachtung bei ihm die Symptome „Grimassieren, Wahn, Nahrungsverweigerung" und diagnostizierte eine paranoid-halluzinatorische Schizophrenie. Der Familie schlug er vor, für den Kranken eine Pflegschaft zu errichten.

Indessen schenkten die Angehörigen, in besonders uneinsichtiger Weise die Schwester des Patienten, den eindringlichen Erklärungen der Ärzte über die Schwere der seit Jahren bestehenden Krankheit keinen Glauben und drängten auf schnelle Entlassung aus der Anstalt. Am 27. 10. holte die Ehefrau den Patienten gegen seinen Willen auf den Hof zurück. Er selbst sträubte sich dagegen. Vor der Abfahrt legte er sich protestierend auf den Boden und mußte ins Auto getragen werden. Auch in den späteren Wochen bagatellisierte die Ehefrau die schweren Verhaltensstörungen ihres Mannes, so daß eine ärztliche Behandlung ausblieb. Am 8. 12. 1956 erwürgte der Patient unter dem Einfluß wahnhafter Eifersuchtsgedanken seine 9jährige Tochter im Schlaf.

Was die affektiven Psychosen anbetrifft, so waren, anders als bei den übrigen Diagnosegruppen, bei den Gewalttätern vor der Tat Verschlimmerungen etwas häufiger aufgefallen als bei den nichtgewalttätigen Depressiven vor der Aufnahme (16 von 37 gegenüber 13 von 49). Dies mag zu der schon in Kapitel 3, Abschnitt B ausgesprochenen Vermutung passen, daß bei dieser Krankengruppe der Krankheitsprozeß selbst die wichtigste Determinante in der Entstehung der Tat darstellt.

Bei den Schwachsinnigen spielten Änderungen der Symptomatik als Anzeichen drohender Aggression keine Rolle. Sie fanden sich — meist als abnorme Reaktion auf soziale Schwierigkeiten — fast nur in der Vergleichsgruppe.

c) Zusammenfassung

Schizophrenie

Am deutlichsten unterschieden sich die verglichenen Gruppen schizophrener Kranker beim Wahn: Nichtgewalttätige Patienten litten seltener darunter als gewalttätige. Die Wahnkrankheit trat außerdem bei den gewalttätigen Patienten seltener als Wahnstimmung oder als unsystematisierte Wahnidee, sondern viel häufiger als systematisierter, an bestimmte Themen, wie Eifersucht, Beeinträchtigung oder Verfolgung gebundener Wahn auf. Mit dieser speziellen Wahnausprägung scheint das wahnhafte Erlebnis der Bedrohung an Leib und Leben durch bestimmte Personen oder mindestens durch spezielle Rollenträger, wie Ehefrau oder Geliebte, gekoppelt zu sein: Es fand sich zusammen mit dem systematisierten Wahn häufiger unter den Gewalttätern. Gewalttätige und nichtgewalttätige Patienten mit systematisiertem Wahn unterschieden sich aber nicht in der Häufigkeit des Erlebnisses, sich am Leben bedroht zu fühlen (jeweils in ca. $2/3$ der Fälle). Systematisierter Wahn enthält, wie daraus deutlich ersichtlich wird, überwiegend fixierte Vorstellungen der Bedrohung oder Gefährdung.

Das Überwiegen produktiver, d. h. wahnhaft-halluzinatorischer und paraphrener Verläufe in der Gewalttätergruppe spiegelte sich auch in der Häufigkeit weiterer Symptome wider: Akustische und Körperhalluzinationen (und paranoid verarbeitete Mißempfindungen) waren dementsprechend häufiger.

Die wenigen zuverlässigen affektiven Merkmale, Gereiztheit, Gemütskälte, aber auch traurig-depressive Verstimmungen, waren bei gewalttätigen Schizophrenen ebenfalls öfter als in der Vergleichsgruppe notiert worden.

Die meisten schizophrenen Täter hatten bereits einen jahrelangen Krankheitsverlauf hinter sich, während sich in der Vergleichsgruppe viele kurze Verläufe befanden (nur 8 oder 2,9 % von 284 Tätern dieser Diagnose hatten die Tat nach einer Krankheitsdauer von höchstens einem Monat begangen). In der Häufigkeitsverteilung von schubhaften oder chronisch-progredienten Verläufen unterschieden sich die beiden Gruppen nicht, jedoch war in der Vergleichsgruppe vor der Aufnahme häufiger als bei den Gewalttätern vor der Tat eine akute Verschlimmerung der Symptomatik festgestellt worden.

Das mag zum Teil mit einer Häufung kurzdauernder akuter Verläufe unter den Patienten der Vergleichsgruppe zusammenhängen. Ein abrupter Krankheitsbeginn und eine akute schizophrene Symptomatik, wie erregte Wahnstimmung, Weltuntergangserlebnisse, inadäquates Gefühlsverhalten, Sprunghaftigkeit in Motorik und Gedanken o. ä. fallen dem Laien eher als krankhaft auf und können leichter Anlaß zur Aufnahme werden.

Auf andere Interpretationsmöglichkeiten und Implikationen der Ergebnisse sind wir bereits vorher eingegangen. Eines scheint uns zusätzlich diskussionswürdig: Die psychopathologische Untergruppe der Paraphrenen („Paranoia"-Kranke), die sich bei den Gewalttätern häufen, bietet, wie wir schon erwähnten, der Umgebung bevorzugt einen wenig krankhaften Eindruck. Diese Patienten wirken auf ihre Mitmenschen häufig eher sonderlingshaft, wenn sie überhaupt als „nicht normal" empfunden werden. Man bescheinigt ihnen allenfalls Mißtrauen, Gereiztheit, Gemütskälte, also eigentlich eher abnorme Charaktereigenschaften und Verhaltensweisen denn Symptome, die im Laienverständnis Krankheit anzeigen. Der Wahn und die viel tiefer reichende mitmenschliche Kontaktstörung, die meist gegenüber Angehörigen und Intimpartner manifest wird, bleiben nach außen oft verborgen. Gerade hier liegt aber häufig die zu aggressivem Verhalten stimulierende Situation und eine gefährliche Intensität der Gefühle vor. Mit dem Unterlassen therapeutischer Maßnahmen und selbst der Etikettierung des Wahns als Krankheit unterbleibt auch die darin liegende Entlastungsmöglichkeit der Spannung und des mit ihr zusammenhängenden Fortschreitens im wahnhaften Zerstörungsprozeß der Beziehung. Die Paraphrenen wollen auch selbst meist nicht als „Kranke" gesehen werden, da sie die passive Seite der Krankheitsrolle schwer akzeptieren können. Sie zwingen deshalb oft den Partner, den Wahn wenigstens teilweise für realitätsgerecht und das abnorme Verhalten für daraus verständlich zu halten, d. h. als Krankheit zu leugnen[22]. Die Partnerbeziehung wird deshalb von beiden Seiten trotz wachsender Konfliktspannung oft durchgehalten bis zur Katastrophe, da selbst absurdes, „verrücktes" Verhalten, beispielsweise eines Eifersuchtswahnkranken, als teilweise „normal" hingenommen wird. Auch die bescheidene Chance einer therapeutisch herbeigeführten Besserung des Leidens bleibt deshalb häufig ungenutzt.

Affektive Psychosen

Bei keinem der hier untersuchten Merkmale (Symptomatik, Gestimmtheit, Krankheitsdauer und Verlaufsform) ergaben sich signifikante Differenzen zwischen Gewalttätern und Vergleichsgruppe. Phasenhafte Verlaufsformen waren gegenüber den chronisch-progredienten eindeutig vorherrschend (bei den Gewalttätern in 35 von 37 Fällen). Die Tat geschah auch hier meist nach sehr langer Krankheitsdauer. Die Rate von Frühtätern ist gegenüber der Gesamtgruppe — mit 11 % in den ersten vier Wochen nach Krankheitsbeginn — dennoch leicht erhöht.

Schwachsinn

Beim Schwachsinn als einem von Kindheit an bestehenden Dauerzustand sind für das Auftreten von Gewalttätigkeiten Veränderungen des Krankheitsverlaufes im engeren Sinne bedeutungslos. Um so wichtiger werden offensichtlich hier — darin besteht eine Gemeinsamkeit mit den Wahnkranken — die sich aus diesem Dauerzustand im Zusammenspiel mit der Umwelt ergebenden sozialen Konflikte. Diese hängen zumindest zum Teil mit Persönlichkeitsfaktoren als Reaktions- und Verhaltensmustern zusammen, die sich wahrscheinlich aus dem Zusammenwirken der hereditär oder durch den Hirndefekt beeinflußten Disposition und der Lernprozesse in der Kindheit herausgebildet haben.

4. Behandlungsdaten (Vorausgegangene Behandlung)

Eine besonders für präventive Überlegungen wichtige Frage hofften wir im statistischen Vergleich unserer Patientenkollektive beantworten zu können: Wäre das Risiko einer Gewalttat
1. bei besserer psychiatrischer bzw.
2. bei nichtpsychiatrisch ärztlicher Behandlung oder
3. wenigstens durch eine intensive fürsorgerische Betreuung
zu vermindern gewesen?

Da sich dieser Fragenkomplex so pauschal nicht beantworten ließ, haben wir ihn in überprüfbare Teilfragen und Einzelhypothesen zerlegt:

---

[22] In dem von LIDZ und Mitarb. 1957 beschriebenen Phänomen der Strukturverschiebung in der Ehe Schizophrener („Marital Screw") mag ein Analogon dazu erblickt werden.

1. Bestanden zwischen den Gewalttätern und der Vergleichsgruppe Unterschiede in Anzahl und Dauer vorangegangener Internierungen in psychiatrischen Krankenhäusern?
2. Sind die geisteskranken Täter im letzten halben Jahr vor der Tat zu einem geringeren Anteil in stationärer oder ambulanter nervenfachärztlicher Behandlung gestanden als die nichtgewalttätigen Vergleichspatienten?
3. Ist der Anteil derjenigen Patienten, die gegen ärztlichen Rat eine solche stationäre Behandlung abbrachen oder aus einem psychiatrischen Krankenhaus flüchteten, bei den Tätern größer als bei den Nichttätern?
4. Wenn man die Gewalttat, die einer früheren psychiatrischen Behandlung folgt, hypothetisch mit einem Rückfall eines gleicherweise vorbehandelten Nichttäters analog setzt: Bestanden Unterschiede in der Länge des Zeitraums, der zwischen der letzten Entlassung aus einem psychiatrischen Krankenhaus und der Tat bzw. der nächsten Aufnahme verstrichen ist?

Im Erhebungsbogen hatten wir gemäß unseren Überlegungen Angaben über fürsorgerische Hilfe und über Betreuung durch praktische Ärzte im letzten halben Jahr vor der Tat vorgesehen. Es zeigte sich jedoch, daß die Akten darüber kaum Angaben enthielten, so daß wir auf eine Überprüfung der Teilhypothese, ob derartige therapeutische Dienste einen Einfluß auf das Tatrisiko haben, verzichten mußten. Eine Antwort liegt vielleicht bereits in dieser Informationslücke, denn sie stärkt die Vermutung, daß diese beiden Formen von Betreuung nur sehr selten bei den späteren Tätern zur Anwendung kamen.

a) Vorausgegangene psychiatrische Krankenhausbehandlung

Die überwiegend langen Krankheitsdauern vor der Tat, vor allem für Psychosen, ließen erwarten, daß ein größerer Teil der Täter mindestens einmal vor der Tat in stationärer psychiatrischer Behandlung gewesen war. Immerhin ist eine vorausgegangene derartige Behandlung nicht nur eine Chance für die Abschätzung von Risiken, sondern auch ein Anlaß für die Umgebung des Kranken, ihn im Falle abnormen Verhaltens leichter als krank zu erkennen und eine erneute fachärztliche Intervention in Erwägung zu ziehen (STAR, NUNNALLY und CUMMING).

Erstaunlicherweise zeigte sich (Tab. 42), daß entgegen unserer Erwartung eine sehr große Zahl, nämlich die Hälfte der kranken Gewalttäter, vor der Tat noch nie psychiatrisch hospitalisiert gewesen war gegenüber nur 39 % bei den kranken Nichttätern. Dieser signifikante Unterschied ist um so bemerkenswerter, als in der Vergleichsgruppe kurze Krankheitsdauern häufiger sind, dort also eine höhere Zahl von vorher nicht stationär Behandelten zu erwarten gewesen wäre. In der Krankheitsgruppe der Schizophrenen standen den ca. 41 % vorher nicht hospitalisiert gewesenen Tätern sogar nur ca. 27 % Erstaufnahmen in der Vergleichsgruppe gegenüber.

Obwohl sich unter den gewalttätigen Schizophrenen mehr produktive, d. h. mit auffallenden Symptomen (Wahn, Halluzinationen etc.) einhergehende Verläufe befanden als in der Vergleichsgruppe — in der symptomarme Schizophrenieformen überwogen —, hatten sich die schizophrenen Täter vergleichsweise also deutlich seltener in stationärer psychiatrischer Behandlung befunden.

Zur Interpretation dieser Ergebnisse sei nochmal auf unsere früheren Erörterungen des Verleugnungsphänomens verwiesen (siehe S. 135 ff.), das gerade in Familien Schizophrener zu beobachten ist und nicht nur mit einer erhöhten Toleranz für abnormes Verhalten, sondern auch mit mißtrauischen Vorbehalten der Angehörigen gegen therapeutische Aktivitäten einhergeht, ja sogar zu Verhinderungsmanövern gegen eine Krankenhauseinweisung führen kann (vgl. dazu die Fallbeschreibungen Nr. 351, 528, auch Nr. 329).

Als Vorgriff auf den Abschnitt „Untergruppenvergleiche" sei hier ergänzt, daß sich unter den bisher nicht stationär behandelten schizophrenen Tätern die jugendlich Erkrankten (Hebephrenen) und die systematisch wahnbildenden Kranken (Paraphrenen) häufiger vertreten fanden als beispielsweise die mit hochgradiger Erregung einhergehenden Formen (Katatonien). Dieses Ergebnis überrascht nicht, da die Katatonie ohne Zweifel diejenige Krankheitsuntergruppe ist, durch welche die Umgebung am stärksten beeindruckt wird. Hingegen ergab der Vergleich der hebephrenen Kranken untereinander, daß bei den Gewalttätigen die Hälfte nie interniert gewesen war gegenüber ca. einem Siebtel der nichtgewalttätigen Patienten mit gleicher Diagnose. Diese Differenz ist bemerkenswert und spricht vielleicht für eine besonders intensive pathologische Verstrickung des Beziehungsmilieus bei den hebephrenen Gewalttätern. Die Bedeutung dieser Verstrickung für das Tatrisiko mag einmal in der Verhinderung von Behandlung liegen; zum anderen könnten die aus solchen Beziehungsstrukturen erwachsenen Beziehungskonflikte über lange Zeit intensiviert werden und somit Tatmotivationen stärken (siehe etwa die jahrelang schwelende Geschwisterrivalität im Fall Nr. 369, S. 127).

Tabelle 42. Vorkommen und Dauer psychiatrischer Krankenhausbehandlung bei gewalttätigen und nichtgewalttätigen Geistesgestörten vor der Tat bzw. vor der Aufnahme im Psychiatrischen Landeskrankenhaus

Gewalttätige Patienten	Gesamtgruppe		Schizophrenie		Affektive Psychosen		Schwachsinn	
	n	%	n	%	n	%	n	%
keine psychiatrische Krankenhausbehandlung	264	49,9	116	41,1	19	51	40	59
Dauer der Behandlung								
weniger als 1 Jahr	177	33,4	115	40,8	15	41	8	12
1 bis unter 5 Jahre	66	12,5	43	15,3	3	8	7	10
5 Jahre und mehr	22	4,2	8	2,8	0	—	13	19
Zwischensumme	529	100,0	282	100,0	37	100	68	100
fehlende Angaben	4		2		0		0	
Summe	533		284		37		68	
Nichtgewalttätige Patienten								
keine psychiatrische Krankenhausbehandlung	207	39,1	80	27,3	29	59	31	46
Dauer der Behandlung								
weniger als 1 Jahr	211	39,9	138	47,1	17	35	18	26
1 bis unter 5 Jahre	68	12,9	44	15,0	3	6	12	18
5 Jahre und mehr	43	8,1	31	10,6	0	—	7	10
Zwischensumme	529	100,0	293	100,0	49	100	68	100
fehlende Angaben	4		0		0		2	
Summe	533		293		49		70	

Signifikanztest:	χ^2		$a =$	
Gesamtgruppe	16,69	df = 3	0,001	
Schizophrenie	22,07	df = 3	0,001	
Affektive Psychosen	0,225	df = 1	Nullhypothese nicht widerlegbar	

a Bei affektiven Psychosen wurde nur über zwei Klassen (psychiatrisch hospitalisiert oder nicht hospitalisiert gewesen) geprüft.
b Bei den Schwachsinnigen erscheint ein Vergleich mit den anderen Krankheitsgruppen besonders hier wenig sinnvoll. Wir haben deshalb nur die Häufigkeitszahlen aufgeführt und auf den Signifikanztest verzichtet.

Im Gegensatz zu den gewalttätigen Patienten aller Diagnosegruppen und den schizophrenen Tätern waren die depressiven Gewalttäter vor der Tat etwas häufiger hospitalisiert gewesen als ihre nichtgewalttätigen Vergleichspatienten. (Die Differenz ist allerdings nicht signifikant.) Eine Erklärung mag in der Tatsache liegen, daß Depressive, in deutlichem Gegensatz zu den Paraphrenen, ihren Angehörigen bei einer gewissen Schwere der Symptomatik eher als ernsthaft krank auffallen und dann auch selber leichter zu einem Klinikaufenthalt zu bewegen sind als Paranoide. Da ihre aggressiven Spannungen sich vornehmlich nach innen gegen die eigene Persönlichkeit wenden, verhalten sie sich weniger feindselig abwehrend gegen ärztliche Interventionen und Hilfsangebote der Umwelt insgesamt.

Bei den Oligophrenen ist in der Gewalttätergruppe die Anzahl der nie Hospitalisierten mit 40 von 68 ebenfalls etwas höher als in der Vergleichsgruppe mit 31 von 68 Fällen. Wenn oligophrene Gewalttäter interniert waren, dann meist lange Zeit, was damit zusammenhängen kann, daß in der Vorgeschichte dieser 28 stationär behandelten oligophrenen Gewalttäter siebzehnmal Körperverletzung, sexuelle Gewalttaten oder Tötung vorgekommen sind und die Entlassung wahrscheinlich längere Zeit für riskant gehalten wurde. (13 Täter waren vor der Tat 5 Jahre und länger interniert gewesen!) Hier zeigt sich wieder die schon früher von uns herausgestellte soziopathisch-kriminelle Neigung eines erheblichen Teils dieser schwachsinnigen Täter als andauerndes Verhaltensmuster ihrer Persönlichkeit. Das psychiatrische Krankenhaus spielt hier nicht die Rolle einer Behandlungs- sondern einer Unterbringungsinstitution zum Zwecke einer Art „Sicherungsverwahrung" dieser Personen.

Gleichsam zur Kontrolle hatten wir neben der Dauer auch die Häufigkeit psychiatrischer Krankenhausaufenthalte vor der Tat für die drei Diagnosegruppen der schizophrenen, affektiv-psychotischen und schwachsinnigen Gewalttäter gegenüber der Vergleichsgruppe geprüft. Es zeigte sich, daß die nichtgewalttätigen Patienten insgesamt auch häufiger hospitalisiert gewesen waren als die kranken Gewalttäter.

b) Psychiatrische Behandlung im letzten halben Jahr vor der Tat bzw. der Aufnahme

Neben der intensivsten Form psychiatrischer Behandlung, der Vollhospitalisierung in einem psychiatrischen Krankenhaus, interessierte auch die Frage, ob die verglichenen Patientengruppen sich hinsichtlich einer nichtstationären fachärztlichen Behandlung unterscheiden würden, und zwar während der letzten 6 Monate vor der Tat bzw. der Wiederaufnahme.

Wir hatten diesen Zeitraum gewählt, da eine wie auch immer geartete nervenärztliche Behandlung im unmittelbaren zeitlichen Vorfeld der Tat von grundlegender Bedeutung für die Erkennung des Tatrisikos und für präventive Maßnahmen ist. Auch hatten wir gehofft, durch diese zeitliche Eingrenzung einigermaßen ausreichende Angaben über Besuche des Patienten beim Arzt vorzufinden. Leider erwies sich die Dokumentation in diesem Punkt als so lückenhaft, daß auf eine Häufigkeitstabelle einzelner Merkmale verzichtet werden mußte.

Registriert wurde deshalb nur die einfache Alternative, ob eine ambulante psychiatrische Behandlung im halben Jahr vor der Tat — gleichgültig wie oft — erfolgt war oder nicht.

Da im Verlauf der gesamten Vorgeschichte Behandlungen in Fachkrankenhäusern bei den nichtgewalttätigen Patienten häufiger gefunden worden waren als bei den kranken Gewalttätern, stand zu erwarten, daß dies auch für das letzte halbe Jahr vor der Tat und auch für die ambulante Betreuungsform zutreffen würde.

Indessen erwiesen sich die beiden Patientengruppen bezüglich der Merkmale ambulanter und stationärer psychiatrischer Behandlung im genannten Zeitraum als nicht signifikant voneinander abweichend:

Tabelle 43. Ambulante und stationäre psychiatrische Behandlung bei gewalttätigen und nichtgewalttätigen Patienten im letzten halben Jahr vor der Tat bzw. der Aufnahme im PLK

	Gewalttät. Pat.		Nichtgewalttät. Pat.		%-Diff.
	n	%	n	%	
keine psychiatr. Behandlung	361	67,9	378	72,3	+ 4,4
nur amb. psych. Behandlung	56	10,5	48	9,2	— 1,3
stat. psych. Behandlung[a]	115	21,6	97	18,5	— 3,1
Summe	532	100,0	523	100,0	

Signifikanztest:
Gesamtgruppe: $\chi^2 = 2{,}4603$, df = 2, α = Nullhypothese nicht widerlegbar

[a] Unter diesem Titel faßten wir bei den Gewalttätern die während des letzten halben Jahres vor der Tat stationär behandelten Kranken zusammen, gleichgültig, ob sie vor der Tat wieder entlassen worden waren oder sich zur Tatzeit noch im psychiatrischen Krankenhaus befunden hatten.

Rund 68 % der kranken Gewalttäter waren also im letzten halben Jahr vor der Tat in keinerlei psychiatrischer Behandlung gewesen. Etwas, aber nicht überzufällig größer war der in diesem Zeitraum unbehandelte Anteil von Patienten der Vergleichsgruppe (ca. 72 %). Der Unterschied geht darauf zurück, daß die Gewalttäter in den letzten 6 Monaten etwas häufiger hospitalisiert waren, er besagt also nicht, daß ihnen eine intensivere fachärztliche Betreuung außerhalb der Klinik zuteil geworden wäre.

Es sei noch einmal daran erinnert (siehe Tabelle 40 oben), daß 90 % aller 533 Gewalttäter länger als ein halbes Jahr vor der Tat krank gewesen waren. Trotzdem waren derartige ambulante Behandlungen in beiden Gruppen mit ca. 10 % gleich selten registriert worden, obwohl wir nicht nur eine kontinuierliche Therapie, sondern auch wenigstens einen einzigen Besuch im letzten halben Jahr bei einem Facharzt für Psychiatrie und Neurologie bereits als „Behandlung" gezählt hatten.

Ein weiteres Ergebnis sei mitgeteilt, obwohl wir es, wie bereits gesagt, nach Häufigkeitsverteilungen nicht näher spezifizieren konnten: Es fiel uns auf, daß bei ca. 40 % der kranken Täter irgendeine allgemeinärztliche und/oder fürsorgerische Betreuung im letzten Halbjahr erwähnt war. Davon hatten ca. ein Drittel die Hilfe von nichtpsychiatrisch ausgebildeten Ärzten und Sozialarbeitern lediglich für solche Beschwerden oder Störungen verlangt, die nicht als Ausdruck einer psychischen Symptomatik eingeschätzt worden waren. Diese Feststellung bestätigt eine Erfahrung von GURIN et al. (1960) aus den USA, wonach mehr psychisch Kranke zum Allgemeinarzt als zum Facharzt gehen, obwohl der erstere nach Ausbildung und Erfahrung oft nicht viel mit ihnen anfangen kann.

c) Entlassungsform nach der letzten psychiatrischen Krankenhausbehandlung vor der Tat bzw. Aufnahme

Man kann vermuten, daß die später gewalttätig gewordenen Patienten bei ihrer signifikant häufigeren Neigung zu aggressiven und dissozialen Verhaltensformen (besonders bei Schizophrenen und Schwachsinnigen; siehe dieses Kapitel Abschnitt 2 a) zum Teil auch während einer psychiatrischen Krankenhausbehandlung Schwierigkeiten bereitet haben, die als Indikatoren für drohende Gewaltakte interpretiert werden könnten. Wir haben deshalb nach Merkmalen gefragt, die über einen vorzeitigen Abbruch des Krankenhausaufenthaltes (Entlassung auf eigenes oder der Angehörigen Drängen, Abbruch durch Entweichung) Auskunft geben. Daraus ist auch ein Hinweis auf unzureichend behandelte Krankheitssymptome oder weiterbestehende Verhaltensanomalien zu entnehmen.

Obwohl damit komplex determinierte Verhaltensformen erfragt werden, in die auch Einflüsse anderer Personen, etwa der Angehörigen, eingehen, handelt es sich doch um Merkmale, die für die Erkennbarkeit drohender Gefahr brauchbare Informationen liefern dürften.

Tabelle 44. Entlassungsform nach letzter psychiatrischer Hospitalisation vor der Tat bzw. der Aufnahme im Psychiatrischen Landeskrankenhaus bei gewalttätigen und nichtgewalttätigen Patienten

Gewalttätige Patienten	Gesamtgruppe		Schizophrenie		Affektive Psychosen		Schwachsinn	
	n	%	n	%	n	%	n	%
regulär entlassen	219	88,3	135	85,5	16	88	20	91
gegen Revers entlassen[a]	17	6,9	14	8,8	1	6	0	—
geflüchtet	12	4,8	9	5,7	1	6	2	9
Zwischensumme	248	100,0	158	100,0	18	100	22	100
bei der Tat in stat. Behandlung	16		8		0		5	
nie hospitalisiert gewesen	264		116		19		40	
fehlende Angaben	55		2		0		1	
Summe	533		284		37		69	
Nichtgewalttätige Patienten								
regulär entlassen	287	97,6	187	98,0	20	100	32	94
gegen Revers entlassen	1	0,4	1	0,5	0	—	0	—
geflüchtet	6	2,0	3	1,5	0	—	2	6
Zwischensumme	294	100,0	191	100,0	20	100	34	100
bei der Aufnahme aus stat. Behandlung übernommen	31		22		0		4	
nie hospitalisiert gewesen	208		80		29		31	
fehlende Angaben	1		0		0		1	
Summe	533		293		49		70	
Signifikanztest:	χ^2		df = 2		α =			
Gesamtgruppe	21,5896				0,001			
Schizophrenie	19,7314				0,001			

[a] Gemeint ist eine Entlassung gegen ausdrücklichen Rat der behandelnden Ärzte, wobei die Angehörigen gewöhnlich eine diesbezügliche Erklärung — Revers — unterschreiben müssen.

Es zeigt sich, daß 219 = 88,3 % der ehemals hospitalisiert gewesenen Gewalttäter regulär entlassen worden waren; bei 17 Fällen = ca. 7 % hatten offenbar Bedenken bestanden. Dieser Anteil, ebenso der der geflüchteten Patienten (12 = ca. 5 %) ist insgesamt signifikant höher als in der Vergleichsgruppe nichtgewalttätiger Patienten (7 Fälle = 2,4 %). Damit hatten sich immerhin ca. 12 % der späteren Täter ohne ärztliches Einverständnis aus der Krankenhausbehandlung entfernt.

Besonders deutlich wird dieser Befund wieder bei den Schizophrenen: 23 Täter (14,5 %) gegenüber 4 Nichttätern (2 %) hatten die stationäre Therapie auf diese Art abgebrochen. Hier erwiesen sich also ca. 15 % der hospitalisierten Täter als gefährdet. Wahrscheinlich hängt die Differenz zu den Nichttätern mit der höheren Zahl von Wahnkranken in der Tätergruppe zusammen, und die krankheitsuneinsichtige Haltung der Paranoiker ist bekannt. Bei ihnen ist möglicherweise auch die Tendenz zum Behandlungsabbruch durch Flucht schwerer rechtzeitig zu erkennen wegen ihrer besonderen Befähigung zur Dissimulation.

In einem gewissen Zusammenhang damit steht die bei Paranoiden überaus schwierige Problematik der Beurlaubung aus stationärer Unterbringung. Wir hatten in einigen Fällen den Eindruck gewonnen, daß diese für die schrittweise Wiedereingliederung des Kranken in sein Herkunftsmilieu entscheidend wichtige Maßnahme der „Entlassung auf Probe" nicht immer mit genügender Koordination aller Beteiligten vorbereitet, eingeleitet und überwacht wurde. Unter solchen Umständen ereigneten sich einige Gewalttaten während Beurlaubungsperioden, wie der folgende Fall illustriert:

Fall Nr. 423. Schizophrenie: Ein 1929 geborener Schlossergeselle, der als schüchternes, weiches Kind nie Erziehungsschwierigkeiten bereitet hatte und bei unterdurchschnittlicher Intelligenz einzelgängerisch und unverheiratet bei den Eltern lebte, erkrankte 1952 an einer akuten schizophrenen Psychose mit paranoid-halluzinatorischer Symptomatik. In einem Erregungszustand bedrohte er die Mutter mit dem Messer. Nach stationärer Psychopharmaka- und Insulinbehandlung in gut remittiertem Zustand nach Hause entlassen, arbeitete er bis 1956 gleichmäßig und unauffällig. Im Zusammenhang mit einem Arbeitsplatzwechsel brach 1957 ein katatoner Schub aus: Der Patient wanderte in dranghafter Unruhe von zu Hause fort, watete durch einen Fluß und brach anschließend in ein fremdes Haus ein, um sich trockene Kleider zu beschaffen. Dabei verwickelte er sich mit den Hausbewohnern in einen Streit, drohte mit Gegenständen, warf einen Stein, wurde dann aber selbst niedergeschlagen und mit einer schweren Commotio cerebri und einer Platzwunde in die Chirurgische Klinik eingeliefert. Da er bei der Wundversorgung laut schimpfte und psychisch schwer gestört erschien, wurde er nach zweiwöchiger Behandlung in eine Nervenklinik aufgenommen, wo er ziemlich unzugänglich wirkte und unter dem Eindruck angsterregender Verfolgungsideen zu stehen schien: Er ballte die Fäuste, klagte über Gedankenstörungen, wanderte unruhig gequält hin und her. Genaue Wahninhalte ließen sich nicht fassen. Nach mehreren Elektroschocks verschwand der katatone Erregungszustand, und der Patient wurde wieder zu seinen Eltern entlassen mit der Verordnung, täglich 2 mg Serpasil einzunehmen.

14 Tage darauf griff er morgens den Vater unvermittelt an und mißhandelte ihn schwer. Der Vater hatte ihn zum Essen gedrängt, was der Sohn mit einem Faustschlag beantwortete. Bereits einige Tage zuvor war er durch Unruhe und Gespanntheit aufgefallen. Am 25. 4. 1957 wurde er in einem psychiatrischen Landeskrankenhaus aufgenommen, wo man einen neuen katatonen Schub diagnostizierte. Weinerlich ratlos klagte er darüber, nie wieder richtig gesund zu werden; den Angriff auf den Vater habe er verübt, „weil der Wind ihn getrieben habe".

Unter Behandlung mit Chlorpromazin schien der Patient bald wieder geordnet und ruhig, wenn auch eine affektive Nivellierung bestehen blieb. Drei Wochen nach der Aufnahme begannen die Eltern und die Schwester, aber auch der Kranke selbst, wieder auf Entlassung zu drängen.

Die Anstaltsärzte schrieben über die folgende Zeit: „... Patient wurde sodann zur Arbeit in der Kolonne eingesetzt und arbeitete hier in den folgenden zwei Wochen gleichmäßig und unauffällig. Seinen Angehörigen gegenüber, die ihn regelmäßig besuchten, verhielt er sich freundlich und zugewandt. Psychotische Erlebnisse verneinte er konstant, sowohl gegenüber dem Abteilungsarzt wie auch gegenüber einem anderen Psychiater, der ihn zur Frage der Zurechnungsfähigkeit (wegen des Hauseinbruchs) begutachtete und zwei Tage vor der versuchsweisen Entlassung, die auf das ständige Drängen der Angehörigen hin durchgeführt wurde, untersuchte."

Nach dieser Exploration am 25. 5. 1957, bei der der Patient angegeben hatte, sich „bedeutend besser" zu fühlen, wurde er am 27. 5. mit dem Ziel der Entlassung versuchsweise für eine unbestimmte Zeit nach Hause beurlaubt. Dort nahm er keine Arbeit auf, lebte für sich und half höchstens gelegentlich etwas im Garten.

Trotz der durch Gewalttätigkeit belasteten Vorgeschichte und der wiederholten Krankheitsschübe erfolgte keine fachärztliche oder fürsorgerische Betreuung des Beurlaubten.

In der Nacht zum 6. 6. 1957 begab sich der schlaflose Patient in die Küche der Wohnung, legte drei Messer zurecht und stach mit einem davon der schlafenden Mutter in den Hals. Dabei sprach er kein Wort und zitterte am ganzen Leib. Er verletzte das Opfer so schwer, daß der Tod durch

Verbluten eintrat. Im entstehenden Tumult drang er auf den Vater ein, der sich im Kampf ein Bein brach. Gegen die zu Hilfe eilende Schwester und die Nachbarn verteidigte er sich wütend mit dem Messer, bis er endlich überwältigt werden konnte.

d) Zeitraum zwischen letzter Entlassung und Tat bzw. Neuaufnahme

Der Abbruch einer stationären Behandlung oder Unterbringung gegen ärztlichen Rat ist also wahrscheinlich ein Risikofaktor. Im Zusammenhang damit stellt sich die Frage, ob eine regulär durchgeführte, abgeschlossene stationäre psychiatrische Behandlung einen günstigen Einfluß auf das Tatrisiko hat. Dies könnte sich in einer vergleichsweise längeren tatfreien Zeitspanne nach der Entlassung ausdrücken. Mit anderen Worten: Es läge nahe, nach ärztlich verantwortetem Abschluß einer intensiven, in einem Fachkrankenhaus durchgeführten Therapieperiode eine länger anhaltende Remission mit vermindertem Tatrisiko zu erwarten.

Wir haben deshalb untersucht, bei wieviel Patienten sich Gewalttaten — bzw. eine Neuaufnahme — in verschieden großen Zeiträumen nach der letzten Krankenhausentlassung ereigneten.

Tabelle 45. Zeitraum zwischen letzter psychiatrischer Krankenhausentlassung und Tat bzw. Neuaufnahme bei gewalttätigen und nichtgewalttätigen Patienten

Gewalttätige Patienten	Gesamtgruppe		Schizophrenie		Affektive Psychosen		Schwachsinn	
	n	%	n	%	n	%	n	%
bis ½ Jahr	99	39,3	59	36,9	11	61	7	30
½ bis 1 Jahr	36	14,3	24	15,0	2	11	5	22
1 bis 5 Jahre	76	30,2	49	30,6	3	17	8	35
5 Jahre und mehr	41	16,2	28	17,5	2	11	3	13
Zwischensumme	252	100,0	160	100,0	18	100	23	100
nicht entlassen[a]	280		124		19		45	
fehlende Angaben	1		0		0		0	
Summe	533		284		37		68	
Nichtgewalttätige Patienten								
bis ½ Jahr	66	22,7	49	26,1	4	20	6	18
½ bis 1 Jahr	43	14,8	26	13,8	3	15	5	15
1 bis 5 Jahre	128	44,0	83	44,2	8	40	15	44
5 Jahre und mehr	54	18,5	30	15,9	5	25	8	23
Zwischensumme	291	100,0	188	100,0	20	100	34	100
nicht entlassen[a]	238		102		29		35	
fehlende Angaben	4		3		0		1	
Summe	533		293		49		70	

Signifikanztest:
(Bei den affektiven Psychosen und bei der Oligophrenie wurden lediglich über die beiden Klassen „bis ½ Jahr" und „länger als ½ Jahr" geprüft.)

	χ^2		$\alpha =$
Gesamtgruppe	19,55	df = 3	0,001
Schizophrenie	6,88	df = 3	0,05
Affektive Psychosen	5,091	df = 1	Nullhypothese nicht widerlegbar
Schwachsinn	0,0343	df = 1	Nullhypothese nicht widerlegbar

a Die Klasse „nicht entlassen" umfaßt bei den
gewalttätigen Patienten

    264 niemals psychiatrisch hospitalisierte Patienten
     16 Patienten, die in psychiatrischen Krankenhäusern gewalttätig wurden

Summe   280

und bei der
Vergleichsgruppe

    207 vor der gezählten Aufnahme niemals psychiatrisch hospitalisierte Patienten und
     31 Patienten, die direkt aus anderen psychiatrischen Krankenhäusern und Pflegeheimen verlegt wurden.

Summe   238

Der Vergleich hat also die hypothetische Annahme widerlegt, daß die Gewalttatenrate im ersten halben Jahr nach einer Entlassung als Ausdruck des Behandlungserfolgs verringert ist. Die Gewalttaten ereigneten sich bei ca. 39 % im ersten halben Jahr nach der Entlassung, die Wiederaufnahme in der Vergleichsgruppe bei ca. 23 % aller jemals stationär behandelt gewesenen Patienten.

Zur Illustration, aus welchen Diagnoseformen sich die im letzten halben Jahr vor der Tat entlassenen Gewalttäter (n = 99) bzw. die Vergleichspatienten vor der Neuaufnahme (n = 66) zusammensetzen, sei hier eine nach einzelnen Krankheitsgruppen aufgegliederte Häufigkeitstabelle vorgestellt:

Tabelle 46. Diagnosen der im letzten Halbjahr vor der Tat bzw. Neuaufnahme aus einer stationären Behandlung entlassenen gewalttätigen und nichtgewalttätigen Patienten

Diagnosen	Gewalttätige Patienten		Nichtgewalttätige Patienten	
	n	%	n	%
nicht klassifizierbare endogene Psychosen	8	8	2	3
Schizophrenien	59	60	49	74
Affektive Psychosen	11	11	4	6
Schwachsinn	7	7	6	9
hirnorgan. Abbauprozesse	2	2	0	—
spät erworbene Hirnschäden	4	4	3	5
Epilepsie	7	7	2	3
sonstige Störungen	1	1	0	—
Summe	99	100	66	100

Signifikanztest: $\chi^2 = 2,2076$, df = 2, α = Nullhypothese nicht widerlegbar

Es zeigt sich, daß Depressionen und die „nicht klassifizierbaren endogenen Psychosen" (darunter viele depressive Syndrome, auch Mischpsychosen mit depressiven Zügen) — auch im Vergleich mit den Wiederaufnahmen gleicher Diagnose unter nichtgewalttätigen Geisteskranken — unter denjenigen, die im ersten Halbjahr nach einer Entlassung eine Gewalttat begehen, gehäuft sind. Die Unterschiede, die insgesamt nur eine begrenzte Aussage tragen könnten, weil Wiederaufnahmerisiko und Tatrisiko kaum vergleichbar sind, sind jedoch sämtlich nicht signifikant.

Die Periode erhöhten Risikos für Gewalttaten nach der Entlassung aus einem psychiatrischen Krankenhaus ist eines der bedeutsamsten Ergebnisse unserer Untersuchung. Wie ist sie zu erklären? Auch die nicht gewalttätigen Geistesgestörten zeigen im ersten Halbjahr nach einer Krankenhausentlassung eine im Vergleich mit der darauffolgenden Periode geringfügig erhöhte Wiederaufnahmerate (23 % gegenüber 15 % im zweiten Halbjahr). Die echten Wiedererkrankungen machen nur einen Teil dieser Rate aus. Ein anderer Teil der Wiederaufnahmen hängt mit sozialen Schwierigkeiten ohne Neuerkrankung oder mit Unterschätzung der weiter bestehenden Störungen bei unvollständiger Remission durch den entlassenden Arzt zusammen. Die hohe Rate der Gewalttaten im ersten Halbjahr nach Krankenhausentlassung ist nach diesem Vergleichsergebnis kaum durch gehäufte Rückfälle der Krankheit erklärbar.

Wenn man einbezieht, daß geisteskranke Gewalttäter — Geistesschwache sind in dieser Hinsicht nicht vergleichbar — mehr chronische und längerdauernde Krankheitsverläufe und seltener Verschlimmerungen der Krankheitssymptome vor dem Indexereignis (Tat oder Krankenhausaufnahme) aufweisen als die nicht gewalttätigen Kranken unserer Vergleichsgruppe, dann wird die Bedeutung von Wiedererkrankungen für diese Risikoperiode weiter abgeschwächt. Wir müssen also davon ausgehen, daß nur ein kleiner Teil der Gewalttaten im ersten Halbjahr nach Krankenhausentlassung mit Krankheitsrückfällen oder echten Wiedererkrankungen in zeitlichem Zusammenhang steht.

Eine praktisch wichtige Teilfrage, die sich in diesem Zusammenhang stellt, deren Beantwortung die gefundene Differenz jedoch nicht erklären könnte, gilt der Überlegung, ob die verantwortlichen Ärzte das Gewalttäterrisiko der von ihnen entlassenen Kranken überhaupt erkennen konnten. Die exakte Überprüfung dieser Hypothese ist an unserem Erhebungsmaterial nicht möglich. Immerhin läßt ein Teilergebnis unserer Erhebung einen begrenzten Rückschluß zu: Von den 17 gegen ärztlichen Rat entlassenen Patienten wurde in 8 Fällen im ersten Halbjahr eine Gewalttat begangen. Von den 12 geflüchteten Patienten begingen weitere 8 eine Gewalttat in dieser Periode, 4 von ihnen sogar am Tage der Entweichung (6 dieser 8 Täter waren als Schizophrene diagnostiziert).

Wir dürfen daraus folgern, daß es eine begrenzte Gruppe von Geistesgestörten gibt, bei denen der behandelnde Krankenhauspsychiater einer Freiheitsgewährung widersteht, wahrscheinlich weil er ein erhöhtes Fremdgefährdungsrisiko erkennt. Über die Gründe oder Kriterien, die ihn dazu veranlassen, wissen wir vorerst wenig: Nach unseren Ergebnissen handelt es sich vorzugsweise um Patienten, die bereits ernstere aggressive Verhaltensweisen in der Vorgeschichte aufweisen, worauf bei den ärztlichen Bedenken gegen die Entlassung mehrfach verwiesen wurde. Von der Diagnose her gesehen scheinen paranoid Schizophrene den ersten Rangplatz unter ihnen einzunehmen. Doch ist die Zahl zu klein, um zuverlässig Schlüsse ziehen zu können[23].

Für den überwiegenden Anteil der Kranken, die im ersten Halbjahr nach der Entlassung ihre Tat begingen, müssen wir allerdings vermuten, daß ihre behandelnden Ärzte nicht in der Lage waren, das erhöhte Risiko zu beurteilen. Es ist kaum anzunehmen, daß diese Kranken — es handelt sich um 83 von 99 Tätern — mit ärztlichem Einverständnis entlassen worden wären, wenn man ihre erhöhte Gefährdung erkannt hätte. Mehr Wissen über Hinweise auf erhöhte Risiken ist deshalb dringend nötig.

---

[23] Ob die ärztliche Einschätzung eines hohen Gewalttäterrisikos für den Fall der Krankenhausentlassung tatsächlich eine hohe Zuverlässigkeit aufweist — was unsere Daten für eine kleine Untergruppe von Patienten vorzugeben scheinen — könnte nur durch eine Untersuchung überprüft werden, die von einem ausreichend großen Sample ärztlich als Träger eines erhöhten Risikos beurteilten und dennoch entlassenen oder entkommenen Patienten ausginge.

Wir sind in den Überlegungen zur Interpretation dieser Risikoperiode stillschweigend davon ausgegangen, daß ihre Gründe für alle Krankheitsgruppen gleich seien. Diese Annahme gilt jedoch mit einiger Zuverlässigkeit nur für die Aussage, daß Wiedererkrankungen keine ausschlaggebende Bedeutung haben.

Nimmt man zuerst die Gruppe der Schwachsinnigen heraus, so wird deutlich, daß sie nur wenig zum Anstieg der Gewalttaten nach der Entlassung beitragen. Mit ca. 30 % im ersten gegenüber 22 % im zweiten Halbjahr ist zwar noch ein beträchtlich höherer Wert als der Durchschnitt von 4 % für die folgenden 8 Halbjahre (bis zum Ablauf der ersten 5 Jahre nach Entlassung) erreicht. Gegenüber den affektiven Psychosen mit 61 % Gewalttaten im ersten und 11 % im zweiten und den Schizophrenen mit 37 % im ersten und 15 % im zweiten Halbjahr wird jedoch ein fühlbarer Unterschied deutlich. Von vornherein scheidet bei dieser Diagnose ein Zusammenhang mit dem „Krankheitsgeschehen" aus; denn Verschlimmerungen oder Wiedererkrankungen an Schwachsinn gibt es nicht.

Nachdem das Täterrisiko bei dieser Gruppe eng an Persönlichkeits- und Verhaltensfaktoren geknüpft ist, nehmen wir vorläufig an, daß die Einflüsse, die eine Periode erhöhten Risikos hervorrufen, wahrscheinlich in den gleichen Bereichen zu suchen sind wie bei schizophrenen Tätern. Wir müssen allerdings zugleich vermuten, daß sie sich weniger schwerwiegend auswirken, was beispielsweise in einer erhöhten Verletzbarkeit der Schizophrenen oder in einer geringeren Verletzbarkeit Schwachsinniger für diese Einflüsse begründet sein könnte.

Wenn wir nun zur Hauptgruppe, den schizophrenen Gewalttätern, übergehen, die mit 59 Tätern des ersten Halbjahrs bei insgesamt 160 irgendwann vor ihrer Tat aus psychiatrischen Krankenhäusern Entlassenen am stärksten ins Gewicht fallen, so bieten sich 3 mögliche Erklärungsbereiche an.

Risikoerhöhende Faktoren können
1. im Bereich der persönlichen, familiären, beruflichen oder sozialen Situation nach der Entlassung (Wiedereingliederungsprobleme),
2. im Bereich der Auswirkungen von Krankenhausaufnahme und Aufenthalt,
3. in der möglicherweise falschen Voraussetzung, der Zeitpunkt einer Krankenhausaufnahme sei vom Zeitpunkt einer später geschehenen Gewalttat unabhängig gewesen, oder
4. im Zusammenwirken von zwei oder drei der genannten Gründe
zu suchen sein.

Beginnen wir mit der Diskussion der drittgenannten Erklärungsmöglichkeit. Träfe sie allein zu, so würde dies bedeuten, daß die Risikoperiode mit Auswirkungen des Krankenhausaufenthaltes oder der Nachentlassungsperiode nichts zu tun hätte. Es wäre denkbar, daß die Wahrscheinlichkeit der Krankenhausaufnahme in der Zeit vor einer Gewalttat beträchtlich erhöht ist. Man könnte diese Annahme so erklären, daß einer Gewalttat eine Periode zunehmender Auffälligkeiten, vor allem aber gehäufter aggressiver Handlungen oder Delikte, vorhergeht. Sie könnten als Anlässe überzufällig gehäufte Krankenhauseinweisungen auslösen. Zugleich müßte man annehmen, daß diese fortschreitende Risikoerhöhung oder das, was ihr zugrunde liegt, durch die Krankenhausbehandlung bei den späteren Tätern zumindest nicht aufgehalten, möglicherweise sogar beschleunigt wird. Der Zeitpunkt der Gewalttat wäre damit nur scheinbar vom Zeitpunkt der Entlassung bestimmt. In Wirklichkeit wäre der Zeitpunkt der Krankenhausaufnahme durch den Zeitpunkt der Gewalttat, genauer gesagt durch die ihr vorausgehenden Auffälligkeiten, beeinflußt, die man als Symptome des gleichen Prozesses zu verstehen hätte, der schließlich in der Tat kulminiert.

Die exakte Bestätigung oder Verwerfung dieser Erklärung ist aus unseren Daten nicht möglich; wir müssen jedoch feststellen, daß einige unserer Ergebnisse indirekt eher gegen als für diese Annahme sprechen. Einmal wird die generelle Hypostasierung eines Prozesses, der unter fortschreitender Zunahme von Auffälligkeiten in einer Gewalttat kulminiert, fragwürdig, wenn dieser bei sehr verschiedenen Diagnosen, so beispielsweise auch beim Schwachsinn ablaufen sollte.

Auffälligkeiten, vor allem aggressive Verhaltensweisen oder Vordelikte finden sich übrigens bei Gewalttätern auch in großem zeitlichem Abstand vor der Tat bereits deutlich gehäuft. Wir haben allerdings nicht festgehalten, wie sich diese Symptome über den Lebenslauf verteilen, was durch eine retrospektive Erhebung auch kaum sehr zuverlässig möglich wäre. Das Verhalten im Halbjahr vor der Tat, das wir in unsere Erhebung einbezogen haben, läßt bei krankenhausentlassenen und bei niemals hospitalisierten Tätern relativ hohe Quoten von Auffälligkeiten erkennen. In der Vergleichsgruppe von nicht gewalttätigen Krankenhausaufnahmen überwogen die als „Abnormitäten" klassifizierten Auffälligkeiten leicht, während bei den Gewalttätern Bedrohungen außerhalb der familiären und Intimbeziehungen (mit 19 % der Täter) und Tätlichkeiten (15 %) etwas überwogen. Bei affektiven Psychosen war die Rate der Suicidäußerungen (39 %) und Suicidversuche (25 %) unter den Tätern, aber auch unter Nichttätern (12 % Äußerungen und 27 % Versuche) fühlbar erhöht.

Damit ist für die affektiven Psychosen am ehesten wahrscheinlich, daß ein Teil von den 61 % krankenhausentlassenen Tätern, die ihre Tat im ersten Halbjahr nach der Entlassung begingen, wegen des gleichen Krankheitsgeschehens zur Aufnahme kamen, das schließlich auch zur Tat geführt hat. Die Suicidalität, die als Aufnahmeanlaß eine gewisse Rolle spielen dürfte, ist vermutlich in einem Teil der Fälle bereits ein Symptom derjenigen depressiven Phase gewesen, aus der nach der Entlassung ein erweiterter Selbstmord hervorging.

Bei der Gesamtgruppe der Täter und bei den Schizophrenen überwogen jedoch im Halbjahr vor der Tat die weniger akuten Auffälligkeiten, die, wie erwähnt, auch vor dieser Periode gehäuft aufgetreten waren. Beim Schwachsinn waren aggressive Verhaltensweisen am häufigsten. Erinnert man schließlich an die relative Seltenheit von Verschlimmerung vor der Tat, dann bleibt für die Annahme, die Krankenhausaufnahme sei gehäuft durch Vorzeichen einer Gewalttat ausgelöst worden, nur ein sehr begrenzter Gültigkeitsrahmen.

Das letzte Argument knüpft an die Feststellung an, daß der weitaus größte Teil der infrage stehenden Täter ordnungsgemäß aus dem Krankenhaus entlassen worden war. Unterstellte man einen Zusammenhang zwischen Einweisungsanlaß und Tat, so müßte man annehmen, daß das Tatrisiko oder wenigstens die Behandlungsbedürftigkeit zum früheren Zeitpunkt von Nichtfachärzten oder gar von Laien als ernster beurteilt worden wäre, als näher an der Tat durch den Fachpsychiater, der für die Entlassung Verantwortung trug. Das ist grundsätzlich nicht ausgeschlossen, zumal wenn Gewalttäterrisiko und Schwere der Krankheitserscheinungen nicht parallel verlaufen, wie wir es für die depressiven Täter annehmen müssen. Als Annahme, die für alle Krankheitsgruppen gelten soll, etwa auch für die besonders gefährdeten chronisch Paraphrenen und für Schwachsinnige, bei denen das Krankheitsgeschehen im engeren Sinne nur wenig oder grundsätzlich keine Besserungschance während klinischer Behandlung aufweist, ist dies jedoch recht unwahrscheinlich.

Als Folgerung ist deshalb zu vertreten, daß nur bei affektiven Psychosen die gleiche abgrenzbare Krankheitsphase häufig sowohl die Tat als auch die voraufgehende Krankenhausaufnahme auslösen kann. Bei den übrigen Krankheitsgruppen glauben wir, daß nur ein bescheidener Teil des gesteigerten Risikos in der Nachentlassungsperiode auf eine Beeinflussung des Aufnahmezeitpunktes durch einen fortschreitenden Krankheitsprozeß zurückgeführt werden kann, der schließlich auch den Tatzeitpunkt mitbestimmt hatte.

Damit stellt sich — mit Ausnahme der affektiven Psychosen — die Frage nach der Bedeutung von Faktoren, die während der Nachentlassungsperiode einwirken. Tatsächlich ist die Zeit nach der Entlassung aus dem psychiatrischen Krankenhaus — bisher am besten untersucht an Schizophrenen — eine Periode erhöhter Rückfallgefährdung und Wiederaufnahmefrequenz für psychisch Kranke (WING et al. 1964, HÄFNER 1968). Diese Tatsache fand ihren Niederschlag in der erhöhten Wiederaufnahmerate von 23 % bei den nicht gewalttätigen Geistesgestörten unserer Vergleichsgruppe. Dabei scheint es sich, worauf wir schon verwiesen haben, signifikant häufiger um „akute Verschlimmerungen der Symptomatik" gehandelt zu haben als bei den Tätern, bei denen deutliche Änderungen im Krankheitsgeschehen eine weitaus geringere Rolle gespielt hatten.

Die allgemeinen Gründe dieser Risikoperiode liegen, wenn wir die Untersuchungen an Schizophrenen zugrundelegen, in Schwierigkeiten der beruflichen, gesellschaftlichen und familiären Wiedereingliederung, wobei die Etikettierung als Geisteskranker durch den Aufenthalt im psychiatrischen Krankenhaus im Kontext mit negativen Vorurteilen der Umwelt einen begrenzten Anteil daran hat. Wir haben, was an späterer Stelle dargestellt werden wird, die Häufigkeit möglicher Anlässe der Gewalttat in Gestalt äußerer Belastungen geprüft. Wenn auch das Ergebnis nur begrenzt zuverlässig ist, so macht es doch deutlich, daß grobe berufliche oder soziale Schwierigkeiten oder schwere persönliche Verluste, wie Todesfälle und Trennungen zwar vorkommen, aber eine durchaus untergeordnete Bedeutung haben.

Wir vermuten deshalb, auch nach unseren Fallanalysen, daß vor allem bei schizophrenen Tätern die Wechselwirkung zwischen den sozialen und vor allem den familiären und Intimbeziehungen einerseits und der Persönlichkeits- und krankheitsspezifischen Reaktionsweise andererseits das wichtigste risikoerhöhende Faktorenbündel abgibt.

WING, BROWN et al. (1962) haben gezeigt, daß auch für die Rehabilitationschancen entlassener Schizophrener die Familienbeziehungen von ausschlaggebender Bedeutung sind. Entlassene Schizophrene, die in Familien von hoher Gefühlsintensität der Beziehungen leben, zumal wenn sie selbst Partner einer spannungsreichen Beziehung zu einem anderen Familienmitglied sind, weisen erhöhte Verschlechterungs- und Wiederaufnahmeraten auf.

Die schizophrenen Täter litten größtenteils an einem chronischen systematisierten Wahn, der meist auf einen oder einige Partner fixiert war. Sie fühlten sich von diesem Partner, der nicht selten in familiärer oder intimer Beziehung zu ihnen stand, an Leib und Leben bedroht. Solche Beziehungen sind damit nicht nur gefühlsintensiv und spannungsreich, sondern auch durch wahnhaft gesteigerte Angst und Feindseligkeit einseitig ausgerichtet. Ihre Gefährdung — das erscheint einleuchtend — bewegt sich deshalb mehr auf einer Dimension, die nach Dynamik und Motivation durch Aggressivität bestimmt ist als auf der Krankheitsdimension im engeren Sinne.

Die wahnhafte Position, ständig „hintenherum" d. h. ohne offene Gegnerschaft an Leib oder Leben bedroht zu sein, und das persönlichkeitseigene Mißtrauen dieser Tätergruppe schaffen naturgemäß eine hohe Verletzbarkeit für jede Form von Diskriminierung und besonders für eine maskierte, beschönigende Ablehnung oder Feindseligkeit. So ist beispielsweise verständlich, daß in einer wahnhaft eifersüchtigen Beziehung, allein durch die Trennung während des Krankenhausaufenthaltes, Eifersucht und wahnhafte Befürchtungen anwachsen können. Dem „gesunden" Partner wird vom Eifersuchtskranken, aber auch von manchem anderen Paraphrenen die aktive Mitwirkung an der Krankenhausaufnahme oder auch nur ihre Duldung wahnhaft als ein Akt der „Ausschaltung" oder „Hintergehung" angelastet. Die erlebte Diskriminierung durch die Umwelt wird oft als Bestätigung paranoider Befürchtungen verstanden. Sie kann zudem die soziale Isolierung des künftigen Täters verstärken und dadurch ein wesentliches Gegengewicht gegen seine wachsende paranoide Feindseligkeit verringern.

Schließlich findet mancher entlassene Paranoide seinen Partner wirklich verändert vor: Die längere Trennung von einem wahnkranken Partner stärkt mitunter die Realitätsorientierung des „gesunden" Partners. Bleibt es jedoch bei einer halben Distanzierung unter Fortsetzung der pathologischen Bindung, so kann auch hieraus eine Steigerung von wahnhafter Ängstigung und von Feindseligkeit erwachsen. All dies spricht dafür, daß die Nachentlassungsperiode tatsächlich risikosteigernde Belastungen für die entsprechend disponierten Patienten bringt.

Die vorgetragenen Überlegungen enthalten einen beträchtlichen Anteil an Analogieschlüssen und Verallgemeinerungen aus nichtempirisch überprüften Fallerfahrungen. Sie werden deshalb einer besonders kritischen Aufnahme empfohlen.

Die letzte Erklärungsmöglichkeit, die noch zu diskutieren ist, lautet: Kann der Aufenthalt in einem psychiatrischen Krankenhaus bei einer bestimmten Population von Kranken das Risiko erhöhen, eine Gewalttat zu begehen? Nach allem, was vorher gesagt wurde, ist allenfalls an einen Beitrag zur Risikosteigerung, nicht mehr an ihre ausschließliche Verursachung zu denken.

Der weitaus größte Teil der infrage stehenden Gewalttäter war in psychiatrischen Landeskrankenhäusern behandelt worden. Über das Verhältnis freiwilliger Aufnahmen zu Zwangseinweisungen besitzen wir keine ausreichenden Informationen. Es läßt sich lediglich aussagen, daß der größere Teil, vor allem der Schizophrenen, durch Gerichtsbeschluß oder eine sonstige Anordnung — nach unterschiedlichem Landesrecht — auf einer geschlossenen Abteilung untergebracht worden war.

Eine Steigerung aggressiver Verhaltensweisen durch vergleichbare Krankenhaussituationen wird verschiedentlich angenommen und teilweise auch empirisch belegt. FOLKARD (1956 und 1960) zeigte beispielsweise, daß Freiheitsentzug und extreme Einschränkung des persönlichen Territoriums eine Steigerung aggressiver Verhaltensweisen bei einem Teil der neuaufgenommenen Patienten in einem psychiatrischen Krankenhaus bewirkte. Eine Vielzahl anderer Autoren machte bei länger internierten Kranken den Zusammenhang zwischen aggressiven Verhaltensmustern und der extremen Beschränkung von Entfaltungsmöglichkeiten in kustodial geführten und von GOFFMAN (1961) als „totale Institution" beschriebenen psychiatrischen Krankenhäusern deutlich (BELKNAP 1956; CAUDILL 1958 u. a.). Allerdings gilt diese Feststellung wiederum nur für einen kleinen Teil der Insassen. Das Institutionalismus-Syndrom der Mehrheit der Kranken ist durch vorwiegend unproduktive, passive Züge des Verhaltens gekennzeichnet (WING und BROWN 1961, ROSENBERG 1970).

Vom Eindruck her fand STIERLIN bei der Ermittlung von Gewalttaten, die innerhalb der Mauern psychiatrischer Krankenhäuser begangen worden waren, daß sie seltener aus gut geleiteten Institutionen mit psychologisch geschultem Personal und häufiger aus Krankenhäusern mit schlechtem, übermäßig autoritärem Personal berichtet worden waren.

Damit ist immerhin erwägenswert, ob ein unfreiwilliger Aufenthalt in einem Krankenhaus mit den Merkmalen einer totalen Institution zu einer Risikoerhöhung bei einem kleinen, umschriebenen Teil der Patienten beiträgt. Der geringe Anteil von Tätern (16 von

533), die ihre Tat während des Aufenthaltes im psychiatrischen Krankenhaus begingen, sagt aus verschiedenen Gründen wenig aus.

Wenn wir unterstellen, daß ein wesentlicher Teil unserer Täter dieser Risikogruppe angehörte, die während eines Krankenhausaufenthaltes eine Steigerung ihrer Aggressivität aus den oben erwähnten Gründen erfahren haben mag, dann müßte zur Erklärung der nachfolgenden Risikoperiode zusätzlich angenommen werden, daß diese Aggressivitätssteigerung die Entlassung teilweise erheblich überdauert hat. Diese Annahme ist möglich, aber nicht sehr plausibel[24].

Wir vermuten also abschließend, daß vor allem bei schizophrenen Tätern die Risikoerhöhung in der Nachentlassungsperiode in erster Linie mit solchen familiären und sozialen Belastungsfaktoren zusammenhängt, die nach einer Entlassung aus dem psychiatrischen Krankenhaus eine Verstärkung erfahren. Wir nehmen weiter an, daß diese Kranken durch ihre Persönlichkeit und ihre Krankheit eine spezifische Verletzbarkeit für Spannungen aufweisen, die bei ihnen offenbar bevorzugt im Bereich engerer, oft wahnhaft veränderter Gefühlbeziehungen angesiedelt sind. Die Verletzbarkeit und die damit verbundene paranoid-aggressive Reaktionsweise scheinen dabei nicht nur ihrerseits zur Steigerung der Spannungen beizutragen, sondern vor allem deren Ausrichtung auf Mißtrauen, Angst und Feindseligkeit, und ihre Konkretisierung in Bedrohungserlebnissen und Gewalthandlungen mitzubestimmen.

Für Schwachsinnige gelten diese Annahmen teilweise nicht — was den Anteil des Wahns anlangt —, teilweise in abgeschwächter Form. Bei ihnen scheinen die offenen Wiedereingliederungsschwierigkeiten im materiellen und beruflichen Bereich und bei den sozialen Sekundärbeziehungen eine größere Rolle zu spielen. Für Epileptiker, die eine höhere Tatrate im ersten Halbjahr aufweisen als Schizophrene, und deren Wiedereingliederungsprobleme grundsätzlich vergleichbar sind, könnten annähernd ähnliche Verhältnisse vorliegen wie bei Schizophrenen, — obwohl die kleine Fallzahl eigentlich keine Verallgemeinerung erlaubt. Aus dem gleichen Grunde können wir auch für alle anderen Diagnosegruppen, mit Ausnahme der affektiven Psychosen, keine Aussagen machen.

Auf die Sonderstellung der letztgenannten Gruppe haben wir hingewiesen. Sie setzt sich, was die Täter des ersten Halbjahres nach Krankenhausentlassung anlangt, ausschließlich aus Depressiven zusammen. Für die vorwiegend depressiven Psychosen aus der Gruppe der „nicht klassifizierbaren endogenen Psychosen" gilt weitgehend das Gleiche: Gewalttat war fast ausschließlich ein erweiterter Selbstmord oder ein entsprechender Versuch. Der enge Zusammenhang mit dem Krankheitsgeschehen ist auch daran deutlich, zumal Selbstmordgefährdung häufigster Aufnahmeanlaß bei dieser Täterkategorie war. So muß ein Erklärungsversuch der Risikoperiode auch an Untersuchungen zum Selbstmordrisiko bei Depressiven anknüpfen.

STENGEL und COOK (1958) haben festgestellt, daß die Selbstmordrate bei Depressiven ihr Maximum erst nach dem Abklingen der schwersten klinischen Erscheinungen, der Hemmung und des depressiven Wahns, erreicht. Das wird mit einer pathologischen Abwehr oder Selbstschutzfunktion des Wahns und der Hemmung erklärt, deren Fortfall vor allem

---

[24] Zur Überprüfung der Hypothese wäre eine prospektive Studie geeignet, die zwei gleiche Kohorten mit erhöhtem Gewalttatenrisiko nach unterschiedlichen Formen psychiatrischer Unterbringung hinsichtlich der Tatraten in der Nachentlassungsperiode vergleicht. Die Möglichkeiten für die Ausführung einer solchen Untersuchung sind jedoch wegen der kleinen Zahl infrage kommender Patienten und aus verschiedenen anderen Gründen sehr gering.

unter der Wiederbelastung mit den persönlichen Problemen und der alltäglichen Umwelt des Kranken mehr von seiner selbstdestruktiven Aktivität freisetzt. Tatsächlich sind nach der zitierten Untersuchung Selbstmorde bei depressiven Psychosen in der Nachentlassungszeit gehäuft. Es besteht damit kaum ein Zweifel, daß diese Risikoperiode auch bei den depressiven Tätern, die einen erweiterten Suicid begehen, auf solche Weise zu erklären ist. Verglichen mit schizophrenen und schwachsinnigen Tätern begehen übrigens Depressive die Tat noch häufiger in den ersten drei Monaten nach der Entlassung. An der oben formulierten Annahme, daß bei depressiven Tätern eine einheitliche Krankheitsphase den Zeitpunkt der Krankenhausaufnahme und die Periode erhöhten Risikos nach dem Überschreiten des Krankheitsgipfels beeinflußt, ist damit kaum zu zweifeln.

Welche Faktoren auch immer für das erhöhte Gewalttatenrisiko nach Krankenhausentlassung verantwortlich sein mögen, die Seltenheit fachärztlicher und allgemeinärztlicher oder fürsorgerischer Betreuung in dieser Risikoperiode bleibt ein ernstes Problem. Wenn irgendwelche Präventivmaßnahmen wirksam werden sollen, und eine Periode erhöhten Risikos ist ein besonderer Ansatzpunkt dafür, dann sind Kontakte zu Personen, die sie durchführen oder vermitteln können, die erste Voraussetzung dazu.

e) Zusammenfassung

Als sehr bedeutsames Faktum hat sich gezeigt, daß trotz durchweg sehr langer Krankheitsdauer die Hälfte aller kranken Gewalttäter — im Gegensatz zu nur 39 % in der Vergleichsgruppe der Nichttäter — vor der Tat nie in stationärer psychiatrischer Behandlung gewesen war.

Konzentriert man den Blick auf das Halbjahr vor der Tat und bezieht man auch ambulante Betreuungsformen mit ein, so stellt sich heraus, daß 68 % aller Gewalttäter und ca. 72 % der Nichttäter ohne jede psychiatrische Hilfe geblieben waren. Auch die allgemeinärztliche und fürsorgerische Betreuung der Tätergruppe dürfte nach unseren Eindrücken für diesen Zeitraum als unzureichend anzusehen sein. (Genaue Zahlen ließen sich aufgrund der unvollständigen Dokumentation nicht erbringen.)

Weitaus die meisten (88 %) der 248 vor der Tat hospitalisiert gewesenen Gewalttäter waren regulär, d. h. mit Einverständnis der Ärzte, entlassen worden. Von den 17 (ca. 7 %) gegen Revers, d. h. nur unter ärztlichen Bedenken, entlassenen Kranken begingen 8, von den 12 (ca. 5 %) geflüchteten Patienten ebenfalls 8 die schwere Gewalttat innerhalb von 6 Monaten nach Abbruch des Krankenhausaufenthalts.

Dieses erste halbe Jahr nach stationärer Behandlung ist eine Periode erhöhten Risikos: Rund 23 % der nichtgewalttätigen Patienten mußten in diesem Zeitraum wieder aufgenommen werden. Fast doppelt soviele gewalttätige Kranke (ca. 39 %) begingen in dieser Zeitspanne ihre Tat.

Die Erhöhung des Gewalttatenrisikos in der Nachentlassungsperiode scheint nur bei Tätern mit depressiven Psychosen häufig eine unmittelbare Folge eines eigengesetzlich ablaufenden Krankheitsprozesses zu sein.

Bei der Mehrzahl der schizophrenen, teilweise auch der schwachsinnigen Täter scheinen sich komplexe Wechselwirkungen zwischen dem entlassenen Patienten und seiner Umwelt auszuwirken, die oft mit spannungsreichen persönlichen oder sozialen Beziehungen in Zusammenhang stehen. Eine spezifische Verletzbarkeit für solche Belastungen, die mit Persönlichkeit oder Krankheit in Zusammenhang steht, ist besonders bei **paranoiden Schizophrenen**, in weitaus geringerem Maße bei der zu Gewalttaten disponierten Gruppe der Schwachsinnigen zu vermuten.

In dieser Periode erhöhten Risikos befand sich ein relativ großer Teil unserer Kranken ohne geeigneten ärztlichen oder fürsorgerischen Beistand. So fanden sich in den Akten der 219 regulär entlassenen Gewalttäter nur in 41 Fällen = 18,7 % Hinweise auf irgendeinen fachärztlichen Kontakt im Halbjahr vor der Tat.

5. Soziale Situation und Verhalten im Halbjahr vor der Tat

In diesem, für Prävention als Zielsetzung unserer Studie besonders wichtigen Abschnitt sind wir einigen Faktoren nachgegangen, von denen wir erhofften, daß sie Hinweise auf ein erhöhtes Tatrisiko geben, aber auch zum Verständnis der Tatentstehung beitragen könnten. Einzelne Ergebnisse wurden bereits in die vorstehende Erörterung der Risikoperiode nach Krankenhausentlassung einbezogen.

Es ging uns dabei um Merkmale der Beziehung zur Umwelt (soziale Sekundärbeziehungen) in den letzten 6 Monaten vor der Tat und um Merkmale des Kontakts zu Familie und Intimpartnern (Primärbeziehungen). Wir interessierten uns besonders für Auffälligkeiten, vor allem aggressive Verhaltensweisen, aus denen auf eine bevorstehende Angriffshandlung auf andere Menschen hätte geschlossen werden können. Bei der hohen Verheiratetenquote der Gewalttäter war besonders zu prüfen, ob Konflikte mit oder aggressive Verhaltensweisen gegenüber Familienangehörigen und Ehepartnern mit einer späteren Gewalttat in Zusammenhang stehen konnten. Andererseits hatten wir die Richtigkeit des ebenso weit verbreiteten wie beunruhigenden Stereotyps des blindwütigen Amokläufers zu prüfen, der „aus heiterem Himmel" ein Zufallsopfer angreift. Die Frage galt hier der Häufigkeit von Gewalttaten ohne vorausgehende Auffälligkeiten.

Wir untersuchten im einzelnen, ob der Patient allein oder in Wohngemeinschaft mit Familienangehörigen lebte, ob er die Wohnung mit Freunden teilte oder ob er in einem Wohnheim bzw. in einem Krankenhaus untergebracht war. Um auch schicksalhafte Umwelteinflüsse als mögliche Anlässe einer Tat zu erfassen, haben wir Belastungsereignisse, wie Verlust eines Partners, materielle oder berufliche Notlagen u. ä. in die Untersuchung einbezogen.

Aus dem Vergleich der beiden Gruppen hinsichtlich dieser Merkmale können wir für die Fragen der Motivation und der Auslösung der Tat nur Hinweise von unterschiedlicher Stringenz erwarten, die später durch die Analyse der Täter-Opfer-Beziehung (siehe Kapitel 3, Abschnitt E, 2 c) und die vom Täter mitgeteilten subjektiven Beweggründe für die Tat noch überprüft oder ergänzt werden müssen (siehe Kapitel 3, Abschnitt E, 3 c).

Vollständigkeit und Zuverlässigkeit der von uns gesammelten Daten sind im Bereich des familiären und sozialen Verhaltens und der äußeren Belastungsfaktoren in unterschiedlichem Maße beschränkt bis unzureichend. Von den wenigen „harten" Merkmalen, wie „Wohngemeinschaft", abgesehen, sind beispielsweise alle in diesem Kapitel untersuchten Merkmale mäßig bis stark beurteilerabhängig. So lassen sich Urteile, die von den Angehörigen eines Kranken über dessen störendes oder zur sozialen Isolierung neigendes Verhalten mitgeteilt werden, nicht ohne weiteres miteinander vergleichen, da die Toleranzschwelle für sozial abweichendes und aggressives Benehmen in den verschiedenen Sozialklassen, Wohnmilieus (z. B. Stadt und Land) und Bildungsschichten unterschiedlich hoch ist (CHRISTIANSEN, 1968; SELLIN, 1938).

Merkmalschilderungen über das soziale Verhalten vor der Tat waren im wesentlichen von Tatzeugen, Arbeitskollegen, Vorgesetzten, Nachbarn und anderen Personen gegeben worden. Schließlich war in die dokumentierten Daten auch das nicht mehr objektivierbare Urteil der verschiedenen ärztlichen Voruntersucher und Gutachter eingegangen.

Selbst wenn wir Angehörige und Kollegen der Gewalttäter nach durchschnittlich 6—7 Jahren selbst befragt hätten, wären dabei keine zuverlässigeren Ergebnisse entstanden. Grobe Auffälligkeiten dürften mit einiger Zuverlässigkeit dokumentiert worden sein. Auf sie haben wir uns deshalb bevorzugt gestützt.

a) Wohngemeinschaft

Unsere ursprüngliche Vermutung, unter den gewalttätigen Geistesgestörten würde sich ein überwiegender Prozentsatz bindungsloser oder bindungsarmer Einzelgänger finden, hatte sich bereits durch die hohe Verheiratetenquote (ca. 45 % bei der Tätergruppe gegenüber ca. 36 % in der Vergleichsgruppe — siehe Abschnitt 2 c dieses Kapitels) als irrig erwiesen. Um nun über das soziale Milieu, in das die Patienten vor der Tat eingebettet waren, eine Grundinformation zu erhalten, haben wir untersucht, ob die Kranken im letzten Halbjahr innerhalb der Familie (Elternfamilie oder konjugale Familie), bei Freunden und Verwandten, in Heimen, Lagern oder Krankenhäusern oder ob sie allein lebten.

Tabelle 47. Wohngemeinschaft gewalttätiger und nichtgewalttätiger Patienten im letzten Halbjahr vor der Tat bzw. der Aufnahme im Psychiatrischen Landeskrankenhaus

Gewalttätige Patienten	Gesamtgruppe		Schizophrenie		Affektive Psychosen		Schwachsinn	
	n	%	n	%	n	%	n	%
in der Familie	369	69,2	193	68,0	37	100	31	46
allein	85	15,9	51	18,0	0	—	17	25
bei Freunden, Verwandten	27	9,1	14	4,9	0	—	5	7
in Heimen, Lagern	32	6,0	17	6,0	0	—	6	9
in psychiatr. Krankenhs.[a]	20	3,8	9	3,1	0	—	9	13
Zwischensumme	533	100,0	284	100,0	37	100	68	100
fehlende Angaben	0		0		0		0	
Summe	533		284		37		68	
Nichtgewalttätige Patienten								
in der Familie	350	66,3	190	65,0	41	86	39	57
allein	102	19,3	56	19,2	4	8	13	19
bei Freunden, Verwandten	25	4,7	14	4,8	3	6	3	4
in Heimen, Lagern	32	6,1	20	6,9	0	—	5	7
in psychiatr. Krankenhs.[a]	19	3,6	12	4,1	0	—	9	13
Zwischensumme	528	100,0	292	100,0	48	100	69	100
fehlende Angaben	5		1		1		1	
Summe	533		293		49		70	

Signifikanztest:	χ^2	df = 4	$\alpha =$	
Gesamtgruppe	2,1272		Nullhypothese nicht widerlegbar	
Schizophrenie	0,8151		Nullhypothese nicht widerlegbar	

[a] Daß die Häufigkeiten des Merkmals „lebt in psychiatrischen Krankenhäusern" sich nicht ganz decken mit „Tat während psychiatrischer Hospitalisierung" und „Verlegung" hängt damit zusammen, daß einerseits unter „Verlegung" Patienten eingereiht wurden, die aus Pflegeheimen kamen, die also beim Merkmal „Wohngemeinschaft" unter „Heime" gezählt wurden; andererseits damit, daß bei der Wohngemeinschaft diejenige Situation registriert worden war, die innerhalb der genannten Frist am längsten bestanden hatte, was mit dem Aufenthaltsort zur Zeit der Tat nicht identisch zu sein braucht.

Aus der Häufigkeitstabelle geht hervor, daß fast zwei Drittel (ca. 70 %) aller Gewalttäter in der ehelichen oder elterlichen Familiengemeinschaft lebten, also unter den Augen von nahen Angehörigen. Nur ca. 16 % lebten allein ohne Partner. Bei den (meist verheirateten, meist weiblichen) Depressiven lebten sogar alle im Familienverband, bei den (überwiegend ledigen) Oligophrenen hingegen nicht ganz die Hälfte.

Da die Zahlenverhältnisse in der Vergleichsgruppe davon nicht signifikant abweichen, läßt sich aus dem Merkmal der Wohngemeinschaft kein Hinweis auf das Gewalttatenrisiko gewinnen. Dieser Befund erinnert an unsere Ergebnisse bei der Prüfung der Vollständigkeit der Elternfamilie: Auch da hatte sich in der Verteilung von „broken home" kein Unterschied und somit kein Risikofaktor ableiten lassen.

Insgesamt war also die soziale Einbettung gemessen an dem groben aber fundamentalen Index „Wohngemeinschaft" bei den Gewalttätern nicht anders als bei den nichtgewalttätigen Patienten. Dies sagt natürlich noch nichts darüber aus, ob es sich dabei vorzugsweise um ein in psychischer Hinsicht günstiges oder ungünstiges Milieu handelt.

Zur weiteren Klärung dieser Zusammenhänge haben wir versucht, ein orientierendes Bild von der Qualität der mitmenschlichen Kontakte zu gewinnen.

b) Kontakte

Aus der Vielzahl mitmenschlicher Beziehungsmöglichkeiten haben wir zwischen Kontakten zur elterlichen (Primär-) Familie, zu Ehepartnern und Kindern unterschieden und diese als „Intimkreis" denjenigen Beziehungen gegenübergestellt, die zu Berufskollegen, Vorgesetzten, Nachbarn etc. bestanden („Sekundärbeziehungen").

Unter dem Begriff „Kontakt" wurden dabei nicht nur persönliche Beziehungen durch tägliches Miteinanderumgehen, sondern auch Besuche oder dauerhafte Briefkontakte verstanden.

Kontakte zum Intimkreis

Bei der hohen Zahl der in Gemeinschaft mit den Eltern oder in einer selbstgegründeten Familie mit dem Ehepartner und evtl. mit eigenen Kindern zusammenlebenden Patienten schien uns die Qualität der Beziehungen mit diesen Angehörigen zur Aufklärung der zur Tat hinführenden Dynamik von großer Wichtigkeit. Wir beschränkten uns auf die Frage, ob das Zusammenleben mit der Familie unter konfliktarmen oder unter sehr spannungsreichen Bedingungen verlief, wobei die Zuverlässigkeit der Angaben natürlich sehr gering sein dürfte. Es ließ sich, wie eingangs erwähnt, bei der Problematik unserer Datenerhebung hierzu nur Bruchstückhaftes und durch das subjektive Urteil der Voruntersucher bereits Mitgeprägtes in Erfahrung bringen.

Wir mußten uns deshalb auf ganz allgemeine Formulierungen von Beziehungsqualitäten beschränken und haben unterschieden zwischen „guten", d. h. von den Angehörigen und Patienten im wesentlichen als gut empfundenen Beziehungen — worunter ein regelmäßig aufrechterhaltener Kontakt ohne anhaltende Konflikte oder Spannungen verstanden wurde — und „schlechten Beziehungen", wozu wir konfliktreiche und mit anhaltenden Spannungen verbundene Kontakte zählten.

Kontakte zur Ursprungsfamilie

Unter Ursprungsfamilie haben wir die von den leiblichen Eltern oder den Pflegeeltern gebildete Familie, aus der die Patienten stammten, verstanden.

Tabelle 48. Existenz und Qualität von Kontakten zur Ursprungsfamilie bei gewalttätigen und nichtgewalttätigen Patienten im Halbjahr vor der Tat bzw. der Aufnahme im Psychiatrischen Landeskrankenhaus

Gewalttätige Patienten	Gesamtgruppe		Schizophrenie		Affektive Psychosen		Schwachsinn	
	n	%	n	%	n	%	n	%
lebt zusammen								
mit guten Beziehungen	94	61,4	63	65,6	4	67	11	55
mit schlechten Beziehungen	59	38,6	33	34,4	2	33	9	45
Zwischensumme	153	100,0	96	100,0	6	100	20	100
keine Ursprungsfamilie oder lebt nicht zusammen	370		185		27		48	
fehlende Angaben	10		3		4		0	
Summe	533		284		37		68	
Nichtgewalttätige Patienten								
lebt zusammen								
mit guten Beziehungen	123	67,6	72	63,2	8	100	25	69
mit schlechten Beziehungen	59	32,4	42	36,8	0	—	11	31
Zwischensumme	182	100,0	114	100,0	8	100	36	100
keine Ursprungsfamilie oder lebt nicht zusammen	312		161		35		29	
fehlende Angaben	39		18		6		5	
Summe	533		293		49		70	

Signifikanztest:
1. Prüfung der Existenz von Beziehungen: „lebt zusammen" gegenüber „lebt nicht zusammen oder fehlende Ursprungsfamilie":

    Gesamtgruppe $\chi^2 = 6{,}6240$ df = 1 $\alpha = 0{,}01$

    Schizophrenie $\chi^2 = 3{,}1412$ df = 1 α = Nullhypothese nicht widerlegbar

    Affektive Psychosen $\chi^2 = 0{,}0023$ df = 1 α = Nullhypothese nicht widerlegbar

    Schwachsinn $\chi^2 = 9{,}1934$ df = 1 $\alpha = 0{,}01$

2. Prüfung der Beziehungsqualität: „gute" oder „schlechte Beziehungen":

    Gesamtgruppe $\chi^2 = 1{,}3768$ df = 1 α = Nullhypothese nicht widerlegbar

    Schizophrenie $\chi^2 = 0{,}1391$ df = 1 α = Nullhypothese nicht widerlegbar

    Affektive Psychosen   Wegen zu kleiner Erwartungswerte ist ein Test nicht möglich.

    Schwachsinn $\chi^2 = 1{,}1720$ df = 1 α = Nullhypothese nicht widerlegbar

Kontakte zum Ehe- und Intimpartner

Unter dieser Rubrik haben wir auch Kontakte zu solchen Partnern einbegriffen, mit denen die Patienten in einer eheähnlichen Intimgemeinschaft zusammenlebten. Die Merkmalausprägung „keine Ehe" wurde auch für verwitwete und geschiedene Patienten verwendet.

Tabelle 49. Existenz und Qualität von Kontakten zum Ehe- und Intimpartner bei gewalttätigen und nichtgewalttätigen Patienten im Halbjahr vor der Tat bzw. der Aufnahme im Psychiatrischen Landeskrankenhaus

Gewalttätige Patienten	Gesamtgruppe		Schizophrenie		Affektive Psychosen		Schwachsinn	
	n	%	n	%	n	%	n	%
lebt getrennt[a]	20	8,4	13	11,6	0	—	0	—
lebt zusammen								
mit guten Beziehungen	107	45,2	44	39,3	25	74	2	22
mit schlechten Beziehungen	110	46,4	55	49,1	9	26	7	78
Zwischensumme	237	100,0	112	100,0	34	100	9	100
keine Ehe/Intimbeziehungen	295		172		3		59	
fehlende Angaben	1		0		0		0	
Summe	533		284		37		68	
Nichtgewalttätige Patienten								
lebt getrennt	10	5,3	5	6	0	—	0	—
lebt zusammen								
mit guten Beziehungen	137	73,3	60	72	28	80	4	100
mit schlechten Beziehungen	40	21,4	18	22	7	20	0	—
Zwischensumme	187	100,0	83	100	35	100	4	100
keine Ehe/Intimbeziehungen	342		210		12		66	
fehlende Angaben	4		0		2		0	
Summe	533		293		49		70	

Signifikanztest:
1. Prüfung der Existenz von Beziehungen: „Ehe- oder Intimbeziehung vorhanden" gegenüber „keine Ehe- oder Intimbeziehung":
   Gesamtgruppe $\chi^2 = 9{,}3553$ $df = 1$ $\alpha = 0{,}01$
   Schizophrenie $\chi^2 = 7{,}9537$ $df = 1$ $\alpha = 0{,}01$
   Affektive Psychosen $\chi^2 = 4{,}2912$ $df = 1$ $\alpha = 0{,}05$
   Schwachsinn $\chi^2 = 2{,}2791$ $df = 1$ $\alpha =$ Nullhypothese nicht widerlegbar

2. Prüfung der Beziehungsqualität: „getrennt", „gute" oder „schlechte" Beziehungen:
   Gesamtgruppe $\chi^2 = 34{,}2770$ $df = 2$ $\alpha = 0{,}001$
   Schizophrenie $\chi^2 = 20{,}9118$ $df = 2$ $\alpha = 0{,}001$
   Affektive Psychosen $\chi^2 = 0{,}4084$ $df = 1$ $\alpha =$ Nullhypothese nicht widerlegbar
   Schwachsinn   Wegen zu kleiner Erwartungswerte ist ein Test nicht möglich.

[a] Im Erhebungsbogen hatten wir auch danach gefragt, ob die Trennungsinitiative vom Patienten oder vom Ehepartner ausgegangen war und ob bei gestörten Beziehungen die äußere Form der Ehe noch gewahrt oder bereits verloren war. Wegen zu kleiner Zahlen haben wir diese Unterscheidungen hier nicht mehr aufgeführt.

Kontakte zu eigenen Kindern

Unter eigenen Kindern wurden alle ehelichen und außerehelichen Nachkommen verstanden. Unter „keine Kinder" wurde auch registriert, wenn eigene Kinder nicht mehr am Leben waren.

Überblickt man die in den Tabellen Nr. 48 bis 50 dargestellten Häufigkeitszahlen, so fällt zunächst ins Auge, daß sich die verglichenen Patientenkollektive *quantitativ* unterschiedlich häufig mit Eltern, Intimpartnern und Kindern in einem Beziehungsverhältnis überhaupt befanden. Ein Umgang mit Personen dieser drei Kontaktbereiche war verständlicherweise nicht immer vorhanden.

Tabelle 50. Kontakte zu eigenen Kindern bei gewalttätigen und nichtgewalttätigen Patienten im Halbjahr vor der Tat bzw. der Aufnahme im Psychiatrischen Landeskrankenhaus

Gewalttätige Patienten	Gesamtgruppe		Schizophrenie		Affektive Psychosen		Schwachsinn	
	n	%	n	%	n	%	n	%
lebt zusammen								
mit guten Beziehungen	166	86,5	82	92	30	94	5	83
mit schlechten Beziehungen[a]	26	13,5	7	8	2	6	1	17
Zwischensumme	192	100,0	89	100	32	100	6	100
keine Kinder oder lebt nicht zusammen	334		193		4		62	
fehlende Angaben	7		2		1		0	
Summe	533		284		37		68	
Nichtgewalttätige Patienten								
lebt zusammen								
mit guten Beziehungen	120	87,0	57	86	30	97	3	100
mit schlechten Beziehungen	18	13,0	9	14	1	3	0	—
Zwischensumme	138	100,0	66	100	31	100	3	100
keine Kinder oder lebt nicht zusammen	364		218		14		66	
fehlende Angaben	31		9		4		1	
Summe	533		293		49		70	

Signifikanztest:
1. Prüfung der Existenz von Beziehungen: Lebt mit Kindern zusammen oder nicht bzw. keine Kinder:
  Gesamtgruppe $\chi^2 = 9{,}5725$ df = 1 $\alpha = 0{,}01$
  Schizophrenie $\chi^2 = 4{,}9233$ df = 1 $\alpha = 0{,}05$
  Affektive Psychosen $\chi^2 = 4{,}6285$ df = 1 $\alpha = 0{,}05$
  Schwachsinn   Zu kleine Erwartungswerte.
2. Prüfung der Beziehungsqualität: „gute" oder „schlechte" Beziehungen:
  Gesamtgruppe $\chi^2 = 0{,}0173$ df = 1 $\alpha =$ Nullhypothese nicht widerlegbar
  Schizophrenie $\chi^2 = 1{,}3673$ df = 1 $\alpha =$ Nullhypothese nicht widerlegbar
  Affektive Psychosen   Zu kleine Erwartungswerte.
  Schwachsinn   Zu kleine Erwartungswerte.

[a] Im Erhebungsbogen hatten wir bei schlechten Beziehungen auch nach der Kombination mit Mißhandlungen (Pflegeverweigerung, harte Schläge, Grausamkeiten in der Erziehung) gefragt. Auch hier haben wir wegen zu kleiner Zahlen und unzureichender Dokumentation auf diese Differenzierung verzichtet (Kindsmißhandlungen fanden sich bei den gewalttätigen Patienten in 9 Fällen).

Was den Kontakt zur Ursprungsfamilie betrifft, so lebten die Gewalttäter insgesamt etwas seltener mit den Eltern zusammen (n = 153) als die Patienten der Vergleichsgruppe (n = 182); dies ist vermutlich eine Folge der Tatsache, daß die Täter häufiger verheiratet waren. Bei Schizophrenen und Depressiven ließ sich eine solche Differenz nicht fassen, hingegen trat sie bei den Schwachsinnigen wieder stärker in Erscheinung.

Eheliche und intimpartnerschaftliche Beziehungen (auch wenn keine Wohngemeinschaft bestand) wurden signifikant mehr bei gewalttätigen Personen angegeben (n = 237) als bei den Vergleichspatienten (n = 187), was unsere bereits früher vorgetragene These stützt, wonach die Gewalttäter offenbar im stärkeren Maße zu aktiven Sozialkontakten und Partnerbeziehungen fähig sind als die geistesgestörten Nichttäter. Selbst bei den schwachsinnigen Gewalttätern finden sich häufiger derartige Partnerkontakte erwähnt (n = 9) als bei den nichtgewalttätigen Schwachsinnigen (n = 4).

Die Möglichkeit, mit eigenen Kindern umzugehen, wird weitgehend von der Verheiratetenquote determiniert und ist deshalb bei den Gewalttätern, und zwar durch alle Hauptdiagnosen hindurch, in einer größeren Zahl von Fällen (n = 192) gegeben als bei den Vergleichspatienten (n = 138). Besonders ausgeprägt ist diese Differenz bei den Kranken mit affektiven Psychosen.

Wendet man sich nun der *Qualität* existierender Kontakte zu, so fanden wir die Beziehungen der mit der Ursprungsfamilie zusammenlebenden Gewalttäter zu ihren Eltern (oder Pflegeeltern) — unerwarteterweise — nicht nennenswert häufiger mit „schlecht" beschrieben als bei den Vergleichspatienten dieser Kategorie (ca. 40 %/o gegenüber ca. 32 %/o). Dieses Ergebnis überraschte uns deshalb, weil sich bei der Aufschlüsselung der Täter-Opfer-Beziehungen (siehe Kapitel 5) ein relativ großer Prozentsatz der Opfer unter Eltern und Geschwistern (ca. 18 %/o) fand, so daß wir im Zwischengruppenvergleich gewalttätiger und nichtgewalttätiger Patienten mit deutlicheren Unterschieden gerechnet hatten.

Da sich die Schizophrenen, die den größten Anteil aller kranken Täter ausmachen, von den Nichttätern gleicher Diagnose kaum unterschieden, vermuten wir, daß sie tatsächlich häufiger in familiären Spannungen leben, die jedoch verdeckt oder verleugnet werden. Eine von den Beteiligten selbst als spannungsarm beschriebene Familienatmosphäre darf, zumal in den Familien Schizophrener, nicht als „Beweis" für ausgeglichene Beziehungen gewertet werden. Es kann sich ebensogut um Verleugnung wie um die Widerspiegelung einer „Pseudogemeinschaft" (WYNNE 1958) handeln, hinter der sich schwere latente Spannungen verbergen. Möglicherweise sind ein Teil der später gewalttätigen Schizophrenen in solchen spannungsreichen, aber zugleich verdeckenden oder verleugnenden Familien aufgewachsen, ohne daß sich dies in unseren Erhebungsmerkmalen niederschlagen konnte.

Bei depressiven und schwachsinnigen Tätern wurden auffälligerweise mehr schlechte Beziehungen angegeben als bei den Vergleichspatienten, so daß man vermuten könnte, ihre Verdeckungsneigung sei geringer. Die kleinen Zahlen erlauben jedoch keine statistisch gesicherten Aussagen.

Eindrucksvoll ist das schlechte Verhältnis der gewalttätigen Patienten zu Ehe- und Intimpartnern: Konflikthafte Partnerbeziehungen wurden für die Gesamtgruppe aller Diagnosen bei den Tätern mehr als doppelt so oft (in ca. 46 %/o) registriert als in der Vergleichsgruppe (ca. 21 %/o). Die Schizophrenen zeigten ähnliche Zahlenverhältnisse, wiesen aber einen etwas höheren Anteil getrennt lebender Täter auf, während sich sowohl bei gewalttätigen als nichtgewalttätigen Depressiven lediglich in ca. einem Viertel bis einem Fünftel der Fälle ein schlechtes Verhältnis zum Ehepartner angegeben fand. Hier überwogen also die konfliktarmen Kontaktformen.

Die oligophrenen Gewalttäter waren, ebenso wie ihre Vergleichspartner, zum überwiegenden Teil nicht verheiratet und lebten, wenn eine Intimgemeinschaft mitgeteilt war, fast nur (7 von 9 Fällen) in spannungsreichen Beziehungen miteinander.

Bei einer ersten Interpretation dieses Ergebnisses hatten wir zunächst an einen systematischen Fehler gedacht: Die Angaben über „schlechte Beziehungen" wurden vom Ehepartner (soweit am Leben) und anderen Auskunftspersonen gewöhnlich unmittelbar nach der Tat, noch unter dem Eindruck des Geschehens, gemacht und möchten aus diesen Gründen eine reaktiv verzerrte Einschätzung der Beziehungsqualität wiedergeben. Indessen müßte diese psychologische Tatsache auch für die — vorwiegend positiven — Beurteilungen über die Beziehungen zur Ursprungsfamilie gelten; ferner hat sie bei den Angehörigen der Depressiven offensichtlich nicht in gleichem Maße zu einer negativen Bewertung der Beziehungen geführt.

Die größere Wahrscheinlichkeit spricht für einen höheren Anteil offener Spannungen und Konflikte in der konjugalen Familie. Das bedeutet nicht unbedingt, daß, unter Einrechnung verdeckter Konflikte, spannungsreiche Beziehungen zur Ursprungsfamilie seltener sein müßten. Die Verleugnung oder Verdeckung von Spannungen dürfte jedenfalls im Zusammenleben mit einem gleichrangigen, erwachsenen Partner unter der Dynamik intimer Beziehungen und bei gemeinsam auferlegter Verantwortung für Umweltkontakte, Hausstand und Kinder schwerer zu realisieren sein als beispielsweise in den noch deutlicher durch einseitige Möglichkeiten der Abhängigkeit, der Passivität und des Vermeidens engster Gefühlsbeziehungen und realer Konflikte bestimmten Beziehungen des erwachsenen Kindes zu seinen Eltern.

Es ist auch möglich, daß die — besonders bei Schizophrenien im jüngeren Erwachsenenalter häufig zu beobachtende — Abhängigkeit von den Eltern zu Ehekonflikten disponiert, wenn der Partner auf eine Lösung aus den Primärbeziehungen drängt oder der Patient selbst sich zu lösen versucht und dabei scheitert. Das Beispiel der Eifersuchtsproblematik (siehe Fall Nr. 329) und die in Abschnitt 5 c folgenden Ausführungen über „drohenden Verlust des Intimpartners" zeigen, welche Spannungen auftreten können, wenn Trennungsängste oder eine schwere Ambivalenz der Gefühlsbindung die konjugale Beziehung beherrschen. Auch Rivalität um die Liebe der Kinder oder Streitigkeiten über ihre Erziehung, eheliche Rollenkonflikte etc. (LIDZ u. a.; RICHTER) mögen gerade bei aktiv kämpferischen, von Passivitätsängsten erfüllten Persönlichkeiten mit schweren, oft paranoiden Störungen eher zu offenen Auseinandersetzungen als zur Verleugnung führen.

Der hohe Prozentsatz der Opfer unter Ehe- und Intimpartnern (ca. ein Viertel aller Täter griffen derartige Beziehungspersonen an) bestätigt ihr Gefährdungsrisiko und läßt dessen Zusammenhang sowohl mit den häufig bestehenden Spannungen als auch mit dem früher berichteten, vorzugsweise bei schizophrenen Tätern anzutreffenden wahnhaften Anteil in diesen Beziehungen wahrscheinlich erscheinen.

Sofern Kontakte zu eigenen Kindern bestanden, wurden sie bei beiden Gruppen als überwiegend (ca. 87 %) gut geschildert; signifikante Unterschiede ließen sich nicht nachweisen. Von offenen Spannungen oder Störungen in der Beziehung zu eigenen Kindern kann bei der Mehrzahl der gewalttätigen Geistesgestörten also nicht gesprochen werden. (Trotzdem zählen Kinder in ca. einem Fünftel aller Fälle zu den Opfern!) — Für dieses Ergebnis gelten jedoch ähnliche Erwägungen wie für die Kontakte zur Ursprungsfamilie; möglicherweise ist sogar ein stärkerer Verleugnungsdruck gegenüber schlechten Beziehungen (und schlechter Behandlung von Kindern) anzunehmen, weil derartige Verhaltensweisen erheblichen sozialen Sanktionen ausgesetzt sind. Einer besonderen Beurteilung bedürfen in jedem Fall die Beziehungen depressiver Täterinnen mit erweiterten Suicidhandlungen gegenüber den eigenen Kindern. Sie wurden überwiegend (94 % bzw. in 97 % der Vergleichsgruppe) als gut bezeichnet. Von unseren kasuistischen Studien her wird deutlich, daß diese Täterinnen meist ein besonders enges — wenn auch nicht von widersprüchlichen oder zuweilen feindseligen Gefühlen freies — Verhältnis zu ihren Kindern hatten. Nicht selten hatte man den Eindruck, daß dieses Verhältnis zu Recht als „symbiotisch" bezeichnet werden könnte. Die Motivation des erweiterten Suicids, die meist vom Wahn bestimmt war, den Kindern könnte die gleiche Gefahr der Krankheit, der Verarmung, des Zugrundegehens usw. drohen wie der kranken Täterin selbst, war in der Mehrzahl die wahnhafte Erlösung im gemeinsamen Tod. Ein solches Motiv wahnhafter Identifikation oder Inkorporation schließt sich eher an besonders enge, symbiotische als an konfliktreiche und abgrenzungsfördernde Beziehungen an. Auch insoweit scheinen Motivation und Tat depressiver Gewalttäter von einer für Depressive charakteristischen Psychopathologie bestimmt zu sein.

Sekundärbeziehungen

Neben den Beziehungen zu nahen Familienangehörigen, auf die oben eingegangen wurde, haben wir uns auch für die Qualität solcher mitmenschlicher Kontakte interessiert, die zu Personen außerhalb der Intimgruppe bestanden. Wir hegten die Vermutung, daß z. B. die Gruppe der Schwachsinnigen im außerfamiliären Bereich, d. h. im Umgang mit Freunden, Nachbarn, Arbeitskollegen, Vorgesetzten, Mitinsassen von Heimen u. ä. (hier als „Sekundärbeziehungen" zusammengefaßt) häufiger in Konflikten lebt. Diese Annahme lag nach Mitteilungen in der Literatur (z. B. WERNER u. a.) sowie nach unseren kasuistischen Voruntersuchungen nahe.

Aus den erwähnten Gründen haben wir auch hier auf eine Skalierung von Kontaktschwierigkeiten oder von Schweregraden der Konfliktbelastung verzichtet und uns auf die Alternativen „konfliktarm" und „konfliktreich" beschränkt.

Tabelle 51. Außerfamiliäre Kontakte („Sekundärbeziehungen") bei gewalttätigen und nichtgewalttätigen Geistesgestörten im Halbjahr vor der Tat bzw. der Aufnahme im Psychiatrischen Landeskrankenhaus

Gewalttätige Patienten	Gesamtgruppe		Schizophrenie		Affektive Psychosen		Schwachsinn	
	n	%	n	%	n	%	n	%
konfliktarme Beziehungen	318	61,3	180	64,6	33	89	25	37
konfliktreiche Beziehungen	201	38,7	99	35,4	4	11	42	63
Zwischensumme	519	100,0	279	100,0	37	100	67	100
fehlende Angaben	14		5		0		1	
Summe	533		284		37		68	
Nichtgewalttätige Patienten								
konfliktarme Beziehungen	363	74,4	204	73,9	38	97	37	54
konfliktreiche Beziehungen	125	25,6	72	26,1	1	3	31	46
Zwischensumme	488	100,0	276	100,0	39	100	68	100
fehlende Angaben	45		17		10		2	
Summe	533		293		49		70	

Signifikanztest:

	χ^2	df = 1	$\alpha =$
Gesamtgruppe	19,161		0,001
Schizophrenie	5,315		0,025
Schwachsinn	3,314		Nullhypothese nicht widerlegbar

(Bei den affektiven Psychosen konnte wegen zu kleiner Erwartungswerte kein Test durchgeführt werden.)

Es zeigt sich, daß konfliktreiche Sekundärbeziehungen bei den Gewalttätern signifikant häufiger angegeben worden waren als bei den nichtgewalttätigen Patienten. Die numerischen Unterschiede in der Häufigkeit der Fälle sind jedoch nicht so groß wie im Bereich der intimen Partnerbeziehungen.

Bei den schizophrenen Tätern ist die Differenz der beiden Gruppen schwächer ausgebildet, was wieder als Hinweis auf die für diese Krankheitsgruppe offenbar viel bedeutungsvolleren Beziehungen zum Intimkreis verstanden werden kann.

Bei den depressiven Tätern läßt sich eine leichte Ungleichverteilung zugunsten konfliktreicher Beziehungen bei den Tätern finden (4 von 37 gegenüber nur einem Fall bei 49 depressiven Nichttätern); die niederen Fallzahlen erlaubten indessen keinen Signifikanztest. Der gegenüber den anderen Diagnosen insgesamt sehr kleine Anteil konfliktreicher Sekundärbeziehungen kann durch die für Depressive charakteristische hohe Anpassung an soziale Regeln und ihre Neigung zur Internalisierung äußerer Konflikte interpretiert werden.

Wie eingangs vermutet, findet sich bei den schwachsinnigen Tätern ein deutliches Überwiegen der konfliktreichen Kontakte. Eine überzufällige Differenz zur Vergleichsgruppe ließ sich im Test jedoch nicht erreichen. Dieses Ergebnis spiegelt das bereits früher diskutierte Selektionsproblem bei Schwachsinnigen wider: Konfliktreiche Beziehungen zur Umwelt bzw. soziale Schwierigkeiten sind eine der wenigen wesentlichen Gründe dafür, daß Schwachsinnige in einem psychiatrischen Landeskrankenhaus aufgenommen werden. Der negative Testbefund besagt deshalb nichts für unsere Fragestellung, und der hohe Anteil schlechter Beziehungen, der weit über dem Durchschnitt bei den kranken Tätern aller Diagnosen liegt, muß ernst bewertet werden. Dafür spricht die Tatsache, daß knapp die Hälfte aller von Schwachsinnigen angegriffenen Personen außerhalb von Familie und Intimpartnerschaft der Täter standen.

Das folgende Beispiel zeigt eine soziale Konfliktsituation als Tathintergrund für einen Schwachsinnigen:

Fall Nr. 492. Imbezillität; abnorme Reaktion mit Wahnbildung als Reaktion auf sexuelle Demütigung und soziale Konflikte: Der 1931 geborene Bauhilfsarbeiter M. soll, den Angaben der Mutter zufolge, nach einer Zangengeburt an Säuglingskrämpfen gelitten und verspätet Laufen und Sprechen gelernt haben.

Die Volksschule, in der er zweimal wiederholen mußte, verließ er ohne Abgangszeugnis und erwies sich wegen seiner Intelligenzschwäche als unfähig, einen Beruf zu erlernen. Er arbeitete zunächst in der elterlichen Landwirtschaft und nach dem 21. Lebensjahr als Bauhandlanger.

Obwohl er nach Aussage des lokalen Polizeiberichtes als „geistesschwacher, aber ordentlicher Bursche" galt, der regelmäßig arbeiten ging und einen sauberen Eindruck machte, wurde er von den Dorfkameraden seit der Schulzeit gehänselt und als „Dorftrottel" bezeichnet. Vor allem seine Unbeholfenheit, sich Mädchen zu nähern, bekam er immer wieder in kränkender Weise zu spüren.

Während er zu Hause als willig und folgsam galt, reagierte er auf die im Dorf erfahrenen Demütigungen mit wachsender Reizbarkeit und Mißtrauen. Gelegentlich konnte er dann handgreiflich werden. 1958 steigerte sich seine aus Angst und Wut gemischte Verunsicherung zur wahnhaften Befürchtung, die jungen Burschen wollten ihn zwingen, sich kastrieren zu lassen, anderenfalls werde er aus dem Dorf gejagt. Diese Drohungen glaubte er auf der Straße und in der Kirche laut hinter sich ausgestoßen zu hören. — Von seinen Ersparnissen kaufte er sich zu dieser Zeit ein Luftgewehr mit gezogenem Lauf, mit dem er im Garten Schießübungen veranstaltete. Anfang August des Jahres durchbrach er die Barriere seiner Ängste und Hemmungen, die ihn vom anderen Geschlecht isolierte, gewaltsam, als er in stark alkoholisiertem Zustand nachts eine fremde Frau von hinten anfiel und ihr die Kleider aufriß, um sie an Brust und Geschlechtsteil anfassen zu können. Die Überfallene konnte entfliehen. Da er in der Dunkelheit nicht als Täter erkannt worden war, hatte der Angriff für ihn keine weiteren Folgen.

Ende Oktober kam es dann zu einem schweren gefährlichen Angriff auf einen Metzgergesellen, von dem M. sich schon seit langem wegen seiner Unfähigkeit, ein Mädchen zu gewinnen, verspottet wußte.

Schon seit längerer Zeit hatte M. den Plan gefaßt, den ihm an Kräften überlegenen Kontrahenten in einem Überraschungsangriff niederzuschlagen. Dazu lauerte er ihm mit einem Totschläger auf und verletzte ihn am Tattage mit einem Hieb von hinten auf den Kopf ernsthaft.

Wegen seines Schwachsinns wurde eine stationäre psychiatrische Begutachtung vom Gericht angeordnet. Auf der Untersuchungsabteilung geriet M. mehrmals in bedrohliche Erregungszustände und fürchtete, mit Netzen gefangen und verbrannt zu werden. Von den Pflegern wähnte er sich gefoppt und mit Spritzen bedroht. — Nach allmählicher Beruhigung in mehrjähriger Unterbringung wurde er 1963 zu seiner Mutter nach Hause entlassen.

Das Beispiel spricht für sich selbst. Es verdeutlicht, wie ein erheblich Schwachsinniger aus einfühlbaren Motiven heraus zur Gewalttat kommt, die ihm im sozialen Feld Genugtuung für erlittene Kränkungen verschaffen soll. Die Psychodynamik der Tatentwicklung ließe sich bei vielen anderen Schwachsinnigen in ähnlicher Weise darstellen.

c) Umwelteinflüsse als risikofördernde Stressfaktoren

Bei der Formulierung unserer Hypothesen hatten wir uns auch von der Vorstellung leiten lassen, daß Gewalttaten ebenfalls durch solche Ereignisse ausgelöst werden könnten, die den Täter in den letzten 6 Monaten als schicksalhafte, von Persönlichkeits- und Krankheitsfaktoren weitgehend unabhängige Belastungen (Streßfaktoren) getroffen haben.

Wir dachten dabei an relativ grobe, allgemein als bedeutungsvoll aufgefaßte Belastungen, deren Auswirkung eine aggressive Entgleisung oder wenigstens die Dekompensation eines gefährdeten seelischen Gleichgewichts sein könnte.

Um die zu erfassenden Streßfaktoren wenigstens global nach ihrer Qualität zu definieren, haben wir eingeteilt in „beruflich-materielle Notlagen", definiert als Arbeitsverlust, Degradierung, Geldnot, Wohnungsnot, Kündigungen u. ä., und „Verlust oder drohender Verlust von Intimpartnern", worunter wir Tod, Scheidung, Trennung oder drohende Trennung von Partnern meinten, mit denen die Patienten in enger Lebensgemeinschaft lebten oder gelebt hatten. Belastungen in anderen Lebensbereichen haben wir, wegen der mit der Ausweitung der Definition wachsenden Schwierigkeiten der Identifikation und der Unterscheidung, nicht erfaßt.

Tabelle 52. Unverschuldete Umwelteinflüsse im Halbjahr vor der Tat bzw. Krankenhausaufnahme bei gewalttätigen und nichtgewalttätigen Patienten

Gewalttätige Patienten	Gesamtgruppe		Schizophrenie		Affektive Psychosen		Schwachsinn	
	n	%	n	%	n	%	n	%
berufl.-mat. Notlagen	28	5,3	10	3,5	1	3	5	7
Verlust v. Intimpartnern	29	5,4	13	4,6	1	3	5	7
keiner dieser Einflüsse	476	89,3	261	91,9	35	94	58	86
Summe	533	100,0	284	100,0	37	100	68	100
Nichtgewalttätige Patienten								
berufl.-mat. Notlagen	20	3,8	6	2,0	2	4	6	9
Verlust v. Intimpartnern	11	2,0	3	1,0	2	4	2	3
keiner dieser Einflüsse	502	94,2	284	97,0	45	92	62	88
Summe	533	100,0	293	100,0	49	100	70	100

Signifikanztest:

Gesamtgruppe	$\chi^2 = 10,12$	df = 2	$\alpha = 0,01$
Schizophrenie	$\chi^2 = 8,08$	df = 2	$\alpha = 0,025$
Schwachsinn	$\chi^2 = 0,126$	df = 1	$\alpha =$ Nullhypothese nicht widerlegbar

(Wegen zu kleiner Erwartungswerte entziehen sich die affektiven Psychosen wieder der Prüfung. Beim Schwachsinn wurde nur über zwei Klassen [Umwelteinflüsse vorhanden oder nicht] getestet.)

In ca. 11 % der Gewalttäter und ca. 6 % der Vergleichsgruppe, also nur bei einer kleinen Gruppe der jeweiligen Patientenkategorien, waren Umwelteinflüsse im Sinne unserer Definition erfahrbar, die mit der Tat bzw. der Wiederaufnahme im Zusammenhang hätten stehen können.

„Beruflich-materielle Notlagen" kamen bei den Gewalttätern nur geringfügig häufiger vor als bei ihren Vergleichspartnern.

Man hätte eigentlich erwarten können, daß berufliche Probleme sich häufiger als Schwierigkeiten herausgestellt hätten — denkt man z. B. an die Wiederanpassungsschwierigkeiten nach Entlassung aus psychiatrischer Hospitalisierung. Wir hatten aber nur schicksalhafte Ereignisse in zwei wichtigen Lebensbereichen registriert. Voraussetzung für ihre Feststellung war, daß sie den Voruntersuchern als herausragende Vorkommnisse aufgefallen waren.

„Verlust oder drohender Verlust von Intimpartnern" war bei den Gewalttätern mit dem insgesamt niedrigen Wert von 5,4 % häufiger als in der Vergleichsgruppe mit 2 % registriert. Die Bedeutung von Belastungen im Bereich intimer bzw. ehelicher Partnerschaft in der Vorgeschichte der Tötungsdelikte wird dadurch unterstrichen. Der bemerkenswerte Befund, daß diese Art der Belastung bei schwachsinnigen Tätern mit 7,4 % (schwachsinnige Nichttäter liegen mit 2,8 % am Erwartungswert) gegenüber 4,6 % der schizophrenen Täter an der Spitze steht, läßt jedoch nicht die gleiche Interpretation wie das analoge Ergebnis bei Schizophrenen zu. Vermutlich wirkt bei einer Gruppe, deren Opfer vorwiegend außerhalb der engsten Beziehungen zu finden sind, ein drohender oder erfolgter Partnerverlust auf andere Weise als bei Gewalttätern, deren Opfer bevorzugt aus diesem Beziehungskreis stammen. Bei Schwachsinnigen ist eher zu vermuten, daß Verluste wichtiger Beziehungspersonen sich in Richtung auf Ungebundenheit, Verwahrlosung oder auch auf Schwächung der oft an äußere Instanzen gebundenen Kontrolle von Trieb- und Aggressionsimpulsen auswirken.

Bei Schizophrenen ist eine differenziertere Interpretation sehr schwierig. Vermutlich besteht ein großer Unterschied zwischen drohenden Verlusten durch Distanzierung des Partners — etwa bei bevorstehender Scheidung — und solchen Verlusten, die ohne Motivzusammenhang mit den — oft spannungsreichen — Partnerbeziehungen sind, beispielsweise durch Krankheit oder Tod. Wir haben bei der Registrierung zwischen beiden Gruppen nicht getrennt, so daß ein Teil dieser Belastungen doch vom Verhalten des späteren Täters oder von seiner Krankheit mitbestimmt ist. Sie können deshalb auch nicht im strengen Sinne als „schicksalhaft", wie wir es eingangs definiert haben, gelten.

Von unserer Kasuistik her gesehen besteht eher der Eindruck, daß drohende Trennungen oder auch vorübergehende und unvollständige Distanzierungen der Partner vom späteren Täter gelegentlich mit der Auslösung einer Gewalttat zusammenhängen könnten. Dabei scheint es sowohl in der Trennungs- als auch in der Wiederannäherungsphase, die beide in solchen Fällen meist ziemlich zwiespältig, ambivalent und damit spannungsreich verlaufen, zur Tat kommen zu können. Ein erweiterter oder Partner-Selbstmord bei Schizophrenen scheint zuweilen die pathologische Reaktion auf einen solchen Konflikt zu sein, der von Verlustängsten oder Vereinigungswünschen ebenso wie von Unfähigkeit echter Beziehungsrestitution bestimmt ist. Man muß jedoch im Auge behalten, daß der Anteil der schizophrenen Täter, der solche Belastungen vor der Tat aufzuweisen hat, mit ca. 3 % über dem Vergleichswert (drohende oder erfolgte Partnerverluste bei geistesgestörten Nichttätern) verschwindend gering ist. Quantitativ kommt damit den drohenden oder erfolgten Partnerverlusten als Tatanlaß bei Schizophrenen kaum Bedeutung zu.

Bei depressiven Tätern ist die Zahl für verallgemeinerungsfähige Aussagen zu gering.

Die Tatsache, daß bei Tätern solche Ereignisse seltener als bei depressiven Nichttätern angetroffen werden, spricht eher gegen als für die Annahme, daß drohende oder erfolgte Partnerverluste als Anlaß von Gewalttaten Depressiver eine Rolle spielen. Diese Aussage gewinnt an Wahrscheinlichkeit, wenn man ein später zu berichtendes Ergebnis vorwegnimmt: Die typische Tat dieser meist weiblichen Täterinnen ist der Mitnahmeselbstmord, den sie als Gewalttat an ihren Kindern, in zweiter Linie an ihrem Ehepartner vollziehen. Die Möglichkeit, daß Partnerverluste den Anstoß zu solchen Taten geben, ist zwar nicht auszuschließen — etwa wenn man sie als auslösenden Faktor der depressiven Phase anträfe —, aber sie dürfte kaum sehr wahrscheinlich sein.

Fall Nr. 417. Schizophrenie: Ein 23jähriger Handwerker, der bereits in der Pubertät an einem nervösen Erschöpfungszustand vorübergehend über mehrere Monate erkrankt gewesen war und deswegen vorzeitig die Schule verlassen hatte, entwickelte sich in der Folgezeit zu einem gehemmten, besonders im Umgang mit Mädchen sehr scheuen jungen Mann, der sich jedoch im Beruf als Offsetdrucker ordentlich bewährte. 4 Jahre vor der Tat lernte er auf einem Betriebsausflug ein Mädchen kennen, mit dem er sich gelegentlich traf, jedoch erst zwei Jahre später (1955) intimen Kontakt hatte, als die Freundin während der Ostertage in seinem Zimmer übernachtete. In seiner Unerfahrenheit fühlte er sich dabei aber zu unsicher, um regelrechte sexuelle Beziehungen mit ihr aufzunehmen, nach denen er sich seit langem sehnte. Erst im Herbst des gleichen Jahres gelang ihm der Geschlechtsverkehr zweimal mit einem anderen Mädchen, dessen Bekanntschaft er im folgenden Jahr wieder auflöste, da sie ihm „zu sinnlich" vorkam.

Bald danach knüpfte er wieder Beziehungen zu seiner alten Freundin an und feierte das Weihnachtsfest 1956 bei ihren Eltern. Die Mutter des Mädchens fand ihn „bescheiden und zuvorkommend", so daß er dort gern gesehen war.

Etwa um die gleiche Zeit, als er sich diesem Mädchen wieder näherte, begann er, sich gesundheitlich nicht mehr wohl zu fühlen: Seine Konzentrationsfähigkeit ließ nach, die Arbeitsleistungen gingen zurück, weswegen der Arbeitgeber ihm Vorhaltungen machte. Entgegen seinem früheren Wesen konnte er im Gespräch aufbrausend reagieren. Auch seine Freundin machte ihm Vorwürfe, weil er mit dem Lohn nicht mehr auskam. Schließlich äußerte er den Wunsch zu kündigen, nahm ihn aber wieder zurück und blieb unentschlossen. Die Firma legte ihm daraufhin nahe, sich für Anfang 1957 einen anderen Arbeitsplatz zu suchen, was er nicht tat. Statt dessen forderte er in unverständlicher Weise eine Gehaltserhöhung.

Im Februar 1957 fiel er seinen Arbeitskollegen durch nervöse Zerfahrenheit, Grübeleien und den seltsamen Wunsch auf, man sollte die Druckmaschinen zerlegen und reparieren, ohne einen Grund für dieses Ansinnen nennen zu können. Kameraden empfahlen ihm deshalb Ende Februar dringend, einen Arzt aufzusuchen, da er offenbar „nervlich überlastet" sei. Seine Mutter, die ihn am 3. März in seinem Zimmer besuchte, fand ihn „verworren" und unklar redend. Darüber beunruhigt, teilte sie dem Vater des Patienten ihre Beobachtungen mit und bat ihn, den Sohn zum Nervenarzt zu bringen.

Am folgenden Tag holte ihn der Vater vom Arbeitsplatz ab. Der Patient klagte über niedergeschlagene Stimmung und allgemeine Erschöpfung, die durch Selbstbefriedigung entstanden sei. Er müsse sich deswegen Vorwürfe machen. Unter Tränen berichtete er, ein Nazi geworden zu sein, da er Hitlers Buch „Mein Kampf" gelesen hätte. Ein Nervenarzt wurde nicht konsultiert.

Am 8. 3. stellte er sich noch einmal beim Allgemeinpraktiker vor, dem er diesmal „ausgeruht, ansprechbar und einsichtig" erschien. — Am gleichen Tag bat der Kranke die Mutter seiner Freundin telefonisch, ihre Tochter am nächsten Abend zu ihm zu schicken, er müsse mit ihr sprechen, da er „gänzlich durcheinander" sei.

Am 9. 3., dem Tattage, sprach der Vater nachmittags noch einmal bei ihm vor, ging aber beruhigt nach Hause, da der Sohn sich geordnet und ruhig mit ihm unterhalten hatte. Gegen Abend wanderte der Patient unruhig durch die Stadt, aß eine kräftige Mahlzeit in einem Restaurant und holte anschließend seine Freundin von der Omnibushaltestelle ab. Danach ging er mit ihr auf sein Zimmer.

Seine Versuche, sich ihr sexuell zu nähern, wurden dort weder brüsk abgelehnt noch mit Bereitwilligkeit angenommen; das Mädchen habe sich, wie er später aussagte, abwechselnd zärtlich, dann wieder abweisend verhalten, ihn zum Beispiel ihre Bluse aufknöpfen lassen, dann aber wieder seine Hand zurückgedrängt und schließlich gelangweilt gesagt, es habe alles doch keinen Zweck, er habe kein Geld, nur Schwierigkeiten bei der Arbeit und könne ihr nichts bieten. Sie wolle sich von ihm trennen. Der Patient war sich vor allem seiner sexuellen Mißerfolge bei ihr bewußt und geriet in zunehmende innere Spannung.

Schließlich überfiel ihn die Idee, das Mädchen zu töten und selbst in den Tod zu gehen. Nachdem er diese Gedanken mehrere Minuten immer wegzuschieben versucht hatte, erdrosselte er schließlich das neben ihm auf dem Bett liegende Mädchen und biß ihr dabei in heftiger Erregung mehrmals in Gesicht und Brust. Anschließend zog er ihr die Schuhe aus, legte ihre Beine auf dem Bett gerade, deckte den Körper zu und verließ das Zimmer.

In der Küche seiner — zur Tatzeit abwesenden — Vermieterin drehte er die Gashähne am Herd auf und wurde später von der zurückkehrenden Frau bewußtlos aufgefunden.

Bei einer psychiatrischen Untersuchung wurde aufgrund von hypochondrischen Wahnideen und Beziehungssetzungen ohne Anlaß sowie aufgrund einer erheblichen Assoziationsstörung auf eine Schizophrenie geschlossen, deren erster Schub wohl schon 1949 aufgetreten war.

Die kurze Falldarstellung illustriert den vorstehend diskutierten Zusammenhang zwischen schizophrener Persönlichkeitsstörung, Unfähigkeit zur Herstellung einer befriedigenden Liebesbeziehung, drohendem, unentschiedenem Partnerverlust und spannungsreichen, mißlungenen Wiederannäherungsversuchen. Die Tat scheint Anlaß und mindestens einen Teil ihrer Motivationen aus diesem komplexen, von deutlicher Ambivalenz, starken Spannungen, Verlust- und Niederlageängsten erfüllten Hintergrund zu beziehen. Der Umschlag enttäuschter erotischer Aggressivität in Gewalttätigkeit und des gescheiterten Vereinigungsverlangens in den Wunsch nach dem gemeinsamen Tod wäre eine plausible Interpretation dieser pathologischen Reaktion auf einen von der Persönlichkeitspathologie mitdeterminierten Konflikt.

Eine solche Motivation erinnert an die von RASCH beschriebenen Beispiele von „Tötung des Intimpartners". Der Totschlag erscheint in seiner Interpretation als letzte intime und intensivste Form der Kommunikationsmöglichkeit bei zerfallender Partnerschaft. Die Tat wird hier auch bei nicht geistesgestörten Tätern als verzweifelte Konsequenz eines konfliktgeladenen, mißlungenen „Intimverhältnisses" verstanden.

Abschließend gesagt legen jedenfalls unsere Befunde die Annahme nahe, daß für die Auslösung einer Gewalttat äußere Belastungen — zumindest in den von uns erfaßten Bereichen — quantitativ wenig bedeutsam sind. Sofern sie überhaupt eine Rolle spielen, handelt es sich bei Schizophrenen eher um Spannungen innerhalb enger mitmenschlicher Beziehungen, vor allem wenn diese durch konfliktgeladene, ambivalente Trennungs- oder Wiedervereinigungsversuche gekennzeichnet sind. Bei depressiven Tätern scheinen derartige Belastungen überhaupt keine Bedeutung als Auslösefaktoren zu haben. Bei schwachsinnigen Tätern sind sie ebenfalls selten, aber immerhin am häufigsten unter allen diagnostischen Kategorien anzutreffen. Soweit sie als Anlässe wirksam werden, ist zu vermuten, daß nur in einem Teil der Fälle mit den schizophrenen Tätern analoge Motivationszusammenhänge wirksam werden. Unsere Kasuistik spricht dafür, daß Partnerverluste bei diesen Kranken auch über Entwurzelung oder Bindungsverlust und ihre Folgen das Risiko zur Begehung einer Gewalttat erhöhen können.

d) Verhaltensauffälligkeiten ein halbes Jahr vor der Tat

Wie schon beim Thema „Krankheitsverlauf" (Abschnitt 3. b) diskutiert, stehen geistesgestörte Patienten im Ruf, blitzartig aus angeblich unauffälligem Verhalten heraus in Gewaltakte ausbrechen zu können, wobei ihre Umgebung bis zuletzt ahnungslos über den bedrohlich verschlimmerten Geisteszustand des Täters sein soll.

Wir hatten dieses Stereotyp, das uns in erstaunlich vielen Äußerungen von Gutachtern, Richtern und Angehörigen entgegentrat, als Hypothese formuliert zu überprüfen. Andererseits suchten wir nach Vorzeichen drohender Gewalttätigkeit, um einen Ansatz für

präventive Möglichkeiten zu gewinnen. Wir haben deshalb überprüft, wie oft die späteren Täter im letzten Halbjahr vor der Tat ihrer Umgebung als „unauffällig" erschienen waren. Wir haben dazu die komplexe Kategorie der „Auffälligkeiten" nach verschiedenen Bereichen geordnet:
1. Verminderung sozialer Beziehungen, insbesondere Isolierung, Autismus, Verwahrlosung;
2. Veränderung der Beziehungen, insbesondere abnormes, besonders aggressives Verhalten gegen andere;
3. Autoaggressive Äußerungen (Suicidalität).

Zeichen sozialer Isolierung

Rückzug von mitmenschlichen Kontakten ist ein wichtiger Indikator für verschiedene psychische Erkrankungen, nicht zuletzt auch für steigende intrapsychische Spannungen und Ängste bei Psychosen depressiver oder schizophrener Natur.

In unserem Erhebungsbogen haben wir versucht, eine Skala von vier Abstufungen zwischen ungestörten oder wenig beinträchtigten sozialen Kontakten und völliger Abkapselung zu formulieren. Die Grenzen sind naturgemäß unscharf. (In der Häufigkeitstabelle und im Test wurden die beiden ersten Stufen zusammengefaßt.)

Tabelle 53. Stufen sozialen Rückzugs bei gewalttätigen und nichtgewalttätigen Patienten ein halbes Jahr vor der Tat bzw. der Aufnahme im Psychiatrischen Landeskrankenhaus

Gewalttätige Patienten	Gesamtgruppe		Schizophrenie		Affektive Psychosen		Schwachsinn	
	n	%	n	%	n	%	n	%
keine od. leichte soz. Isolierung	347	66,5	150	53,4	30	88	57	86
erhebliche Isolierung	92	17,6	55	19,6	4	12	8	12
Autismus (völlige Isolierung)	83	15,9	76	27,0	0	—	1	2
Zwischensumme	522	100,0	281	100,0	34	100	66	100
fehlende Angaben	11		3		3		2	
Summe	533		284		37		68	
Nichtgewalttätige Patienten								
keine od. leichte soz. Isolierung	309	59,0	128	44,3	41	89	53	76
erhebliche Isolierung	71	13,5	42	14,3	3	7	9	13
Autismus (völlige Isolierung)	144	27,5	119	41,2	2	4	8	11
Zwischensumme	524	100,0	289	100,0	46	100	70	100
fehlende Angaben	9		4		3		0	
Summe	533		293		49		70	
Signifikanztest:	χ^2				$\alpha =$			
Gesamtgruppe	21,2948		df = 2		0,001			
Schizophrenie	12,8536		df = 2		0,001			
Schwachsinn	0,1331		df = 1		Nullhypothese nicht widerlegbar			

Wegen zu kleiner Erwartungswerte war ein Test bei affektiven Psychosen nicht möglich. Beim Schwachsinn wurden nur die Klassen „fehlende" gegenüber „vorhandene, erhebliche" Isolierung getestet.

Die Übersicht zeigt, daß bei 33,5 % aller Gewalttäter im letzten halben Jahr vor der Tat ein mittelgradiger bis völliger Rückzug von mitmenschlichen Kontakten aufgefallen war. Der Anteil von Patienten mit stärkeren sozialen Isolierungszeichen lag in der Vergleichsgruppe mit 41 % geringfügig höher, zudem zeigten dort erheblich mehr Patienten (27,5 % gegenüber ca. 16 % bei den Gewalttätern) autistisches, d. h. ein völlig von der Umwelt abgewendetes Verhalten. Diese Differenz ist signifikant.

Autismus fand sich besonders häufig unter den schizophrenen Nichttätern. Einer der Gründe dafür ist vermutlich, daß hier symptomarme Verläufe, die im stärkeren Maße zum „Versanden" und zum Autismus neigen als die produktiven paranoid-halluzinatorischen Formen, häufiger vertreten sind als in der Gewalttätergruppe. Andererseits ist ernsthaft zu erwägen, ob der autistische Rückzug von Kontakten nicht ein Abwehrverhalten und damit ein Schutz vor offenen Auseinandersetzungen darstellt. Man könnte ihn als Abwehr von Angst, Verletzbarkeit, aber auch von nach außen gerichteten Aggressionen interpretieren. Gerade bei schizophrenen Tätern mit häufig spannungsgeladenen Intimbeziehungen könnte die autistische Distanzierung zur Entschärfung der Spannungen beitragen und dadurch ein solches konfliktbezogenes Gewalttäterrisiko eher vermindern als verstärken. Unter diesem Aspekt wäre die schwächere Isolierungstendenz der Gewalttäter als Ausdruck ihrer stärkeren Bereitschaft zu Auseinandersetzungen zu deuten, die uns schon früher, bei den Persönlichkeitsmerkmalen der schizophrenen (und schwachsinnigen) Täter, als Neigung zu gewalttätigen Vordelikten und dissozialen Verhaltensweisen aufgefallen war (siehe die Abschnitte über Persönlichkeitsfaktoren, Kontaktverhalten etc.).

Wenn auch in der Tätergruppe durchaus Tendenzen zur sozialen Isolierung nachweisbar sind, so ist die weitgehende soziale Abkapselung also offenbar kein Symptom, das mit Neigung zu Gewalttätigkeit positiv korreliert. Immerhin ist der in beiden Gruppen zu rund einem Drittel der Fälle anzutreffende Rückzug von mitmenschlichen Kontakten ein Indikator für den hohen Grad sozialer Gestörtheit. Sie war der Umwelt nicht nur bei den kranken Nichttätern, sondern auch bei den Gewalttätern im Halbjahr vor der Tat aufgefallen.

Abnormes, besonders aggressives Verhalten

Gerade dieses Merkmal muß den Untersucher in besonderer Weise interessieren, da es die Frage nach deutlichen oder gar spezifischen Aggressivitätssignalen vor der Tat in den Blickpunkt rückt.

Nachdem die Untersuchung der Vordelinquenz besonders bei den mit Aggression verbundenen Vordelikten (siehe Abschnitt 2.5) eine signifikante Häufung bei den Gewalttätern ergab, stand zu erwarten, daß sich die beiden verglichenen Patientengruppen auch durch dissoziales und aggressiv auffälliges Verhalten im Halbjahr vor der Tat bzw. der Krankenhausaufnahme deutlich unterscheiden würden.

Wir haben hier versucht, eine Skala auffällig abnormen, d. h. von der Umwelt als krankhaft oder unverständlich empfundenen Verhaltens aufzustellen, die von leichten Absonderlichkeiten bis zu offenen Tätlichkeiten reichte. Die erste Stufe dieser Skala wurde mit „abnorm" bezeichnet. Wir haben darunter Verhaltensweisen verstanden, die der Umwelt als auf Geistesstörung verdächtig, merkwürdig und die Aufmerksamkeit erregend aufgefallen waren, z. B. bizarre Motorik (Grimassieren), absonderliche neuartige Gewohnheiten, befremdende Ansprüche und Äußerungen der Patienten.

Aggressive Äußerungen und in dieser Richtung auffällige Verhaltensänderungen wurden nicht hier kategorisiert, sondern in der nächsten Klasse unter „Bedrohung" eingereiht, sofern es sich nicht um Tätlichkeiten handelte. (Phänomene sozialer Isolierung, so „auffällig" sie sind, wurden ausgeklammert, da sie in eine eigene Merkmalsgruppe, die wir im vorhergehenden Abschnitt behandelten, fallen.)

Um zu erkennen, wo und wie deutlich ein abnorm-aggressives Verhalten in der Umwelt wahrgenommen worden war, haben wir solches Verhalten gegenüber Intimpartnern unterschieden von aggressiven Zeichen, die auch im weiteren sozialen Umkreis bemerkt worden waren.

Tabelle 54. Häufigkeit abnormer und aggressiver Verhaltensweisen bei gewalttätigen und nichtgewalttätigen Patienten im Halbjahr vor der Tat bzw. vor der Aufnahme im Psychiatrischen Landeskrankenhaus

Gewalttätige Patienten	Gesamtgruppe		Schizophrenie		Affektive Psychosen		Schwachsinn	
	n	%	n	%	n	%	n	%
unauffällig	45	8,5	16	5,7	3	8	15	22
abnorm ausschließlich gegen Intimpartner	75	14,2	40	14,2	12	33	1	1
abnorm, auch außerhalb des Intimkreises[a]	156	29,4	92	32,6	18	50	16	24
Bedrohung ausschließlich gegen Intimpartner	74	13,9	44	15,6	1	3	7	10
Bedrohung, auch außerhalb des Intimkreises[a]	100	18,9	50	17,7	0	—	16	24
Tätlichkeiten ausschließlich gegen Intimpartner	46	8,7	22	7,8	1	3	5	7
Tätlichkeiten, auch außerhalb des Intimkreises[a]	34	6,4	18	6,4	1	3	8	12
Zwischensumme	530	100,0	282	100,0	36	100	68	100
fehlende Angaben	3		2		1		0	
Summe	533		284		37		68	
Nichtgewalttätige Patienten								
unauffällig	58	11,1	15	5,2	8	17	8	12
abnorm ausschließlich gegen Intimpartner	160	30,5	87	30,1	35	73	6	9
abnorm, auch außerhalb des Intimkreises[a]	163	31,0	102	35,3	3	6	31	44
Bedrohung ausschließlich gegen Intimpartner	86	16,5	50	17,3	2	4	14	20
Bedrohung, auch außerhalb des Intimkreises[a]	45	8,6	29	10,1	0	—	8	12
Tätlichkeiten ausschließlich gegen Intimpartner	5	1,0	3	1,0	0	—	1	1
Tätlichkeiten, auch außerhalb des Intimkreises[a]	7	1,3	3	1,0	0	—	2	3
Zwischensumme	524	100,0	289	100,0	48	100	70	100
fehlende Angaben	9		4		1		0	
Summe	533		293		49		70	

Signifikanztests:
Da bei dieser 7 Klassen umfassenden Tabelle die Feldbesetzung zu klein geworden wäre (die affektiven Psychosen ließen sich überhaupt nicht testen), haben wir die Formen der Verhaltensstörungen in drei Klassen geprüft:
1. nicht aggressives Verhalten (unauffälliges und abnormes Verhalten)
2. Bedrohung
3. Tätlichkeiten

Gesamtgruppe	$\chi^2 = 67{,}054$	df = 2	$\alpha = 0{,}001$
Schizophrenie	$\chi^2 = 35{,}260$	df = 2	$\alpha = 0{,}001$
Schwachsinn	$\chi^2 = 8{,}440$	df = 2	$\alpha = 0{,}025$

In einer zweiten Testreihe wurden die durch Bedrohung oder Tätlichkeiten auffälligen Patienten darauf untersucht, ob sie
1. nur im Bereich familiärer oder Partnerbeziehungen („Intimbereich")
2. auch über den Intimkreis hinaus (im Berufsleben, bei den Nachbarn usw.) als aggressiv wahrgenommen worden waren.

Gesamtgruppe	$\chi^2 = 9{,}226$	df = 1	$\alpha = 0{,}01$
Schizophrenie	$\chi^2 = 3{,}088$	df = 1	$\alpha =$ Nullhypothese nicht widerlegbar
Schwachsinn	$\chi^2 = 3{,}241$	df = 1	$\alpha =$ Nullhypothese nicht widerlegbar

[a] Anmerkung: Diese Kategorien enthalten alle Fälle, bei denen das auffallende Verhalten außerhalb der Familie und der Partnerbeziehungen registriert worden war, unabhängig davon, ob es zugleich innerhalb familiärer und Partnerbeziehungen bemerkt worden war, — was in der Regel der Fall war.

Tatsächlich finden sich also folgende signifikante Verhaltensunterschiede in beiden Gruppen:

Bedrohungen und Tätlichkeiten gegenüber Mitmenschen (aus welchen Lebensbereichen auch immer) wurden in ca. 48 %/o der Gewalttäter, aber nur in ca. 28 %/o der Nichttäter gezählt; Tätlichkeiten, allein betrachtet, sogar nur in 2,3 %/o der Vergleichsgruppe, während sie bei der Tätergruppe immerhin in etwas über 15 %/o dokumentiert worden waren.

Dabei zeigte sich, daß bei der Gewalttätergruppe auch signifikant häufiger ein über den Intimkreis hinausgehendes allgemein auffälliges Aggressionsverhalten beobachtet wurde als bei den Vergleichspatienten (Bedrohung und Tätlichkeiten auch „außerhalb des Intimkreises" registriert bei den Gewalttätern in ca. 25 %/o, bei den Nichttätern in ca. 10 %/o). Dieser Unterschied ist gesichert für die Gesamtgruppe, er deutet sich bei den Schizophrenen und Schwachsinnigen als Tendenz an, ohne dort gesichert werden zu können.

Möglicherweise beeinflußt die genauere Anamneseerhebung bei den Tätern dieses Ergebnis. Wenn man sich aber vor Augen hält, daß im Halbjahr vor der Tat nur bei 8,5 %/o aller und bei 5,7 %/o der schizophrenen Gewalttäter keinerlei abnormes Verhalten registriert worden war, dann ist das Ergebnis dieser Merkmalsprüfung in jedem Fall bemerkenswert. Es hilft die These von der Unauffälligkeit und damit der „Unberechenbarkeit" psychisch kranker Gewalttäter vor der Tat zu entkräften.

Der Befund ist auch ein eindrücklicher Hinweis auf den Sinn und die Notwendigkeit präventiver oder Behandlungsmaßnahmen bei Geistesgestörten, die durch aggressives Verhalten oder nur durch aggressive Spannungen auffällig werden.

Suicidalität

Eine weitere Form auffälligen Verhaltens mit möglichem Hinweischarakter vor der Tat ist die gegen die eigene Person gerichtete Aggressivität: suicidale Äußerungen und manifeste Selbstmordversuche. Da von zahlreichen Autoren ein häufiges Schwanken zwischen Selbst- und Fremdaggressivität beschrieben wurde (v. HENTIG; EAST; WEST; WOLFGANG), von anderen Verfassern dagegen das Fehlen vorausgegangener Selbsttötungsversuche als besonderer Risikofaktor für eine Fremdtötung hervorgehoben wurde (MACDONALD), war diesem Punkt besondere Aufmerksamkeit zu schenken.

Wir haben nur die von Außenstehenden als Suicidalität aufgefaßten Äußerungen und Handlungsweisen der Patienten registriert: Suicidgedanken wurden also nur dann bewertet, wenn sie als Selbstmorddrohung irgendwie geäußert und von der Umwelt in diesem Sinne bemerkt worden waren.

Tabelle 55. Von der Umwelt im Halbjahr vor der Tat bzw. der Krankenhausaufnahme wahrgenommene Suicidalität bei gewalttätigen und nichtgewalttätigen Patienten

Gewalttätige Patienten	Gesamtgruppe		Schizophrenie		Affektive Psychosen		Schwachsinn	
	n	%	n	%	n	%	n	%
keine	402	76,6	230	82,7	13	36	61	90
Äußerungen	72	13,7	33	11,9	14	39	1	1
Versuche	51	9,7	15	5,4	9	25	6	9
Zwischensumme	525	100,0	278	100,0	36	100	68	100
fehlende Angaben	8		6		1		0	
Summe	533		284		37		68	
Nichtgewalttätige Patienten								
keine	453	85,0	262	89,4	30	61	63	90
Äußerungen	26	4,9	10	3,4	6	12	0	—
Versuche	54	10,1	21	7,2	13	27	7	10
Zwischensumme	533	100,0	293	100,0	49	100	70	100
fehlende Angaben	0		0		0		0	
Summe	533		293		49		70	

Signifikanztest:
Beim Test haben wir uns auf das Vorliegen oder Fehlen von manifesten Suicidversuchen beschränkt, weil hier Bekanntwerden und Dokumentation zuverlässiger und vollständiger vorausgesetzt werden durften als bei Suiciddrohungen oder Hinweisen auf Selbstmordgedanken.

Gesamtgruppe	$\chi^2 = 0,015$	$df = 1$	$\alpha =$ Nullhypothese nicht widerlegbar
Schizophrenie	$\chi^2 = 0,488$	$df = 1$	$\alpha =$ Nullhypothese nicht widerlegbar
Affektive Psychosen	$\chi^2 = 0,008$	$df = 1$	$\alpha =$ Nullhypothese nicht widerlegbar
Schwachsinn	$\chi^2 = 0,003$	$df = 1$	$\alpha =$ Nullhypothese nicht widerlegbar

Suicidversuche kamen somit im letzten Halbjahr vor der Tat bei beiden Gruppen in etwa 10 % vor. Sie waren bei den nichtgewalttätigen Patienten ein wenig, aber nicht signifikant häufiger als bei den kranken Tätern.

Deutliche Unterschiede ergaben sich indessen in der Häufigkeit der Selbstmordäußerungen: Sie fanden sich nur bei 26 = ca. 5 % der Nichttäter, hingegen bei 72 = 13,7 % der Patienten aus der Gewalttätergruppe. Ob diese Differenz auf einen wirklichen Tatbestand hinweist oder auf unterschiedlich sorgfältige Erhebung der Vorgeschichte zurückgeführt werden muß, ist schwer zu entscheiden. Da der angedrohte Selbstmord eher als offen aggressives Verhalten gegenüber anderen verstanden werden kann als der vorwiegend autoaggressive Suicidversuch, stimmt der Befund grundsätzlich mit der Häufung direkt aggressiver Verhaltensweisen bei den Gewalttätern überein.

e) Zusammenfassung

Unsere Untersuchungen über Wohngemeinschaft, über soziale Kontakte zu verschiedenen Beziehungsgruppen, schicksalhafte Belastungen oder Anlässe zur Tat und über auffälliges Verhalten der späteren Täter im letzten Halbjahr vor der Tat ergaben einige aufschlußreiche Befunde, die jedoch in unterschiedlichem Umfang verallgemeinerungsfähig sind.

Die soziale Eingliederung der Gewalttäter erwies sich als relativ günstig, jedenfalls nicht ungünstiger als diejenige der Vergleichsgruppe: ca. 70 % der Gewalttäter lebten in einer Familiengemeinschaft, entweder bei den Eltern oder beim Ehepartner.

Dabei wurden die familiären Kontakte der kranken Täter zu Eltern und Kindern als relativ konfliktfrei bis harmonisch geschildert, zu den Ehepartnern hingegen vorwiegend als schlecht. Dies war besonders bei den Schizophrenen der Fall. In welchem Ausmaß die „guten" Beziehungen zur Primärfamilie tatsächlich bestehen oder nur Ausdruck beidseitiger Verleugnung oder Verschiebung auf den Ehepartner sind, läßt sich nicht verläßlich beantworten. Hinweise auf die letztgenannte Annahme konnten wir bei schizophrenen Tätern aus einer Reihe von Falldokumentationen entnehmen.

Die depressiven Täter bewerteten ihre Kontakte zu allen Beziehungspersonen der engeren Familie und der intimen Partnerschaft als gut. Dieses Ergebnis kann man mit der Neigung der Depressiven zur Verinnerlichung sozialer Normen interpretieren. Es bleibt dabei offen, ob das Fehlen offener Konflikte in Familien- und Partnerbeziehung eine ungewöhnlich niedrige Aggressivität und eine hohe partnerschaftliche Anpassungsfähigkeit widerspiegelt oder ob Verleugnung einerseits, Reaktionsbildung gegen eigene Aggressivität mit Aufbau einer außergewöhnlich starken Selbstkontrolle andererseits dafür verantwortlich sind.

Im Kontakt zu außerfamiliären Partnern, d. h. zu Kollegen, Vorgesetzten, Nachbarn etc., erwiesen sich die Gewalttäter insgesamt etwas häufiger gestört als die Vergleichsgruppe. Hier fielen besonders die schwachsinnigen Täter durch ihre sehr häufig konfliktreichen Sekundärbeziehungen auf.

Die Hypothese, daß Gewalttaten in nennenswertem Maße durch persönlichkeits- und krankheitsunabhängige Anlässe, wie berufliche Krisen, Tod naher Beziehungspersonen u. ä. ausgelöst werden, ließ sich nicht bestätigen. Äußere, vom Verhalten des Betroffenen unabhängig eintretende Belastungen (Streßfaktoren) scheinen vielmehr eine untergeordnete Rolle zu spielen: Nur etwa 10 % der Gewalttäter gegenüber 6 % der Vergleichsgruppe standen im letzten Halbjahr unter dem Einfluß derartiger Erlebnisse. Der geringe Unterschied mag zudem durch die eingehendere Anamneseerhebung und Dokumentation bei den kranken Gewalttätern ganz oder teilweise hervorgerufen sein. In dem psychosozialen Prozeß, der bei entsprechender Persönlichkeitsdisposition in eine Gewalttat ausmünden kann, spielen, in erster Linie bei Schizophrenen, offensichtlich persönliche Verstrickungen in engen menschlichen Beziehungen die wichtigere Rolle. Dabei scheinen die trotz Ambivalenz, Haßgefühlen und wahnhafter Veränderung noch weitergeführten Verbindungen besonders risikoreich zu sein. Bei einigen, besonders sorgfältig dokumentierten schizophrenen Gewalttätern, etwa bei einem jungen paranoid-halluzinatorischen Schizophrenen, den eine nichtärztliche Psychotherapeutin in analytische Behandlung genommen hatte und der sie dann aus einer überaus gefühlsintensiven, teilweise wahnhaften Übertragung heraus mit zahlreichen Messerstichen tötete, gewannen wir den Eindruck, daß eine Stimulation von starken Gefühlen, vor allem im erotischen Bereich, ein Anlaßfaktor sein könnte. Diese Annahme ist auf der Ebene unserer Erhebungsergebnisse weder zu belegen, noch zu verwerfen. Sie ist dennoch bedeutungsvoll, denn sie würde mit Ergebnissen übereinstimmen, die eine Auslösung von Rückfällen bei Schizophrenie durch starke emotionelle Belastungen nahelegen (BROWN, MONCK, CARSTAIRS, WING, 1962; BIRLEY und BROWN, 1970; STEVENS, 1972). Für depressive Täter ist diese Aussage nicht belegbar. Hier kommt wahrscheinlich der Krankheit und ihrem eigenständigen Verlauf eine größere Bedeutung zu. Für schwachsinnige Täter gilt die Aussage nicht. Hier scheinen ernste Schwierigkeiten der sozialen Anpassung im Vordergrund zu stehen. Im Bereich familiärer Beziehungen sind hier eher Bindungslosigkeit und Mangel an Halt als konfliktreiche Beziehungen von Bedeutung.

Von wesentlicher Bedeutung sind die Ergebnisse zur Frage nach Vorzeichen in den letzten Monaten vor der Tat. Hier zeigen sich wichtige Befunde:

Nur knapp 9 % der Gewalttäter waren retrospektiv für diese Periode als unauffällig bezeichnet worden (bei den schizophrenen Tätern sogar nur ca. 6 %). Fast die Hälfte der Täter — gegenüber nur 28 % der Nichttäter — wurden als bedrohlich oder offen aggressiv (tätlich) geschildert, wobei dieses Verhalten zu einem beträchtlichen Teil nicht nur innerhalb der Familie und vom Intimpartner, sondern auch gegenüber anderen Menschen (an der Arbeitsstelle, bei Bekannten, Freunden, Nachbarn etc.) wahrgenommen worden war. Hingegen wurden die Täter weniger häufig als die Vergleichsgruppe geistesgestörter Nichttäter als autistisch und zurückgezogen bezeichnet, was mit ihrer schon früher beschriebenen Neigung zur partiellen sozialen Anpassung und zu aktiven, kämpferischen Auseinandersetzungen zusammenhängen dürfte.

Schließlich fielen die Täter auch durch einen größeren Anteil an Selbstmorddrohungen auf, während sie sich in der Zahl der Selbstmordversuche nicht von der Vergleichsgruppe abhoben.

Vermehrtes aggressives Verhalten, wie die Bedrohung anderer, im besonderen Maße aber Tätlichkeiten eines Geistesgestörten gegenüber seiner Umwelt in den Monaten vor der Tat, stellen ernste Signale dar. Die These von der grundsätzlichen „Unberechenbarkeit" Geistesgestörter, von ihrer unvorhersehbar hereinbrechenden Gewalttätigkeit erweist sich zumindest in ihrer Verallgemeinerung als Vorurteil. Es spricht viel für die Vermutung, daß das Risiko einer bevorstehenden Gewalttat bei einem Geistesgestörten durch die besondere Art seiner Krankheit, seiner Persönlichkeit und Vorgeschichte und durch Akkumulieren auffälliger Verhaltensweisen häufiger einigermaßen zuverlässig abschätzbar ist als das analoge Risiko bei einem Geistesgesunden.

Untergruppenvergleiche bei gewalttätigen Patienten

Wir haben bisher Unterschiede in den Merkmalsbereichen Heredität, Persönlichkeit, Krankheit, vorausgegangene Behandlung und Vorfeld der Tat zwischen gewalttätigen und nichtgewalttätigen Patienten herausgearbeitet. Im folgenden sollen Unterschiede allein innerhalb der Gewalttätergruppe untersucht werden. Bereits bei den Zwischengruppenvergleichen war aufgefallen, daß sich die Patienten der drei geprüften Diagnosegruppen Schizophrenie, manisch-depressive Psychosen und Schwachsinn bezüglich ihrer Persönlichkeitseigenschaften, sozialen Kontakte, Familienbeziehungen, Vordelikte etc. unterschiedlich verhalten haben.

Wir wollen nun derartige diagnoseabhängige Differenzen noch einmal anhand der fünf Merkmalsbereiche hinsichtlich der wichtigsten Faktoren überprüfen und interpretieren. Jedem Abschnitt werden die Testergebnisse in Tabellenform vorangestellt. Wir haben pro Merkmal dreimal mit dem χ^2-Test je zwei Diagnosen gegeneinander geprüft.

1. Heredität

Wie bereits im Abschnitt A 3 dargelegt wurde, ist nach zahlreichen kriminologischen (BRÜCKNER; DUNCAN und FRAZIER; S. und E. GLUECK) und psychiatrischen Untersuchungen (MACDONALD; GUZE, GOODWIN et al.) eine schwere Beeinträchtigung der Vollständigkeit oder des Zusammenhalts der Herkunftsfamilie als wichtiger Prediktor für späteres dissoziales Verhalten anzusehen.

Nach unseren bisherigen Ergebnissen fand sich bei den gewalttätigen Patienten keine signifikant häufigere Belastung der Elternfamilie mit psychischen Krankheiten und fanden sich nicht signifikant häufiger Verluste eines oder beider Elternteile („broken home") als bei den nichtgewalttätigen Kranken der Vergleichsgruppe. Hingegen waren die Elternfamilien kranker Täter überzufällig häufig mit den Verhaltensauffälligkeiten Suicid, Kriminalität und Alkoholismus belastet, wobei sich im Zwischengruppenvergleich bei Tätern und Nichttätern ein ähnliches diagnosenspezifisches Verhaltensmuster herausstellte. stellte.

Dieses Muster soll nun noch einmal innerhalb der Gewalttätergruppe auf signifikante Unterschiede getestet werden:

Tabelle 56 Genetische und soziale Heredität gewalttätiger Patienten im Vergleich dreier Diagnosegruppen

Merkmal	Schizophrenie		Sign. Test gg.		Affekt. Psychosen			Schwachsinn	
	n	%	Aff. Ps.	Schwachsinn	n	%	Sign. Test gg. Schwachsinn	n	%
Schwere psych. Störungen i. d. Primärfamilie	82	30,6	—	—	14	40	—	25	42
Aggressiv-autoaggr. Verhalten (incl. Alkoholismus) i. d. Primärfam.	46	17,6	—	**	9	26	(+)	28	51
broken-home i. d. Primärfam.	55	20,7	—	**	6	19	*	35	54

Erläuterung:
— = nicht signifikant
(+) = schwach signifikant ($\alpha = 0{,}05$)
* = signifikant ($\alpha = 0{,}01$)
** = sehr signifikant ($\alpha = 0{,}001$)
(/) = nicht getestet wegen kleiner Fallzahlen

Die Belastung mit schweren psychischen Störungen in der Verwandtschaft 1. Grades zeigt zwischen den von uns geprüften Diagnosen keine überzufälligen Unterschiede. Anders bei „Auffälligkeiten" und bei Elternverlust (broken home) in der Primärfamilie:

Die gewalttätigen Schwachsinnigen entstammten häufiger (in fast der Hälfte der Fälle) als die übrigen gewalttätigen Kranken Primärfamilien, die mit Suicid, Kriminalität und Alkoholismus vorbelastet waren. Sie hoben sich dabei am deutlichsten von den schizophrenen Tätern ab.

Die Primärfamilien der Schwachsinnigen zeigten aber nicht nur häufiger ein dissoziales Verhalten als diejenigen der übrigen Patienten, hier lag auch in mehr als der Hälfte der Fälle ein „broken home" vor, während Schizophrene und Depressive in 4/5 der Fälle eine wenigstens äußerlich intakte Primärfamilie aufwiesen. Bedeutsam ist an diesem Ergebnis wiederum, daß sich die Schwachsinnigen als eine Sondergruppe von Tätern in beiden Dimensionen von den Tätern mit funktionellen Psychosen unterscheiden.

2. Persönliche Vorgeschichte

Aus den zahlreichen dokumentierten Persönlichkeitsmerkmalen hatten wir Indices zu finden versucht, die auf die Frage, ob mehr persönlichkeitseigentümliche Verhaltensweisen oder Krankheitsfaktoren zur Gewalttat disponieren, eine Antwort versprechen konnten. Dabei hatten sich die Depressiven von ihren nichtgewalttätigen Vergleichspartnern kaum, die schizophrenen und oligophrenen Täter hingegen deutlich abgehoben. Es war nun zu prüfen, ob diagnosespezifische Differenzen auch innerhalb der Gewalttätergruppe signifikant sind.

Tabelle 57. Persönlichkeitsmerkmale gewalttätiger Patienten im Vergleich dreier Diagnosegruppen

Merkmal	Schizophrenie			Affekt. Psychosen			Schwachsinn	
	n	%	Sign. Test gg. Aff. Ps. Schwachsinn	n	%	Sign. Test gg. Schwachsinn	n	%
Dissozial-psychopath. Züge	22	8,2	(/) **	1	3	(/)	48	74
Alkoholismus	22	7,8	— *	3	8	—	14	21
keine abgeschl. Volksschulbild.	60	21,5	(/) **	0	0	(/)	61	90
Personenstand ledig	144	50,7	(/) **	1	3	(/)	57	84
Zur Tatzeit ohne Arbeit	76	27,0	(/) —	1	3	(/)	17	25
Vordelikte gg. Leib und Leben	95	33,6	** **	3	8	**	40	59
Sonstige Vordelikte mit Bedrohung	119	41,9	(/) **	4	11	(/)	28	41
Sonstige Vordelikte ohne Bedrohung	21	7,4	(/) **	0	0	(/)	24	35

Erläuterung:
— = nicht signifikant
(+) = schwach signifikant ($\alpha = 0,05$)
* = signifikant ($\alpha = 0,01$)
** = sehr signifikant ($\alpha = 0,001$)
(/) = nicht getestet wegen kleiner Fallzahlen

Dissoziales Verhalten war also weitaus am häufigsten in der Vorgeschichte der schwachsinnigen Gewalttäter. Auch Alkoholismus fand sich hier häufiger (in einem Fünftel der Fälle) als bei den Tätern mit endogenen Psychosen (in 5 bzw. 7 %). Die Unterschiede gegenüber den schizophrenen Tätern waren signifikant.

Daß eine abgeschlossene Schulbildung bei den Schwachsinnigen meist fehlte (61 von 68 Fällen), versteht sich von selbst. Wir hatten schon erwähnt (Abschnitt 2.2.2), daß in der Gruppe der schizophrenen Gewalttäter auch Kranke mit „Pfropfschizophrenien" (gemeinsames Auftreten von Schwachsinn und einer schizophrenen Psychose) enthalten sind. Dies ist ein Grund, weshalb ca. 20 % der schizophrenen Gewalttäter keinen Schulabschluß haben. (Allerdings ist nicht auszuschließen, daß ein Teil der in der Jugend beginnenden schizophrenen Prozesse bereits während der Schuljahre zu einem Leistungsversagen oder zu einem Intelligenzabbau geführt haben.)

Schwachsinnige waren in 4/5 der Fälle ledig, Schizophrene in 50 %, aber nur einer von 37 depressiven Gewalttätern war nicht verheiratet. Das Merkmal „verheiratet" ist im übrigen stark geschlechtsabhängig: Die gewalttätigen Frauen aller Diagnosen waren signifikant häufiger verheiratet als die Männer ($\alpha = 0,001$). Das hängt mit dem im Durchschnitt früheren Heiratsalter der Frauen in der BRD zusammen.

In die Prüfung der Berufsverteilung haben wir nur männliche Patienten einbezogen. Deshalb schieden die Täter mit affektiven Psychosen, die überwiegend weiblichen Geschlechts waren, aus[25]. Von den schizophrenen und schwachsinnigen männlichen Gewalttätern waren etwa gleiche Anteile — ca. ein Viertel — arbeitsunfähig oder arbeitslos gewesen. 3/4 der Schwachsinnigen waren ungelernte Arbeiter, nur einer von 57 schwachsinnigen Männern hatte es zum angelernten Arbeiter gebracht. Bei den Schizophrenen dagegen waren nur etwa ein Drittel der Männer ungelernte Arbeiter, ein weiteres Drittel hingegen Facharbeiter und Angestellte.

Vordelikte gegen Leib und Leben (Körperverletzung, Delikte gegen das Leben, sexuelle Gewalttaten) waren bei den Schwachsinnigen in fast 2/3 der Fälle, bei den Schizophrenen in 1/3 und bei den Depressiven nur in 3 von 37 Fällen registriert worden. Auch dieses Merkmal ist geschlechtsabhängig: Männer hatten durchweg häufiger eine Gewalttat in der Vorgeschichte als Frauen ($\alpha = 0,001$).

Nur in einem Viertel der Fälle waren bei Schwachsinnigen keine „sonstigen Delikte" (Sittlichkeitsdelikte ohne Gewaltanwendung, Beleidigung, Verleumdung, Bedrohung) registriert, dagegen waren die Hälfte der Schizophrenen und 33 von 37 Depressiven in dieser Hinsicht nicht vorbelastet. Interessant ist, daß „Delikte mit Bedrohung" bei Schizophrenen relativ ebenso häufig sind wie bei Schwachsinnigen (ca. 42 % der Schizophrenen, 28 von 68 Schwachsinnigen).

3. Krankheit

Vergleiche einzelner Symptome zwischen verschiedenen Krankheitsgruppen sind nicht sinnvoll. Wir haben deshalb lediglich geprüft, ob zwischen den beiden Hauptpsychosegruppen Differenzen in der Krankheitsdauer bis zur Tat bestehen.

Die beiden Psychosegruppen unterschieden sich mit schwacher Signifikanz:

Bei ca. einem Drittel der Depressiven ereignete sich die Tat innerhalb des ersten halben Jahres nach Krankheitsbeginn und damit wahrscheinlich noch in der ersten Krankheitsphase. Von den Schizophrenen haben nur 8,7 % in diesem Zeitraum nach Krankheitsbeginn eine Gewalttat begangen. Bei Schizophrenen überwiegen lange Krankheitsdauern (ca. die Hälfte war 5 und mehr Jahre vor der Tat schon krank gewesen). Berücksichtigt man das Überwiegen wahnbildender Untergruppen bei schizophrenen Gewalttätern und stellt man in Rechnung, daß besonders zur Entwicklung systematischer Wahnformen, z. B. beim Eifersuchtswahn (MOWAT), oft mehrere Jahre vergehen, dann bietet dies eine der

---

[25] 65 % von ihnen waren Hausfrauen. Nur 3 % waren als Hilfsarbeiter bzw. ungelernte Arbeiter tätig.

Erklärungsmöglichkeiten für die gefundene Differenz. Immerhin ist auch bei den Tätern mit affektiven Psychosen in 64 % der Fälle die Gewalttat erst mindestens ein Jahr, in 31 % mindestens 5 Jahre nach Krankheitsbeginn begangen worden.

Tabelle 58. Krankheitsdauer bei schizophrenen Gewalttätern im Vergleich zu Gewalttätern mit affektiven Psychosen

Krankheitsdauer	Schizophr.		Aff. Ps.	Schwachsinn	
1. bis einen Monat	8		2,9	4	11
2. 1 bis 6 Monate	16		5,8	8	22
3. bis zu 1 Jahr	21		7,6	1	3
4. 1 bis 5 Jahre	96		34,7	12	33
5. 5 bis 10 Jahre	68		24,5	4	11
6. 10 Jahre und mehr	68		24,5	7	20
Zwischensumme	277		100,0	36	100
fehlende Angaben	7			1	
Summe	284			37	

Signifikanztest:
(Für die Berechnung wurden die drei ersten Klassen zusammengefaßt.)
$\chi^2 = 9{,}6517 \quad df = 3 \quad \alpha = 0{,}05$

4. Vorausgegangene Behandlung

Die erstaunliche Tatsache, daß trotz überwiegend langjähriger Krankheitsverläufe und trotz eines sehr hohen Anteils von Tätern, die ihrer Umgebung im Halbjahr vor der Tat durch abnorm-aggressives Verhalten auffielen, nur ein kleiner Teil fachärztliche Behandlung erfuhr (im letzten Halbjahr waren 68 % der kranken Gewalttäter weder stationär noch ambulant durch einen Psychiater betreut worden), soll noch einmal auf Diagnoseunterschiede überprüft werden. Beispielsweise war denkbar, daß die schizophrenen Gewalttäter mit ihrer Neigung zu produktiven Symptomen (Wahn, Halluzination, Denkstörungen) sich durch häufigere und längere Behandlungskontakte von den depressiven oder schwachsinnigen Tätern unterscheiden würden.

Tabelle 59. Frühere Behandlung gewalttätiger Patienten im Vergleich dreier Diagnosegruppen

Merkmal	Schizophrenie				Affekt. Psych.			Schwachsinn	
	n	%	Sign. Test gg. Aff. Ps.	Sign. Test gg. Schwachsinn	n	%	Sign. Test gg. Schwachsinn	n	%
Keine Vorbehandlung im psychiatr. Krankenhaus	116	41,1	—	*	19	51	—	40	59
Krankenhausbehandlung 5 Jahre und darüber	8	2,8	(/)	**	0	0	(/)	13	19
Tat innerhalb 6 Monate nach Krankenhausentlassung	59	36,9	(+)	—	11	61	(+)	7	30

Erläuterung:
— = nicht signifikant
(/) = nicht getestet wegen kleiner Fallzahlen
(+) = schwach signifikant ($\alpha = 0{,}05$)
* = signifikant ($\alpha = 0{,}01$)
** = sehr signifikant ($\alpha = 0{,}001$)

Tatsächlich zeigten sich hier signifikante Unterschiede: Die schwachsinnigen Gewalttäter waren naturgemäß am seltensten in Behandlung gewesen: 40 von 68 Fällen hatten sich vor der Tat nie in einem psychiatrischen Krankenhaus befunden. Während bei den affektiven Psychosen ca. die Hälfte nie hospitalisiert gewesen war (19 von 37), traf dies bei den schizophrenen Tätern nur noch in ca. 40 % zu. (Immerhin ist auch dieser Hundertsatz bemerkenswert hoch!)

Betrachtet man allein diejenigen Patienten, die vor der Tat eine psychiatrische Krankenhausbehandlung erhalten hatten, und wendet sich denjenigen zu, deren stationäre Vorbehandlung am längsten dauerte, dann zeigt sich ein signifikantes Überwiegen der schwachsinnigen Gewalttäter: Ein Fünftel von ihnen befand sich vor der Tat 5 Jahre und länger in psychiatrischen Krankenhäusern, während dies nur für ca. 3 % der Schizophrenen zutrifft. Die Manisch-Depressiven weisen in keinem Fall eine derartig lange Vorbehandlung auf.

Untersucht man, wie bald es nach Verlassen des Krankenhauses zur Gewalthandlung gekommen war, dann scheinen die Depressiven (11 von 18) stärker als die Schizophrenen (ca. 37 %) und die Schwachsinnigen (7 von 23) bereits in den ersten 6 Monaten nach einer Entlassung in Gefahr zu stehen, eine Gewalttat zu begehen.

Hinsichtlich der Häufigkeit einer im letzten Halbjahr vor der Tat erfolgten fachärztlich-psychiatrischen Behandlung überhaupt, gleich ob stationär oder ambulant, fand sich zwischen den beiden Psychosegruppen kein signifikanter Unterschied. Lediglich die Schwachsinnigen zeigten gegenüber den Tätern mit affektiven Psychosen eine wenig signifikante Tendenz zu geringeren Anteilen von Fällen mit Kontakt zu psychiatrischen Diensten.

5. Soziale Situation und Verhalten im Halbjahr vor der Tat

Bei den Merkmalen: Wohngemeinschaft, Kontaktverhalten zu Eltern, Ehepartnern und Kindern sowie zu außerfamiliären Beziehungspersonen, abnormes, vor allem aggressives Verhalten und Suicidalität hatten sich im Zwischengruppenvergleich bereits diagnosespezifische Differenzen herausgestellt, die in der Gegenüberstellung der Diagnosegruppen überprüft werden sollen.

Dabei ließen sich nicht alle Merkmale dieses Themenkreises und nicht alle Diagnosenpaare prüfen (z. B. Wohngemeinschaft oder Kontakte zu eigenen Kindern, im Vergleich der manisch-depressiven Täter zu den schizophrenen und schwachsinnigen Tätern etc.), da die Zahlen dafür oft zu klein waren.

Es zeigte sich, daß alle depressiven und 68 % der schizophrenen Täter, aber nicht einmal die Hälfte der gewalttätigen Schwachsinnigen in Wohngemeinschaft mit ihren Familienangehörigen lebten. Bei den Schwachsinnigen handelte es sich dabei meist um die Eltern-Familien. Ihre Beziehungen zu ihren Angehörigen wurden nicht als schlechter beschrieben als die analogen Beziehungen der bei ihren Eltern lebenden Schizophrenen.

Tabelle 60. Situation und Verhalten bei gewalttätigen Patienten ein halbes Jahr vor der Tat im Vergleich dreier Diagnosegruppen

Merkmal	Schizophrenie				Affekt. Psychosen			Schwachsinn	
	n	%	Sign. Test gg. Aff. Ps.	Sign. Test gg. Schwachsinn	n	%	Sign. Test gg. Schwachsinn	n	%
Lebt in Wohngemeinschaft mit der Familie	193	68,0	(/)	**	37	100	(/)	31	46
Konfliktreiche Beziehung zum Ehe-/Intimpartner	68	60,7	**	—	9	27	**	7	78
Konfliktreiche Sekundärbeziehungen	99	35,4	**	**	4	11	**	42	63
Erhebliche und völlige soziale Isolierung	131	46,6	**	**	4	12	—	9	14
Drohungen und Tätlichkeiten gegen andere Personen	134	47,5	**	—	3	8	**	36	53
Suicidale Äußerungen u. Suicidversuch(e)	48	17,3	**	—	23	65	**	7	10

Erläuterung:

    — = nicht signifikant
  (+) = schwach signifikant   ($\alpha = 0{,}05$)
   * = signifikant   ($\alpha = 0{,}01$)
  ** = sehr signifikant   ($\alpha = 0{,}001$)
  (/) = nicht getestet wegen kleiner Fallzahlen

Zu den Ehe- bzw. Intimpartnern hatten ca. 60 % der verheirateten schizophrenen, hingegen nur ca. ein Viertel der depressiven Täter konfliktreiche Beziehungen angegeben.

Bei depressiven Gewalttätern waren nur selten (4 von 37 Fällen) konfliktreiche Sekundärbeziehungen dokumentiert worden. Bei Schizophrenen steigt dieser Anteil auf ein Drittel, bei Schwachsinnigen sogar auf zwei Drittel an.

Bei Würdigung dieser als gut oder schlecht bzw. als konfliktreich oder spannungsfrei bezeichneten Beziehungen muß allerdings die oben (S. 156) diskutierte kritische Anmerkung wiederholt werden, daß als gut bezeichnete Beziehungen nicht immer mit tatsächlich konfliktarmen Beziehungen identisch sind. Abgesehen vom Verschweigen kann die Verleugnung von Spannungen gerade bei Schizophrenen, vielleicht auch bei Depressiven, Teil einer Familienpathologie sein.

Stärkere Grade sozialer Isolierung bis hin zu autistischem Rückzug von der Gesellschaft sind im Vorfeld von Tötungsdelikten Depressiver selten, ebenso trotz objektiv ungünstigerer sozialer Situation bei Schwachsinnigen. Die schizophrenen Täter zeigen hier mit fast 50 % einen hohen Wert und unterscheiden sich darin von den übrigen Diagnosengruppen hochsignifikant. Wenn die stärkere soziale Isolierung somit auch typisch für die Schizophrenie ist, läßt sich daraus noch kein Hinweis auf drohende Gewalttätigkeit entnehmen, wie wir in Unterkapitel D, Abschnitt 5. d diskutiert haben.

Aggressives Verhalten gegen andere Personen (Bedrohungen und Tätlichkeiten) kamen bei Depressiven im letzten Halbjahr vor der Tat äußerst selten vor (3 von 37 Fällen), so daß sie nicht als prognostisches Kriterium gelten können. Sie haben ein wesentlich größeres Gewicht und zweifellos auch Hinweischarakter bei schizophrenen (in 47,5 % der Fälle) und schwachsinnigen Gewalttätern (36 von 68 Fällen)[26].

Wie zu erwarten war, sind suicidale Äußerungen und Suicidversuche bei der Gruppe der manisch-depressiven Täter mit 65 % am häufigsten dokumentiert worden. Sie unterscheiden sich darin hochsignifikant von den schizophrenen (ca. 17 %) und den schwachsinnigen Tätern (ca. 1/10 der Fälle).

---

[26] Schizophrene und schwachsinnige Täter unterscheiden sich hier nicht voneinander.

E. Tatausführung und Opfer

Wir haben bisher den Einfluß von Alter, Geschlecht, Familie, Persönlichkeit und Krankheit auf das Gewalttäterrisiko Geistesgestörter zu erhellen versucht. Wir haben aus der Krankheitssymptomatik, dem Täterverhalten, den Lebensumständen und Belastungen vor der Tat erste Hinweise auf die Tatmotivation gewonnen.

Im folgenden Kapitel soll nun die Untersuchung von Tatmerkmalen, Motivation und Opfermerkmalen folgen. Wie weit sie weitere Einblicke in den komplexen Vorgang der Tatentstehung geben, wird sich zeigen. Unsere Erhebungen stützen sich, um noch einmal daran zu erinnern, auf die Auswertung von dokumentierten Daten über Tatablauf und Opfer. Die Analyse der Tatentstehung, insbesondere die Motivanalyse, ist deshalb auf die vorhandenen Informationen und ihre mehr oder weniger große Zuverlässigkeit angewiesen. Manche Hinweise werden deshalb aus indirekten Schlüssen, gezogen auf der Basis harter Daten, höhere Gültigkeit erreichen als aus der direkten Motivanalyse.

Wir haben diese Informationen auch zusammengetragen in der Hoffnung, daraus Anhaltspunkte zu gewinnen, welche Opfer durch welche Täter in besonderem Maße gefährdet sind.

Bereits v. Hentig hat im Hinblick auf das Morddelikt darauf hingewiesen[27], daß viele kriminelle Taten mehr für die Täter-Opfer-Beziehung als für den Täter selbst bezeichnend seien und in einer späteren Gesamtdarstellung des Themas (1956 „Der Mord") empfohlen, statt von Mordmotiven von Mordsituationen zu sprechen, in denen solche Täter-Opfer-Beziehungen konkreter faßbar würden. Wir werden es allerdings vorziehen, in erster Linie die objektivierbaren Beziehungen, wie Verwandtschaftsverhältnis, Partnerschaft u. dergl. zur Interpretation heranzuziehen[28].

Eine andere Frage war die nach den zusätzlich auf die Geistesverfassung des Täters einwirkenden Faktoren, z. B. nach dem Einfluß von Alkohol, von vorausgegangenen Streitigkeiten, sexuellen Handlungen (z. B. Notzuchtsverbrechen) Schwachsinniger und dergl., Faktoren, die mit dem Tatablauf unmittelbar verbunden waren.

Damit in Zusammenhang stand das schwer auf befriedigende Weise zu klärende Problem, inwieweit es sich bei diesen Gewalttaten Geistesgestörter um unvorhersehbare „Kurzschlußreaktionen" handelte, die ohne erkennbaren Vorsatz aus unbestimmtem Drang, z. B. aus einer epileptischen Verstimmung heraus, explosionsartig sich ereigneten, oder ob willentlich beabsichtigte und evtl. lange vorbereitete Angriffshandlungen abgelaufen waren. Manche unserer Kranken — analog zu Gaupps paranoidem Massenmörder Wagner — arbeiteten jahrelang an Tötungsplänen, zu denen sie von Verfolgungsängsten oder Rachegefühlen motiviert wurden. Sie hatten genaue Vorstellungen über den Zweck ihrer

---

[27, 28] „The Criminal and his Victim", Yale-University Press 1948.

Tat, deren Gelingen sie mit Befriedigung erfüllte. Andere wurden in einer streitbaren Auseinandersetzung mit dem Opfer zu einer Gewalthandlung hingerissen oder suchten in krankhafter Verzweiflung auf dem Wege eines geplanten erweiterten Suicids sich in Gemeinschaft mit Familienangehörigen selbst auszulöschen.

Sofern die beigezogenen Akten Angaben über Tatmotive enthielten, interessierte uns, ob unmittelbar mit der Krankheit zusammenhängende Motivationsformen, z. B. wahnhafte Eifersucht oder krankhaftes Mißtrauen, Erlösungsgedanken Depressiver, wahnhafte Notwehr u. ä. häufiger angegeben waren als Tatmotive, die bei Tötungsdelikten Geistesgesunder im Vordergrund stehen, wie z. B. Bereicherung (Raubmord), Verdeckung strafbarer Handlungen, Beseitigung lästiger Personen, Rache für real erfahrene Kränkung etc. Eine einigermaßen verläßliche Klärung war hier nur in wenigen Fällen möglich, etwa dann, wenn das Motiv in die Tatqualifikation selbst einging, wie beim erweiterten Selbstmord schwermütig Kranker.

In den zunächst folgenden Abschnitten dieses Kapitels wird jeweils die Häufigkeit der *Tatmerkmale* für die Gesamtgruppe geistesgestörter Täter angegeben und anschließend geprüft, ob Zusammenhänge wahrscheinlich erscheinen
a) mit dem Geschlecht des Täters und
b) mit dessen Zugehörigkeit zur Gruppe der schizophrenen, der affektiven Psychosen oder der schwachsinnigen Patienten.

Wo es möglich ist und sinnvoll erscheint, werden auch Tat- und Opfercharakteristika geistesgesunder (verurteilter) Gewalttäter vergleichsweise herangezogen.

1. Tatausführung und Begleitumstände

a) Gewalttaten mit Todesfolge: Einfluß von Geschlecht und Diagnose der Täter

Im I. Kapitel des Ergebnisteils haben wir in einer Übersicht allgemeiner Daten unter anderem bereits eine erste Zusammenstellung und Geschlechtsaufteilung der Gewalttaten mit und ohne Todesfolge vorgelegt: 279 (52,3 %) aller 533 geistesgestörten Täter hatten durch ihre Tat die Tötung mindestens eines Opfers bewirkt; in 254 (47,7 %) Fällen war der Angriff ohne Todesfolge geblieben.

Unter den Tätern ohne Todesopfer befanden sich insgesamt 19 Kranke, deren Angriff ohne bleibende Schädigung eines Opfers abgelaufen war. Hier war es auch nicht zu einer äußeren Verletzung angegriffener Personen gekommen, beispielsweise weil ein Tötungsversuch rechtzeitig vereitelt oder eine Vergiftung folgenlos überstanden worden war.

Untersucht man diese 19 Täter nach ihrer Krankheitsform und ihrer Geschlechtszugehörigkeit, so findet sich folgende Aufteilung:

Tabelle 61. Diagnose und Geschlecht bei 19 gewalttätigen Patienten, die das ausgewählte Opfer weder töteten noch verletzten

Diagnose	Geschlecht		
	Männer	Frauen	insgesamt
nicht klassifizierbare endogene Psychose	1	0	1
Schizophrenien	5	3	8
Schwachsinn	4	1	5
Hirnatropische Prozesse, Demenz	3	0	3
spät erworbene Hirnschäden	1	1	2
Summe	14	5	19

Während die Geschlechtsaufteilung dieser 19 Fälle ungefähr derjenigen der Gesamtgruppe aller 533 kranken Täter entspricht, finden sich hier Diagnosen, die mit Intelligenzschädigung verbunden sind (Schwachsinn und Demenz) in mehr als der Hälfte der Fälle (10 von 19), also überrepräsentiert vertreten. Ein „Mißlingen" der Tat ist vermutlich bei solchen Tätern eher zu erwarten als bei Geisteskranken ohne Intelligenzdefekt.

Wendet man sich wieder der Aufteilung der Gewalthandlungen mit und ohne Todesfolge insgesamt zu, so fanden wir, wie früher mitgeteilt, einen signifikanten Geschlechtsunterschied in der Verteilung von Gewalthandlungen mit Todesfolge: Es zeigte sich, daß zwar viel häufiger Männer lebensbedrohlich aggressiv wurden als Frauen (Verhältnis 410 : 123 in der Gesamtgruppe aller gewalttätigen Patienten), bei den Frauen es jedoch signifikant häufiger (in 63,4 % der Fälle) zum Tode des Opfers kam als bei männlichen Tätern (in ca. 43 % der Fälle). Dieses Ergebnis überrascht zunächst, da es der Erwartung widerspricht. Zur Erklärung mag die Aufgliederung nach den drei Diagnosen weiterhelfen:

Tabelle 62. Gewalttaten mit und ohne Todesfolge bei drei Diagnosegruppen

Gewalttat	Schizophrenie		Aff. Ps.		Schwachsinn	
	n	%	n	%	n	%
ohne Todesfolge	142	50	9	24	45	66
mit Todesfolge	142	50	28	76	23	34
Summe	284	100	37	100	68	100

Signifikanztest:	χ^2	df = 1	α =
Schizophrenie gegen Affektive Psychosen	7,663		0,01
Schizophrenie gegen Schwachsinn	5,134		0,025
Aff. Ps. gegen Schwachsinn	15,169		0,001

Ein Blick auf die Diagnosedifferenzen legt hierbei die besondere Bedeutung der affektiven Psychosen nahe, wo bei Präponderanz des weiblichen Geschlechtes Gewaltakte mit Todesfolge überwiegen. Zumeist handelt es sich dabei um erweiterte Selbstmordhandlungen mit kindlichen Opfern. Hieraus jedoch den Schluß zu ziehen, der tödliche Ausgang von Gewalthandlungen sei bei depressiven Kranken am häufigsten zu befürchten, erscheint uns problematisch, da — wie im Methodenkapitel dargelegt — ein möglicher Erfassungsfehler berücksichtigt werden muß:

Die Vermutung, daß ein beträchtlicher Teil der Tötungsversuche depressiver Mütter an ihren Kindern wohl zu psychiatrischer Behandlung, selten aber zu Ermittlungs- oder Strafverfahren führen, da eine Anzeige unterbleibt.

Immerhin weist die gegenüber anderen psychiatrischen Krankheitsgruppen deutlich höhere Suicidziffer der Depression (POKORNY, 1964; PÖLDINGER, 1968; RINGEL, 1969) auf ein starkes Potential an Selbstzerstörung bei diesen Kranken hin, das bei Müttern in der engen symbiotischen Kommunikation mit dem eigenen Kind zum erweiterten Selbstmord anwachsen kann.

Bei Schizophrenen, die in der psychiatrisch-forensischen Literatur (siehe Kapitel über frühere Untersuchungen zum Thema) als besonders gefährlich gelten, führte die Hälfte der Gewalttaten zum Tode des Opfers, bei den Schwachsinnigen hingegen nur ein Drittel.

b) Angewandte Aggressionsmittel

Ebenso wie bei den von Selbstmördern angewandten Methoden (Übersicht bei RINGEL, 1969) gibt es auch bei Gewalthandlungen gegen andere Personen nur eine begrenzte Zahl typischer Aggressionsmittel, deren Wahl hier wie dort von der Verfügbarkeit (z. B. von Schußwaffen), von Einflüssen geschlechtsspezifischer Neigungen zu bestimmten Methoden und wohl auch von der Intelligenz des Täters beeinflußt wird.

Tabelle 63. Angewandte Aggressionsmittel bei 533 geistesgestörten Gewalttätern, bezogen auf das Geschlecht der Täter

Aggressionsmittel	Gewalttätige Patienten					
	Männer		Frauen		Gesamtgruppe	
	n	%	n	%	n	%
Brachialgewalt	30	7,3	8	6,5	38	7,1
Strangulation, Erwürgen	60	14,6	24	19,5	84	15,8
Hieb-, Stichwaffe	265	64,6	42	34,2	307	57,5
Schußwaffe	26	6,4	3	2,4	29	5,4
Gift, Gas	8	2,0	21	17,1	29	5,4
Ertränken	1	0,2	17	13,8	18	3,5
Pflegeverweigerung	1	0,2	0	—	1	0,2
mehrere der angef. Mittel	15	3,7	2	1,6	17	3,2
andere	4	1,0	6	4,9	10	1,9
Summe	410	100,0	123	100,0	533	100,0

Unsere Häufigkeitstabelle zeigt für beide Geschlechter das absolute Überwiegen der Benützung von Hieb- und Stichwaffen (meist Beil und Messer) gefolgt von Strangulation oder Erwürgen des Opfers. An dritter Stelle steht bei den männlichen Tätern die brachiale Gewaltanwendung ohne Waffe, bei den Täterinnen die Verwendung von Gift oder Gas. Der deutlichste Geschlechtsunterschied findet sich bei den letztgenannten Tatmitteln und beim Ertränken des Opfers, die eindeutig häufiger von Frauen angewendet wurden.

Da schizophrene Täter im Vergleich zur Gesamtgruppe psychisch gestörter Gewalttäter noch häufiger dem männlichen Geschlecht angehören, findet sich unter ihnen eine Verteilung von Tatwerkzeugen, die derjenigen bei allen männlichen Tätern ziemlich entspricht: Hieb- und Stichwaffen sowie Strangulation und Erwürgen stehen an der Spitze der Rangliste. Der Gebrauch von Schußwaffen rangiert bei den schizophrenen Tätern allerdings knapp vor der Kategorie „Brachialgewalt". Vergiftung durch Gift oder Gas wurde nur in 5 Fällen erwähnt.

Im Formenkreis der affektiven Psychosen (meist Täterinnen) überwogen Giftbeibringung und Ertränken, die für die hier typische Tatform des erweiterten Selbstmordes benutzt wurden.

Bei den schwachsinnigen Tätern fällt auf, daß die überwiegende Mehrzahl mit Hieb- und Stichwaffen angriff, während nur ein Schwachsinniger von der Schußwaffe Gebrauch machte. (Zu dieser Diagnosegruppe gehört der einzige Fall von Pflegeverweigerung: Ein Imbeziller nahm ein 3jähriges Kind, das an seinem Kofferradio Gefallen gefunden hatte, zu einem Spaziergang mit. Nach einigen Stunden kehrte er um und ließ das Kind allein zurück, obwohl es völlig entkräftet war und weinte. Das Kind starb in der Nacht an Unterkühlung.)

Die gelegentlich in Zeitungsmeldungen auftauchenden und wohl mit den früher erwähnten Vorurteilen über unberechenbare Aggressivität der Geisteskranken zusammenhängenden Vorstellungen, Gewalttaten Geisteskranker zeichneten sich durch besondere Roheit und Grausamkeit aus, konnten bereits von Voruntersuchern, z. B. EAST, GIBBENS und WEST, nicht bestätigt werden. Sie hatten Tötungsmethoden von geistesgesunden und geisteskranken Mördern miteinander verglichen. Wir hatten im Erhebungsbogen nach

„besonderer Grausamkeit" bei Durchführung der Tat gefragt (z. B. sadistisches Quälen oder grausames Zerfleischen des Opfers, brutale Zertrümmerung des Schädels u. ä.), fanden dieses Merkmal — dessen Beantwortung allerdings stark von Einstellungen der beiden Untersucher abhing — jedoch nur bei 65 der 533 Täter, also in 12,2 % gegeben.

c) Selbstmord und Selbsmordversuch des Täters in Zusammenhang mit der Tat

Von vornherein war zu erwarten, daß die Verknüpfung von Gewalt gegen andere mit Gewalt gegen die eigene Person vornehmlich bei den depressiven Kranken im Delikt des erweiterten Selbstmordes auftauchen würde. Wir haben hier aber auch Suicidhandlungen registriert, die erst im Anschluß an die vollzogene Fremdaggression, aus welchen Motiven auch immer (Reue, Angst vor Strafe, als „Kurzschlußreaktion" etc.), beabsichtigt und ausgeführt wurden.

Nach dem im Unterkapitel B, Abschnitt 4, Gesagten, waren bei diesem Merkmal ausgeprägte Geschlechtsdifferenzen zu vermuten:

Tabelle 64. Selbstmord und erweiterter Selbstmord (incl. Versuch) in Verbindung mit der Tat bei 533 geisgestörten Gewalttätern

	Männer		Frauen		Gesamtgruppe	
	n	%	n	%	n	%
kein Suicid	337	83,2	63	53,4	400	76,5
Suicid nach der Tat (+ Versuch)	43	10,6	10	8,5	53	10,1
erweiterter Suicid (+ Versuch)	25	6,2	45	38,1	70	13,4
Zwischensumme	405	100,0	118	100,0	523	100,0
fehlende Angaben	5		5		10	
Summe	410		123		533	

Signifikanztest:
$\chi^2 = 80,785 \qquad df = 2 \qquad \alpha = 0,001$

Suicidale Handlungen im Zusammenhang mit der Tat lagen also bei fast einem Viertel (23,5 %) unserer Fälle vor. Suicidale Impulse, die bei oder nach der Tat auftraten, waren bei beiden Geschlechtern etwa gleich häufig dokumentiert worden, während von vornherein als erweiterte Selbstmordhandlungen geplante Aggressionen bei Frauen signifikant häufiger gefunden wurden (38,1 % gegenüber 6,2 % bei den Männern).

Die Diagnosendifferenzen bestätigen den in Abschnitt 1.1 dieses Kapitels erörterten Zusammenhang von erweitertem Suicid und depressiver Symptomatik:

Tabelle 65. Selbstmord und erweiterter Selbstmord (incl. Versuch) in Verbindung mit der Tat bei drei Diagnosegruppen gewalttätiger Patienten

	Schizophr.		Aff. Ps.		Schwachsinn	
	n	%	n	%	n	%
kein Suicid	232	82,6	9	26	61	91
Suicid oder Versuch nach der Tat	27	9,6	5	14	4	6
erweiterter Suicid oder Versuch	22	7,8	21	60	2	3
Zwischensumme	281	100,0	35	100	67	100
fehlende Angaben	3		2		1	
Summe	284		37		68	

Signifikanztest:	$\chi^2 =$	df = 1	$\alpha =$
Schizophrenie gegen affektive Psychosen	52,470		0,001
Schizophrenie gegen Schwachsinn	2,323		Nullhypothese nicht widerlegbar
Affektive Psychosen gegen Schwachsinn	42,591		0,001

Hier bestätigt sich also der erweiterte Selbstmord als die typische Gewalttat der affektiven Psychosen, genauer gesagt der Depressionen. Selbstmordgedanken begleiten auch andersartige Angriffshandlungen gegen Dritte in einer großen Zahl von Fällen: Nur in 9 von 35 Fällen waren bei dieser Krankheitsgruppe keine Suicidimpulse beschrieben worden.

Umgekehrt scheint jegliche Form von lebensbedrohlicher Gewalttätigkeit, unabhängig von der Richtung der Aggressivität, oft von Depression gefolgt oder mit ihr verbunden zu sein: WEST (1965) verglich in einer retrospektiven Incidenzstudie in Großbritannien zwei Gruppen von je 148 Mördern aus London und Umgebung (aus den Jahren 1946 bis 1962) miteinander. Die eine Gruppe („murder-suicide-sample") hatte kurz nach der Tat vor einer Verurteilung Selbstmord begangen, die andere („murder-sample") war wegen Mordes verurteilt worden und hatte sich nicht suicidiert.

In beiden Samples habe der Anteil geisteskranker (insane) Täter (von einem Ausmaß, daß von aufgehobener oder verminderter Zurechnungsfähigkeit gesprochen werden konnte) ca. 50 % betragen, wobei sich die Erkrankungsformen in beiden Gruppen (besonders bei den Männern) deutlich unterschieden hätten. Für die Mördergruppe teilte WEST keine Diagnosentabelle mit; bei einer sorgfältiger untersuchten Untergruppe von 78 Tätern des „murder-suicide-sample" standen 33 „relativ normalen" Personen 28 Depressive, 4 Schizophrene, 2 krankhaft Eifersüchtige, 4 Psychopathen und 7 Neurotiker gegenüber. — Nach einer Diskussion forensisch-psychiatrischer Ergebnisse aus der englischen Anstalt für geisteskranke Kriminelle in Broadmoor resümiert WEST, die Diagnose „psychotische Depression" kennzeichne die Mehrzahl der psychisch kranken Mord-Selbstmord-Täter, sei jedoch auch in der Mörder-Gruppe ohne Suicid „sehr häufig" anzutreffen.

Viel seltener (in 17,4 % der Fälle) waren bei unseren Patienten die Gewalttaten der Schizophrenen von Selbstmordhandlungen begleitet, wobei Tötungsdelikte, die von vornherein auch den eigenen Tod vorsehen sollten, mit ca. 8 % noch stärker in den Hintergrund traten als in der Gesamtgruppe.

Am Schluß einer aus den drei Diagnosengruppen zu bildenden Rangliste stehen die schwachsinnigen Täter, bei denen sich nur in 6 von 68 Fällen Suicidhandlungen bei der Tat erwähnt fanden und der erweiterte Selbstmord oder Selbstmordversuch mit 2 Fällen eine ganz untergeordnete Rolle spielte.

d) Sexuelle Begleithandlungen

Im Unterkapitel D, Abschnitt 5. c haben wir an einem Fallbeispiel (Fall Nr. 417) die Bedeutung einer drohenden Trennung vom Intimpartner diskutiert und dargestellt, wie unter dem Einfluß von Trennungsangst und Kränkungswut die sexuelle, mit Zärtlichkeiten eingeleitete Annäherung an ein Mädchen in schwere Aggressivität umschlug und zur Tötung führte. — Die Verbindung von Sexualität mit Gewalttätigkeit findet sich aber auch in psychologisch anders gelagerten Situationen: Einige erheblich schwachsinnige Täter unseres Beobachtungsgutes verknüpften sexuelle Spielereien an Kindern mit sadistischen Handlungen und verletzten oder töteten sie in sexueller Wollust oder „um zu sehen, wie das Blut fließt", also vielleicht auch, um eine perverse Neugier zu befriedigen, die nicht durch Einfühlungsvermögen in das Opfer oder durch ethisch motivierte Selbstkontrolle gebremst ist.

Die ängstliche Phantasie, daß geistesgestörte Personen besonders auch durch hemmungslose sexuelle Triebwünsche oder Perversionen zu Tötungshandlungen getrieben werden könnten, ist weit verbreitet. Der Typus des „Lustmörders" und „Triebtäters" mag sich häufig mit dem Begriff des psychisch Kranken und des „Abnormen" zu ein und derselben Vorstellungsgestalt verbinden.

Aus diesem Grunde erschien es sinnvoll zu untersuchen, wie oft die Gewalttaten unserer Patienten von sexuellen Handlungen begleitet und welche Kranke daran besonders häufig beteiligt waren.

Tabelle 66. Tat und sexuelle Begleithandlungen bei 533 geistesgestörten Gewalttätern

Gewalttat	Männer		Frauen		Gesamtgruppe	
	n	%	n	%	n	%
ohne sexuelle Begleithandlung	375	91,5	123	100,0	498	93,4
mit sexueller Begleithandlung	35	8,5	0	—	35	6,6
Summe	410	100,0	123	100,0	533	100,0

Signifikanztest:
$\chi^2 = 331,88$ df $= 1$ $\alpha = 0,001$

Tabelle 67. Tat und sexuelle Begleithandlungen bei drei Diagnosegruppen gewalttätiger Patienten

Gewalttat	Schizophr.		Aff. Ps.		Schwachsinn	
	n	%	n	%	n	%
ohne sexuelle Begleithandlung	296	94,7	37	100	52	77
mit sexueller Begleithandlung	15	5,3	0	—	16	23
Summe	284	100,0	37	100	68	100

Signifikanztest:
Schizophrenie gegen Schwachsinn: $\chi^2 = 20,531$ df $= 1$ $\alpha = 0,001$
(Beim manisch-depressiven Formenkreis waren die Erwartungswerte zu klein für den Test.)

Es zeigt sich also, daß sexuelle Begleithandlungen nur bei männlichen Tätern vorkamen, und zwar lediglich in 35 Fällen (8,5 %), bezogen auf alle Diagnosen.

Signifikant am häufigsten fanden sie sich bei den schwachsinnigen Tätern (in knapp einem Viertel der Fälle). In denjenigen Fällen, wo Schwachsinnige sich sexuell an Kindern vergriffen und sie im Anschluß daran töteten, spielte — nach unserem Eindruck — häufiger nicht das sadistische Element die tatauslösende Rolle, sondern auch die primitive Vorstellung, die sexuelle Handlung ungeschehen zu machen oder sie durch die Beseitigung des wichtigsten Zeugen zu verbergen.

Der folgende Fall illustriert beide Motivationsaspekte: Die Angst vor Strafe nach einer Notzuchtshandlung und die seit der Pubertät zutage getretene Verbindung von sexuellen mit aggressiven Triebspannungen bei einem Schwachsinnigen mittleren Grades.

Fall Nr. 415. Der 1938 geborene Hilfsarbeiter S. wuchs in einem gestörten Elternhaus auf. Der Vater, der ein kleines Fuhrunternehmen betrieb, war Trinker, die Ehe der Eltern schlecht. Wegen erheblicher Lernstörungen verließ S. die Volksschule nach der 3. Klasse und verdiente mit unterdurchschnittlichen Leistungen etwas Geld als Hilfsarbeiter. Früh wurde er durch seinen Charakter auffällig und geriet bald wegen seiner ungezügelten Triebhaftigkeit mit dem Gesetz in Konflikt. Im allgemeinen gutmütig und friedsam, konnte er keinerlei Widerspruch oder Kritik vertragen. Er entflammte dann in maßloser Wut und griff gelegentlich zum Messer. Schon mit 13 Jahren näherte er sich kleinen Mädchen sexuell unter Gewaltanwendung. 15jährig ging er einmal mit einem Taschenmesser auf eine Zwölfjährige los, „um sie zu erschrecken". Mit 19 Jahren fesselte er eine Gleichaltrige im Wald an einen Baum und ritzte sie mit einem Messer in den Leib, wofür er ein Jahr Jugendstrafe erhielt.

Im Sommer 1960, 3 Wochen vor der Tat, heiratete er eine 15 Jahre ältere Frau mit sechs unehelichen Kindern und zog ins Haus seiner Schwiegereltern. Seine Frau berichtete, er sei ihr so merkwürdig vorgekommen, da er sie in den ersten Nächten nach der Hochzeit „spielerisch" am Hals gewürgt habe. Auch habe sie sich an seiner Vorliebe für grausame Phantasien gestoßen: Vor dem Schlafengehen habe er ihr oft primitive Schauergeschichten über Vergewaltigte und mit Messern aufgeschlitzte Frauen erzählt. — Das Ehepaar hatte täglich sexuellen Verkehr.

Am 16. 8. 1960 machte sich S. unter der Vorspiegelung, er sei Tiefbauarbeiter und müsse Messungen anstellen, an einem Straßenkanalschacht zu schaffen. Dabei lernte er ein 9jähriges Mädchen kennen, das ihm bei der Arbeit zusah. Aus dem Schacht nach oben schauend, wurde er durch den Blick auf die Unterwäsche des Kindes sexuell erregt und beschloß, es auf seinem Moped irgendwohin zu fahren, um es anzufassen. Mit dem Angebot, sie zur Molkerei zu bringen, veranlaßte er die Kleine, hinten aufzusitzen. Er brachte sie jedoch außerhalb des Ortes in ein einsames Waldstück, fesselte ihre Hände, versuchte, ihren Schlüpfer auszuziehen und sie am Genitale zu betasten. Als sie schrie, würgte er sie und schnitt ihr schließlich mit dem Taschenmesser den Hals auf, um sie zu töten, da er befürchtete, sie werde später sein Handeln verraten. In der Meinung, sie getötet zu haben, ließ er sie liegen und ging weg. Das Mädchen konnte sich später aus eigener Kraft an eine Straße schleppen und wurde gerettet.

e) Alkoholeinfluß bei der Tat

Bei der Untersuchung der Persönlichkeitsvorgeschichte unserer Täter hatten wir im Unterkapitel D, Abschnitt 2. a, den Zusammenhang zwischen Alkoholismus[29] und Gewalttätigkeit erstmals diskutiert und an einem kasuistischen Beispiel (Fall Nr. 480) die vermutliche Auslösung eines epileptischen Dämmerzustandes, in dem sich die Tat entlud, durch Alkoholgenuß zu illustrieren versucht.

In vielen anderen Fällen, besonders bei Männern, hatten wir aus der Durchsicht der Krankengeschichten den Eindruck gewonnen, daß Alkoholgenuß, durch seine stimulierende und enthemmende Wirkung, die Entladung aggressiver Spannungen in einer Gewalttat auslösen kann, wie dies für Geistesgesunde bekannt ist.

Es ist nun die Frage, ob sich die Diagnosengruppen in dieser Beziehung unterschiedlich verhielten.

(Ursprünglich hatten wir generell nach „Bewußtseinstrübung" bei der Tat gefragt und auch medikamentöse sowie hirnorganisch bedingte Benommenheit oder Desorientiertheit einbezogen. 421 Tätern ohne jegliche toxische oder organische Bewußtseinsstörung standen 111 mit derartigen Beeinträchtigungen gegenüber, von denen sich bei 90 Fällen Alkohol erwähnt fand. Die Prüfung beschränkt sich deshalb auf den Einfluß allein dieses Rauschmittels. Rauschdrogen anderer Art, wie Halluzinogene oder Opiumalkaloide, spielten in der untersuchten Dekade bei Geistesgestörten keine Rolle).

---

[29] Am Schluß des Ergebnisteils unserer Studie werden wir uns noch einmal mit allen jenen geistesgestörten Tätern beschäftigen, die — als Nebendiagnose — unter die Rubrik „Chronischer Alkoholismus" eingereiht worden waren.

Tabelle 68. Alkoholeinfluß bei der Tat bei 533 geistesgestörten Gewalttätern

	Männer		Frauen		Gesamtgruppe	
	n	%	n	%	n	%
kein Alkoholeinfluß	318	78,5	117	97,5	435	82,9
Alkohol bei der Tat	87	21,5	3	2,5	90	17,1
Zwischensumme	405	100,0	120	100,0	525	100,0
fehlende Angaben	5		3		8	
Summe	410		123		533	

Signifikanztest:
$\chi^2 = 22{,}164$ $df = 1$ $\alpha = 0{,}001$

Der Alkoholeinfluß spielt bei Gewalttaten von Frauen demnach praktisch keine Rolle; in der Gesamtgruppe der Männer war er immerhin in 21,5 % erwähnt.

Tabelle 69. Alkoholeinfluß bei der Tat bei drei Diagnosegruppen gewalttätiger Patienten

	Schizophr.		Aff. Ps.		Schwachsinn	
	n	%	n	%	n	%
kein Alkoholeinfluß	251	89,6	35	95	49	72
Alkohol bei der Tat	29	10,4	2	5	19	28
Zwischensumme	280	100,0	37	100	68	100
fehlende Angaben	4		0		0	
Summe	284		37		68	

Signifikanztest:	$\chi^2 =$	$df = 1$	$\alpha =$
Schizophrenie gegen affektive Psychosen	0,434		Nullhypothese nicht widerlegbar
Schizophrenie gegen Schwachsinn	12,787		0,001
Affektive Psychosen gegen Schwachsinn	6,263		0,025

Nur 2 von 37 Depressiven standen bei der Tat unter Alkoholeinfluß. Bei der Schizophrenie liegt dieser Anteil mit 10,4 % in vergleichbarer Größenordnung. Dagegen hatten Oligophrene bei ihren Gewalttaten deutlich häufiger getrunken: in 19 von 68 Fällen. Sie liegen damit über dem Durchschnitt aller Diagnosen (17,4 % für beide Geschlechter).

2. Opfer

Dieser und die folgenden Abschnitte versuchen, Licht in das Problem zu bringen, aus welchem Personenkreis und nach welchen Beweggründen psychisch kranke Gewalttäter ihre *Opfer* wählen. Lassen sich überhaupt regelhafte Täter-Opfer-Beziehungen und damit auch Hinweise auf bestimmte Anlässe der Gewalttaten ermitteln oder kommt es unter dem Einfluß einer Psychose oder eines anderweitig desintegrierten oder defizienten Erlebnismodus häufiger zu einer blinden „Entsperrung latenter Mordfertigkeit" (SCHIPKOWENSKY), zu einem sinn- und beziehungslosen Ausbruch krankhafter Spannungen? Sensationelle Vorfälle, wie das Volkhovener Flammenwerferattentat 1964, bei dem 8 Schulkinder und 2 Lehrerinnen getötet wurden, könnten die Vermutung nähren, aggressive Geisteskranke würden vorzugsweise blindwütig diejenigen angreifen, die ihnen gerade über den Weg laufen oder, wie im Falle jenes Täters, an zufällig ausgewählten Opfern ihren krankhaften Haß entladen.

Die im Ergebniskapitel A vorgestellte Übersicht über die Zahl der Getöteten und Verletzten hat gezeigt, daß von den 533 geistesgestörten Tätern unserer Studie insgesamt 293 Menschen getötet und 362 verletzt wurden. Nur 19 (3,6 %) aller Täter) griffen 3 und mehr Opfer an; lediglich 9 Kranke (1,7 %) töteten 3 oder mehr Personen. Ein Vorfall, wie jener in Volkhoven, gehört zu den außergewöhnlichen Seltenheiten. Er hat sich, begangen von einem Geistesgestörten, in 10 Jahren und unter einer strafmündigen Bevölkerung (14 Jahre und älter) von etwa 42,5 Millionen in diesem Ausmaß nur einmal ereignet. Geisteskranke Serienmörder sind also äußerst selten.

a) Kinder oder Erwachsene als Opfer

In einem ersten Untersuchungsschritt haben wir geprüft, ob unsere Täter nach Geschlecht und nach den drei genannten Diagnosegruppen aufgegliedert eine Neigung zur Wahl erwachsener oder kindlicher Opfer erkennen lassen (Als „Kinder" wurden Personen bis zu 14 Jahren gezählt.)

Tabelle 70. Kinder oder Erwachsene als Opfer 533 geistesgestörter Täter

Opfer	Täter Männer		Frauen		Gesamtgruppe	
	n	%	n	%	n	%
nur erwachsene Opfer	353	86,1	44	35,8	397	74,5
(auch) Kinder	57	13,9	79	64,2	136	25,5
Summe	410	100,0	123	100,0	533	100,0

Signifikanztest:
Gesamtgruppe: $\chi^2 = 123,449$ $df = 1$ $\alpha = 0,001$

Es wurden demnach in ca. 75 % aller von uns untersuchten Gewalttaten Erwachsene angegriffen; in ca. 25 % richtete sich die Gewalttat auch gegen Kinder. Täterinnen wählten signifikant häufiger Kinder als Opfer als männliche Täter.

Tabelle 71. Diagnosedifferenzen in der Wahl erwachsener oder kindlicher Opfer geistesgestörter Gewalttäter

Opfer	Täter Schizophr.		Aff. Ps.		Schwachsinn	
	n	%	n	%	n	%
nur erwachsene Opfer	232	81,7	8	22	51	75
(auch) Kinder	53	18,3	29	78	17	25
Summe	284	100,0	37	100	68	100

Signifikanztest:	$\chi^2 =$	$df = 1$	$\alpha =$
Schizophrenie gegen affektive Psychosen	59,464		0,001
Schizophrenie gegen Schwachsinn	1,163		Nullhypothese nicht widerlegbar
Affektive Psychosen gegen Schwachsinn	25,609		0,001

Wie nach dem Ergebnis der Korrelation von Diagnosen mit Geschlecht (beispielsweise bei der Gruppe der affektiven Psychosen) zu vermuten stand, wird die Entscheidung, ob Erwachsene oder Kinder angegriffen werden, auch vom Geschlecht und der Krankheitsform des Täters beeinflußt:

Ca. 64 % der Frauen wählten kindliche Opfer (meist die eigenen, wie unten darzulegen ist). Dagegen griffen die meisten Männer (86 %) nur erwachsene Personen an, knapp 14 % attackierten Kinder.

Die Geschlechtsdifferenz zeigt sich auch in den Diagnosen: Bei der Schizophrenie und beim Schwachsinn mit vorwiegend männlichen Tätern richtet sich die Mehrzahl der Gewalttaten gegen Erwachsene, bei affektiven Psychosen mit überwiegend weiblichen Tätern gegen Kinder.

b) Geschlecht erwachsener Opfer

Als nächstes interessierte uns die Frage, ob zwischen dem Geschlecht der Täter und dem Geschlecht der Opfer ein Zusammenhang wahrscheinlich zu machen sei. Da eine geschlechtsspezifische Opferwahl am ehesten zu vermuten ist, wenn eine erwachsene Person, z. B. der Ehepartner, angegriffen wurde, haben wir die Prüfung auf solche Fälle eingeengt.

Tabelle 72. Geschlecht erwachsener Opfer 533 geistesgestörter Gewalttäter

Opfer	Täter Männer		Frauen		Gesamtgruppe	
	n	%	n	%	n	%
männl. erwachsene Opfer	139	42,9	23	52	162	44
weibl. erwachsene Opfer	185	57,1	21	48	206	56
Zwischensumme	324	100,0	44	100	368	100
mehrere erwachsene Opfer beiderlei Geschlechts	44		4		48	
nur Kinder	42		75		117	
Summe	410		123		533	

Signifikanztest:

$\chi^2 = 1,027$ df = 1 α = Nullhypothese kann nicht widerlegt werden

In den Fällen, in denen ein Erwachsener angegriffen wurde, handelte es sich bei männlichen wie bei weiblichen Tätern in etwas mehr als der Hälfte der Fälle um gegengeschlechtliche Opfer. Der Unterschied ist nicht signifikant.

Wir haben (was wir hier nicht mit Zahlen belegen wollen) bei der Schizophrenie allein zum Ausschluß von Diagnosenverschiedenheiten die Frage nach dem Zusammenhang zwischen Geschlecht der Täter und Opfer noch einmal geprüft und sind zu dem gleichen Ergebnis gekommen wie in der Gesamtgruppe: Leichte Bevorzugung von gegengeschlechtlichen Opfern, gleich häufig bei männlichen wie weiblichen Tätern. Der Vergleich der übrigen Diagnosen ist wegen der unterschiedlichen Geschlechterverteilung in den Diagnosengruppen nicht ergiebig und bei affektiven Psychosen wegen der kleinen Zahl erwachsener Opfer nicht durchführbar.

Wir wollen die wichtigsten Ergebnisse der Abschnitte 2. a und 2. b zusammenfassen: Die 533 *kranken Täter* unseres Kollektivs haben, sofern es sich um Männer handelte, vorwiegend erwachsene Opfer, die weiblichen Täter hingegen vorwiegend Kinder angegriffen. — Was die Diagnosen anbelangt, so wählten die depressiven Täter überwiegend — die Schwachsinnigen zu einem Viertel — kindliche Opfer, während die Schizophrenen weitgehend der Gesamtgruppe (vorwiegend erwachsene Opfer) ähnelten. — Bezüglich der

Geschlechtsverteilung der (erwachsenen) Opfer ergab sich bei den männlichen und weiblichen kranken Tätern eine leichte, aber nicht signifikante Bevorzugung des Gegengeschlechts in etwa gleichem Verhältnis. (Wesentliche Diagnosendifferenzen ließen sich hier nicht nachweisen.)

Es ist natürlich von größtem Interesse, diese Daten mit Opfermerkmalen *geistesgesunder Gewalttäter* zu vergleichen. Allerdings liegen statistische Daten, die eine exakte Vergleichbarkeit gewährleisten würden, aus der von uns untersuchten Dekade nicht vor. Glücklicherweise ist wenigstens ein Zweijahressample verurteilter Mörder nach einigen analogen Merkmalen aufbereitet worden. Auch wenn dieses Sample nach seinen Auswahlkriterien nicht mit unserem Untersuchungskollektiv übereinstimmt und für die definierte Tätergruppe nicht repräsentativ ist, bleibt sein Wert für einen orientierenden Vergleich mit den geistesgestörten Tätern erhalten. Aus der „Mordstatistik 1959 und 1963" des Statistischen Bundesamtes Wiesbaden[30] entnehmen wir folgende Angaben über 178 voll verantwortlich verurteilte Tötungsdelinquenten (Mord und Mordversuch) und ihre Opfer:

Tabelle 73. Opfer (nach Alter und Geschlecht) von 178 gesunden (verurteilten) Mördern (incl. Mordversuch), bezogen auf das Geschlecht der Täter

Opfer (Alter u. Geschlecht)	Gesunde (verurteilte) Mörder					
	Männer		Frauen		Gesamtgruppe	
	n	%	n	%	n	%
nur Erwachsene	152	95,6	15	79	167	93,8
nur Kinder	7	4,4	4	21	11	6,2
Erwachsene und Kinder	0	—	0	—	0	—
	159	100,0	19	100	178	100,0
männliche Opfer	85	53,5	8	42	93	52,3
weibliche Opfer	66	41,5	9	47	75	42,1
beide Geschlechter	8	5,0	2	11	10	5,6
	159	100,0	19	100	178	100,0

Der Vergleich, der wegen seiner ungleichen Ausgangspopulationen ohne Signifikanzberechnung durchgeführt wurde, zeigt folgende Unterschiede:

Im Gegensatz zu den kranken Tätern griffen die „gesunden" Mörder überwiegend Erwachsene an: Die Männer fast ausschließlich, die Frauen in über $3/4$ der Fälle, während die geistesgestörten männlichen Täter häufiger auch Kinder, die kranken Täterinnen überwiegend Kinder als Opfer wählten.

Dieses Ergebnis erklärt sich zum kleineren Teil aus einem Unterschied des Personenstandes: Die gesunden Täter waren zum größten Teil jüngere ledige Männer; die kranken Täter zu einem höheren Prozentsatz mittleren Alters und verheiratet. Zum anderen ist der Einfluß von Krankheits- oder Persönlichkeitsfaktoren auf die Opferwahl von Bedeutung, vor allem bei depressiven Psychosen mit der vorherrschenden Tatform des erweiterten Selbstmordes, die naturgemäß unter „gesunden" Tätern keine große Rolle spielt.

---

[30] Es handelt sich um eine vom Statistischen Bundesamt in Wiesbaden (Referent RANGOL) durchgeführte Auswertung von aus Justizministerien deutscher Bundesländer stammenden 185 Gerichtsurteilen in Mordsachen aus den Jahren 1959 und 1963, die 77 % aller in den beiden Jahren verurteilten Mörder darstellen. Aus den 185 Urteilen (193 „Fälle") ließen sich 216 Täter (darunter auch Gemeinschaftstäter) identifizieren, von denen für unsere Darstellung nur die opfer- und motivstatistische Auswertung der 178 als voll zurechnungsfähig beurteilten Täter (159 Männer, 19 Frauen) herangezogen wurden. — Die übrigen 38 Täter waren als vermindert zurechnungsfähig abgeurteilt worden.

Prüft man die Geschlechtsverteilung der Opfer gesunder Täter, so fällt auf, daß die leichte Bevorzugung des Gegengeschlechts — wie bei den kranken Tätern — sich hier nicht bestätigt findet: Die männlichen gesunden Mörder griffen häufiger Männer, die weiblichen Mörder etwas häufiger Frauen an. Auch hierfür mag der unterschiedliche Personenstand verantwortlich sein: Die kranken Täter wählten in einem hohen Prozentsatz ihre Ehepartner als Opfer aus. Allerdings haben dabei oft krankhaft verzerrte Gefühle (z. B. wahnhafte Eifersucht) innerhalb von Familienbeziehungen bei den Tatmotiven eine Rolle gespielt. Die gesunden Täter hingegen sind offensichtlich in ihrer Tatdynamik mehr von außerfamiliären Beziehungen und Handlungsmotiven geleitet worden (siehe auch Abschnitt 3. c).

Der folgende Abschnitt geht auf die zwischen Täter und Opfer zur Tatzeit bestehenden (dokumentierten) Bindungen ein, aus deren Kenntnis Opferwahl und Tatentstehung vielleicht verständlicher werden.

c) Bestehende Bindungen zwischen Täter und Opfer

Im Unterkapitel D, Abschnitt 5 hatten wir zu prüfen versucht, in welchen sozialen Situationen sich die Täter im Halbjahr vor der Tat befunden hatten und zu welchen Personenkreisen Kontakte bestanden. Wir hatten dabei erste Anhaltspunkte für eine aus den äußeren Lebensumständen und den sozialen Beziehungen stammende Motivation der Tat zu sammeln versucht. Zum Beispiel hatten sich das Zusammenleben der Täter mit ihren Ehepartnern und ihre Beziehungen zu Kollegen, Vorgesetzten und Nachbarn als häufiger konflikthaft gestört erwiesen als in der Vergleichsgruppe nichtgewalttätiger Geistesgestörter.

Es war uns von Anfang an klar, daß ein methodisch gangbarer Weg zur Aufhellung der Tatmotive in der Untersuchung der Opferwahl nach Art der Beziehung zum Täter lag, wie sie in den beiden vorangegangenen Abschnitten bezüglich Alter und Geschlecht der Opfer begonnen wurde. Nach den erwähnten Ergebnissen war zu vermuten, daß die Opfer vorwiegend innerhalb bestimmter Personenkreise, etwa aus dem Bereich intimer Partnerbeziehungen, gewählt worden waren. Um diese Personenkreise oder Einzelpersonen näher zu klassifizieren, haben wir sie nach der Art der Bindungen unterteilt, die zwischen ihnen und den Tätern zur Tatzeit bestanden:

1. *Fremde,* worunter wir solche Opfer verstanden haben, die dem Täter vor der Tat als Person unbekannt waren und für ihn anonyme Fremde darstellten.
2. *Autoritätspersonen:* Ausgehend von der Beobachtung, daß Autoritätskonflikte vor allem bei schizophrenen Gewalttätern manchmal eine Rolle spielen, haben wir in diese Opferklasse Personen eingereiht, die von ihrer Berufsrolle her den Tätern als Autoritätspersonen erschienen waren. Wir haben hierunter Vorgesetzte oder Aufseher, Polizisten, Richter, Anwälte, Ärzte, Heimleiter usw. verstanden, unabhängig davon, ob sie dem Täter auch in ihren persönlichen Eigenschaften bekannt oder unbekannt geblieben waren.
3. *Freunde und Bekannte,* d. h. Personen, mit denen die Täter in einem mehr oder weniger lockeren Bezugsverhältnis standen, z. B. auch Nachbarn, Heimkameraden, Arbeitskollegen u. a.
4. *Eltern und Geschwister* (einschließlich Adoptiv- und Pflegeeltern).
5. *Ehepartner und andere Intimpartner.* (Unter „Intimpartner" wurden Personen verstanden, zu denen der Täter in einer sexuellen Bindung stand.)
6. *Eigene Kinder.*

7. *Eigene Kinder und Ehepartner.* Wir haben diese Opferklasse eingeführt, um zu prüfen, wie oft in unserem Täterkollektiv „Familientragödien" (sog. „Familienmorde" im Sinne v. MURALTS, NÄCKES, JACOBIS) registriert waren.

Zuerst seien wieder die Geschlechtsdifferenzen der Täter bei der Wahl der Opfer untersucht:

Tabelle 74. Bindungen zwischen den Opfern und den 533 geistesgestörten Tätern, bezogen auf das Geschlecht der Täter

Opferklassen	Geistesgestörte Täter					
	Männer		Frauen		Gesamtgruppe	
	n	%	n	%	n	%
1. Fremde	47	11,5	1	0,8	48	9,0
2. Autoritätspersonen	34	8,5	5	4,1	39	7,3
3. Freunde und Bekannte	115	28,0	10	8,1	125	23,4
4. Eltern, Geschwister	80	19,3	14	11,4	94	17,6
5. Ehepartner und andere Intimpartner	103	25,1	15	12,2	118	22,3
6. eigene Kinder	20	4,9	76	61,8	96	18,0
7. Kinder u. Ehepartner	11	2,7	2	1,6	13	2,4
Summe	410	100,0	123	100,0	533	100,0

Signifikanztest:

$\chi^2 = 211{,}586 \qquad df = 6 \qquad \alpha = 0{,}001$

Die meisten Opfer der geistesgestörten Gewalttäter wurden also aus dem Bereich der familiären oder intimpartnerschaftlichen Beziehungspersonen, dem sog. „Intimkreis", gewählt; lediglich ca. 30 % aus der Gesamtgruppe der Täter griffen ihnen weniger nahestehende Personen an und nur in 9 % wurden fremde, dem Täter unbekannte Menschen, z. B. Straßenpassanten, Opfer einer Gewalttat.

Auch die Befunde anderer Autoren bei psychisch kranken Tätern zeigen, daß Verwandte und Intimpartner besonders gefährdet sind: LANZKRON (1963) fand unter den 157 Opfern seiner 150 geisteskranken Mörder 73 = 47 % Familienmitglieder; 27 % aller Opfer waren Ehefrauen, 19 % Ehemänner. Die indischen Untersucher VARMA und IHA beschrieben 1966 sogar in 75 % Ehepartner und Familienangehörige als Opfer (27,8 % Ehefrauen, 0,58 % Ehemänner), was vermutlich durch die auf Großfamilien hin orientierte Gesellschaft als Kulturfaktor mitbedingt ist. MOWAT (1966) zitierte eine Gegenüberstellung der Opfer von 200 gesunden und 300 geisteskranken Mördern, die EAST und FULLERTON aus Broadmoor zusammenstellten:

Tab. 75 Bindungen zwischen Opfern und Tätern bei 200 gesunden und 300 geisteskranken Mördern in relativen Zahlen

Opferklassen	Täter (Mörder)	
	Geistesgesunde	Geistesgestörte
	%	%
Fremder	17,0	7,3
Bekannter oder Freund	21,0	32,3
ständige(r) Geliebte(r) (Paramour)	16,5	3,6
Ehefrau	17,0	29,3
Freundin (Sweetheart)	15,5	5,3
andere Beziehung	16,0	32,6

Die kranken Mörder hatten also auch in diesen Untersuchungskollektiven erheblich häufiger die Ehefrau und sehr viel seltener ihnen fremde Personen angegriffen als die gesunden Mörder.

Die bereits im Vorabschnitt erwähnte Aufschlüsselung deutscher Mordfälle aus den Jahren 1959 und 1963 (Statistisches Bundesamt Wiesbaden) läßt bei den 178 voll verantwortlichen Mördern folgende Opferwahl nach analogen Beziehungsklassen erkennen:

Tabelle 76. Opferklassen und Geschlecht der Täter bei 178 gesunden (verurteilten) Mördern (incl. Mordversuch)

Opferklassen	Gesunde (verurteilte Mörder)					
	Männer		Frauen		Gesamtgruppe	
	n	%	n	%	n	%
Fremde	30	20,0	3	16	33	19,5
Autoritätspersonen[a]	26	17,3	0	—	26	15,4
Bekannte	69	46,0	8	42	77	45,6
Bekannte u. Verwandte	1	0,7	0	—	1	0,6
Verwandte, Ehepartner, Kinder	24	16,0	8	42	32	18,9
Zwischensumme	150	100,0	19	100	169	100,0
fehlende Angaben	9		0		9	
Summe	159		19		178	

a) Es handelt sich hier ausschließlich um Polizei- oder Strafvollzugsbeamte.

Die Zahlenverhältnisse zeigen auch hier, ähnlich wie bei den Daten aus Broadmoor für die gesunden Täter, eine Bevorzugung von Opfern aus dem sekundären Beziehungsbereich. Ein tödlicher Angriff gegen Verwandte, Ehepartner und Kinder fand sich hingegen bei der Gesamtgruppe nur in einem knappen Fünftel der Fälle; lediglich die Mordtäterinnen griffen nahezu ebensohäufig Personen aus dem familiären Bereich wie aus dem Bereich sekundärer Beziehungen an, allerdings sind die Zahlen hier recht klein. Auffällig ist der im Vergleich mit den kranken Tätern deutlich höhere Prozentsatz männlicher gesunder Täter, die Autoritätspersonen (vor allem Polizisten) angriffen (ca. 17 % gegenüber 8,5 % bei den geistesgestörten Männern).

Werfen wir den Blick wieder auf das Kollektiv geistesgestörter Gewalttäter, so zeigt sich, daß auch die weiblichen Täter unserer Erhebung ihre Opfer viel öfter als die männlichen Täter, aber auch erheblich häufiger als die gesunden Mordtäterinnen, aus dem Intimkreis wählten (87 %), wobei es sich in der überwiegenden Mehrzahl (ca. 62 %) um die eigenen Kinder handelte. Nur eine Frau griff eine ihr völlig fremde Person an. Sie ist auch nach ihrer Diagnose eine Ausnahme: Es handelt sich um eine an einer akuten Manie Erkrankte, die auf einem Bierfest eine neben ihr sitzende Person mit einem Bierkrug auf den Kopf schlug.

Die geistesgestörten männlichen Täter hingegen erwiesen sich beinahe ebensohäufig auch gegenüber weniger nahestehenden Personen, in ca. 11 % sogar gegenüber ihnen völlig Fremden als gewalttätig. Sofern sie Personen aus dem Intimkreis angriffen (52 % aller männlichen Täter), handelte es sich in erster Linie (in knapp der Hälfte der Fälle) um Angehörige der Ehepartnergruppe.

Der aus Freunden, Bekannten und Kollegen gebildete Kreis lieferte vor allem bei den männlichen Tätern unserer Studie mit 28 % einen hohen Anteil der Opfer — bei den „gesunden" Tätern liegt diese Gruppe von Opfern allerdings mit weitaus höherem Anteil an der Spitze —, während er bei den Frauen eine erheblich geringere Rolle (ca. 8 %) spielte.

Entgegen unserer Erwartung fand sich der Prozentsatz der angegriffenen Autoritätspersonen mit ca. 7 % in der Gesamtgruppe aller kranken Täter recht gering — geringer als bei „gesunden" Tätern — und auch weniger geschlechtsverschieden als zunächst vermutet.

Tabelle 77. Diagnosedifferenzen in der Opferwahl 533 geistesgestörter Gewalttäter nach Beziehungsklassen

Opferklassen	Schizophr.		Aff. Ps.		Schwachsinn	
	n	%	n	%	n	%
1. Fremde	24	8,5	1	3	17	25
2. Autoritätspersonen	31	10,9	—	—	3	4
3. Bekannter oder Freund	64	22,5	1	3	27	40
4. Eltern, Geschwister	63	22,2	1	3	6	9
5. Ehepartner und andere Intimpartner	64	22,5	4	10	12	18
6. eigene Kinder	35	12,3	29	78	3	4
7. Kinder und Ehepartner	3	1,1	1	3	—	—
Summe	284	100,0	37	100	68	100
Signifikanztest:						
Opfer außerhalb d. Intimkreises	119	41,9	2	5	47	69
Opfer aus dem Intimkreis	165	58,1	35	95	21	31
Summe	284	100,0	37	100	68	100

Schizophr. gegen Aff.-Ps.:	$\chi^2 = 17{,}044$	$df = 1$	$\alpha = 0{,}001$
Schizophr. gegen Schwachsinn:	$\chi^2 = 15{,}234$	$df = 1$	$\alpha = 0{,}001$
Aff.-Ps. gegen Schwachsinn:	$\chi^2 = 36{,}563$	$df = 1$	$\alpha = 0{,}001$

Tabelle 77 und Test illustrieren, daß die Opferwahl auch deutlich von der Krankheitsform bestimmt war:

Besonders ausgeprägt zeigt sich diese Tatsache bei den Patienten mit affektiven Psychosen, die ihre Opfer fast ausschließlich aus dem Intimkreis wählten (35 von 37 Fällen). Das Ergebnis ist dadurch beeinflußt, daß 29 der 37 Täter Frauen waren (sie sind allerdings nicht identisch mit den 29 Depressiven, die ihre Kinder angriffen).

Wie früher dargestellt, erwies sich der erweiterte Selbstmord als die typische Tatform unserer depressiven Tätergruppe. Dem entsprechen auch Beobachtungen anderer Autoren. HOPWOOD (1927) fand in großen Täterkollektiven der englischen Anstalt Broadmoor unter 166 Kindsmörderinnen (definiert als Mord vor Abschluß der Laktationsperiode) besonders häufig depressive Syndrome und in 60 % aller Fälle Selbstmordideen an der Wurzel des Tatentschlusses.

WEST (1965), in dessen Sample von 78 genau untersuchten Mördern, die vor einer Aburteilung Suicid vollzogen, sich 39 ernsthaft psychisch Erkrankte, darunter 21 depressive Frauen, befanden, notierte aus der Gruppe des gesamten, statistisch ausgewerteten Mörder-Suicid-Samples von insgesamt 60 Frauen 55, die ihre eigenen Kinder oder den Ehemann und die Kinder getötet hatten, und betonte die große Häufigkeit depressiver Gemütszustände.

Da eine symbiotische Verbindung zwischen Eltern und Kind, die besonders von der Mutter und am stärksten wohl kurz nach der Geburt erlebt wird, beim Vater weniger ausgeprägt sein dürfte, scheint es verständlich, daß depressive Väter — wenn sie einen erweiterten Selbstmord begehen — viel seltener allein ihre Kinder sondern eher die ganze Familie in den Tod mitnehmen (ZUMPE, LANGELÜDDEKE, POPELLA, RESNICK). Ebenso bedeutsam für die mögliche Motivation des erweiterten Suicids wie diese Interpretation scheint uns jedoch auch die Tatsache, daß sich in unserer Kultur die Mutter in erster Linie für die eigenen Kinder, der Vater aber für Frau und Kinder verantwortlich fühlt. Wenn in einer Depression die Unfähigkeit erlebt wird, die eigene Verantwortung zu erfüllen, und die wahnhafte Befürchtung des Zugrundegehens auf alle ausgedehnt wird, für die man sorgen müßte, dann sind durch einen erweiterten Selbstmord auch alle diejenigen bedroht, die der Erkrankte als unmittelbar von ihm abhängig, als direkt vom Untergang bedroht sieht. Das sind bei der Frau sicher häufiger die eigenen Kinder und beim Mann die eigene Ehefrau und danach die Kinder. Tatsächlich hatten fast $2/3$ der erkrankten Patientinnen, aber nur 7,6 % der kranken Männer die Gewalttat gegen ihre Kinder gerichtet. Die Männer haben häufiger Ehefrauen in einen erweiterten Suicid einbezogen. Der Prozentsatz derjenigen Männer, die einen Gewaltanschlag auf ihre konjugale Familie (Kinder und Ehepartner) verübten, lag allerdings mit 2,7 % nur minimal und nicht signifikant höher als bei den Frauen mit 1,6 %.

Die Gruppe unserer *schizophrenen* Täter wählte ihre Opfer zu 58 % aus dem intimen Beziehungskreis, wobei Eltern und Geschwister etwas häufiger repräsentiert sind als in der Gesamtgruppe (22,2 % gegenüber 17,6 %). Dies erstaunt nicht, da nach den Ergebnissen mehrfach zitierter psychiatrischer Familienforschung (siehe Unterkapitel D, 5. b) intrafamiliäre Beziehungsstörungen (z. B. stärkere emotionelle Spannungen) auch in der Primärfamilie, also im Umgang der Patienten mit Eltern und Geschwistern, oft anzutreffen sind und sogar auf den Ausbruch der Psychose einwirken können.

Auch 10 von 15 klinisch als schizophren bezeichneten Tätern, die SCHIPKOWENSKY 1938 ausführlich beschrieb („Schizophrenie und Mord") und 6 von 11 wahnkranken Mördern (vorwiegend schizophrene Psychosen), die BRANDT (1948) kasuistisch schilderte, hatten Personen aus dem Intimkreis attackiert.

Immerhin liegt bei den Schizophrenen der Anteil von Opfern außerhalb des Intimkreises mit fast 42 % wesentlich höher als bei den Depressiven. Sie zeigten dabei eine gegenüber der Gesamtgruppe geringfügig stärkere Tendenz, Autoritätspersonen anzugreifen (10,9 % gegenüber 7,3 % in der Gesamtgruppe), was mit der erwähnten Häufigkeit von spannungsreicheren Beziehungen zu den Eltern zusammenhängen könnte und dann als Ausdruck einer Übertragung von ursprünglich dem Vater entgegengebrachten Gefühlen auf „Vaterfiguren" aufgefaßt werden dürfte. Aber der etwas höhere Anteil dieser Opferwahl bei den „gesunden" Tätern, der wahrscheinlich mit höchst realitätsbezogenen Tatmotiven, wie Sicherung des Fluchtwegs durch Töten eines Polizisten, zusammenhängt, mahnt zum kritischen Zweifel an dieser Interpretation. In der von WILMANNS (1940) dargestellten Kasuistik 26 schizophrener oder vom Autor als schizophren aufgefaßter Mörder und Totschläger finden sich elfmal Fremde als Opfer, darunter 8 Autoritätspersonen (fast alles politische Attentate); in ebenfalls 11 Fällen waren Personen aus dem Intimkreis angegriffen worden. Wir können dieses Material jedoch, das nach sehr einseitigen Gesichtspunkten zusammengetragen wurde und in einigen Fällen Zweifel an der Diagnose mindestens für die Zeit der Tat aufwirft, nicht vergleichen.

Die Möglichkeit, daß wahnkranke und damit zur Projektion eigener Gefühle neigende Schizophrene auch völlig fremde Personen unter dem Zerrspiegel eigener Erfahrungen oder krankhafter Einstellungen inadäquat erleben, beispielsweise als Objekte ihrer projizierten Haßgefühle, ist dennoch ernsthaft in Betracht zu ziehen. Ein Fallbeispiel soll verdeutlichen, was hier gemeint ist:

Fall Nr. 337. Ein 26jähriger Student, Sohn einer stark mit Schizophrenie und anderen psychischen Krankheiten belasteten Lehrersfamilie, erkrankte nach Abbruch eines Elektrotechnikstudiums nach Eintritt in ein Jesuitenkolleg an einer akuten Schizophrenie mit Beziehungswahn und Angst. In späteren psychotischen Schüben kreisen seine Wahnideen um den Vater, den er als Gottvater halluzinierte. Die Entscheidung über die Richtung seines weiteren Studiums machte er von einer Audienz beim Papst abhängig, aus dessen Gesten (er hatte ihn bei einem Besuch in Rom nur von ferne sehen können) er die Aufforderung entnahm, zur Technischen Hochschule zurückzukehren.

Kurz nach Wiederaufnahme des Studiums bricht eine neue Wahnepisode aus, in der er eine Bahnreise vom Studienort nach Süden antritt, in der unbestimmten Absicht, abermals nach Rom zu gelangen. Unterwegs verläßt er den Zug, mietet ein Taxi und verlangt, in den Schwarzwald gefahren zu werden, wo seine Eltern wohnen. Auf halber Strecke gerät er in große Unruhe und befiehlt, rascher zu fahren, da er sich von einem nachfolgenden Wagen verfolgt fühlt. In einem plötzlichen Panikzustand überfällt er den neben ihm sitzenden Taxifahrer und würgt ihn lebensgefährlich. Dieser kann den Wagen zum Stehen bringen und Hilfe herbeiholen.

In der Klinik nach dem Motiv seines Angriffs befragt, schilderte er die angstvolle Wahngewißheit, der Teufel selbst sei am Steuer des Wagens gesessen, es sei um Leben oder Tod gegangen. Zur gleichen Zeit habe er die Überzeugung verspürt, der Vater, zu dem er habe reisen wollen, sei gestorben.

Dieser Fall, zu dem weitere, den krankhaften Motivzusammenhang erhellende Details den Akten nicht zu entnehmen waren (der Patient suicidierte sich bald danach im Psychiatrischen Krankenhaus), legt die Vermutung nahe, daß der Angriff auf die dem Patienten völlig unbekannte Person des Taxifahrers mit der wahnhaft verarbeiteten Vaterproblematik in engem Zusammenhang steht.

Die deutlichste Tendenz, Personen außerhalb des Familienkreises und des Intimbereichs anzugreifen, findet sich bei den *schwachsinnigen Tätern,* von denen mehr als ein Drittel (27 von 68) Bekannte, Heiminsassen oder Nachbarn und immerhin ein Viertel (17 von 68) gegenüber ihnen völlig unbekannten Menschen gewalttätig wurden. Trotz (oder gerade wegen?) ihrer sozial unterlegenen Situation attackierten sie weniger häufig als die Schizophrenen Autoritätspersonen (nur in 3 von 68 Fällen), obwohl man sich bei ihnen gerade im Umgang z. B. mit Vorarbeitern, Heimleitern, Polizisten u. a. zahlreiche Konfliktmöglichkeiten hätte vorstellen können.

Ihre Unfähigkeit, sich in außerfamiliäre soziale Rahmen einordnen zu können, korreliert bei den Schwachsinnigen mit ihrer Herkunft aus häufig sozial besonders grob gestörten Primärfamilien („broken home" in fast der Hälfte der Fälle) und ihrer im Vergleich zu den anderen Diagnosegruppen signifikant stärkeren Belastungen mit dissozialen Persönlichkeitszügen (48 von 65 Fällen).

3. Subjektive Voraussetzungen der Tat beim Täter

Die bisherigen Ausführungen haben das Tat-Opfer-Thema nach mehr oder minder objektivierbaren Merkmalen wie Tatort, Tatausführung, Zahl der Opfer und vorgegebene Bindungsformen zwischen Täter und Opfer zu analysieren und interpretieren gesucht.

Die folgenden Abschnitte befassen sich allein mit der Person des Täters und seinen subjektiven Erlebnisweisen, die mit der Tat in Verbindung stehen.

Wir interessierten uns für den ganzen Komplex von Motivation und innerem Ablauf: War die Tat vorgeplant oder impulsiv nach einem Streit oder gar ohne faßbaren Anlaß ausgeführt worden? Hatte das Opfer in der Erlebniswelt des Täters eine besondere, z. B. eine wahnhaft bestimmte Rolle gespielt? Welche Tatmotive wurden schließlich vom Täter selbst den Erstuntersuchern mitgeteilt?

Es ist einleuchtend, daß jede Interpretation dieser „weichen Daten", die bereits den Beurteilungsverzerrungen der Vorgutachter und Ermittlungsorgane unterworfen waren, wesentlich problematischer ist als jene der eben besprochenen „harten" Merkmale.

a) Impulsive oder geplante Gewalttaten

Dramatische Einzelfälle geistesgestörter Gewalttäter in der Literatur — erinnert sei wieder an den wahnkranken Massenmörder Wagner (GAUPP) oder an den in unserem Sample enthaltenen Volkhovener Schulhausattentäter (KIEHNE), die beide monate- oder jahrelang ihren Tatvorsatz ausarbeiteten — werfen die Frage auf, wie häufig geistesgestörte Täter langfristige Pläne zur Durchführung ihrer Gewalttat entwickeln. Zu prüfen ist auch, ob sich derartige in Vorbereitungen umgesetzte Pläne bei bestimmten Krankheitsformen, etwa der wahnbildenden Schizophrenie, häufen.

Zuerst wurden wieder die Geschlechtsdifferenzen geprüft:

Tabelle 78. Geschlechtsbezogene Verteilung impulsiver oder geplanter Taten bei 533 geistesgestörten Gewalttätern

Gewalttat	Männer		Frauen		Gesamtgruppe	
	n	%	n	%	n	%
impulsiv ohne festgestellten Anlaß	112	27,7	26	22,0	138	26,4
nach Streit	117	28,9	16	13,6	133	25,4
geplant angeblich ohne Tötungsabsicht	44	10,9	5	4,2	49	9,4
geplant als Tötung	132	32,6	71	60,2	203	38,8
Zwischensumme	405	100,0	118	100,0	523	100,0
fehlende Angaben	5		5		10	
Summe	410		123		533	

Signifikanztest:
$\chi^2 = 31,724 \qquad df = 3 \qquad \alpha = 0,001$

Als auffälligstes Ergebnis zeigt sich, daß der Anteil weiblicher Täter, die ihre Tat geplant haben, wesentlich höher ist (ca. 64,5 %) als bei den männlichen Gewalttätern (43,5 %), wobei besonders die geplante Tötung des Opfers bei Frauen dominiert. Betrachtet man die Gesamtgruppe aller Täter, so wurde knapp die Hälfte der Taten als vorgeplant dokumentiert; in mehr als einem Viertel der Fälle schien die Tat ohne erkennbaren Anlaß „impulsiv" durchgeführt worden zu sein.

Man muß sich indessen fragen, ob nicht bei diesen „Taten ohne Anlaß" ein Beurteilungsfehler (bias) ins Spiel getreten ist. Man könnte sich denken, daß bei ausgeprägt psychotischen Tätern, bei denen die Zubilligung des § 51 Abs. 1 von vornherein als sicher anzunehmen ist und ein Gerichtsverfahren eingestellt bzw. gar nicht erst angestrengt wird, auch die genaue Klärung von Motiv und Tatabsicht, besonders in Fällen, in denen der Kranke die Äußerung seiner Gedanken zurückhält, unterbleibt. Hinzu tritt die bei vielen Richtern und Ermittlungsbehörden, aber auch bei Psychiatern anzutreffende Annahme, das Handeln psychotisch, vor allem schizophren Erkrankter sei ohnedies nicht aufzuklären, da durch den „sinnblinden Einbruch" der Psychose alle verstehbaren Motivationszusammenhänge zerrissen würden.

Vielleicht liegt hierin die Erklärung für den relativ hohen Prozentsatz der als „impulsiv ohne Anlaß" registrierten Taten.

Streit als Auslöser gewalttätiger Handlungen spielte bei Männern eine größere Rolle als bei Frauen. Selbst wenn die Gewalttat geplant worden war, war sie hier vielleicht „nicht so ernst gemeint" gewesen wie bei den weiblichen Tätern. Angriffe, die von vornherein auf den Tod des Opfers zielten (und nicht mehr in die Kategorie der „Denkzettel" passen, ein Begriff, der uns in der Selbstinterpretation der Tat vieler männlicher Täter entgegentrat), kamen bei Frauen in 60 %, bei Männern nur in 32 % vor.

Ein Rückblick auf das Merkmal „Gewalttaten mit Todesfolge" (Abschnitt 1. a dieses Kapitels) zeigt, daß — rechnerisch gesehen — die Quote tödlicher Ausgänge bei Frauen in etwa den Absichten entspricht, während Männer offenbar oft mit schlimmerer Wirkung angriffen, als sie angeblich intendiert hatten.

Tabelle 79. Diagnosedifferenzen in der Tatplanung und Tatauslösung gewalttätiger Geistesgestörter

Gewalttat	Schizophr.		Aff. Ps.		Schwachsinn	
	n	%	n	%	n	%
Impulsiv ohne festgestellten Anlaß	73	26,2	7	20	22	33
nach Streit	74	26,5	2	6	20	30
geplant ohne Tötungsabsicht	26	9,3	0	—	8	12
geplant als Tötung	106	38,0	26	74	17	25
Zwischensumme	279	100,0	35	100	67	100
fehlende Angaben	5		2		1	
Summe	284		37		68	

Signifikanztest:	$\chi^2 =$		$\alpha =$
Schizophrenie gegen affektive Psychosen	10,524	df = 2	0,01
Schizophrenie gegen Schwachsinn	3,894	df = 3	Nullhypothese nicht widerlegbar
Affektive Psychosen gegen Schwachsinn	13,827	df = 2	0,001

Es zeigt sich, daß die Gewalttaten Depressiver zum überwiegenden Teil planvoll vorbereitet waren, und zwar mit Tötungsabsicht.

Nur in 9 von 35 Fällen waren die Taten Depressiver nicht als vorgeplant registriert worden.

Von den Gewalttaten Schizophrener waren ca. 47 % als geplant angegeben worden, die Mehrzahl davon (38 % aller Gewalttaten Schizophrener) mit Einräumung einer Tötungsabsicht. Von den fast 53 % unvorbereiteter Angriffe entstand die Hälfte aus einem Streit heraus; bei der anderen Hälfte ließen sich aus den eingesehenen Krankenunterlagen keine Anlässe herauslesen.

Von den drei untersuchten Diagnosegruppen haben die Schwachsinnigen mit 17 von 67 Fällen den geringsten Anteil an Gewalttaten mit vorgeplanter Tötungsabsicht. In zwei Drittel der Fälle handelte es sich um unvorbereitete Gewalttaten (das ist zwar etwas häufiger als bei der Schizophrenie, die Differenz ist aber nicht signifikant). Die Interpretation dieses Ergebnisses hat zu berücksichtigen, daß Schwachsinnige wegen ihres Intelligenzmangels seltener zu einer Vorausschau ihres Handelns in der Lage sind als normalbegabte Menschen. Sie dürften auch häufiger aggressiven Verstimmungen und unkontrollierten Triebimpulsen sexueller Natur mehr oder weniger unbeherrscht ausgeliefert sein, so daß solche Triebdurchbrüche häufig in kurzschlüssige Gewalthandlungen münden können.

b) Wahnhafte Beziehungen zum Opfer

Neben den objektiv zwischen Täter und Opfer bestehenden verwandtschaftlichen oder durch Eheschließung, Arbeits- oder Wohnverhältnisse gestifteten Bindungen schilderten viele unserer Täter auch starke emotionale Beziehungen zu ihren Opfern, wobei es sich häufig bei Anwesenheit realer Kommunikation um rein intrapsychisch entstandene und wahnhafte Kommunikationszusammenhänge handelte.

Da es in schweren Psychosen oft zu einer Einbuße bzw. Aufhebung realitätsgerechter Kommunikationsformen kommt, lag es nahe, bei unseren geisteskranken Gewalttätern (besonders den Schizophrenen) gehäuft derartige durch starke Gefühle verzerrte oder wahnhaft verwandelte Beziehungen zu den Opfern zu vermuten.

Die Analyse des dokumentierten Materials zeigte, daß manche Täter-Opfer-Beziehungen, die dem außenstehenden Beobachter unauffällig oder gar spannungsfrei erschienen, vor der Tat häufig durch paranoide Beziehungssetzungen des Patienten hochgradig pathologisch „aufgeladen" waren. Aus Gesten oder — für den Gesunden — belanglosen Bemerkungen des künftigen Opfers hatte mancher Wahnkranke den „Beweis" gefährlicher Gegnerschaft oder gar Bedrohung herausgelesen, gegen die er sich rächend oder in Notwehr behaupten zu müssen glaubte.

Die „wahnhafte Beziehung" zum Opfer, um die es hier vor allem geht, konnte im potentiellen Opfer aber auch den wahnhaft mitgefährdeten Partner, z. B. bei depressiven Müttern, ein von unheilbarer Krankheit oder unabwendbarem Elend bedrohtes Kind sehen, das es in gemeinsamem Tod zu „erlösen" galt.

Tabelle 80. Angaben über wahnhafte Beziehungen zwischen Täter und Opfer bei 533 geistesgestörten Gewalttätern

	Männer		Frauen		Gesamtgruppe	
	n	%	n	%	n	%
keine wahnhaften Beziehungen	198	50,1	51	43,2	249	50,5
wahnhafte Beziehungen zum Opfer	197	49,1	67	56,8	264	49,5
Zwischensumme	395	100,0	118	100,0	513	100,0
fehlende Angaben	15		5		20	
Summe	410		123		533	

Signifikanztest:
$\chi^2 = 1,469$ df $= 1$ Nullhypothese nicht widerlegbar

Eine durch nachprüfbare Realitätserfahrung nicht oder nicht voll begründete, durch wahnhafte Umdeutung bestehender oder phantasierter Beziehungen verzerrte Einstellung des Täters zum Opfer fand sich also immerhin in der Hälfte aller Fälle dokumentiert. Dabei ließ sich eine Gleichverteilung wahnhafter Beziehungen zum Opfer bei beiden Geschlechtern feststellen.

Da das Diagnosengemisch der Gesamtgruppe sich als Grundlage für Aussagen über wahnhafte Beziehungen wenig eignete, haben wir noch einmal bei der Schizophrenie allein auf Geschlechtsdifferenzen geprüft.

Schizophrene Gewalttäter wählten also, wie wir vermuteten, ihre Opfer zu einem überwiegenden Teil unter dem Einfluß von Wahnbeziehungen und erlebten sie auch signifikant häufiger als Wahngegner.

Tabelle 81. Diagnosedifferenzen bei Angaben über wahnhafte Beziehungen zwischen Täter und Opfer geistesgestörter Gewalttäter

	Schizophr.		Aff. Ps.		Schwachsinn	
	n	%	n	%	n	%
keine wahnhaften Beziehungen	82	31,7	21	60	68	100
wahnhafte Beziehungen zum Opfer	177	68,3	14	40	0	—
Zwischensumme	259	100,0	35	100	68	100
fehlende Angaben	25		2		0	
Summe	284		37		68	

Signifikanztest:
Schizophr. gegen Aff. Ps.: $\chi^2 = 9,671$ df = 1 $\alpha = 0,01$

a) Geschlechtsunterschiede in der wahnhaften Beziehung schizophrener Gewalttäter zu ihren Opfern

	Männer		Frauen		Gesamtgruppe	
	n	%	n	%	n	%
keine wahnhaften Beziehungen	68	32,2	14	29	82	31,7
wahnhafte Beziehungen zum Opfer	143	67,8	34	71	177	68,3
Zwischensumme	211	100,0	48	100	259	100,0
fehlende Angaben	21		4		25	
Summe	232		52		284	

b) wahnhaft erlebte Bedrohung schizophrener Gewalttäter versus andere Wahnbeziehungen zum Opfer (z. B. häufig: „Mitverfolgter")

	Männer		Frauen		Gesamtgruppe	
	n	%	n	%	n	%
Opfer Wahngegner	109	76,2	14	41	123	69,5
andere wahnhafte Beziehungen	34	23,8	20	59	54	30,5
Summe	143	100,0	34	100	177	100,0

Ergebnis der beiden Tests auf Geschlechtsdifferenzen bei Schizophrenen:
Signifikanztest: $\chi^2 =$ df = 1 $\alpha =$
Häufigkeit wahnhafter Beziehungen	0,057	Nullhypothese nicht widerlegbar
Wahngegner	14,305	0,001

Während sich in der Gesamtgruppe aller geistesgestörten Gewalttäter etwa bei der Hälfte wahnhafte Beziehungen zum Opfer notiert fanden, stieg dieser Anteil in der Gruppe der schizophrenen Täter auf 68 % an und beträgt bei affektiven Psychosen immerhin noch zwei Fünftel der Fälle. Bei den Schwachsinnigen spielen wahnhafte Beziehungen hingegen überhaupt keine Rolle.

Die Häufigkeit wahnhafter Beziehungen zum Opfer war bei schizophrenen Männern und Frauen gleich hoch. Jedoch erwies sich die Art dieser Beziehungen bei den Geschlechtern als sehr unterschiedlich: Etwa ³/₄ der schizophrenen Männer sahen in ihren Opfern Wahngegner (überwiegendes Motiv: Rache und Notwehr, siehe Kapitel D, Abschnitt 3. a), dagegen war dies nicht einmal bei der Hälfte der wahnkranken schizophrenen Frauen der Fall. Die Mehrzahl der Frauen hatte „andere wahnhafte Beziehungen" zu ihrem Opfer. Ein Beispiel mag illustrieren, worum es dabei geht:

Fall Nr. 334. Die zur Tatzeit 40jährige L. F. wurde 1916 unehelich als Tochter eines Fabrikarbeiters in Mitteldeutschland geboren und wuchs in Fürsorgeheimen auf. Über psychiatrische Leiden in der Blutsverwandtschaft ist aus den Akten nichts zu entnehmen.

Nach 8 Klassen Volksschule arbeitete sie bis zum 19. Lebensjahr ohne auffälliges Benehmen in einem Kinderheim ihrer Heimatstadt. 1935 erkrankte sie erstmals an einem schizophrenen Schub, der nach zweimonatiger Behandlung in einer Universitätsnervenklinik wieder zur Arbeitsfähigkeit führte. Die spärlichen Angaben über die Persönlichkeit liefern für die Jahre 1935 bis 1942 kein Bild vom Verhalten der Patientin.

1943 heiratete sie einen Gärtner aus dem Sudetengau, der bald darauf an die Front einrückte. Das erste Kind dieser Ehe, eine Tochter, wurde 1944 geboren.

In der Abwesenheit des Mannes knüpfte Frau F. 1944 ein außereheliches Liebesverhältnis an, weswegen sich die Eheleute überwarfen. Der Gatte kehrte deswegen erst 1953 zu seiner inzwischen nach Südwestdeutschland übergesiedelten Frau zurück, nachdem er nach der Gefangenschaft noch einige Jahre in der Fremdenlegion verbracht hatte. Schließlich hatte er ihr aber den Fehltritt verziehen und lebte wieder mit ihr ehelich zusammen. 1953 wurde ein zweites Kind, ein Sohn, geboren. Der Mann arbeitete als Pförtner, während sie als Putzfrau dazuverdiente. In ihrer Abwesenheit hütete ihre Mutter die Kinder, an denen Frau F. nach objektiven Angaben sehr hing.

Der Mann schilderte ihr Denken zu jener Zeit als von religiösen Reinheitsidealen und allerlei Reformideen beherrscht. Die sexuellen Beziehungen der Eheleute seien für ihn unbefriedigend gewesen, da die Frau gefühlskalt und frigide gewesen sei. Sie habe in der letzten Zeit vor der Tat deshalb ein Buch über „Carezza"-Technik gelesen, sich aber an die dort gemachten Vorschläge nicht gehalten.

Im November 1955 erkrankte Frau F. erneut an Entfremdungs- und Veränderungsgefühlen, klagte über Unglücksängste und über die „tote, hohle Atmosphäre", die sie umgebe. In ihrer Not suchte sie den katholischen Pfarrer auf und legte, obwohl selbst evangelischer Konfession, bei ihm die Beichte ab. In einem bedrückenden Traum sah sie den Sohn tot im Keller liegen, sich selbst im Gefängnis. Schließlich trank sie in selbstmörderischer Absicht Benzin, wurde aber trotz alledem nicht in psychiatrische Behandlung gebracht. Ihre Beziehungen zu den Familienangehörigen schwankten zwischen freundlicher Zuwendung und Verschlossenheit.

Im Februar 1956 spürte sie „Gottes heiligen Magnetismus" in sich und vernahm in den Tagen vor der Tat imperative Stimmen, die ihr befahlen, das Söhnchen zu töten. Sie hatte das Gefühl, auf dem Kind ruhe kein Segen, weil sie es damals „mit häßlichem Benehmen" empfangen hätte; sie müsse in göttlichem Auftrag dieses Kind als Sühne für ihren damaligen Fehltritt in der Ehe zum Opfer bringen.

Am Tag vor der Tat erblickte sie ihre Großmutter im Traum, die mit dem Kopfe nickte, woraus sie deren Einverständnis zur Opferung schloß. Auf der anderen Seite sträubte sie sich innerlich gegen den endgültigen Entschluß zur Tat, fühlte sich aber von drohenden Stimmen, die ihr körperliche Qualen und alle Strafen androhten, falls sie nicht so handele wie befohlen, immer stärker unter Druck gesetzt.

Am 26. 2. 1956, einem Sonntagvormittag, trug sie den kleinen Sohn unter der Vorspiegelung, sie wolle ihm etwas Schönes zeigen, in den Kohlenkeller und erdrosselte ihn dort mit einem Nylonstrumpf, den sie mehrere Minuten fest um den Hals des Kindes zugeschnürt ließ. Ein Lächeln des Kleinen zuvor habe ihr die Gewißheit gegeben, er sei selbst einverstanden damit, geopfert zu werden. Danach trug sie die Leiche ins Kinderbettchen herauf und teilte ihrem Mann mit, der Sohn sei nun tot, sie habe dies getan, um dem Mann zu helfen. Herbeigerufenen Nachbarn entgegnete sie, man solle sie in Ruhe lassen, sie komme vor das Jüngste Gericht. Nach der Tat vernahm sie Gottes Stimme, die zu ihr sagte: „Du hast recht getan."

In Untersuchungshaft äußerte sie die Vorstellung, auch die 12jährige Tochter Rosemarie stehe unter einem schlechten Stern und trage „Blockstücke" im Rückenmark. Sie sei in Wirklichkeit die auf Erden wiedergekehrte Mutter des Mannes, welche ihn auf mystische Weise immer geschützt habe. Sie müsse der Tochter die Klitoris herausschneiden; eine innere Unruhe treibe sie zu neuer Gewalttätigkeit.

Im Psychiatrischen Krankenhaus erwähnte sie, Gott habe das tote Kind inzwischen wieder belebt, es werde gesund zurückkehren an einem bestimmten Tage. Sie glaubte, bereits den „magnetische Lebensstrom" zu spüren, der durch ihren und den Körper des Kindes fließe.

Das geschilderte Beispiel läßt deutlich das Opfermotiv als Hauptantrieb für die Tötung des Sohnes erkennen. Die Tat illustriert aber auch noch einmal den Einfluß akustischer

Trugwahrnehmungen mit Befehlscharakter („imperative Stimmen"), der uns an dieser Stelle noch einmal prüfenswert erschien.

In Unterkapitel D, Abschnitt 3. a, haben wir dargelegt, daß bei ca. 66 % (172 von 284) aller schizophrenen Gewalttäter akustische Halluzinationen zur Krankheitssymptomatik gehörten und es sich in ca. 26 % (45 von 172 Fällen) um imperative Stimmen handelte. Die Analyse aller schizophrenen Täter bezüglich der Häufigkeit unmittelbar mit dem Tatentschluß verknüpfter Befehlsstimmen ergab folgende Tabelle:

Tabelle 82. Häufigkeit imperativer Stimmen, die zur Tat aufforderten, bei 284 schizophrenen Gewalttätern

	Männer		Frauen		Gesamtgruppe	
	n	%	n	%	n	%
keine imperativen Stimmen	174	82,5	37	77	211	81,5
imperative Stimmen b. d. Tat	37	17,5	11	23	48	18,5
Zwischensumme	211	100,0	48	100	259	100,0
fehlende Angaben	21		4		25	
Summe	232		52		284	

Signifikanztest:

$\chi^2 = 0{,}436$ df = 1 Nullhypothese nicht widerlegbar

Somit hatten beide Geschlechter in etwa einem Fünftel der Fälle bei der Tat unter dem Einfluß imperativer Stimmen gestanden. Überzufällige Verteilungsunterschiede ließen sich im Test nicht nachweisen.

c) Motive

Die schwierige Frage nach den Tatmotiven kann durch eine retrospektive Fragebogenerhebung nur in groben Zügen und nicht ohne Verfälschungen geklärt werden. Die komplexen und den kranken Tätern selbst nicht immer klar bewußten Tatantriebe sind durch Voruntersucher, Zeugenaussagen und Reaktionsbildungen (Rationalisierungen) der Patienten auf ihre Tat beeinflußt bzw. verzerrt worden.

Zunächst läßt sich fragen, bei wievielen unserer geistesgestörten Gewalttäter in den Akten überhaupt ein Tatmotiv genannt wurde. (Bei der Beschränkung auf „ein Motiv" ist der vorherrschende Beweggrund zur Tat gemeint, das „Leitmotiv", neben dem ohne Zweifel noch andere Strebungen in die Gewalthandlung einfließen können.)

Motivlos und damit „sinnlos" erscheinende Delikte sollen gemäß dem Jasperschen Konzept von der prinzipiellen „Uneinfühlbarkeit" endogener Psychosen (siehe auch Gruhle: „Ursache, Motiv, Grund, Auslösung", 1947), aber auch nach Meinung vieler Laien und juristischer Fachleute häufiger bei geisteskranken als bei geistesgesunden Tätern anzutreffen sein (Rasch). Handlungen Geisteskranker werden gelegentlich ohne Nennung irgendeines Motivs anderen Motiven als eigenständige Gruppe gegenübergestellt[31].

---

[31] So findet sich in der Zentralkartei für Mord- (Todesermittlungs-) Sachen des Polizeipräsidiums Berlin ein System der Mordmotive ausgearbeitet, das im Deutschen Reich vor dem Kriege (1938) „richtunggebend" war (Roesner). Darin wurden 14 große Motivgruppen detailliert unterschieden (Sexualmord, Raubmord, Beseitigung lästiger Personen, Tat aus Haß, Rache, Eifersucht etc.); an drittletzter Stelle, vor der Kategorie „Morde: Motiv unbekannt" (Nr. XIII) und „Grenzfälle" (Nr. XIV) rangierten die „Morde durch Geisteskranke" (Nr. XII) als eigene Kategorie.

Daß unter dem Einfluß dieser Voreingenommenheit vielfach sorgfältige Tatanalysen und Befragungen unterbleiben mögen, wurde bereits erwähnt. Wie allerdings DE BOOR in einer ausführlichen Studie „Über motivisch unklare Delikte" (1959) an Beispielen darlegte, lassen sich hinter manchen, auf den ersten Blick unmotiviert erscheinenden Delikten durch eingehende psychologische, vor allem psychoanalytische Untersuchung doch überzeugende, wenn auch maskierte und vielfach unbewußte Motive aufklären. Daß sich andererseits viele Handlungen normaler Menschen nicht ohne weiteres durch einfühlendes „Hineinversetzen" klären lassen, wird heute deutlicher gesehen (HÄFNER).

Der von uns gewählte methodische Zugang zu dem Problem der Tatmotivation bei Geistesgestörten läßt indessen eine subtile Analyse nicht zu. Wir beschränken uns zunächst auf eine tabellarische Darstellung der Fälle, bei denen ein Motiv als erkennbar oder fehlend dokumentiert wurde:

Tabelle 83. Geschlechtsunterschied bei Tatmotiven von 533 geistesgestörten Gewalttätern

	Männer		Frauen		Gesamtgruppe	
	n	%	n	%	n	%
kein Motiv erkennbar	70	17,4	26	22,0	96	18,5
mit Motiv	331	82,6	92	78,0	423	81,5
Zwischensumme	401	100,0	118	100,0	519	100,0
fehlende Angaben	9		5		14	
Summe	410		123		533	

Signifikanztest:

$\chi^2 = 1,32$ df = 1 α = Nullhypothese nicht widerlegbar

Gewalttaten, bei denen sich kein Motiv registriert fand, stellen also nicht die Mehrheit dar, sondern finden sich bei beiden Geschlechtern (ohne signifikante Unterschiede) nur in ca. einem Fünftel der Fälle mitgeteilt. Die Prüfung der Diagnosendifferenzen ergibt ebenfalls keine überzufälligen Ungleichverteilungen unmotiviert erscheinender Taten:

Tabelle 84. Diagnosedifferenzen in den Angaben über Tatmotive bei Gewalttaten Geistesgestörter

	Schizophr.		Aff. Ps.		Schwachsinn	
	n	%	n	%	n	%
kein Motiv erkennbar	52	18,8	8	24	10	15
mit Motiv	225	81,2	25	76	58	85
Zwischensumme	277	100,0	33	100	68	100
fehlende Angaben	7		4		0	
Summe	284		37		68	
Signifikanztest:	$\chi^2 =$		df = 1		$\alpha =$	
Schizophrenie gegen affektive Psychosen	0,269				Nullhypothese nicht widerlegbar	
Schizophrenie gegen Schwachsinn	0,368				Nullhypothese nicht widerlegbar	
Affektive Psychosen gegen Schwachsinn	0,805				Nullhypothese nicht widerlegbar	

In den Anteilen der als motiviert eruierten Gewalttaten, die durchwegs um 80 %
liegen, ist grundsätzlich kein signifikanter Unterschied zwischen den 3 Diagnosegruppen
festzustellen.

Als nächstes erscheint es von Interesse, welche Hauptmotive sich in unserem Täterkollektiv dokumentiert fanden.

Die psychiatrische Literatur vermittelt den Eindruck, als wären an der Wurzel geistesstörter Gewalttätigkeit besonders häufig starke Affekte zu finden: eifersüchtige, mißtrauische, wütende, oft verzweifelte oder angstvolle Gefühle, mit denen die Patienten nicht mehr fertig werden konnten.

Ob solche Gefühle durch reale, phantasierte oder wahnhaft umgedeutete Erlebnisse erweckt worden waren, ist zwar von großem Interesse, ließ sich aber im Einzelfall nicht immer (z. B. bei den Motiven Rache und Eifersucht) befriedigend klären. — Am ehesten konnte noch das besonders bei Schizophrenen registrierte Notwehrmotiv (aufgrund der paranoiden Beziehung zum Opfer) in wahnhaft oder nicht wahnhaft motiviert aufgespalten werden.

LANZKRON (1963) schätzte den Prozentsatz seiner 150 psychisch kranken Mörder, die von Motiven wie Zorn, Rache, Eifersucht in einer Weise zur Tat getrieben wurden, „welche auch Gesunde beeinflussen können", auf 32,6 % ein, während „Tötung als direkte Folge eines Wahns" in 40 % von ihm vermutet wurden. —

GIBBENS (1958), der in New Jersey/USA in einer Retrospektiv-Studie 115 geistesgestörte Tötungsdelinquenten, die vor 1950 ihre Tat begangen und irgendwann einmal im New Jersey-State-Hospital behandelt worden waren, untersuchte, notierte in 29 Fällen Wahnphänomene, in 29 Fällen Streit (quarrel) und in 21 Fällen Eifersucht als Hauptmotiv der Tat. Raubmord fand sich nur in 7 Fällen.

Wendet man sich hingegen dem im kriminologischen Schrifttum dargestellten Motivspektrum bei „normalen" Gewaltverbrechern, z. B. den Mördern, zu, so scheinen hier „materialistische", d. h. auf Gewinnstreben, persönlichen Vorteil, Abwendung von Bestrafung (sog. „Verdeckungstaten") oder auf Triebbefriedigung zielende (z. B. sexuelle) Motivationen eine wichtigere Rolle zu spielen als bei den geistesgestörten Homicid-Tätern.

Besonders deutsche Autoren betonen die Bedeutung dieser Motivgruppe:

ROESNER hat 1938 eine sorgfältige, vorwiegend statistische Analyse der Strafakten von 169 durch deutsche Gerichte (ohne Saarland) wegen vollendeten Mordes (§ 211 StGB) in den Jahren 1931 bis 1933 verurteilten Personen publiziert. Als häufigste Tatmotive fanden sich angegeben:

1. „Erlangung geldlicher oder wirtschaftlicher Vorteile" in 61 Fällen (36,1 %), davon 46 (27,2 %) Raubmorde.
2. Sexualmorde: 29 Fälle (17,2 %), davon 21 „Lustmorde" (12,4 %) und 8 „Tötungen nach vorausgegangenem Sittlichkeitsdelikt" (4,7 %). Rache, Haß und Streit waren dagegen nur in 22 Fällen (13,0 %); Eifersucht, Familienzwist, Verzweiflung in 10 (5,9 %) und „Liebe zu einem anderen" in 8 Fällen (4,7 %) registriert worden. „Furcht vor Anzeige einer strafbaren Handlung" war in 13 Fällen (7,7 %) notiert worden.

BRÜCKNER (1961) untersuchte die Mordkriminalität der Oberlandesgerichtsbezirke Stuttgart und Karlsruhe und ermittelte Personaldaten über 80 verurteilte Mörder, die ihre Tat überwiegend (74 Fälle) zwischen 1945 und 1956 verübt hatten. 42 (52,5 %) von ihnen wurden als „Gewinnmörder", 13 (16,3 %) als „Deckungsmörder", 5 (6,2 %) als „Sexualmörder" und nur 20 (25 %) als von einem „leidenschaftlichen Aufruhr der Gefühle" getriebene „Konfliktmörder" bezeichnet. Der Autor zitiert BADER[32], wonach der Raubmord

---

[32] „Soziologie der deutschen Nachkriegskriminalität" Tübingen 1949.

„... der Mord der Nachkriegszeit schlechthin" sei. Auch v. HENTIG, der 1931 deutsche Daten über Mordopfer publizierte, stellte das Beraubungsmotiv an die erste Stelle. (Eine kurze neue Übersicht über Motivverteilungen bei Mordtätern findet sich bei GÖPPINGER, 1970).

Eine Aufschlüsselung der Tatmotive bei den 178 voll verantwortlich verurteilten Mord- und Mordversuchstätern, die RANGOL (Statistisches Bundesamt Wiesbaden) anhand von Gerichtsurteilen aus den beiden Jahren 1959 und 1963 genauer untersuchte (siehe S. 193), ergab folgende grobe Aufteilung:

Tabelle 85. Tatmotive bei 178 gesunden (verurteilten) Mördern (incl. Mordversuch), bezogen auf das Geschlecht der Täter

Tatmotive	Gesunde (verurteilte) Mörder					
	Männer		Frauen		Gesamtgruppe	
	n	%	n	%	n	%
1. Raub (Bereicherung); Beseitigung lästiger Personen; Verdeckung einer Straftat; Abwehr drohender Verhaftung	124	78,5	15	79	139	78,5
2. Eifersucht (incl. Angst vor oder Wut über drohende Trennung des Liebespartners)	12	7,6	1	5	13	7,4
3. Rache	10	6,3	0	—	10	5,6
4. Sexualtrieb; Mordlust	6	3,8	0	—	6	3,4
5. Andere Motive (z. B. Hörigkeit; politische Motive)	6	3,8	3	16	9	5,1
Zwischensumme	158	100,0	19	100	177	100,0
fehlende Angaben	1		0		1	
Summe	159		19		178	

„Materielle Motive", wie Bereicherung und Beseitigung lästiger oder bezüglich der Aufdeckung einer Straftat bzw. der Verhaftung des Täters gefährlicher Personen, stehen also auch bei diesen Mordtätern mit großem Abstand an erster Stelle der Motive.

Natürlich finden sich unter den als zurechnungsfähig beurteilten und verurteilten Gewalttätern, vor allem bei den „Totschlägern" (LORENTZ, 1932), auch zahlreiche, die unter dem Einfluß starker Affekte handelten.

Sie werden in den verschiedenen Versuchen, zu einer Tätertypologie zu gelangen, als „Leidenschaftsmörder" (GAST, 1930), „Konfliktmörder" (v. HENTIG, 1956; BRÜCKNER, 1961) oder als „Affekttäter" (STEIGLEDER, 1968) bezeichnet.

Interessanterweise und von deutschen Ergebnissen abweichend, wird ihr Anteil von angelsächsischen Kriminologen, z. B, für amerikanische Mörder, wesentlich höher eingeschätzt:

GIBBENS beschrieb 120 im Jahre 1947 bis 1949 in New Jersey/USA wegen Mord- und Totschlag verurteilte geistesgesunde Personen. Die Aktenunterlagen von 15 weiteren zum Tode verurteilten Mördern, darunter einige Raubmörder, waren ihm allerdings nicht zugänglich gewesen. Bei den ausgewerteten Fällen fand er nur selten Bereicherungsabsichten, hingegen in der überwiegenden Zahl Streitigkeiten (oft unter Alkoholeinfluß), Rache und Eifersucht als Tatmotive. Zu einem ähnlichen Ergebnis kommt WOLFGANG (1958), der in einer besonders gründlichen Untersuchung alle in Philadelphia/USA zwischen dem 1. Januar 1948 und dem 31. Dezember 1952 von der Polizei festgestellten kriminellen Homicide, im ganzen 588 Fälle, nach Tat, Täter und Opfermerkmalen aufschlüsselte. (Da er sich auf polizeiliche Ermittlungen und nicht auf Gerichtsakten verurteilter Personen stützt, stehen seine Ergebnisse auf breiter Grundlage). In seiner Motivationsstatistik stehen Tötungsdelikte aus Anlaß oft trivialer Streitigkeiten, Beleidigungen, Anrempelungen etc. mit 35 % an erster Stelle, gefolgt von häuslichen Konflikten (14,1 %), Eifersucht (11,6 %), Zankereien wegen Geld (10,5 %). Das Beraubungsmotiv fand sich nur in 6,8 % aller Fälle. WOLFGANG zitiert v. HENTIGS Untersuchung über Mörder und Totschläger aus New York City von 1936 bis 1940, wonach Streitigkeiten („altercations") in 34 % und familiäre Dispute in 26 % an der Spitze rangierten. Nach einem Bericht der Metropolitan Life Insurance Company von 1939 über 500 Homicide erwiesen sich 30 % durch häusliche Streitigkeiten und Eifersucht verursacht und „praktisch alle Tötungsdelikte unter dem emotionellen Druck von Furcht, Haß, Wut, Eifersucht oder Gier" (WOLFGANG op. cit. S. 196).

Die Gründe für solche Verteilungsunterschiede der Tatmotive dürften in vielfältigen kulturellen und sozioökonomischen Faktoren zu suchen sein (z. B. Gelegenheit zu Waffenbesitz, Lebensstandard, Aggressionstoleranz in sozialen Gruppen etc.), die hier nicht ausdiskutiert werden können.

Bei unserer eigenen Untersuchung waren wir dem oben erwähnten Eindruck gefolgt, daß unter geistesgestörten Gewalttätern Bereicherung, Beseitigung lästiger Personen und Verdeckung einer Straftat als Tatantriebe seltener zu erwarten standen als unter normalen Tätern. Wir haben solche Motive deshalb in einer gemeinsamen Klasse zusammengefaßt und von den übrigen Motiven abgegrenzt.

Tabelle 86. Angegebene Tatmotive bei 533 geistesgestörten Gewalttätern, bezogen auf das Geschlecht der Täter

Tatmotive	Geistesgestörte Gewalttäter					
	Männer		Frauen		Gesamtgruppe	
	n	%	n	%	n	%
1. Bereicherung; Beseitigung lästiger Personen; Verdeckung von Straftaten (auch sexueller Angriffe) etc.	72	21,8	11	12	83	19,6
2. Eifersucht (auch Eifersuchtswahn und Liebesenttäuschung)	49	14,8	9	10	58	13,7
3. Rache	126	38,1	24	26	150	35,5
4. Wahnhafte Notwehr	46	13,9	4	4	50	11,8
5. Erlösung von befürchtetem Leid	19	5,7	40	44	59	14,0
6. Andere Motive (z. B. religiöse Motive)	19	5,7	4	4	23	5,4
Zwischensumme	331	100,0	92	100	423	100,0
kein Motiv erkennbar	70		26		96	
fehlende Angaben	9		5		14	
Summe	410		123		533	

Ein Blick auf die Motivtabelle zeigt, daß unsere Vermutung zutrifft: Gefühlsmotive — bei den männlichen Tätern vor allem Rache, bei den weiblichen Tätern an erster Stelle das Motiv der Erlösung des Opfers von befürchtetem Leid oder Krankheit — überwiegen im Kollektiv geistesgestörter Gewalttäter bei weitem die materialistisch-egoistischen Tatantriebe, die sich bei den verurteilten gesunden Mördern vorherrschend fanden.

Wenn auch, wie oben dargelegt, der Anteil motivierter Taten bei beiden Geschlechtern etwa gleich hoch war (ca. 4/5 der Fälle), so erwiesen sich die einzelnen Motivklassen doch recht unterschiedlich verteilt.

Männer motivierten ihre Gewalttat vor allem als Rache, Notwehrhandlung oder durch Liebesenttäuschung oder Eifersucht bestimmt. Die Häufung des Erlösungsmotivs bei Frauen korreliert mit ihren vorwiegend kindlichen Opfern und wird wesentlich geprägt durch den nihilistischen oder Verarmungswahn der psychotischen Depression. Wahnhafte Notwehr spielt bei den kranken Täterinnen eine sehr geringe Rolle.

Prüft man die Häufigkeit der Sammelklasse Nr. 1 (materielle Motive) gegenüber allen übrigen Motiven (Nrn. 2 bis 6) bei beiden Geschlechtern, so findet sich bei den männlichen Tätern ein etwas häufigeres Vorkommen der Sammelklasse als bei den kranken Täterinnen ($\chi^2 = 4{,}3777$, $df = 1$, $\alpha = 0{,}05$).

Prüft man die Verteilung der Motivgruppen „Rache" gegenüber „Erlösung von befürchtetem Leid" bei beiden Geschlechtern, so findet sich eine hochsignifikante Differenz: $\chi^2 = 53{,}4564$, $df = 1$, $\alpha = 0{,}001$.

Tabelle 87. Angegebene Tatmotive bei drei Diagnosegruppen geistesgestörter Gewalttäter

Tatmotive	Geistesgestörte Gewalttäter					
	Schizophr.		Aff. Ps.		Schwachsinn	
	n	%	n	%	n	%
1. Bereicherung; Beseitigung lästiger Personen; Verdeckung von Straftaten (auch sexueller Angriffe)	27	12,0	2	8	38	66
2. Eifersucht (auch Eifersuchtswahn) und Liebesenttäuschung	33	14.7	2	8	3	5
3. Rache	88	39,1	1	4	15	26
4. Wahnhafte Notwehr	36	16,0	0	—	0	—
5. Erlösung von befürchtetem Leid	21	9,3	19	76	0	—
6. Andere Motive	20	8,9	1	4	2	3
Zwischensumme	225	100,0	25	100	58	100
kein Motiv erkennbar	52		8		10	
fehlende Angaben	7		4		0	
Summe	284		37		68	

Es zeigt sich, daß bei den affektiven Psychosen mit ihren überwiegend weiblichen Tätern und kindlichen Opfern der Erlösungswunsch das bestimmende Motiv war (19 von 25 Patienten dieser Gruppe, bei denen sich überhaupt ein Motiv registriert fand), wie bereits oben angeführt.

Bei den schizophrenen Tätern hingegen standen Rachegefühle im Vordergrund (39,1 %); wahnhafte Notwehr und Eifersucht (zusammen ca. 31 %) bildeten gemeinsam die nächste große Motivgruppe, während sich diejenigen Beweggründe, die in den meisten Fällen auf eine Verbesserung der eigenen Situation zielten (Bereicherung, z. B. Raubmord, Verdeckung anderer Straftaten, z. B. sexuelle Angriffe, Beseitigung lästiger Personen) mit großer Mehrheit bei den schwachsinnigen Tätern repräsentiert fanden (38 von 58 Schwachsinnigen, bei denen überhaupt ein Motiv erwähnt war). In dieser Diagnosegruppe spielen auch Rachehandlungen (15 Fälle) eine erhebliche Rolle; sie lassen sich aus den zahlreichen Demütigungserlebnissen erklären, denen Schwachsinnige häufig in ihrer Umgebung ausgesetzt sind (siehe Fall Nr. 492).

Abschließend sei das Problem der motivlos erscheinenden Taten noch einmal aufgegriffen:

Es ließ sich nur bei der Gruppe der schizophrenen Täter näher, beispielsweise nach dem Verteilungsmuster bei den psychopathologischen Untergruppen, untersuchen. Die vorliegenden Fallzahlen erlaubten bei den anderen Krankheitsgruppen keine nähere Charakterisierung sog. motivloser Taten.

Unter den ohne faßbares Motiv gewalttätig gewordenen Schizophrenen (n = 52) befinden sich, wie die folgende Aufschlüsselung zeigt, mehr symptomarme Verlaufsformen, etwas mehr Katatonien und deutlich weniger Paraphrene als unter denjenigen Schizophrenen, bei denen bestimmte Tatmotive registriert worden waren. Wie eine Gegenüberstellung mit den nichtgewalttätigen schizophrenen Patienten demonstriert (Tab. 88), entspricht diese Verteilung unter den angeblich motivlosen schizophrenen Tätern auffallend genau jener aus den Aufnahmen des Psychiatrischen Landeskrankenhauses Wiesloch nach den Kriterien Geschlecht, Alter und Schizophrenie-Diagnose zusammengestellten Vergleichsgruppe:

Tabelle 88. Vergleich zwischen schizophrenen Gewalttätern mit und ohne erkennbarem Tatmotiv und nichtgewalttätigen Schizophrenen nach psychopathologischen Untergruppen

	Schizophrene Täter					Schizophrene Nichttäter	
	mit Motiv		ohne Motiv		fehlende Angaben		
	n	%	n	%	n	n	%
symptomarme Schizophrenie	31	13,8	16	31	3	85	29,0
Katatonie	21	9,3	6	11	0	33	11,3
paranoid-halluzinatorische Schizophrenie	132	58,7	27	52	5	157	53,6
Paraphrenie	41	18,2	3	6	0	18	6,1
Summe	225	100,0	52	100	8	293	100,0

Der Verteilungstest bestätigt den Zahleneindruck:

$\chi^2 =$ df = 3 $\alpha =$

Gewalttäter mit Motiv gegen Gewalttäter ohne Motiv	11,856	0,01
Gewalttäter ohne Motiv gegen nichtgewalttätige Schizophrene	1,57	Nullhypothese nicht widerlegbar

Des weiteren haben wir die motivlos erscheinenden Schizophrenen (n = 52; im folgenden als „Gruppe B" bezeichnet) anhand von 18 Vorfeldmerkmalen und den Tatmerkmalen mit den motiviert gewalttätigen Schizophrenen (n = 225; „Gruppe A") verglichen. Wir dürfen die Ergebnisse hier kurz ohne Zahlenmaterial referieren:

Es zeigte sich, daß die Patienten der Gruppe B kürzere Krankheitsdauern hatten (Signifikanzniveau 0,05) und seltener wahnkrank waren (Signifikanzniveau 0,001) als die Schizophrenen der Gruppe A. Außerdem erwies sich in Gruppe B der Anteil gewalttätiger Vordelikte als niedriger (1/5 gegenüber 1/3) als in Gruppe A (Signifikanzniveau 0,05). Als auf 0,05 Niveau nicht mehr zu sichernde Tendenz zeigte sich:

Die Schizophrenen der Gruppe B waren etwas jünger, häufiger ledig, hatten, wenn verheiratet, etwas weniger oft schlechte Beziehungen zum Ehepartner angegeben als die Täter der Gruppe A. Sie waren einerseits häufig noch nie in stationärer psychiatrischer Behandlung gewesen oder aber hatten längere Aufenthaltsdauern in Fachkrankenhäusern aufzuweisen. Im letzten halben Jahr vor der Tat waren sie ihrer Umgebung autistischer und weniger aggressiv erschienen. — Auch dieses Datenmosaik erinnert sehr an die Schizophrenen der nichtgewalttätigen Vergleichsgruppe.

Von den Tatmerkmalen fanden sich in Gruppe B überdurchschnittlich häufig: impulsive Taten ohne Anlaß (Signifikanzniveau 0,001), seltener wahnhafte Beziehungen zum Opfer (Signifikanzniveau 0,001) und etwas häufiger imperative Stimmen bei der Tat (Signifikanzniveau fast 0,05).

Die referierten Ergebnisse lassen den Versuch gerechtfertigt erscheinen, für die Schizophrenen der Gruppe A und B unterschiedliche charakteristische Tätergestalten herauszuarbeiten.

Die in Gruppe B versammelte kleinere Anzahl anscheinend motivlos angreifender Psychotiker repräsentiert offenbar eine Auswahl Schizophrener, die, äußerlich betrachtet, als „harmloser" (seltener aggressiv vor der Tat, symptomärmer, seltener wahnhaft) und „angepaßter" (bessere Beziehungen zum Ehepartner), wohl aber auch als „verschlossener" (autistischer) beschrieben werden kann und sich offensichtlich aus jüngeren, noch nicht lange erkrankten Individuen zusammensetzt.

Kommt es hier impulsiv, ohne verständlichen Anlaß und ohne faßbare Motivation, zur Gewalttat, dann mag sich dabei unerwartet für die Umgebung (und oft auch für den Patienten selbst) eine Spannung entladen, die hinter einer Fassade scheinbarer Unauffälligkeit angesammelt und verborgen worden war.

Die Täter der wesentlich größeren Gruppe A lassen sich in vieler Hinsicht entgegengesetzt charakterisieren. Hier handelt es sich viel häufiger um ältere, öfters verheiratete, längere Zeit erkrankte, vor der Tat durch Symptome und Aggressionen auffälligere, d. h. „störendere" und wohl auch expansivere Schizophrene, deren ausgesprochene Neigung zu systematischen Wahnbildungen auf eine, wenn auch „verrückte" so doch aktivere und durchgestaltetere Auseinandersetzung dieser Kranken mit ihrer Umwelt hinweist. So erscheint auch ihre Gewalttat — in ausgeprägterem Sinne als bei den Patienten der Gruppe B — Teil dieser (allerdings mißglückenden) Auseinandersetzung, und man ist nicht mehr erstaunt, häufiger als dort von offen konflikthaften Partnerbeziehungen zu hören.

Tatsächlich setzen alle bei Gewalttaten Schizophrener so häufig vorkommenden Motive (Rache, wahnhafte Notwehr, Eifersucht; übrigens auch das Erlösungsmotiv) ein definiertes Objekt voraus, zu dem irgendwelche — und seien es wahnhafte — Beziehungen bestehen müssen. Die Entwicklung solcher Motive benötigt offensichtlich eine längere Beziehungsdauer, die mit einer längeren Krankheitsdauer positiv korreliert (MOWAT hat dies in seiner Studie für den Mord aus wahnhafter Eifersucht bestätigt).

Diese Interpretation führt zur therapeutischen Konsequenz, daß man in die Beziehungen dieser Kranken zu ihren „definierten Objekten" (bei denen es sich oft, wie im Abschnitt 3. d dargestellt, um die nächsten Angehörigen handelt) helfend eingreifen kann und sollte.

4. Unterbringung nach der Tat

Zum Abschluß unserer Erhebungen hatten wir uns noch für den Unterbringungsmodus interessiert, d. h. für die Frage, wieviele Täter im Anschluß an das Tatgeschehen in eine psychiatrische Krankenhausbehandlung bzw. in Strafhaft verbracht worden waren. Manche unserer geistesgestörten Gewalttäter waren erst auf dem Umweg über einen Gefängnisaufenthalt in ein Fachkrankenhaus eingewiesen worden, bei einigen, weil die Schwere der psychischen Störung nicht sofort erkannt worden war, bei anderen im Zuge einer kombinierten Anordnung von Maßnahmen (z. B. bei vielen Schwachsinnigen, die unter Zubilligung von § 51 Abs. 2 StGB zu Haftstrafen verurteilt worden waren, wegen Gefährdung der öffentlichen Sicherheit jedoch nach § 42 b StGB anschließend in einem psychiatrischen Landeskrankenhaus untergebracht wurden).

Tabelle 89. Unterbringungsmaßnahmen nach der Tat bei 533 geistesgestörten Gewalttätern

	Gesamtgruppe		Schizophrenie		Affektive Psychosen		Schwachsinn	
	n	%	n	%	n	%	n	%
keine Maßnahmen getroffen	17	3,6	5	2,0	2	8	5	7
nur Haftstrafe (Gefängnis oder Zuchthaus)	14	3,0	1	0,4	0	—	6	9
Haftstrafe und Unterbringung im psychiatrischen Krankenhaus	101	21,2	41	16,0	2	8	27	42
nur psych. Krankenhaus	343	72,2	209	81,6	22	84	27	42
Zwischensumme	475	100,0	256	100,0	26	100	65	100
verstorben bei der Tat (Suicid)	19		8		5		0	
fehlende Angaben	39		20		6		3	
Summe	533		284		37		68	

Es zeigt sich also, daß knapp ³/₄ unserer Täter gleich nach der Tat psychiatrisch hospitalisiert wurden (vorherrschend Patienten mit Zubilligung des § 51 Abs. 1 StGB, der hier gewöhnlich den § 42 b StGB nach sich zog). Immerhin wurde aber bei 14 Tätern nur eine Haftstrafe verhängt und keine Behandlung oder Unterbringung für nötig befunden, obwohl es sich um Geistesgestörte (zu einem erheblichen Teil um Geistesschwache) handelte. In mehr als einem Fünftel aller Fälle, bei denen Angaben über Maßnahmen registriert waren, ging der psychiatrischen Krankenhausunterbringung eine Haftzeit in einem Gefängnis voraus.

Erstaunlich ist die relativ hohe Zahl von 17 Patienten (3,6 %), bei denen sich keinerlei Maßnahmen dokumentiert fanden. Dies hängt teilweise mit gelungenem Selbstmord nach der Tat zusammen. In unserem Fragebogen haben wir auch den Krankheitsverlauf nach der Tat untersucht und festgestellt, daß 26 Täter im Zeitraum zwischen Tat und Erhebung „ungeheilt verstorben" waren. Bei der Tat selbst waren 19 Patienten (3,6 % aller geistesgestörten Täter) zu Tode gekommen.

Bezüglich der Hauptdiagnosegruppen lassen sich gewisse Unterschiede der getroffenen Maßnahmen erkennen: Bei den Psychosen steht die psychiatrische Krankenhausunterbringung, meist ohne vorangegangene Haftstrafe, im Vordergrund. — Allerdings werden die depressiven Gewalttäter offenbar leichter entlassen (13 von 22 waren zum Zeitpunkt unserer Untersuchung entlassen gewesen), während die Schizophrenen fast durchweg über lange Zeit hospitalisiert bleiben (nur 20 von 209 waren entlassen). Diese Differenz stellt sich heraus, obwohl sie schon die Materialsammlung mit beeinflußt hat (Signifikanzniveau 0,001).

Die schwachsinnigen Täter wurden selten gleich nach der Tat in stationäre psychiatrische Behandlung gebracht. Ohne Strafvollzug nur im psychiatrischen Krankenhaus untergebracht wurden 41 % von ihnen, bei den Schizophrenen dagegen 81 % der Fälle (signifikant auf 0,001 Niveau), vielleicht weil der Schwachsinn im Gegensatz zur psychischen Krankheit am ehesten als „straffähige Charaktereigenschaft" aufgefaßt werden kann und die schwachsinnigen Täter in vieler Hinsicht an die Gewaltdelinquenz „Normaler" erinnern.

F. Qualitative Analyse von Krankheitsgruppen mit kleinen Fallzahlen

1. Epileptische Gewalttäter

In den folgenden Abschnitten sollen Krankheitsgruppen nach wichtigen Merkmalsgebieten dargestellt werden, für die sich zu kleiner Fallzahlen oder heterogener Zusammensetzung wegen eine statistische Analyse nicht durchführen ließ. Es handelt sich um die Gruppen der epileptischen, der späthirngeschädigten und der hirnatrophischen Gewalttäter.

Für die hier als erste Gruppe zu beschreibenden Gewalttäter mit der Diagnose Epilepsie läßt sich nach den im Literaturkapitel (Kapitel 3, Unterkapitel B, Abschnitt 3) dargelegten Befunde anderer Autoren die Vermutung voranstellen, diese Kranken seien neben ihrem Anfallsleiden zusätzlich durch bestimmte Persönlichkeitsmerkmale, wie z. B. Schwachsinn bzw. Intelligenzabbau, Alkoholismus und andere Persönlichkeitsstörungen charakterisiert (ALSTRÖM, HILL und POND) oder es fänden sich bei ihnen häufiger psychiatrische Komplikationen, wie Hirnabbau, Wesensänderungen (ALSTRÖM) oder psychotische Episoden (JANZ), durch welche sich gewalttätige Epileptiker von den nichtaggressiven Anfallskranken unterscheiden ließen. Unter den psychotischen Komplikationen steht das Syndrom des epileptischen Dämmerzustandes, vor allem in der älteren psychiatrischen Literatur, im Rufe der Gefährlichkeit.

Die Gewalthandlungen selbst werden in vielen Lehrbüchern und früheren kasuistischen Beschreibungen als explosive, in hohem Maße unvorhersehbare und unberechenbare Affektausbrüche beschrieben, die sich gegenüber Personen entladen, die dem Kranken gerade zufällig in den Weg treten. Im Hinblick auf diese Annahme haben wir auch die Tat und die Opfer epileptischer Gewalttäter einer kurzen Analyse unterzogen.

Zunächst sollen einige wichtige demographische Grundmerkmale der 29 von uns gefundenen gewalttätigen Epileptiker beschrieben werden.

a) Geschlecht

Wesentlich deutlicher noch als in der Gesamtgruppe aller geistesgestörten Täter überwiegt bei den Anfallskranken das männliche Geschlecht mit 27 Fällen gegenüber den Täterinnen mit 2 Fällen.

b) Alter

Im Vergleich mit der Gesamtgruppe, bei der sich der Altersgipfel zwischen dem 30. und 40. Lebensjahr befindet, sind die Epileptiker jünger (Gipfel zwischen dem 20. und 30. Lebensjahr). Nur fünf Fälle sind älter als 50 Jahre.

c) Stand

Dem Überwiegen jüngerer Lebensalter entspricht die hohe Zahl unverheirateter Täter:

Tabelle 90. Altersverteilung bei epileptischen Gewalttätern

Jahre	n
14—19	4
20—29	12
30—39	4
40—49	4
50—59	4
60 und mehr	1
Summe	29

Mehr als die Hälfte (n = 16) sind ledig, während es in der Gesamtgruppe aller Diagnosen 45 % sind. 7 Epileptiker waren zur Tatzeit verheiratet, der Rest geschieden, getrennt oder verwitwet.

d) Beruf zur Tatzeit

Keiner der Täter befand sich zur Tatzeit in einer beruflichen Position, die über derjenigen eines Facharbeiters, eines unteren Angestellten oder eines Beamten in der unteren Laufbahn lag. 12 waren arbeitslos bzw. arbeitsunfähig, 11 Hilfsarbeiter, 1 in Ausbildung und 2 Hausfrauen. Der Anteil nicht ausgebildeter, bestenfalls angelernter Kräfte (n = 12) liegt somit wesentlich höher als in der Gesamtgruppe, wo er nur ca. ein Drittel ausmacht. Dies hat seine Gründe wahrscheinlich in Persönlichkeits- und Krankheitsmerkmalen, auf die in den folgenden Abschnitten eingegangen wird.

e) Persönlichkeitsmerkmale

Zunächst ist bemerkenswert, daß mehr als die Hälfte (n = 16) der anfallskranken Täter einen Intelligenzmangel (Minderbegabung bis Schwachsinn) aufweisen. In der Gesamtgruppe aller kranken Täter waren nur 37 % minderbegabt bis schwachsinnig. Da zur Feststellung der Intelligenzstufe bei unserer Erhebung dasjenige Test- oder Untersuchungsergebnis ausschlaggebend war, welches der Tat zeitlich am nächsten lag, muß vermutet werden, daß hier auch Intelligenzmängel durch Hirnabbau, also Demenzprozesse, mit erfaßt worden sind. Immerhin bestätigt dieses Ergebnis der Tendenz nach die Befunde von ALSTRÖM sowie von HILL und POND, wonach schwachsinnige Anfallskranke eher zu Aggressionshandlungen neigen als Normalsinnige.

Das Vorliegen einer dissozialen Psychopathie als Merkmal der Grundpersönlichkeit fand sich nur bei einem Siebtel der epileptischen Täter (n = 4), wobei in allen diesen Fällen gleichzeitig ein Intelligenzmangel mitgegeben war. Dieser Anteil dissozial Persönlichkeitsgestörter liegt unter demjenigen der Gesamtgruppe, der ca. 20 % beträgt.

Alkoholismus und Süchte, in 8 Fällen nachgewiesen, waren hingegen im Vergleich mit der Gesamtgruppe (14,4 %) häufiger vermerkt worden. Soweit die kleinen Zahlen überhaupt einen sinnvollen Vergleich zulassen, paßt dieses Ergebnis zu den referierten Untersuchungen in der Literatur.

f) Heredität

Eine Aussage über hereditäre Belastungen mit Geisteskrankheiten und sozialen Auffälligkeiten war schon bei der Gesamtgruppe geistesgestörter Täter und den großen Diagnosen Schizophrenien, affektive Psychosen und Schwachsinn wegen Dokumentationsmängeln des vorgefundenen Aktenmaterials nur in Grenzen und nur für grobe Merkmale möglich gewesen. Sie läßt sich bei den zahlenmäßig schwach besetzten Diagnosegruppen noch schwieriger formulieren und interpretieren.

Bei den Epileptikern, vornehmlich bei der Unterform der genuinen Epilepsie (die unter unseren Fällen bei 13 Tätern diagnostiziert worden war), war ein genetischer Faktor zu vermuten. Dokumentiert war eine Belastung mit Geisteskrankheiten und/oder Epilepsie in der Verwandtschaft 1. Grades in 11 der 29 Fälle, d. h. bei etwas mehr als einem Drittel (in der Gesamtgruppe in 30 %).

Die soziale Heredität für aggressives und/oder autoaggressives und süchtiges Verhalten fand sich bei 4 von 29 Fällen, d. h. bei ca. einem Siebtel, mitgeteilt, also seltener als in der Gesamtgruppe, wo dieser Anteil bei 23 v. H. liegt. Allzu großes Gewicht kann auch diesem Befund nicht beigemessen werden.

g) Vordelinquenz

Den eher geringen Anteilen dissozialer Psychopathie sowie aggressiver und anderer Verhaltensauffälligkeiten in der Verwandtschaft 1. Grades bei den epileptischen Tätern steht ein Ergebnis gegenüber, welches doch auf eine gesteigerte Neigung bestimmter Individuen aus dieser Krankheitsgruppe zu aggressiven Verhaltensformen hinweist: Fast $^3/_4$ (n = 19) der 29 Epileptiker — gegenüber ca. einem Drittel in der Gesamtgruppe — hatten vor der Tat irgendeine Körperverletzung begangen. Knapp die Hälfte der Fälle (n = 13) waren wegen Beleidigung, Verleumdung und Bedrohung anderer straffällig geworden. Von 24 insgesamt durch Vordelikte hervorgetretenen epileptischen Gewalttätern hatten 22 diese Straftaten in der Zeit der Krankheit, 2 die Delikte zum Teil vor, zum Teil in der Krankheitsperiode verübt.

Delikte gegen das Leben waren dagegen vor der Indextat nicht registriert worden. Keinerlei Vordelikte, also auch keine Eigentums-, Sittlichkeits-, Verleumdungs-, Bedrohungs- und andere Deliktformen, fanden sich nur bei 5 von 29 Fällen. Epileptiker mit und ohne Intelligenzmangel unterschieden sich in diesem Merkmal nicht wesentlich voneinander.

h) Krankheitsmerkmale

Ein Blick auf die Krankheitsdauern der 29 epileptischen Gewalttäter zeigt, daß mehr als die Hälfte (n = 17) seit 10 Jahren vor der Tat oder bereits länger unter Anfällen gelitten hatte.

Tabelle 91. Krankheitsdauer bei 29 epileptischen Gewalttätern

bis zu 1 Jahr	1
1 bis 5 Jahre	2
5 bis 10 Jahre	8
10 Jahre und mehr	17
fehlende Angaben	1
Summe	29

Dies erklärt sich vornehmlich aus der Tatsache, daß 13 Täter zur ätiologischen Untergruppe der genuinen und 3 zur Gruppe der residualen Epilepsie zu zählen sind, Krankheitsformen, die größtenteils vor dem Eintritt ins Erwachsenenalter manifest werden. Das Überwiegen von Epilepsieformen mit langer Anfallsvorgeschichte unter den Gewalttätern zeigt sich auch in der Häufigkeit der vor der Tat wenigstens einmal in einem psychiatrischen Krankenhaus behandelten Fälle, die mit 20 von 29 anfallskranken Tätern über dem Prozentsatz für die Gesamtgruppe aller kranken Täter liegt (dort waren 50 % der Fälle vor der Tat wenigstens einmal stationär psychiatrisch behandelt worden). Es zeigt sich ferner, daß die meisten Fälle mit Intelligenzmangel (10 von 16) in diese Gruppe mit langer Anfallsanamnese einzuordnen sind (siehe Tab. 92) und man hier eine größere Zahl von kranken Tätern mit Intelligenzabbau, d. h. mit Demenzprozessen vermuten kann, wie bereits oben diskutiert wurde.

Tabelle 92. Dämmerzustände und Wahnpsychosen bei epileptischen Tätern mit und ohne Intelligenzmangel

	Alle epileptischen Täter n = 29	Epilepsie mit Intelligenzmangel n = 16	ohne Intelligenzmangel n = 13
genuine Epilepsie	13	7	6
residuale Epilepsie	3	3	0
symptomatische Epilepsie	12	5	7
Epilepsie bei atrophischen Prozessen	1	1	0
Dämmerzustand bei der Tat	8	2	6
Wahnbildungen in der Krankheit	6	3	3

Epileptische Dämmerzustände fanden sich zur Tatzeit nur bei 8 Tätern mit Anfallsleiden, eine Zahl, die wir nach Kenntnis der Literatur zunächst höher erwartet hatten.

Auch Wahnbildungen im Verlauf der Krankheit waren nur in ca. einem Fünftel der 29 Fälle dokumentiert worden. Dazu ist zu sagen, daß vermutlich ein Epileptiker mit psychotischen Zuständen in seiner Fähigkeit zu zielgerechten planvollen Handlungen, also auch zu Gewalttaten, erheblich eingeschränkt ist, schneller als Schwergestörter auffallen wird und zu einer stationären Behandlung eingewiesen werden dürfte als nicht psychotische Epileptiker.

Schließlich ist noch zu erwähnen, daß bei 3 epileptischen Tätern zusätzlich die Diagnose „Schizophrenie" und bei 2 weiteren eine exogene Psychose auf dem Boden einer Hirnschädigung festgestellt wurden.

i) Verhalten im Halbjahr vor der Tat

Nach dem großen Anteil epileptischer Täter, die in den Jahren vor der Tat eine Körperverletzung als Vordelikt begangen hatten, stand analog zu den Daten aus der Gesamtgruppe zu erwarten, daß auch im Halbjahr vor der Tat zahlreiche aggressive Verhaltensformen zutage treten würden. Tatsächlich verhielten sich die Kranken sogar besonders häufig bedrohlich und tätlich gegenüber ihrer Umwelt: In mehr als ³/₄ der Fälle (n = 21), gegenüber knapp der Hälfte aller 533 kranken Gewalttäter sämtlicher Diagnosengruppen, waren derartige Erscheinungen registriert worden. Demnach weisen anfallskranke Gewalttäter eine mindestens monatelange Vorphase merklicher Aggressivität gegenüber Intimpartnern und sekundären Beziehungspersonen auf. Die These der unberechenbaren Explosibilität dieser Patienten scheint nur für wenige Fälle zuzutreffen.

Zeichen erheblicher sozialer Isolierung (n = 7) und suicidaler Äußerungen (Drohungen und Versuche; n = 3) fanden sich dagegen etwas seltener als in der Gesamtgruppe kranker Täter.

k) **Tat- und Opfermerkmale**

Ca. ein Drittel (n = 10) der epileptischen Täter hat mindestens einen Menschen getötet (1 Täter mit 3 Todesopfern und 2 Täter mit 2 Todesopfern). Tödliche Ausgänge der Angriffshandlungen sind also etwas seltener als in der Gesamtgruppe, wo knapp die Hälfte aller Kranken ein Opfer zu Tode brachte. 19 Anfallskranke, fast $3/4$ dieser Gruppe, verletzten ihre Opfer lediglich ohne es zu töten (davon 3 Täter mit je 2 Verletzten), ein höherer Anteil als in der Gesamtgruppe, wo er bei 53 % liegt.

Wie erwähnt, begingen 8 Täter die Gewalthandlung unter dem Einfluß eines epileptischen Dämmerzustandes; 3 dieser Fälle standen dabei zusätzlich unter Alkoholeinwirkung; nur Alkoholeinfluß wurde bei 7 Kranken notiert.

8 der 29 Täter, etwas mehr als ein Viertel, hatten die Tat vorgeplant; die entsprechende Rate der Gesamtgruppe liegt bei ca. 48 %, also knapp der Hälfte. Mehr als ein Drittel (11 von 29) handelte ohne erkennbare Vorbereitung und ohne vorangegangene Auseinandersetzung gewalttätig; etwa ein Drittel (10 von 29) war zuvor mit dem Opfer in Streit geraten. Diese Raten liegen etwas höher als in der Gesamtgruppe ,wo sie jeweils ca. ein Viertel betragen.

Sehr viel seltener als bei allen anderen Diagnosen, nur bei 2 Fällen (gegenüber ca. einem Viertel in der Gesamtgruppe), kam es im Anschluß an die Tat zu Selbstmordhandlungen. Dabei handelte es sich in keinem Fall um eine erweiterte Selbstmordhandlung.

Die 29 Epileptiker töteten insgesamt 14 Opfer und verletzten 24. In der großen Mehrzahl wurden Erwachsene als Opfer gewählt (n = 23), und zwar Männer und Frauen zu ungefähr gleichen Teilen. 7 Epileptiker griffen Kinder an, auch hier ohne Geschlechtsbevorzugung. Diese Verhältnisse entsprechen ungefähr denen in der Gesamtgruppe kranker Täter.

Bedeutsam ist auch hier wieder die Feststellung, daß $2/3$ der Anfallskranken (n = 19) ihr Opfer aus dem Kreis der familiären oder intimpartnerschaftlichen Beziehungspersonen wählten (in der Gesamtgruppe ca. 60 %). Bei der großen Zahl unverheirateter Kranker handelt es sich im wesentlichen um Eltern oder Geschwister. Nur in 2 Fällen war das Opfer dem Täter unbekannt gewesen. In 6 Fällen hatte es sich um eine Zufallsbekanntschaft gehandelt.

Etwa die Hälfte der Täter (n = 14) griff aus nicht wahnhaften Motiven an; 4 aus wahnhaften Motiven; in etwas über einem Drittel der Fälle (n = 11) war aus den Unterlagen kein Motiv erkennbar gewesen.

2. Gewalttäter mit späterworbener Hirnschädigung und hirnatrophischen Prozessen

Nachdem es sich bei den epileptischen Gewalttätern um eine Auswahl fast ausschließlich männlicher Anfallskranker handelt, die schon lange vor der Tat durch aggressive Verstimmbarkeit, Neigung zu Beleidigungen und Bedrohungen anderer, zahlreiche Vordelikte mit Körperverletzung, sowie zu einem großen Teil durch intellektuelle Defizienz und sehr lange Krankheitsverläufe auffielen, läßt sich auch durch unsere Ergebnisse die Annahme wichtiger Voruntersucher stützen, daß es nicht die Phase der Anfälle selbst und nur zum kleineren Teil die epileptischen Psychosen, wie z. B. der epileptische Dämmerzustand sind, die zum Gewalttatenrisiko beitragen, sondern viel eher jene direkt oder indirekt mit dem Anfallsleiden verbundene Phänomene, wie Hirnabbau, Schädigung der Intelligenz

(Demenz), Persönlichkeitsveränderung, Beeinträchtigung der sozialen Beziehungen und anderes mehr. Aber auch ein krankheitsunabhängiger Persönlichkeitsfaktor scheint eine maßgebliche Rolle zu spielen, wie sich schon in der Gesamtgruppe geistesgestörter Täter gezeigt hatte.

Analog zu diesen Befunden und Überlegungen darf angenommen werden, daß auch andere Krankheitsbilder, die zur Hirnschädigung führen können, dann mit Gewaltkriminalität belastet sind, wenn
1. sich ein stärkerer Hirnabbau und eine erhebliche Schädigung der Persönlichkeits- und der Charakterstruktur ereignet hat,
2. bereits in der prämorbiden Persönlichkeit dissoziale, aggressive Verhaltenseigentümlichkeiten zutage getreten sind.

Im Hinblick auf diese und einige andere globale Hypothesen hielten wir es für verantwortbar, die in sich sehr heterogene Gruppe der „Hirnorganiker" zusammenzulegen und quantitativ auszuwerten. Sie lassen sich unterteilen in:

I. *die späterworbenen Hirnschädigungen* (durch traumatische, toxische oder entzündliche Vorgänge (ohne angeborene oder frühkindliche Hirnschäden) n = 43;

II. *die hirnatrophischen Prozesse* durch präsenile und senile Abbauvorgänge (Demenzen) n = 40.

Nach Angaben der Literatur ist die Gewaltkriminalität der durch senile und präsenile Involutionsvorgänge in ihrer Hirnfunktion beeinträchtigten Patienten niedriger einzuschätzen als diejenige der durch Trauma oder entzündliche Prozesse hirngeschädigten Personen (H. W. Müller und Hadamik; Bürger-Prinz u. Lewerenz; Roth).

Bei den alterskranken Tätern sollen es nach Ansicht von Roth nicht die normalen Altersabbauerscheinungen, sondern komplizierende psychische Begleitsyndrome, wie z. B. chronischer Alkoholismus, paranoide Syndrome u. ä. sein, die zu schweren Aggressionshandlungen führen können.

Im folgenden werden wir die Gruppen I und II, soweit möglich, gemeinsam darstellen. Nur wo sich deutliche Unterschiede herausarbeiten lassen, werden wir sie getrennt auswerten.

Zu Beginn werden wieder einige wichtige demographische Grunddaten der 43 gewalttätigen Späthirngeschädigten und der 40 Hirnatrophiker vorgestellt:

a) Geschlecht

Ebenso wie bei den Epileptikern überwiegen auch hier die männlichen Täter in deutlichem Maße: von 43 Späthirngeschädigten sind 40 Männer, von 40 Hirnatrophikern 35 Männer.

b) Alter

Erwartungsgemäß verschiebt sich sowohl bei den Tätern der Gruppe I wie besonders bei denjenigen der Gruppe II der Altersgipfel auf die höheren Lebensstufen: Die Späthirngeschädigten zeigen den Altersgipfel zwischen dem 40. und 60. Lebensjahr, die Hirnatrophiker werden mit einer Ausnahme erst ab dem 50. Lebensjahr angetroffen.

c) Stand

Dem Schwergewicht älterer Altersstufen entspricht hier die größere Häufigkeit der verheirateten Täter. Dies tritt besonders in Gruppe II in Erscheinung (28 verheiratete, 3 ledige), während die Täter der Gruppe I zu einem vergleichsweise größeren Anteil unverheiratet sind (21 verheiratete, 14 ledige). In beiden Gruppen liegt die Verheiratetenquote jedoch etwas über derjenigen der Gesamtgruppe aller geistesgestörten Täter.

Tabelle 93. Altersverteilung bei späthirngeschädigten (Gruppe I) und hirnatrophischen (Gruppe II) Gewalttätern

Alter	Gruppe I	Gruppe II
14—19	2	0
20—29	8	0
30—39	8	0
40—49	12	1
50—59	12	17
60 und mehr	1	22
Summe	43	40

d) **Beruf zur Tatzeit**

Tabelle 94. Verteilung der Berufe bei späthirngeschädigten (I) und hirnatrophischen (II) Gewalttätern

Berufsformen	Gruppe I	Gruppe II
arbeitslos/arbeitsunfähig	15	24
in Ausbildung	2	0
Hilfsarbeiter und vergleichbare Berufe	10	3
Facharbeiter und vergleichbare Berufe	12	8
gehobene Berufe	2	0
Hausfrau	2	5
Summe	43	40

Im Vergleich zur Gesamtgruppe aller kranken Täter fällt auf, daß Patienten ohne Arbeit (arbeitslos, arbeitsunfähig) häufiger registriert wurden, ähnlich wie bei den Epileptikern. Dies dürfte vor allem bei Gruppe II in erster Linie mit dem höheren Lebensalter dieser Täter zusammenhängen; bei den Patienten der Gruppe I wohl auch mit Krankheitsfaktoren.

e) **Persönlichkeitsmerkmale**

Mehr als ein Drittel (16 von 43) Späthirngeschädigte und knapp die Hälfte (18 von 40) der Hirnatrophiker wiesen einen dokumentierten Intelligenzmangel[33] auf, der in der II. Gruppe naturgemäß in einem höheren Anteil zu erwarten war.

Dissoziale Psychopathie als Nebendiagnose fand sich bei einem Viertel (n = 11) der Späthirngeschädigten, aber nur bei einem Achtel (n = 5) der Hirnatrophiker. (In der Gesamtgruppe aller Diagnosen wurde sie in ca. einem Fünftel der Fälle angetroffen.)

---

[33] Bei den übrigen Kranken, bei denen ein erheblicher IQ-Mangel noch nicht nachgewiesen war, hielt sich die Symptomatik in der Regel auf der Ebene der Beeinträchtigung der höheren intellektuellen Funktionen, der visomotorischen Leistungen, eines allgemeinen organischen Psychosyndroms und/oder von Charakterveränderungen.

Im Faktor Alkoholismus und Süchte unterscheiden sich die hier dargestellten beiden Gruppen hirnorganisch geschädigter Täter erheblich: In Gruppe I sind fast die Hälfte (n = 21) chronische Alkoholiker, also weitaus mehr als in der Gesamtgruppe aller geistesgestörten Täter, wo die Rate bei ca. einem Siebtel liegt. Dagegen entspricht die Gruppe II mit 6 Alkoholikern ungefähr der Verteilung in der Gesamtgruppe.

f) Heredität

In der Belastung mit Geisteskrankheiten sowie mit sozial auffälligem Verhalten in der Verwandtschaft I. Grades fanden sich zwischen den beiden Gruppen keine nennenswerten Differenzen. Für beide Faktoren wurden Größenordnungen registriert, die zwischen einem Fünftel und einem Achtel schwanken, also unter den Anteilen in der Gesamtgruppe liegen. (Gruppe I: Belastung mit Geisteskrankheiten in 6 Fällen, mit auffälligem Verhalten in 9 Fällen. Gruppe II: Belastung mit Geisteskrankheiten in 5, mit auffälligem Verhalten in 7 Fällen.)

g) Vordelinquenz

War bei den Gewalttätern der Gruppe I schon eine höhere Rate dissozialer Persönlichkeitsstörungen und chronischer Alkoholiker aufgefallen als bei den Tätern der Gruppe II, so tritt die Tendenz der späthirngeschädigten Täter zu aggressiven Verhaltensweisen besonders bei Prüfung der Vordelikte zutage.

Tabelle 95. Vordelikte bei späthirngeschädigten (I) und hirnatrophischen (II) Gewalttätern

Vordelikte	Gruppe I	Gruppe II
keinerlei Vordelikte	8	21
Beleidigung, Verleumdung, Bedrohung	15	18
Körperverletzung und Notzucht	20	8
Delikt gegen Leben	3	1
Summe	46[a]	48[a]

[a] Die von der Fallzahl abweichende Summe entsteht, weil hier die Fälle je Merkmalskategorie gezählt und Kombinationen deshalb mehr als einmal zugeordnet wurden.

Die durch atrophische Hirnabbauprozesse geschädigten Patienten sind zwar häufiger durch Drohungen und Beschimpfungen anderer, d. h. durch belästigendes, kränkendes oder einschüchterndes Verhalten auffällig geworden; zu schweren Angriffen mit Körperverletzung oder lebensbedrohlichen Attacken ist es jedoch deutlich seltener gekommen als in der Gesamtgruppe aller kranken Täter und wesentlich seltener als bei den späthirngeschädigten Tätern.

In beiden Gruppen fiel die Mehrzahl aller Vordelikte in die Zeit der Krankheit (Gruppe I: 24 Fälle; Gruppe II: 13 Fälle).

h) Krankheitsmerkmale

Betrachtet man zunächst die Krankheitsdauern der beiden Tätergruppen, so zeigen sich wiederum Unterschiede: Die Späthirngeschädigten weisen einen deutlich höheren Anteil von Tätern auf, die länger als 5 Jahre krank sind (25 von 43 gegenüber 15 von 40 bei den Hirnatrophikern).

Tabelle 96. Krankheitsdauern bei späthirngeschädigten (I) und hirnatrophischen (II) Gewalttätern

Krankheitsdauer	Gruppe I	Gruppe II
bis zu 1 Monat	2	0
bis zu 6 Monaten	3	4
bis zu 1 Jahr	2	3
1 bis 5 Jahre	10	16
5 bis 10 Jahre	6	10
10 Jahre und mehr	19	5
fehlende Angaben	1	2
Summe	43	40

Ferner interessierte auch hier die Frage, wieviele Täter der beiden Gruppen neben ihrem hirnorganischen Grundleiden — späterworbene Hirnschädigung durch mechanische, entzündliche oder toxische Vorgänge bzw. Altersabbauprozesse — zur Tatzeit an zusätzlichen psychischen Störungen von erheblichem Krankheitswert gelitten haben.

Tabelle 97. Wahnbildung und Begleitpsychosen bei späthirngeschädigten (I) und hirnatrophischen (II) Gewalttätern

	Gruppe I	Gruppe II
Wahnbildung in der Krankheit	21	23
Fälle mit Begleitpsychose insgesamt	21	26
davon: Schizophrenien	6	2
Affektive Psychosen	3	2
nicht klassifizierbare endogene Psychosen	2	2
exogene Psychosen	10	20

Es fällt auf, daß bei mehr als der Hälfte der hirnatrophischen Täter eine Begleitpsychose diagnostiziert worden war, und zwar zum überwiegenden Teil eine exogene Psychose. Dies bedeutet, daß zur Zeit der Tat neben einem Hirnleistungsabbau auch eine Bewußtseinsstörung vorlag, womit, offenbar häufiger als im Dämmerzustand bei den anfallskranken Tätern, eine Verminderung der Bewußtseinskontrolle über aggressive Affekte für diese Fälle von wesentlicher Bedeutung ist. Daneben ist das produktive psychotische Symptom der Wahnbildung — auch innerhalb exogener Psychosen — für beide Gruppen hirnorganisch veränderter Gewalttäter in je ca. der Hälfte der Fälle dokumentiert worden — etwa in der Größenordnung, in welcher Wahn bei den Gewalttätern des manisch-depressiven Formenkreises vermerkt ist (ca. 56 %), aber deutlich seltener als bei den schizophrenen Tätern, bei denen ca. 90 % Wahnerscheinungen boten.

In beiden Gruppen fand sich ein nicht unerheblicher Anteil von Kranken mit funktionellen (endogenen) Psychosen.

i) **Verhalten im Halbjahr vor der Tat**

Aggressive Verhaltensweisen waren bei den hirnorganisch veränderten Tätern im Halbjahr vor der Tat in nicht geringerem Maße aufgefallen — bei den Späthirngeschädigten relativ sogar häufiger — als beim Durchschnitt der 533 geistesgestörten Gewalttäter unserer Studie. Sie werden in diesem Verhalten allerdings noch von den Epileptikern übertroffen. Dafür zeigen die Hirnorganiker der beiden Gruppen eine stärkere Suicidalität, besonders die Hirnatrophiker, und eine häufiger dokumentierte Neigung zum Rückzug aus sozialen Beziehungen als die Anfallskranken.

Tabelle 98. Verhaltensauffälligkeiten im Halbjahr vor der Tat bei späthirngeschädigten (I) und hirnatrophischen (II) Gewalttätern

Form auffälligen Verhaltens	Gruppe I	Gruppe II
Aggressivität (Drohungen und/oder Tätlichkeiten)	28	20
Suicidalität (Drohung und/oder Versuch)	14	17
erheblicher sozialer Rückzug (Isolierung, Autismus)	14	11
Summe	56[a]	48[a]

[a] Die von der Fallzahl abweichende Summe entsteht, weil hier die Fälle je Merkmalskategorie gezählt und Kombinationen deshalb mehr als einmal zugeordnet wurden.

Die hohe Rate von Selbstmordäußerungen liegt insbesondere bei den Tätern mit hirnatrophischen Prozessen deutlich über dem Durchschnitt aller Diagnosen (10 %), ein Befund, der mit dem für die BRD nachgewiesenen Anstieg der Incidenzrate für gelungene Suicide in der Altersklasse über 60 Jahre übereinstimmt.

k) Tat- und Opfermerkmale

Ähnlich wie bei den epileptischen Tätern sind auch hier Taten ohne Todesfolge besonders bei den Hirnatrophikern häufiger als gelungene Tötungen. 19 Täter der Gruppe I töteten mindestens ein Opfer (2 Täter mit je 3 Todesopfern); in der Gruppe II waren dies 12 Täter. 24 Täter der Gruppe I und 28 in der Gruppe II verletzten ihr Opfer lediglich. Soweit diese Zahlen aussagekräftig sind, scheint also auch dieses Ergebnis dafür zu sprechen, den Alterskranken eine geringere Gefährlichkeit beizumessen als den, durchschnittlich jüngeren, Patienten mit einer traumatischen, toxischen oder entzündlichen Hirnschädigung.

Entsprechend der hohen Rate chronischer Alkoholiker bei den Späthirngeschädigten findet sich bei ihnen auch der überhaupt höchste Anteil von Alkoholeinwirkungen zur Tatzeit: Bei mehr als einem Drittel (n = 17) dieser Täter war Alkoholeinfluß vermerkt worden, wesentlich öfter als bei den Hirnatrophikern, wo der Anteil solcher Fälle (n = 9) mit ca. einem Fünftel dem Durchschnitt aller männlichen geistesgestörten Täter entspricht.

In der Häufigkeit vorgeplanter Taten (Gruppe I: 24 Täter; Gruppe II: 17 Täter) ähneln die Hirnorganiker beider Gruppen dem Gesamtdurchschnitt.

Wesentlich seltener als bei den Epileptikern, nämlich zwischen einem Sechstel (Gruppe I n = 7) und ca. einem Fünftel (Gruppe II n = 9) ereigneten sich impulsive Angriffshandlungen ohne vorausgegangene Auseinandersetzung mit dem Opfer. Aus einem Streit mit dem Opfer heraus kam es bei 9 Tätern der Gruppe I und bei 14 Tätern der Gruppe II zur Gewalthandlung.

Viel häufiger als bei den Epileptikern und in etwa gleichem Ausmaß wie in der Gesamtgruppe waren Suicidhandlungen der Täter im Anschluß an die Tat notiert worden: In beiden Gruppen bei je 12 Fällen. Davon handelte es sich in jeweils 5 Fällen um erweiterte Selbstmordhandlungen (nur ein Fall — ein Patient mit Hirnatrophie — tötete sich bei der erweiterten Selbstmordhandlung; sonst waren lediglich erweiterte Tötungsversuche zur Registrierung gelangt).

Die 43 Späthirngeschädigten töteten insgesamt 24 Opfer und verletzten 30. Die 40 Hirnatrophiker töteten 14 und verletzten 27 Opfer. Wie bei den Epileptikern wurden in der großen Mehrzahl Erwachsene als Opfer gewählt (Gruppe I n = 35 Fälle, Gruppe II n = 39 Fälle), und zwar überwiegend Frauen. Die beiden Hirnorganiker-Gruppen unterscheiden sich hierbei insofern, als den Tätern mit Altersabbau fast ausschließlich Erwachsene und vergleichsweise mehr Frauen als den späthirngeschädigten Tätern zum Opfer fielen.

Tabelle 99. Opferwahl bei späthirngeschädigten (I) und hirnatrophischen (II) Gewalttätern

Art der Opfer	Gruppe I	Gruppe II
Erwachsene als Opfer		
Fälle insgesamt	35	39
davon männliche Erwachsene	14	15
davon weibliche Erwachsene	18	23
davon männl. u. weibl. Erwachsene	3	1
Kinder als Opfer		
Fälle insgesamt	10	2
davon männliche Kinder	7	1
davon weibliche Kinder	1	1
davon männl. u. weibl. Kinder	2	0
Opfer aus Familie/Intimbereich	27	26
Opfer aus Bekanntenkreis	3	1
Opfer aus Autoritätspersonen	1	4
Opfer aus Zufallsbekanntschaft	10	9
Opfer dem Täter unbekannt	2	0

(gezählt in Zahl der Täter)

Die Tabelle der Opferwahl zeigt, daß auch die hirnorganisch geschädigten Täter beider Gruppen ihre Opfer zum größten Teil aus dem Kreis der ihnen am nächsten stehenden Beziehungspartner wählten. Entsprechend der großen Zahl verheirateter Täter handelt es sich im wesentlichen um Ehepartner.

Untersucht man abschließend die zutage getretenen Tatmotive, so fällt auf, daß hier ganz im Gegensatz zu den anfallskranken Gewalttätern die wahnhaften Motive eine bedeutende Rolle spielen: Sie waren bei den Hirnatrophikern in mehr als der Hälfte der Fälle (n = 25), bei den Späthirngeschädigten in knapp der Hälfte (n = 20) dokumentiert worden. Die Zahlen entsprechen ungefähr der Häufigkeit, mit welcher Wahnbildungen im Krankheitsverlauf dieser hirnorganisch geschädigten Patienten vermerkt worden waren. Fälle, bei denen aus den Unterlagen kein Motiv zutage getreten war, fanden sich hingegen bei den Epileptikern häufiger (in ca. einem Drittel) als bei den Hirnorganikern (in ca. einem Achtel der Fälle). 16 Täter der Gruppe I und 11 der Gruppe II hatten aus nicht wahnhaften Gründen die Gewalttat begangen.

3. Geistesgestörte Gewalttäter mit chronischem Alkoholismus

Wie bereits im Methodikkapitel dargelegt, hatten wir bei der Fallermittlung nur diejenigen geistesgestörten Gewalttäter in unsere Untersuchung einbezogen, die unter einer der sogenannten „großen psychischen Krankheiten" litten, im wesentlichen also psychotische, schwer hirngeschädigte, epileptische oder schwachsinnige Personen. Psychopathologische Syndrome wie Persönlichkeitsstörungen (Psychopathien), Neurosen, Perversionen und Suchten und auch den chronischen Alkoholismus[34] hatten wir als Nebendiagnose mitregistriert.

---

[34] Täter, bei denen der chronische Alkoholismus bereits zu einer schweren Hirnschädigung oder Hirnatrophie geführt hatte, sind unter die Hauptdiagnose Späthirnschädigung eingeordnet worden.

Als Nachtrag zu den oben geschilderten Diagnosengruppen erscheint es gerechtfertigt, diejenigen Täter, die neben schweren psychischen Verhaltensstörungen, wie Schizophrenie oder Schwachsinn, an einem chronischen Alkoholismus litten, als eine eigene Diagnosegruppe vorzustellen. Es handelt sich beim Alkoholismus um die häufigste Nebendiagnose und um eine Suchtform, die zu eingreifenden Persönlichkeitsveränderungen führen kann — oder auch mit vorausgehenden Störungen verknüpft ist — und auf deren Verlauf Einfluß nehmen kann. Einige Daten haben wir bereits im Paarvergleich gewalttätiger und nichtgewalttätiger Patienten im Kapitel II, 2 dargestellt.

Insgesamt wurde bei 79 (14,8 %) geistesgestörten Gewalttätern unserer Studie chronischer Alkoholismus als Begleitdiagnose registriert; in 6 Fällen war diese Sucht mit anderen Suchtformen gekoppelt.

a) Geschlecht und Alter

Zum weit überwiegenden Teil handelt es sich um männliche Patienten (n = 74). Die Altersverteilung läßt ein leichtes Übergewicht des 3. und 4. Lebensjahrzehnts erkennen:

Tabelle 100. Altersverteilung der Nebendiagnose „chronischer Alkoholismus" in der Gesamtgruppe geistesgestörter Gewalttäter

Alter	n	%
14—19	3	4
20—29	23	29
30—39	22	28
40—49	15	19
50—59	12	15
60 und mehr	4	5
Summe	79	100

b) Stand

In ca. der Hälfte der Fälle handelte es sich um unverheiratete Täter (n = 39), mehr als ein Drittel war verheiratet (n = 27), ein knappes Siebtel (n = 11) getrennt oder geschieden, 2 Fälle verwitwet.

c) Beruf

Je ein starkes Drittel der Fälle war zur Tatzeit arbeitslos oder arbeitsunfähig (n = 29) bzw. in ungelernten Berufen, wie Hilfsarbeiter, landwirtschaftliche Hilfskraft etc., tätig (n = 30). Nur 18 Alkoholiker arbeiteten als Facharbeiter oder in vergleichbaren Berufen. Gehobene Stellungen fehlten völlig. Zweimal wurde als Beruf „Hausfrau" notiert.

d) Persönlichkeitsmerkmale, kriminelle Handlungen in der Vorgeschichte und Heredität

Wie wir erwarten konnten, waren alkoholische Gewalttäter zu einem wesentlichen Anteil Menschen mit schweren Persönlichkeitsstörungen. Die Nebendiagnose „dissoziale Psychopathie" fand sich z. B. in ca. der Hälfte der Fälle (n = 38). Weit über die Hälfte der chronischen Alkoholiker hatten sich vor der Tat bereits Gewalttaten gegen Leib und Leben anderer zuschulden kommen lassen (n = 46), nur bei 11 Fällen waren keinerlei Vordelikte erwähnt worden.

Bei ebenfalls mehr als der Hälfte dieser Sammelgruppe (n = 42) war ein Intelligenzmangel dokumentiert worden, der von leichter Unterbegabung bis zu Schwachsinn[35] (n = 14) reichte.

In ca. einem Viertel der Fälle (n = 19) war in der Verwandtschaft 1. Grades Schwachsinn oder Geisteskrankheit registriert worden; die soziale Heredität für süchtiges, aggressives oder autoaggressives Verhalten lag bei einem knappen Drittel dieser Fälle (n = 24).

e) Krankheitsmerkmale

Hier interessiert die Frage, mit welchen Hauptdiagnosen und wichtigen psychopathologischen Syndromen der chronische Alkoholismus zur Tatzeit zusammen auftrat:

Tab. 101. Verbindung von chronischem Alkoholismus mit sonstigen Diagnosen in der Gesamtgruppe geistesgestörter Gewalttäter

chronischer Alkoholismus in Verbindung mit	n	%
Schizophrenie	22	27,8
nicht klassifizierbare endogene Psychosen	5	6,3
affektive Psychosen	3	3,8
exogene Psychosen	15	18,9
Epilepsie	8	10,1
spätererworbene Hirnschädigung	19	24,1
senile/präsenile Demenz (Hirnatrophie)	5	6,3
Schwachsinn	14	17,7
	91[a]	100,0

[a] Einschließlich Mehrfachdiagnosen; deshalb 91 Diagnosen bei 79 Fällen!

Die Hälfte aller gewalttätigen Alkoholiker (n = 39) war mit Wahnbildungen verknüpft. In weit mehr als der Hälfte der Fälle (n = 45) begleitete diese Suchtform eine Psychose.

f) Verhalten im Halbjahr vor der Tat

Entsprechend der hohen Rate gewalttätiger Vordelikte und dissozialer Persönlichkeitsstörungen stand bei der Sammelgruppe der Alkoholiker auch ein großer Anteil aggressiver Verhaltensauffälligkeiten in den letzten Monaten vor der Tat zu erwarten.

Tatsächlich waren bei fast ³/₄ dieser Täter (n = 58) Drohungen, aggressive Spannungen oder Tätlichkeiten gegenüber der Umwelt aufgefallen; in einem knappen Viertel (n = 17) waren suicidale Äußerungen vermerkt worden. Erhebliche soziale Isolierung und Autismus fanden sich bei ca. einem Fünftel (n = 16) dieser Gewalttäter registriert.

g) Tat- und Opfermerkmale

Der Anteil gelungener Tötungen (n = 25 = 31,6 %) liegt niedriger als in der Gesamtgruppe, von der knapp die Hälfte aller Kranken ein Opfer töteten. In 54 Fällen (68,4 %) kam es lediglich zu Körperverletzungen. Eine Aufspaltung nach Zahl und Geschlecht der Opfer erscheint bei der Verschiedenartigkeit der Hauptdiagnosen dieser Gruppe problematisch und wenig ergiebig,

Erwartungsgemäß stand ein sehr erheblicher Teil dieser Täter auch bei der Tat unter Alkoholeinfluß, und zwar in 54 Fällen (68,4 %), wesentlich häufiger als in der Gesamtgruppe aller geistesgestörten Täter (17,1 %).

---

[35] IQ 89 und darunter — ICD 310 — 315.

Die Rate vorgeplanter Taten (n = 34) lag in der Größenordnung der Gesamtgruppe. Suicidhandlungen nach der Tat (n = 13) waren etwas seltener als dort notiert worden.

Auch bei den alkoholkranken Gewalttätern wurde die überwiegende Mehrzahl der Opfer aus dem Kreis der Familie bzw. der Intimbeziehungen gewählt (42 Fälle = 53,2 %). Höher als in der Gesamtgruppe aller Diagnosen ist jedoch hier der Anteil der Täter, die Personen aus dem Bekanntenkreis angriffen (26 Fälle = 32,9 %) gegenüber 23,4 % in der Gesamtgruppe aller kranken Täter.

Fälle ohne Tatmotiv (n = 6) waren deutlich seltener als in der Gesamtgruppe. Knapp die Hälfte chronisch alkoholischer Täter (n = 36) handelte aus rein wahnhaften Motiven, 11 aus Liebesenttäuschungen und Eifersucht (incl. Eifersuchtswahn), 37 aus nichtwahnhaften Antrieben. Inwieweit jedoch in die Motivation die Auswirkungen des Alkoholismus oder diejenigen der jeweils als Hauptdiagnose registrierten psychischen Störung bestimmend eingegriffen haben, läßt sich nicht klar definieren.

Zusammenfassend gewinnt man den Eindruck, daß der chronische Alkoholismus als zusätzliche Komplikation von Geisteskrankheit, Schwachsinn und vieler Defektsyndrome eine erhebliche Risikoerhöhung für die Gewaltkriminalität bedeutet, die sich nicht zuletzt in der sehr hohen Rate gewalttätiger Vordelikte und aggressiver Verhaltensauffälligkeiten in den Monaten vor der eigentlichen Tat niederschlägt. Vor allem dann, wenn er mit dissozialen Persönlichkeitszügen, Hirnschäden mit Persönlichkeitsveränderung und mit unterdurchschnittlicher Intelligenz oder leichtem Schwachsinn gepaart ist und/oder gleichzeitige Wahnsymptome bestehen, scheint er das Gewalttäterrisiko Geistesgestörter fühlbar zu erhöhen, zumal wenn Alkoholeinfluß und Tatauslösung zusammentreffen.

Kapitel 4

Zusammenfassung und Diskussion der Ergebnisse

Allgemeine Bedeutung und Grenzen der Ergebnisse

Unser Ziel kann es nicht sein, alle Ergebnisse der Untersuchung noch einmal in einem umfassenden Rahmen zusammenzustellen. Vielmehr verfolgen wir die Absicht, aufbauend auf den Ergebnisdiskussionen der Einzelkapitel einen vereinfachenden Überblick zu geben, der die Einordnung in das gegenwärtige psychiatrische Wissen und die Ableitung präventiver Maßnahmen erleichtert.

Unsere Erhebung hat gegenüber allen einschlägigen Voruntersuchungen einen beträchtlichen Vorteil: Sie geht von einer einigermaßen zuverlässig definierten und ausreichend großen Untersuchungsgruppe aus, die wahrscheinlich einigermaßen vollständig erfaßt werden konnte. Ursprungspopulation (die strafmündige Bevölkerung der BRD mit ca. 42,6 Millionen) und Risikoperiode (10 Jahre) sind hinreichend weit gefaßt, um ausreichende Ansprüche an die Repräsentativität der untersuchten Gruppe, die einer Totalerhebung entstammt, stellen zu können.

Die Repräsentativität einzelner Untergruppen, beispielsweise jener geistesgestörten Täter, die nach der Tat Selbstmord begingen — sie fallen vor allem unter die Diagnose „Depression" bzw. „affektive Psychose" — ist mit wesentlich größerer Zurückhaltung zu beurteilen. Wir müssen weiter offen lassen, ob die Ergebnisse auch für jede andere Periode volle Gültigkeit behalten werden. Die Dekade unserer Untersuchung, 1955—1964, fällt mit einer verhältnismäßig stabilen Entwicklung der wirtschaftlichen und der gesellschaftspolitischen Verhältnisse in der BRD zusammen. Die Gesamtkriminalität hatte sich weitgehend kontinuierlich und ohne wesentliche qualitative Veränderungen entwickelt. Die Ausländerkriminalität und damit der Anteil von Tätern, die durch andersartige Kulturfaktoren beeinflußt sein mögen, lag noch sehr niedrig. Gewalttaten mit politischem Hintergrund und andere, von außergewöhnlichen Einflüssen bestimmte Delikte, beispielsweise die ab 1968 angestiegene Rauschgiftkriminalität, bei denen Geistesgestörte möglicherweise unter- oder überrepräsentiert sind, spielten praktisch keine Rolle. Wir können deshalb vorerst nur annehmen, daß unsere Aussagen für „normale" Verhältnisse in der Entwicklung der Gewalttätigkeit der BRD und vielleicht der mit ihr vergleichbaren Kulturnationen zutreffen.

Der Vorteil dieser verhältnismäßig soliden methodischen Basis, die es erstmals ermöglicht, zu einigermaßen zuverlässigen Zahlen hinsichtlich der Gewaltkriminalität Geistesgestörter zu gelangen, ist auch mit Nachteilen verbunden. So müssen, wie wir eingangs feststellten, alle Fragen nach der Gesamtkriminalität Geistesgestörter ebenso unbeantwortet bleiben wie die Fragen nach der Gewaltkriminalität anderer als der von uns erfaßten Diagnosenkategorien, etwa der Persönlichkeitsstörungen und Neurosen. Wir sind von denjenigen Tätern ausgegangen, die unter die Diagnosen „Schwachsinn, Epilepsie, endogene und exogene Psychosen und Abbausyndrome (Demenz etc.) sowie psychische Veränderungen aufgrund von Hirnfunktionsstörungen" fallen. Wir haben, was die Tat anlangt, eine operationale Definition zugrundegelegt, die wir nach Grund und Inhalt erläutert haben. Sie hat im wesentlichen einen ernsten Angriff auf das Leben einer anderen Person zum Inhalt.

In dieser Definition ist ein Tattypus eingeschlossen, der eine Sonderstellung innehat: der erweiterte Selbstmordversuch. Er unterscheidet sich von den meisten anderen Tattypen in erster Linie durch das besondere Gewicht der Selbstmordintention in Motivation und Tatablauf. Unter anderer Fragestellung wäre der erweiterte Selbstmord den autoaggressiven, d. h. vom Täter gegen sich selbst gerichteten Gewalthandlungen zuzuordnen. Für unsere Untersuchung ist er jedoch ebenso als Gewalttat zu kategorisieren wie jede andere Tat, die zum Tode eines anderen Menschen geführt hat oder wenigstens hätte führen können. Da wir die „Gefährlichkeit" Geistesgestörter zu untersuchen hatten, war von der Operationalisierung dieses Kriteriums auszugehen, um zu Ergebnissen zu kommen, die über verschiedene Tattypen, Motivbereiche und ihre Beziehungen zu einzelnen Diagnosegruppen Auskunft geben konnten.

Der individuelle Suicid jedoch, der nur den Täter selbst oder durch Fahrlässigkeit seine Umgebung geschädigt hatte, blieb bei unserer Erhebung ausgeschlossen. Ein Grund zu dieser Entscheidung liegt in der Tatsache, daß diese Fragestellung nur in einer neuen, sehr aufwendigen Untersuchung hätte bearbeitet werden können. Die vollständige Ermittlung vollendeter und zumal der versuchten Selbsttötungen gehört zu den schwierigsten und kaum zuverlässig lösbaren Aufgaben der psychiatrischen Epidemiologie. Die quantitative Geringfügigkeit der tatsächlichen Gefährdung anderer durch geistesgestörte Selbstmörder — abgesehen vom beabsichtigten Mitnahmeselbstmord — läßt den Verzicht auf eine solche ohnehin wenig aussichtsreiche Erweiterung unseres Forschungsprogramms verantwortbar erscheinen.

Alle Ergebnisse — und das ist, anknüpfend an unsere Darstellung der Methode, noch einmal zu unterstreichen — müssen im Kontext mit den zugrundeliegenden Daten, ihrer jeweiligen Gültigkeit und Zuverlässigkeit gelesen werden. Es darf nicht vergessen werden, daß wir von einer Sekundärerhebung ausgehen, die nicht mehr bringen kann, als das ausgewertete Dokumentationsmaterial enthält. Wir mußten uns deshalb zur Prüfung verschiedener Hypothesen, etwa im Bereich des Einflusses von Ursprungsfamilie und Täterpersönlichkeit auf das Gewalttatenrisiko, einiger Indices bedienen, die wahrscheinlich nur für einen Teil der untersuchten Eigenschaften charakteristisch sind. Wir hatten außerdem bei der Auswahl der Indices aus den dokumentierten Daten nicht nur auf die Zuverlässigkeit, sondern auch auf eine nahe an 100 % liegende Erfassung — mit anderen Worten auf möglichst geringe Anteile „fehlender Angaben" — zu achten. Aus diesen Voraussetzungen erklärt sich auch, weshalb wir verschiedentlich nicht von den in Psychiatrie, Kriminologie oder Soziologie üblichen Indices ausgehen konnten.

Wo es möglich war, versuchten wir die Generalisierbarkeit der Ergebnisse durch Überprüfen der gleichen Hypothese an den Korrelationen mit verschiedenen Merkmalen gleicher oder ähnlicher Bedeutung zu verbessern. Auf ähnliche Weise verfuhren wir, wenn es an zuverlässigen oder voll adäquaten Bezugszahlen fehlte. So bedienten wir uns beispielsweise bei dem für die Schätzung des Gewalttäterrisikos Geistesgestörter ausschlaggebenden Vergleich mit der Gewalttätigkeit der Gesamtbevölkerung verschiedener Quellen: der polizeilichen Kriminal-, der Verurteilten- und der Todesursachenstatistik. Auf solch pragmatische Weise haben wir versucht, die Fehlerbreite unserer Ergebnisse zu vermindern.

Das vermutlich wichtigste Resultat unserer Erhebung ist, daß die 533 von uns ermittelten Geistesgestörten, die zwischen dem 1. 1. 1955 und dem 31. 12. 1964 eine Gewalttat in der Bundesrepublik Deutschland begangen hatten, etwa 3 % der Gesamtzahl vergleichbarer Gewalttäter dieser Periode stellen. Auch die Zahl der Todesopfer liegt mit 293 in der gleichen Größenrelation zu einer auf Schätzungsbasis korrigierten Anzahl von Todesfällen durch Gewalttaten nach der amtlichen Todesursachenstatistik der BRD. Obwohl die erforderlichen Vergleichswerte, Häufigkeit (Incidenz und Prävalenz) und Altersschichtung der unter vergleichbaren Diagnosen erkrankten Personen in der allgemeinen Bevölkerung nicht zur Verfügung stehen — entsprechende epidemiologische Erhebungen liegen in der BRD selbst nicht vor —, konnten wir doch Schätzwerte aus einigermaßen übereinstimmenden Untersuchungen in anderen Ländern heranziehen. Die darauf gegründete Aussage lautet: Geistesgestörte insgesamt begehen nicht häufiger, aber auch nicht wesentlich seltener eine Gewalttat als Geistesgesunde.

Natürlich besagt der in dieser Formulierung verwandte Begriff „Geistesgesunde" zunächst nicht mehr als das Nichtbestehen einer Geistesstörung vom Typus einer Psychose, einer geistigen Behinderung (Schwachsinn), eines Anfallsleidens und irgend eines geistigen Defektes auf der Basis irgend einer Hirnschädigung. Die häufig diskutierte, oft mit unzulänglichen Mitteln untersuchte und bisher nicht beantwortbare Frage, wie groß der Anteil von „kleinen psychiatrischen Erkrankungen", also vor allem der Persönlichkeitsstörungen (Psychopathien) und der Neurosen an den Gewalttätern ist, bleibt unberührt. Die Psychiatrie hat sicherlich in diesem Bereich der Kriminologie beachtliche ungelöste Forschungsaufgaben vor sich.

Wir haben die Fakten und Überlegungen, die unsere Aussage stützen, eingehend dargelegt. Auf zwei grundsätzliche Einwände muß noch eingegangen werden:

1. Der Einfluß der Dunkelfeldziffer könnte den Anteil Geistesgestörter unter den Gewalttätern verändern.

Auch bei den Gewalttaten gibt es eine uns unbekannte Zahl unentdeckter Fälle. Man kann diese Dunkelfeldziffer als unbekannte Größe naturgemäß nicht in die Auswertung, etwa in die Berechnung von Tatrisiken einbeziehen. Sollte sie zwischen geistesgestörten und den übrigen Tätern nicht gleich verteilt sein, dann ist eher anzunehmen, daß geistesgestörte Täter weniger Chancen haben, ihre Tat und sich selbst vor Entdeckung zu verbergen als die psychisch und geistig weniger behinderten „geistesgesunden" Gewalttäter. Das bedeutet, daß der Anteil Geistesgestörter an der Gesamtzahl der Gewalttäter unter der Vermutung höherer Dunkelfeldziffern für „gesunde" Gewalttäter niedriger läge als die von uns errechnete Rate von ca. 3 %.

2. Der häufigere Freiheitsentzug bei Geistesgestörten könnte zu einer „unechten" Senkung des Tatrisikos geführt haben.

Geistesgestörte sind tatsächlich wegen ihrer Krankheit oder Behinderung häufiger als Geistesgesunde hospitalisiert und damit durch Freiheitsentzug möglicherweise überdurchschnittlich lange an der Ausführung einer Gewalttat gehindert worden. Dieser Annahme steht allerdings entgegen, daß auch nicht geistesgestörte Gewalttäter überzufällig hohe Raten von Freiheitsentzug aufgrund von Vorstrafen aufweisen. Es hätte also nahegelegen, den durchschnittlichen, vor der Tat verbrachten Freiheitsentzug beider Gruppen miteinander zu vergleichen. Leider fehlten die dazu erforderlichen Voraussetzungen in Gestalt der statistischen Daten über abgeleistete Vorstrafen von Gewalttätern.

Ein diesbezüglich wichtiger Hinweis ist unseren eigenen Ergebnissen zu entnehmen: Etwa die Hälfte aller geistesgestörten Täter war niemals hospitalisiert. Vergleicht man die Krankheitsdauern der früher hospitalisierten und der nie hospitalisierten Täter, dann ergibt sich kein wesentlicher Unterschied. Das bedeutet immerhin, daß ein erheblicher Einfluß der Hospitalisierung unwahrscheinlich ist, denn er hätte sich in einem Aufschub der Tat, also einer Verlängerung der Krankheitsdauern bei hospitalisierten gegenüber den nicht hospitalisierten Tätern niederschlagen müssen.

Man kann schließlich den erwähnten Einwand weiter spezifizieren und annehmen, geistesgestörte Täter seien bevorzugt in Risikoperioden, nämlich während akuter Krankheits- oder Verschlimmerungsphasen durch die sofortige Krankenhausaufnahme von ihrer möglichen Tat abgehalten worden. Auch dieses Argument greift wahrscheinlich nicht weit, denn die Tat steht nach unseren Ergebnissen — auch bei den niemals hospitalisierten Tätern — nur relativ selten in Zusammenhang mit akuten Krankheitsphasen oder Verschlimmerungen. Überdies hatten nahezu 40 % der aus psychiatrischen Krankenhäusern kommenden Täter ihre Gewalttat im ersten Halbjahr nach der Entlassung begangen. Sollte der auf Krankheitsphasen focussierte Freiheitsentzug einen retardierenden Einfluß auf das Tatrisiko haben, so würde er wahrscheinlich durch die nachfolgende Risikoperiode wieder aufgehoben oder gar überkompensiert.

Aus der Diskussion dieser beiden Einwände läßt sich also kein Hinweis ableiten, unsere Schätzung des Anteils Geistesgestörter unter Gewalttätern sei zu niedrig gegriffen, oder die niedrige Rate sei wesentlich durch intervenierende Einflüsse wie Hospitalisierung und Freiheitsentzug bedingt.

1. Die „Gefährlichkeit" Geistesgestörter

Wenn man die Gefährlichkeit Geistesgestörter definiert als die relative Wahrscheinlichkeit, eine Gewalttat zu begehen, so hat sich an unseren Ergebnissen gezeigt, daß sie die Gefährlichkeit der strafmündigen Bevölkerung als Gesamtheit nicht wesentlich übersteigt. Diese Feststellung läßt ein deutliches Fragezeichen hinter die Annahme setzen, Geistesstörungen seien eine bevorzugte Ursache von Gewalttätigkeit oder würden insgesamt zur Gewalttätigkeit disponieren.

Daraus kann eine Folgerung gezogen werden, deren praktische Bedeutung sehr hoch einzuschätzen ist: Es ist nicht notwendig und nicht gerechtfertigt, einen großen Teil Geistesgestörter wegen erhöhter Gefahr der Gewalttätigkeit grundsätzlich unter verschärfter Kontrolle zu behandeln. Die allgemeine Wendung der Psychiatrie zu einer offeneren Versorgung psychisch Kranker erscheint im Hinblick auf das Gewalttatenrisiko verantwortbar.

Allerdings sind Geistesgestörte, wie wir festgestellt haben, auch nicht wesentlich ungefährlicher — im definierten Sinne — als die strafmündige Bevölkerung insgesamt. Damit sind Maßnahmen der Sicherung und der Vorbeugung für Kranke mit erhöhtem Risiko notwendig und gerechtfertigt. Es muß jedoch versucht werden, solche Maßnahmen möglichst gezielt anzuwenden.

Dazu war eine genauere Kenntnis von Gruppen mit erhöhtem Risiko und von Prediktoren drohender Gewalttätigkeit unerläßlich.

2. Selbstgefährdung und Fremdgefährdung

Die Frage nach der Gefährlichkeit Geistesgestörter führt rasch zur Frage nach ihrer Selbstgefährlichkeit. Wir konnten sie leider nicht auf der Basis eines adäquaten Vergleichs empirisch behandeln, weil die analogen Erhebungsdaten über Selbstmord wenig zuverlässig und vor allem unvollständig sind. Geht man von der Gesamtzahl der Sterbefälle durch Gewalttaten aus, so kann, wie wir im einzelnen begründet haben, nur ein Schätzwert angegeben werden. Er liegt für die Untersuchungsperiode bei einem Jahresdurchschnitt von rund 1000 Sterbefällen. Der Jahresdurchschnitt registrierter Selbstmorde liegt mit rund 10 000 um ein Vielfaches höher. Dabei bleibt unberücksichtigt, daß die Dunkelfeldziffer für Selbstmorde sehr hoch ist — man schätzt das Doppelte bis Mehrfache der registrierten Fälle — vermutlich höher als jene für Tötungsdelikte. Der Anteil der Geistesgestörten unter Selbstmördern wird unterschiedlich zwischen etwa 5 % und 20 % angegeben; genaue Ziffern sind nicht bekannt. Ihr Anteil an den Gewalttätern, die getötet haben, liegt um 3 %.

Bessere Kenntnisse besitzen wir über das Selbsttötungsrisiko einzelner Gruppen von Geisteskranken aus Verlaufstudien an Kohorten verschiedener Zusammensetzung. Die Ergebnisse sind nicht voll vergleichbar; doch läßt sich ihre Größenordnung abstecken. Der Anteil der Selbstmorde unter den Todesursachen liegt bei Patienten mit depressiven Psychosen oder mit manisch-depressiven Erkrankungen zwischen ca. 9 % (KINKELIN, 1959; CIOMPI und LAI, 1969) und ca. 50 % (FREMING, 1951; HELGASON, 1964). Die beiden letztgenannten Studien, die zu Anteilen von 50 % (FREMING auf Bornholm) bzw. 53 % (HELGASON in Island) kamen, haben insofern einiges Gewicht, als sie sich nicht nur auf ehemalige Klinikpatienten, sondern auch auf Kohorten dieser Risikogruppen in der Bevölkerung gründen.

Für Schizophrenie liegen die analogen Werte zwischen etwa 6 % (HELGASON) und ca. 10 % (FREMING). Die Daten, die in jüngster Zeit auf der Basis kumulativer Fallregister dazu veröffentlicht wurden, bestätigen, obwohl nicht vergleichbar, zumindest die Größenordnung (vgl. GARDNER e. al., 1964).

Vergleicht man diese Werte mit der auf die Neuerkrankungszahl bezogenen Wahrscheinlichkeit, einen anderen Menschen zu töten — auch dies ist nicht exakt, sondern nur der Größenordnung nach möglich —, so zeigt sich, das das Selbsttötungsrisiko für Schizophrene etwa um den Faktor 10^2, für Depressive um den Faktor 10^3 bis 10^4 höher liegt als das Fremdtötungsrisiko. Dieser sehr ungenaue Vergleich macht immerhin deutlich, daß Schizophrene rund hundertmal, depressiv-psychotisch Kranke aber rund tausend- bis zehntausendmal mehr gefährdet sind, sich selbst als andere Menschen zu töten. Wahrscheinlich gilt die Aussage, daß die Selbstgefährdung die Fremdgefährlichkeit um ein hohes Vielfaches überwiegt, mit Unterschieden auch für die übrigen diagnostischen Gruppen der Geisteskranken im engeren Sinne. Die Folgerung, die sich daraus für die Orientierung der psychiatrischen Therapie und für die Organisation psychiatrischer Einrichtungen und Versorgungssysteme ergibt, lautet: Vorbeugende, helfende oder schützende Maßnahmen gegen Selbstgefährdung müssen bei der überwiegenden Mehrzahl der Kranken im Vordergrund stehen. Nur ein sehr kleiner Teil der zu versorgenden Kranken bedarf sichernder Maßnahmen oder Einrichtungen zur Verringerung der Gefährlichkeit gegen andere. Das ist vorerst eine rein quantitative Aussage, die jedoch ihren Niederschlag in allen Unterbringungsgesetzen für psychisch Kranke finden sollte.

Für Schwachsinnige, deren Selbsttötungsrisiko wahrscheinlich nicht in vergleichbarem Ausmaß höher liegt als ihr Gewalttäterrisiko, können wir mangels geeigneter Vergleichsdaten keine Schätzung geben.

Aufschlußreich ist schließlich noch die Feststellung, daß ca. 23 % aller Täter unserer Erhebung ihre Tat entweder als erweiterten Selbstmord (bzw. -versuch) durchgeführt und/oder in Verbindung mit einer Gewalttat Selbstmord oder einen Selbstmordversuch begangen haben. Von diesen Tätern war charakteristischerweise das größte Kontingent den affektiven Psychosen, das zweitgrößte den Schizophrenen zuzuordnen.

3. Gewalttatenrisiko einzelner Krankheitsgruppen

Das krankheitsspezifische Risiko konnten wir nur aproximativ errechnen. Es liegt für Schizophrene in der Größenordnung von 5 auf 10 000, für Schwachsinn[1] und affektive

---

[1] Ein Faktor, der das Gewalttatenrisiko bei Schwachsinnigen beeinflussen könnte, ist deren vergleichsweise niedrigere Lebenserwartung. Es wäre denkbar, daß bei einem weiteren Anstieg der durchschnittlichen Lebenserwartung für Schwachsinnige auch der Anteil der Gewalttäter leicht zunimmt.

Psychosen bei etwa 6 auf 100 000 Neuerkrankungen. Der Wert für Schizophrenie ist wahrscheinlich etwas zu hoch gegriffen, was wir im einzelnen begründet haben. Bei den affektiven Psychosen wird die gleiche Fehlerquelle sicher ausgeglichen — wenn nicht überkompensiert — dadurch, daß ein Teil der beim erweiterten Suicid verstorbenen Täter unserer Ermittlung entgangen sein dürfte, so daß von daher gesehen eine leichte Erhöhung des von uns errechneten Risikos zu vermuten ist.

Für die übrigen Krankheitsgruppen haben wir, vor allem weil die jeweiligen Täterzahlen zu niedrig oder aus heterogenen Erkrankungen zusammengesetzt waren, keine Risikoberechnungen vorgenommen. Dennoch läßt sich mit einiger Vorsicht aussagen, daß keine dieser Krankheitsgruppen erkennbar wesentlich höhere Anteile an den Gewalttätern stellte als nach einer groben Schätzung ihres Anteils an der Incidenz „großer psychischer Erkrankungen" zu erwarten war.

Ausgehend von der Tatsache, daß wir eine Totalerhebung geisteskranker Gewalttäter unter einer Population von etwa 42,6 Millionen (strafmündige Bevölkerung der BRD) über 10 Jahre durchgeführt haben, kommt auch diesen rohen Aussagen einige Bedeutung zu. Wir dürfen folgern, daß kein Anhalt für die Annahme besteht, irgendeine Geisteskrankheit oder Geistesschwäche sei mit einer exzessiven Disposition zur Gewalttätigkeit verbunden. Das Gewalttatenrisiko Geistesgestörter, das demjenigen der strafmündigen Bevölkerung nahekommt, ist zwar ein Durchschnittswert, der krankheitsspezifisch leicht erhöhte und leicht erniedrigte Raten einschließt, aber die diagnosebezogene Streuung der Risiken ist relativ gering.

4. Allgemeine Daten über Tat und Opfer

a) Tatfolgen

In den 10 Jahren zwischen 1955 und 1964 sind von den erfaßten 533 geistesgestörten Tätern insgesamt 293 Menschen getötet und 362 ernstlich verletzt worden. Angriffe gegen eine einzige Person, die — ausgenommen von Schwachsinnigen und in weniger deutlichem Maß auch von chronischen Alkoholikern — vorwiegend aus dem Kreis der engsten Familie oder der Liebespartner ausgewählt worden war, standen an der Spitze. Die Tat wurde von den kranken Tätern, wiederum mit Ausnahme der Schwachsinnigen, fast ausnahmslos in Einzeltäterschaft begangen. Die wenigen Täter, die drei oder vier Menschen getötet hatten, waren meist den Familienselbstmördern zuzuordnen und in der Regel ebenfalls Einzeltäter.

Nur zwei Täter hatten mehr als 4 Menschen getötet oder ernstlich verletzt. Einer von beiden, der 10 ihm unbekannten Straßenpassanten an verschiedenen Tagen mit einem Hammer auf den Kopf geschlagen hatte, weil seine Stimmen es so befahlen, litt an einer paranoid-halluzinatorischen Schizophrenie. Der zweite, der „Attentäter von Volkhofen", hatte sich einen Flammenwerfer und eine eiserne Lanze gebastelt und damit eine Volksschule überfallen. 8 Kinder und zwei Lehrerinnen starben meist an schweren Verbrennungen, 22 weitere waren teilweise lebensgefährlich verletzt worden. Sein Motiv schien ein wahnhafter Racheakt für eine lange Kette von Fehlschlägen und Enttäuschungen zu sein, die er verschiedenen Behörden und Ärzten zugeschrieben hatte. Da er kurz nach seiner Tat Selbstmord beging, ist die Diagnose einer chronischen paranoiden Schizophrenie nur aufgrund früher erhobener Befunde mit einiger Wahrscheinlichkeit zu stellen (vgl. KIEHNE, 1965).

Vergleichbare Fälle wie der von GAUPP (1914) beschriebene „Massenmörder" Wagner, oder jener schizophrene Student, der vom Turm der Universität von Texas herunter auf ihm unbekannte Menschen schoß, sind außerordentlich selten. Sie bleiben jedoch, wegen des Grauens, das ihre Taten verbreiten, lange im Gedächtnis haften und konstellieren so einen Typus schizophrener Serientäter, der mitunter zum Stereotyp anwachsen oder beitragen kann.

Vom Standpunkt unserer Ergebnisse her gesehen, gehören sie dem extremen Ende jener Gruppe geistesgestörter Gewalttäter an, die meist viele Jahre lang ohne tiefgreifende Persönlichkeitsveränderung an einer chronischen Wahnpsychose gelitten und die Tat schließlich aus wahnhaften Motiven heraus begangen haben. Die Merkmale, die diese Untergruppe schizophrener Täter kennzeichnen, und einige Vorzeichen bevorstehender Gewalttätigkeit lassen vorbeugende Maßnahmen nicht völlig aussichtslos erscheinen. Doch darauf wird bei der Diskussion der schizophrenen Täter nochmals einzugehen sein.

b) Tatausführung

Die Ausführung der Gewalttaten geistesgestörter Täter bietet kaum wiederholenswerte Besonderheiten. Die Bevorzugung von Hieb- und Stichwaffen (65 %) durch männliche Täter, von Strangulation, Gift oder Gas und von Ertränken (ca. 50 %) neben Hieb- und Stichwaffen (34 %) durch weibliche Täter entspricht einem Geschlechtsunterschied, der sich tendenziell sowohl in der allgemeinen Gewaltkriminalität als in einigen Statistiken über Mittel zur Selbsttötung wiederfindet. Besondere Brutalität in der Ausführung der Tat — wie außergewöhnlich grausame oder perverse Mißhandlung des lebenden oder des getöteten Opfers — sind bei geistesgestörten Tätern sehr selten. Sie begleiten offensichtlich eher die Gewaltdelikte „normaler" und persönlichkeitsgestörter (charakterneurotischer oder psychopathischer) Täter als diejenigen von Geisteskranken oder Geistesschwachen im engeren Sinne.

c) Alkoholeinfluß zum Zeitpunkt der Tat

Alkoholeinfluß zum Zeitpunkt der Tat spielt in der Gesamtgruppe eine gewisse, wenn auch nicht große Rolle. Er war in 17 % aller Täter — fast ausschließlich bei Männern (21,5 % gegenüber 2,5 % bei Frauen) — in wenigstens merklichem Ausmaß angenommen worden. Allerdings bestanden in dieser Hinsicht große Unterschiede zwischen den einzelnen Diagnosegruppen. Charakteristische Beispiele sind die Täter mit chronischem Alkoholismus, von denen zur Tatzeit etwa $^2/_3$ unter Alkoholeinfluß standen, während es bei Epileptikern, bei Tätern mit spät erworbenen Hirnschäden und Schwachsinnigen je etwa $^1/_3$, bei Schizophrenen etwa 10 % und bei affektiven Psychosen ca. 5 % waren.

Nur knapp 7 % der Täter, und zwar ausschließlich Männer, begingen im Zusammenhang mit der Tat irgendeine sexuelle Handlung, was noch nicht auf eine vorwiegend sexuelle Motivierung schließen läßt. Schwachsinnige standen dabei mit ca. 24 % der Täter weit vor den Schizophrenen mit ca. 5 % und den Depressiven (affektiven Psychosen) mit 0 %. Dies zeigt, daß Geisteskranke im engeren Sinne zur sexuell motivierten Gewaltkriminalität — sofern man nicht Taten ohne offen sexuelle Absicht und Begleithandlungen willkürlich als sexuell motiviert interpretieren will — keinen ins Gewicht fallenden Beitrag leisten. Abgesehen von der kleinen Tätergruppe der Schwachsinnigen wird der Anteil der Triebdelikte an der Gewaltkriminalität offensichtlich vorwiegend von persönlichkeitsgestörten oder charakterneurotischen Tätern bestritten.

d) Gewalttat und Selbstmord

13,4 % aller Täter begingen ihre Tat als erweiterten Selbstmord, eine der charakteristischen Formen der Gewalttätigkeit Geistesgestörter. Rechnet man diejenigen Täter hinzu, die im Zusammenhang mit einer anders motivierten Tat Selbstmord oder Selbstmordversuche unternahmen, so finden sich immerhin 23 %, deren Tat mit Selbsttötungshandlungen verbunden war. Bei Frauen steigt dieser Anteil auf 47 % (Männer 17 %) vorwiegend im Zusammenhang mit ihrer massiven Überrepräsentation unter den Tätern mit affektiven Psychosen, deren Tat in ca. 60 % als erweiterter Selbstmord zu klassifizieren war. Erinnert man sich, daß wahrscheinlich ein Teil der bei der Tat durch Selbstmord verstorbenen Täter der Erfassung entging, so müssen die hier aufgeführten Anteile wahrscheinlich noch etwas höher angesetzt werden.

e) Wiederholungstäter

Geistesgestörte sind selten Wiederholungstäter, soweit es sich um Tötungsdelikte handelt. Nur 8 oder 1,2 % der 533 Täter hatten vordem schon einmal einen Menschen getötet, weitere 9 einen Tötungsversuch unternommen. Das bedeutet, daß insgesamt 17 oder 3,2 % der Täter eine Wiederholungstat begangen haben, die unter die gleiche Definition von Gewalttat einzuordnen ist. Dieser niedrige Anteil ist wahrscheinlich teilweise dadurch bedingt, daß geistesgestörte Täter nach einem Tötungsdelikt leicht gefaßt und häufig langfristig untergebracht werden. Diese Annahme wird bekräftigt durch den Befund, daß aggressive Handlungen geringerer Schwere, wie Körperverletzungen, immerhin bei einem Drittel der Täter in der Vorgeschichte notiert waren. Auch hier fanden sich erhebliche Diagnosenunterschiede.

Daraus folgt, daß mindestens bei einigen kleinen, ziemlich gut umschreibbaren Gruppen geistesgestörter Täter eine nicht unerhebliche Wiederholungsgefahr besteht. In der Sprache der Psychiatrie heißt dies, daß wir mit kleinen Gruppen von Kranken verschiedener Diagnosen rechnen müssen, die eine besondere Disposition zur Gewalttätigkeit haben. Offensichtlich ist diese Gefährlichkeit keineswegs zufällig oder blind über die Gesamtheit der Geistesgestörten verteilt. Welche Folgerungen daraus für die Prävention gezogen werden können, wird bei der Erörterung der Risikofaktoren und der Vorzeichen von Gewalttätigkeit einzelner Krankheitsgruppen zu behandeln sein.

f) Opferwahl

Die Opfer geistesgestörter Täter entstammen in auffallender Häufung dem Kreis der engsten menschlichen Beziehungen. Etwa 60 % der Opfer gehörten der Kernfamilie des Täters an — Ehepartner, Kinder, Eltern und Geschwister — oder waren in einer intimen Beziehung mit ihm verbunden. Nur etwa 9 % waren fremde, dem Täter unbekannte Personen, während ca. 7 % ihm in irgendeiner Autoritätsrolle, etwa als Ärzte, Richter, Polizeibeamte usw. begegnet waren. Die übrigen etwa 23 % der Opfer waren mit dem Täter befreundet oder bekannt. Daraus ist zu schließen, daß enge menschliche Beziehungen für die Tatmotive Geistesgestörter eine wichtige Rolle spielen.

Der Überfall auf Fremde, beispielsweise mit dem Ziel der Bereicherung oder der Triebbefriedigung, der einen wesentlichen Teil der „normalen" Gewaltkriminalität ausmacht, zählt also bei Geistesgestörten zu den Ausnahmen. Durch potentielle Täter unter Geisteskranken — die Geistesschwachen bilden insoweit eine Ausnahme — ist also kaum jemals die alleinlebende Witwe, der Kassenbote oder die einsame Frau auf dem nächtlichen Heimweg bedroht. Vielmehr sind die nächsten Angehörigen und Liebespartner der Kranken in unmittelbarer Gefahr. 62 %> der weiblichen Täter — sie leiden meist an einer endogenen Depression und begehen erweiterten Selbstmord — wählen ihre eigenen Kinder als Opfer.

Aus dieser spezifischen Gefährdungsrichtung ergibt sich ein wesentlicher Hinweis für die Prävention. Vorzeichen drohender Gewalttätigkeit und der Gefährdung bestimmter Personen müssen in erster Linie im engsten Beziehungskreis des Täters gesucht werden. Dabei ist zu bedenken, daß die Beziehungspartner wegen ihrer Gefühlsbindung an den Täter oft nur unzureichend in der Lage sind, die ihnen drohende Gefahr zu erkennen. Kinder bleiben in der Regel bis zuletzt ahnungslos gegenüber ihren, den erweiterten Selbstmord planenden Müttern.

Der spätere Täter gibt nicht selten Hinweise in Gestalt von Drohungen und Andeutungen, wen er angreifen könnte. Er richtet sie häufig auch direkt an die bedrohte Person. Um den Ernst der Gefährdung abschätzen zu können ist es nötig, die Vorzeichen, aber auch die Widerspiegelung der gefahrenträchtigen Beziehung im Erleben des Täters einigermaßen objektiv zu sehen. Ein wichtiger Weg zu diesem schwer erreichbaren Ziel ist die Einbeziehung des vermutlich gefährdeten Partners in die psychiatrische Beratung. Manchmal geschieht dies besser nicht durch den gleichen Arzt, der den Kranken zu betreuen hat, aber in enger Zusammenarbeit mit ihm. Nötig ist häufig auch die Konsultation weiterer Angehöriger oder Freunde des Kranken, die guten Kontakt mit ihm haben und zur Objektivierung der Beobachtungen und der Situation beitragen können.

Die wichtigste Informationsquelle ist — mindestens bei der relativ großen Gruppe der chronisch wahnkranken „Familientäter" — der Täter selbst. Bei steigender Gefährdung wird eine vorübergehende, manchmal auch die bleibende Trennung des Täters von seinem gefährdeten Partner, bei hoher Gefährdung, die ein Verfolgen des Partners oder eine Verschiebung der krankhaften Tötungsmotivation auf andere Partner erwarten läßt, die vorsorgliche Internierung notwendig.

Die gesetzlichen Voraussetzungen dafür sind allerdings unzureichend; die Rechtspraxis zeigt große Unterschiede in der Handhabung vorsorglicher Unterbringungen. Die Gefahr, die den Bürgerrechten des ungefährlichen Kranken droht, wenn solche Maßnahmen großzügig angewandt würden, ist klar erkennbar. Doch sie befreit uns nicht von der Verpflichtung, bessere Lösungen zum Schutz der gefährdeten Angehörigen jener kleinen Gruppe Geistesgestörter zu suchen, die zu Gewalttaten disponiert ist.

Die eben angestellten Überlegungen gelten eigentlich nur für einen begrenzten Teil der Untersuchten, der diagnostisch in erster Linie den chronisch verlaufenden paranoiden Schizophrenien, teilweise aber auch den epileptischen, späthirngeschädigten, hirnatrophischen und einem Teil der chronisch alkoholischen Täter zuzuordnen ist. Die depressiven Täterinnen müssen in erster Linie in Hinblick auf ihre schwere Mitnahmesuicidalität und die dahinterstehende Einbeziehung nahestehender Menschen — vor allem der eigenen Kinder — in ihre wahnhaften Befürchtungen des Zugrundegehens beaufsichtigt werden. Hier ist wahrscheinlich die stationäre Behandlung, solange ernste Suicidalität besteht, die wichtigste Vorsorgemaßnahme.

Die gründliche Information der erwachsenen Angehörigen über die Gefährdungsrichtung und über Gefahrenzeichen ist bei dieser Krankheit ein empfehlenswerter Schritt der Prävention, der unerläßlich wird, wenn suicidale Handlungen oder Äußerungen über Mitnahmewünsche die Gefahr bei der nächsten Krankheitsphase voraussehen lassen.

Die Tendenz der Wahl des Opfers aus dem Kreis enger Beziehungen des Täters — der „normale" Gewalttäter scheint dagegen Opfer außerhalb der Familie zu bevorzugen — ist bei Schwachsinnigen nicht, bei chronischen Alkoholikern, die zum größten Teil gleichzeitig eine andere psychische Erkrankung hatten, nur in geringerem Maße anzutreffen. Schwachsinnige verhalten sich auch in dieser Hinsicht eher wie nicht geistesgestörte Täter. 25 % ihrer Opfer sind Fremde, ca. 40 % Bekannte oder Freunde, nur ca. 30 % gehörten ihrer Kernfamilie oder einer intimen Partnerschaft an.

Dem Einwand, daß die Bevorzugung von Familienangehörigen als Opfer bei Geisteskranken damit zusammenhinge, daß diese häufiger verheiratet und im Familienverband leben als beispielsweise die meist unverheirateten schwachsinnigen Täter, konnten wir nur begrenzte Bedeutung einräumen. Auch von den größtenteils unverheirateten epileptischen Tätern sind beispielsweise $2/3$ der Opfer aus dem Kreis der engeren Familie gewählt worden. Von 37 Tätern mit affektiven Psychosen hatten nur 2 einen Menschen angegriffen, der ihnen nicht auf intime oder verwandtschaftliche Weise nahegestanden hatte, während 35 nur Familienangehörige als Opfer wählten. Einer dieser beiden litt zudem an einer floriden Manie und hatte in einem Bierzelt einem Tischnachbarn den Maßkrug auf den Kopf geschlagen, ein Delikt mit Lokalkolorit, das nach unseren Ergebnissen für depressive Täter äußerst ungewöhnlich wäre.

Die Aussage, daß die geschilderte Opferwahltendenz in Zusammenhang mit bestimmten psychischen Krankheiten oder mit Persönlichkeitsfaktoren steht, die mit der Krankheit verknüpft sind, wurde durch die Analyse der Tatmotive am deutlichsten bei den beiden Krankheitsgruppen „endogene Depression" und „chronisch paranoide Schizophrenie" inhaltlich gestützt.

An den Einwand anknüpfend, die Verheiratetenquote könnte die Opferwahl beeinflussen, darf man wahrscheinlich annehmen, Ehelosigkeit würde bei Depressiven das Gewalttatenrisiko nahezu auf 0 reduzieren. Bei Schwachsinnigen hingegen vermag der Schutz einer positiven Familiengemeinschaft möglicherweise das Gewalttatenrisiko zu senken. Für Kranke mit Schizophrenie und einigen ihr nahestehenden Krankheiten (offenbar vorwiegend Wahnerkrankungen) — besser gesagt, für jene kleine Gruppe daraus, die zur Gewalttätigkeit disponiert ist — stellen enge Gefühlsbeziehungen einen besonderen Risikofaktor dar. Die Vermutung, daß ein Vermeiden enger Gefühlsbeziehungen bei gefährdeten Wahnkranken das Gewalttatenrisiko senken würde, ist nicht unbegründet.

Nachdem die neuere Schizophrenieforschung belegt hat (vgl. BROWN, MONCK, CARSTAIRS, WING, 1962), daß enge und gefühlsintensive Beziehungen als Auslösefaktoren für Krankheitsrückfälle eine Rolle spielen, wird man an der Parallelität der beiden Vorgänge kaum zweifeln können. Dennoch läßt sich die Gewalttat solcher Kranker im Regelfall nicht als Äquivalent eines Krankheitsrückfalls interpretieren. Die meist chronisch kranken Täter dieser Gruppe zeigten relativ selten eine Verschlimmerung ihrer Krankheitssymptome in zeitlichem Zusammenhang mit der Tat. Man wird eher auf eine generelle Störung in der Fähigkeit zur Integration und zur realitätsgerechten Kontrolle tieferer Gefühle verwiesen, die möglicherweise eine Voraussetzung für die spezifische Vulnerabilität rückfallgefährdeter Schizophrener und für die pathologischen Verarbeitungsprozesse und Entgleisungen bei den schizophrenen Gewalttätern ist.

Praktische Folgerungen sind jedenfalls für rückfallgefährdete und aggressiv-disponierte Kranke dieses Typs gemeinsam zu ziehen. Wenn enge Gefühlsbeziehung und emotionelle Überstimulation als Auslösefaktoren bedeutsam sind, dann ist ihre Vermeidung und das Einhalten einer größeren Distanz, selbst um den Preis einer stärkeren Isolierung auf der Gefühlsebene, ein vertretbares, mitunter notwendiges Mittel der Vorbeugung. Die Isolierung kann dabei in der Regel durch Stärkung klar strukturierter und geregelter sozialer Kontakte auf der Ebene der Sekundärbeziehungen teilweise ausgeglichen werden. Dieses Ziel ist auf Wegen anzugehen, die von den individuellen Möglichkeiten her gewählt werden müssen. Sie erstrecken sich von einer zureichenden Erhaltungsdosis antipsychotisch bzw. neuroleptisch wirksamer Medikamente über soziotherapeutische Maßnahmen — etwa **Aufnahme in einen Patientenclub, ein beschütztes Wohnheim und dergl.** — bis zu einer kontinuierlichen Beratung der Ehepartner und Familienangehörigen. Sie müssen, wie schon erwähnt, auch einmal bis zur Trennung von einem Partner oder einer Familie gehen, mit denen ein zur Gewalttätigkeit neigender Kranker in einer unaufhebbaren, wahnhaft determinierten Kampfbeziehung verstrickt ist.

Es scheint uns wichtig genug, eine Regel — die manche Ausnahmen kennt — an das Ende dieses Kapitels zu stellen: Die Gefährdung durch Geisteskranke — nicht durch Geistesschwache —, die zu Gewalttaten disponiert sind, ist am größten in Richtung ihrer stärksten Gefühlsbeziehungen. Sie sind häufig zugleich die intimsten und spannungsreichsten Beziehungen des Kranken. Nur bei Depressiven sind dies nicht vorwiegend Ehe- und andere Intimbeziehungen, sondern die offenbar sehr engen und keineswegs spannungsvollen Beziehungen verheirateter Mütter zu den eigenen Kindern.

g) Tatmotive und Tatplanung

Wir haben ausführlich dargelegt, weshalb wir die direkten Informationen über Tatmotive nur mit großer Zurückhaltung ausgewertet haben. Immerhin steht als ein aussagekräftiges Ergebnis, das alten psychiatrischen Auffassungen von der generellen Motivlosigkeit der Gewalttaten Geisteskranker widerspricht, der niedrige Anteil von 18,5 % geistesgestörter Täter vor uns, bei denen ein Tatmotiv nicht ermittelt werden konnte. Wir müssen zudem vermuten, daß diese Zahl einmal dadurch erhöht ist, daß der Motivsuche für die Rechtsfindung bei nachgewiesener schwerer Geistesstörung oder Geistesschwäche meist nur eine untergeordnete Bedeutung zukommt. Zum anderen ist möglicherweise ein Teil der untersuchenden Psychiater von der Annahme vorwiegend persönlichkeitsfremder und sinnblinder Taten ausgegangen, und schließlich ist ein — relativ kleiner — Teil der Geisteskranken hinsichtlich seiner gesamten Innenwelt sehr unzugänglich. Das letzterwähnte Moment mag sich in dem überproportionalen Anteil der symptomarmen, hebephrenen oder autistischen Schizophrenien unter den scheinbar motivlosen Tätern niedergeschlagen haben, sofern nicht andere, syndromspezifische Gründe diesen Befund bedingen.

Darüber hinaus liegen die verschiedenen Krankheitsgruppen hinsichtlich ihres Anteils an Tätern ohne erfaßtes Tatmotiv ziemlich nahe um den Durchschnittswert von ca. 1:5. Lediglich die chronischen Alkoholiker haben — eingeschlossen alle Fälle, die zugleich unter eine andere Diagnose, etwa Schizophrenie oder Schwachsinn, fielen — mit unter 10 % einen niedrigeren, die Epileptiker mit etwa einem Drittel einen etwas höheren Anteil.

Die Tatmotive selbst ließen nur einen Tendenzvergleich mit der allgemeinen Gewaltkriminalität zu, bei der an der Spitze der Motivrangliste, wenigstens nach allen Erhebungen aus der BRD, Bereicherung und Verdeckung einer Straftat stehen. Dem entsprechen die Schwachsinnigen, die mehr als $2/3$ aller Täter in dieser Motivkategorie ausweisen. Bei den übrigen Krankheitsgruppen rückt dieses Motivbündel auf einen wesentlich niedrigeren Rangplatz mit Werten um 10 %. An erster Stelle steht dagegen bei Schizophrenen das meist auf enge Gefühlsbeziehungen gegründete Motiv der Rache — häufig mit wahnhaften Anlässen oder Anteilen — das ca. 40 % der Täter umfaßt. Ihm folgen vorwiegend wahnhafte Motive, wie Notwehr gegen eine wahnhaft erlebte Bedrohung mit 16 % und Eifersucht mit 15 %. Bei aller Zurückhaltung gegenüber der Zuverlässigkeit dieser Ergebnisse ist nicht zu leugnen, daß sie die Feststellungen inhaltlich adäquat ergänzen, die wir anläßlich der Darstellung der Täter-Opfer-Beziehung Schizophrener getroffen haben. Sie grenzen zugleich den Bereich gefährdeter Personen nach der inhaltlichen Seite der Beziehungen noch etwas genauer ab.

Bei chronischen Alkoholikern rücken Motive wie Liebesenttäuschung und Eifersucht stärker in den Vordergrund. Depressive Täter nehmen wiederum eine Sonderstellung ein. Mit mehr als ³/₄ dieser Täter steht die Vorstellung von der Erlösung durch den Tod aus wahnhaft befürchteten, unabwendbarem Unheil an einer überragenden Position der Motivrangliste. Die hervorstechende Rolle, die wahnhaftes Erleben für die Motivation der Gewalttaten Geisteskranker — nicht der Geistesschwachen — spielt, wird mit einigen weiteren Daten erhärtet: Mehr als 50 % der an Hirnabbauprozessen leidenden, meist über 60jährigen und fast die Hälfte der späthirngeschädigten Täter hatten wahnhafte Motive. Bei den schizophrenen Tätern war in 68 % der Fälle das Opfer vor der Tat in den Wahn einbezogen worden. Dabei fühlte sich, was den Wahninhalt anlangt, der Täter am häufigsten geschädigt oder bedroht. Der allgemeine und präventiv bedeutsame Schluß, der sich daraus ziehen läßt, lautet: Die Einbeziehung eines in naher Gefühlsbeziehung zu einem solchen Kranken stehenden Menschen in seinen Wahn, vor allem wenn es sich um Liebes- oder Eifersuchtswahn handelt und das Erlebnis der Schädigung oder vitalen Bedrohung damit verbunden ist, erhöht über die Grundkrankheit hinweg das Risiko, Opfer einer Gewalttat zu werden. Wir gehen dabei von der Voraussetzung aus, daß dieser Kranke kein durchschnittlicher Hirnverletzter oder Schizophrener, sondern ein durch bestimmte Risikofaktoren zu Gewalttätigkeit disponierter Mensch ist.

Fragwürdiger noch als die Daten zur Motivation sind die Informationen über den Anteil vorgeplanter Taten. Hier sagen vermutlich nur die positiven Resultate etwas aus. Impulsive Handlungen scheinen bei Epileptikern und Schwachsinnigen mit rund einem Drittel am häufigsten zu sein. Bei Schizophrenen wurden sie in etwa einem Viertel, bei affektiven Psychosen nur in 20 % der Fälle angenommen. Überwiegend wird die Tat vorher geplant. Von den oft für impulsiv gehaltenen Frauen haben 60 % aller geistesgestörten Täterinnen über einen vorbereiteten Tatplan berichtet (gegenüber ca. 33 % der Männer). Das hängt wiederum mit ihrer starken Überrepräsentation unter den Depressiven zusammen, die in der Regel den erweiterten Suicid nicht impulsiv, in einem „Raptus melancholicus" begehen, sondern ihn sorgfältig und meist über einige Zeit hin vorbereiten. Über 70 % der Täter mit affektiven Psychosen hatten deshalb einen Tatplan vorzuweisen. Unter schizophrenen Tätern hatten rund die Hälfte, unter Schwachsinnigen rund ²/₅ die Tat ausdrücklich als geplant bezeichnet. Ausgesprochen niedrig ist der Anteil planender Täter mit 8 von 29 bei Epileptikern. Diese Gruppe „explosibler" Kranker, die ihre Tat unter Einfluß von Alkohol oder Dämmerzuständen beging, weist mit jeweils einem Drittel von Tätern, die aus einem Streit heraus oder ohne erkennbaren Anlaß tätlich wurden, die höchste Rate an „planloser" oder Impulsivitätsdelinquenz auf.

Vorgeplante Gewalttaten haben naturgemäß eine höhere „Erfolgsquote"; sie führen häufiger zum Tod des Opfers. Andererseits sind, soweit gezielte Präventivmaßnahmen Aussicht auf Erfolg haben, die vom Täter über längere Zeit erwogenen Tatpläne einer Intervention zugänglich. Impulsivität dagegen ist nur durch allgemeinere Maßnahmen, beispielsweise die kontinuierliche antiepileptische und sedierende Behandlung eines zur Gewalttätigkeit neigenden Anfallskranken zu vermindern.

Als Eindruck bleibt zurück, daß die unberechenbaren Impulshandlungen zur Gewalttätigkeit Geisteskranker zwar in diagnoseabhängig unterschiedlichem, aber insgesamt nur in untergeordnetem Ausmaß beitragen. Im Vordergrund stehen eindeutig meist krankhaft motivierte Handlungen, die mehr oder weniger sorgfältig vorgeplant eine bestimmte, zum Täter in naher, meist wahnhaft determinierter Beziehung stehende Person treffen.

h) Anlässe oder Auslösefaktoren der Tat

Die Psychoseforschung hat in jüngster Zeit zunehmend die Bedeutung von Auslösefaktoren für die Manifestation einer Krankheitsepisode, vor allem bei Schizophrenien und bei affektiven Psychosen erkannt (BROWN und BIRLEY, 1970). Wir hatten deshalb versucht, auch bei den Gewalttätern nach Streßfaktoren zu forschen, die als Tatanlaß infrage kommen könnten. Der relativ niedrige Anteil von Gewalttaten, die mit Krankheitsrückfällen in Zusammenhang zu bringen sind, und der unerwartet hohe Anteil längerfristig vorgeplanter Taten, vor allem bei geisteskranken Tätern im engeren Sinne, macht einen entscheidenden Unterschied zwischen der Auslösung einer Psychose und dem Anlaß einer Gewalttat deutlich: Vorgeplante Taten bedürfen keines Anlasses; mitunter kann eine „günstige Gelegenheit", mitunter ein Wortwechsel den Anstoß zur Ausführung des entschiedenen oder noch unterschwelligen Tatvorsatzes geben. In anderen Fällen mag ein heftiger Streit, die Erfahrung einer elementaren Erniedrigung oder die Enthemmung durch Alkohol Anlaß zum Verlust der durch Krankheit geschwächten Selbstkontrolle (etwa bei Anfallskranken oder schwachsinnigen Tätern) die Rolle eines Anlasses gespielt haben.

Diese Beispiele zeigen, daß die Frage nach den Auslösefaktoren von Gewalttaten noch komplexer ist als jene nach dem Anlaß psychotischer Episoden. Sie wird, wenn überhaupt, zu Antworten führen, die auf sehr verschiedenen Ebenen, beispielsweise der Motivationsverstärkung, der spezifischen und unspezifischen Affektprovokation, der Kontrollverminderung usw. liegen.

Die Ergebnisse, die wir dazu vorzuweisen haben, sind wegen der, durch unser unzureichendes Wissen zu Beginn der Untersuchung begrenzten Hypothesenbildung und wegen des lückenhaften Informationsmaterials naturgemäß spärlich[2]. Wir haben berufliche und materielle Notlagen einerseits, Trennungen und drohende Verluste von Intimpartnern andererseits erfaßt. Nur bei 10 % der Täter — und hier bestand kein signifikanter Unterschied zur Vergleichsgruppe — war vor der Tat ein derartiges Belastungsereignis registriert worden. Eine wegen der kleinen Zahl nicht relevante Tendenz zu einer überzufälligen Differenz fand sich nur für befürchtete oder geschehene Partnerverluste. Es ragt auch keine Krankheitsgruppe wesentlich aus diesem niedrigen Durchschnitt hervor.

Man kann natürlich neben diesen relativ klar umschreibbaren — und von der Möglichkeit unmittelbarer Provokation durch den Täter selbst unabhängigen — Belastungsfaktoren auch das schwieriger definierbare Ereignis „Streit" zu den Tatanlässen rechnen. Dann finden sich, wie schon erwähnt, bei allen organischen Syndromen, die gehäuft mit einer verminderten willentlichen Steuerung von Affekten einhergehen, wie Anfallsleiden, spätererworbene Hirnschäden und Schwachsinn, deutlich erhöhte Raten.

---

[2] Wir waren von der Vermutung ausgegangen, daß Rückfälle oder Verschlimmerungen der Krankheit oder psychische Krisen verschiedener Art eine größere Rolle in der Manifestation von Gewalttaten bei Geistesgestörten spielen würden. Unsere Hypothesen über die Bedeutung von Belastungsfaktoren als Anlässe von Gewalttaten hatten wir deshalb analog zu den verifizierten Hypothesen aus der Anlaßforschung an funktionellen Psychosen gebildet und in Anpassung an das vorhandene Datenmaterial formuliert.

Wir können demnach nur festhalten, daß materielle Not, berufliche Schwierigkeiten und Verluste von Beziehungspersonen als Anlässe von Gewalthandlungen Geistesgestörter keine nennenswerte Rolle spielen. Provokation aggressiver Affekte durch Streit oder vergleichbare Anlässe ist als Auslösefaktor nur bei Anfallskranken, Schwachsinnigen und Hirngeschädigten von eindeutig wesentlicher Bedeutung.

Dennoch gibt es, das lehrt unsere Kasuistik, Anlässe, oft von hochspezifischer Natur, gerade bei Kranken mit Wahnpsychosen verschiedener Diagnose, die nur nicht in statistisch verwertbarer Weise von uns erfaßt werden konnten. Dazu zählen beispielsweise reale oder wahnhaft verzerrte Ereignisse, die einen Eifersuchtswahn verstärken können. Dazu zählen auch sexuelle Kontakte mit Erniedrigung der männlichen Selbstachtung durch die Partnerin oder durch die eigene Impotenz, zumal wenn paranoide Befürchtungen der Schädigung durch diese Person vorausgehen. Da solche Schlüsselerlebnisse, auch wenn sie selten sind, Bedeutung für präventive Interventionen gewinnen können, empfiehlt es sich in der Praxis, mit großer Sorgfalt danach zu forschen. Diese Frage sollte überdies einer focussierten empirischen Untersuchung unterworfen werden.

5. Geschlecht, Alter und Diagnose der Täter

a) Geschlechtsverteilung

Wie unter „normalen" Gewalttätern (79 % Männer gegen 21 % Frauen) waren auch unter geistesgestörten Tätern Männer (77 % gegen 23 %) im Verhältnis von etwa 3,5:1 wesentlich häufiger zu finden. Da im Unterschied dazu die Geschlechtsverteilung der Vergleichsgruppe geisteskranker Nichttäter derjenigen der strafmündigen Bevölkerung mit etwa 1:1 weitgehend entsprach, vermuteten wir, daß die Geschlechtszugehörigkeit ganz allgemein mehr Einfluß auf das Gewalttatenrisiko hat als die Krankheit. Allerdings gibt es davon einige Abweichungen und eine extreme Ausnahme. Während schizophrene Täter mit der Geschlechtsrelation von ca. 4,5:1 wieder in annähernder Übereinstimmung mit den Verhältnissen bei „normalen" Gewalttätern standen, stieg das Übergewicht der Männer bei schwachsinnigen auf ca. 6:1 und bei hirnatrophischen (vor allem senilen und präsenilen Abbauprozessen), späthirngeschädigten und epileptischen Tätern auf Relationen zwischen rund 7:1 und 15:1. Dieses massive Überwiegen der Männer kann nicht auf höhere Erkrankungsraten zurückgeführt werden, denn selbst bei denjenigen Leiden, von denen Männer etwas häufiger betroffen werden, wie bei Anfallsleiden, ist die Differenz nur geringfügig.

Eine Umkehr der Geschlechtsverteilung mit ca. 1:3,5 findet sich bei Tätern mit affektiven Psychosen. Zählt man bei dieser Gruppe nur die Täter, die getötet haben, so sind Frauen sogar etwa sechsfach in der Überzahl. Die Geschlechtsverteilung der Täter mit sog. nicht klassifizierten endogenen Psychosen, zu denen wir alle rechneten, die nicht eindeutig entweder den Schizophrenien oder den affektiven Psychosen zuzuordnen waren, zeigt mit der Relation von ca. 1:1 die Zwischenstellung dieser Gruppe an. Sie enthält vermutlich einen Anteil männlicher Täter, die eigentlich der Schizophrenie und einen Anteil von Täterinnen, die affektiven Psychosen zugehören. Der eindeutige und massive Unterschied in der Geschlechtsverteilung zwischen der allgemeinen Gewaltkriminalität und den affektiven Psychosen läßt schließlich den Schluß zu, daß hier ein Krankheitsfaktor eine entscheidende Rolle spielt.

b) Altersverteilung

Wie die Geschlechtsverteilungen so ähneln sich die Altersverteilungen der geistesgestörten und der nicht geistesgestörten Gewalttäter. Beide zeigen eine deutliche Häufung in jüngeren und mittleren Jahrgängen und ein starkes Absinken in der frühen Jugend und im hohen Alter. Beide weichen von der Altersverteilung der strafmündigen Bevölkerung und von jener der Vergleichsgruppen geisteskranker Nichttäter, die beide stärker zu den älteren Jahrgängen verschoben sind, ab. Dieser Befund stützt eine analoge Aussage: Das Alter scheint mehr Einfluß auf das Gewalttatenrisiko zu haben als Geisteskrankheit allgemein. In kritischer Sicht kann allerdings vorerst nur behauptet werden, daß die Zugehörigkeit zum männlichen Geschlecht und zu den Risikojahrgängen für Gewalttätigkeit auch für die meisten Geistesgestörten eine wesentliche Voraussetzung der Manifestation von Gewalttaten ist, gleichgültig ob dieses Risiko durch Krankheit erhöht wird oder nicht. Eine Ausnahme bilden, wie erwähnt, die affektiven Psychosen.

Ein auffallender Befund war die Altersverschiebung der geistesgestörten Täter, die bei einem Median von 34,6 Jahren gegenüber den „geistesgesunden" Tätern mit einem Median von 26,4 Jahren rund 8 Jahre betrug. Wir haben einige der möglichen Erklärungen diskutiert. Es könnte beispielsweise vermutet werden, daß die Krankheit keinen Einfluß auf das Manifestationsalter für Gewalttaten hat. Dann wäre anzunehmen, daß die Altersverschiebung nur ein statistischer Artefakt ist, entsprungen aus dem Einfluß des höheren Durchschnittsalters Geistesgestörter auf die Alterszusammensetzung der unter diesem Selektionskriterium ermittelten Gewalttäter. Wir haben, ohne über die Möglichkeit einer exakten Überprüfung dieser Hypothese zu verfügen, dargelegt, daß sie wahrscheinlich nur einen Teil der Altersverschiebung erklärt. Beim hohen Altersdurchschnitt der Täter mit Hirnabbauprozessen, ein Krankheitsgeschehen, dessen Manifestationsmaximum im höheren Alter liegt, spielt dieser Verzerrungsfaktor eine ausschlaggebende Rolle. Bei schwachsinnigen Tätern, deren Altersdurchschnitt den „gesunden" Gewalttätern weitgehend entspricht, die aber auch hinsichtlich einer Vielfalt anderer Merkmale Übereinstimmung zeigen, dürfte der Verzerrungsfaktor wegfallen oder wegen der niedrigeren Lebenserwartung in entgegengesetzter Richtung wirken.

Die Möglichkeit, daß das Krankheitsgeschehen oder mit ihm in Zusammenhang stehende Faktoren die Altersverschiebung mitbedingen, ist ernstlich zu erwägen. Für diese Annahme sprechen nicht zuletzt die durchschnittlich sehr langen, vom Krankheitsbeginn bis zur Tatzeit gerechneten Krankheitsdauern. Wir haben einmal erwogen, daß Krankheit als partieller Verhütungsfaktor zum zeitlichen Aufschub der Manifestation einer Gewalttat bei prämorbid gefährdeten Persönlichkeiten führen könnte. Dagegen spricht, daß dann auch eine fühlbare quantitative Minderung der Gewalttatenincidenz zu erwarten wäre, was mindestens bei Schizophrenen nicht der Fall ist. Andererseits könnte Krankheit das Gewalttatenrisiko auf einen engen Gefährdungsbereich einengen, der dann dem Einfluß von Krankheitsfaktoren unterliegt und vom Verlauf der Krankheit zeitlich beeinflußt wird. Das scheint bei den depressiven Tätern mit hoher Wahrscheinlichkeit der Fall zu sein.

Für die Erklärung der Altersverschiebung bei der größten Gruppe geistesgestörter Täter, den schizophrenen, nehmen wir eher an, daß Sekundärprozesse, die mit der Krankheit in ursächlichem und zeitlichem Zusammenhang stehen, wesentlich mitwirken. Ein Beispiel hierfür ist die Entwicklung eines systematisierten paranoiden Wahns. In meist langjährigem Verlauf kommt es zur Einbeziehung des Ehepartners in diesen Wahn, zu einer teilweise damit zusammenhängenden langsamen Verschlechterung der ehelichen Beziehung und zu einer Zuspitzung von Spannungen, die zusammengenommen eine wachsende Erhöhung des Tatrisikos bringen können. Ein analoges Beispiel ist die Komplikation einer Epilepsie mit einem langsam fortschreitenden Abbauprozeß, der zur Reduzierung von Selbstkontrolle und Affektsteuerung und damit zum Anwachsen des Risikos bei aggressiven Ausbrüchen führt. Natürlich müssen wir damit rechnen, daß noch weitere Faktoren Einfluß auf die Alterszusammensetzung oder auf das altersabhängige Gewalttatenrisiko haben. So gibt es beispielsweise nur sehr wenige unverheiratete Eifersuchtstäter. Eheschließung und die relativ lange Zeitspanne, die in der Regel bis zur Entwicklung einer pathologischen oder wahnhaften Eifersucht vergeht, erhöhen das Durchschnittsalter der Eifersuchtsmörder beträchtlich, worauf schon MOWAT (1966) hingewiesen hat.

So können wir vorerst nur beanspruchen, einige wesentliche Gesichtspunkte zur Interpretation dieses interessanten Ergebnisses beigesteuert, es aber nicht zuverlässig und vollständig erklärt zu haben. Die komplizierte Frage nach dem Einfluß des Freiheitsentzuges durch häufigere Hospitalisierung der kranken gegenüber den „gesunden" Tätern — er könnte auch zu einer Erhöhung des durchschnittlichen Tatalters bei den Geistesgestörten führen — haben wir im Zusammenhang mit einer möglichen Verminderung der Tatincidenzraten eingehend diskutiert (vgl. S. 233) und wenigstens assumptiv verneinen können.

16 Täter begingen übrigens eine Gewalttat während des Aufenthaltes in einem psychiatrischen Krankenhaus oder einer Anstalt. Naturgemäß sind darunter vorwiegend Kranke mit langen Internierungszeiten zu finden: 8 Schizophrene und 5 Schwachsinnige.

c) Diagnosen

Wir haben die diagnostische Zusammensetzung des erfaßten Gewalttäterkollektivs tabellarisch dargestellt (vgl. S. 79). An erster Stelle stehen, mit einigem Abstand, die Schizophrenen mit 53,4 %. Es folgen mit 12,7 % die Schwachsinnigen, späterworbene Hirnschäden mit 8 %, hirnatrophische Prozesse (präsenile und senile Abbauprozesse verschiedener Genese) mit 7,5 %, affektive Psychosen mit 6,9 %, nicht klassifizierbare endogene Psychosen (klimakterische und Rückbildungspsychosen, Mischpsychosen, Emotionspsychosen, Wochenbettpsychosen ohne eindeutig schizophrene oder endogen-depressive Symptomatik u. dergl.) mit 6,4 % und Epilepsien mit 5,4 %.

Die relativen Häufigkeiten, bezogen auf die Incidenzraten der entsprechenden Krankheitsgruppen in der Gesamtbevölkerung, konnten wir nur für die 3 Diagnosen Schizophrenie, Schwachsinn und affektive Psychosen errechnen. Die Schizophrenen haben dabei ihre Spitzenstellung behauptet. Sie dürfte auch unter Berücksichtigung möglicher Fehlerquellen bestehen bleiben, weil das für sie errechnete Risiko rund eine Zehnerpotenz höher liegt als jenes der beiden anderen Krankheitsgruppen.

Es war uns aus vielfachen Gründen unmöglich, auch nur zu orientierenden Risikoberechnungen für die übrigen Krankheitsgruppen, etwa Epileptiker, Späthirngeschädigte oder Hirnabbauprozesse zu gelangen. Die absoluten Zahlen für diese Gruppen erlauben jedoch die Vermutung, daß sie nicht massiv über- oder unterrepräsentiert sind.

Eine Sondergruppe, die in Zusammenhang mit mehreren Diagnosen Erwähnung fand, stellen die chronischen Alkoholiker. Da sie unserer Kategorisierungsregel folgend unter eine vorrangige Diagnose, wie spät erworbene Hirnschädigung, Schwachsinn oder Epilepsie einzureihen waren, erscheinen sie in unserer Aufstellung nicht. Ihre Gesamtzahl beträgt 79 oder ca. 15 % der Gesamtgruppe geistesgestörter Täter. Damit rücken sie quantitativ gesehen an die zweite Stelle hinter die schizophrenen Täter vor. Für eine Risikoberechnung fehlen allerdings verschiedene unerläßliche Voraussetzungen. Bezieht man aber unter Vernachlässigung der Tatsache, daß es sich häufig um Mehrfachklassifikationen handelt, die Zahl der Alkoholiker auf die Schätzwerte der Häufigkeit von chronischem Alkoholismus in der Bevölkerung, so liegt auch sie nach ihrer Größenordnung um den Durchschnitt. Diese Aussage hat allerdings nichts mit der Feststellung zu tun, daß die Komplikation eines Hirnsyndroms — vom Schwachsinn über die Epilepsie bis zu den Späthirnschäden — durch Alkoholismus das Gewalttatenrisiko fühlbar erhöht.

6. Sonderfall „cyclothyme Manie"

Von besonderer Bedeutung scheint uns, daß eine Diagnose, die man nicht selten mit Aggressivität verbindet, die cyclothyme Manie, extrem selten auftaucht. Unter den Tätern mit affektiven Psychosen, die fast ausschließlich an Depressionen litten, fand sich nur ein einziger Fall einer klassischen Manie: Jene Frau, die im Bierzelt ihrem Nachbarn mit dem Maßkrug auf den Kopf schlug.

Eine einzige Gewalttat in 10 Jahren und zudem eine unvorbereitete Affekthandlung, die unter den Titel „Rauferei" eingereiht werden könnte, läßt die Annahme zu, daß manische Kranke außergewöhnlich ungefährlich sind, wenn man unsere Maßstäbe von Gewalttat zugrundelegt. Das beruht vermutlich darauf, daß bipolare affektive Psychosen generell eine niedrige Aggressivität oder auch eine Aggressivitätshemmung haben, die in der Manie einer oberflächlichen Enthemmung weicht. In der Depression ist diese Aggressivitätshemmung durch die Verbindung von Selbstmord und Tötungsimpulsen in ihrer Wirksamkeit allerdings nur in engen Grenzen eingeschränkt oder aufgehoben. Diese Annahme würde sich auch mit unseren früher geäußerten Vermutungen (HÄFNER, 1962) und mit Befunden über die Persönlichkeit bipolarer affektiver Psychosen treffen, die v. ZERSSEN u. a. (unveröffentlicht) in psychometrischen Untersuchungen erhoben haben.

Im Zusammenhang mit der geringen Häufigkeit ernster Gewalttaten in cyclothymen Manien ist noch ein zweiter Täter aufzuführen, den wir wegen des gleichzeitigen Bestehens mehrerer Erkrankungen der Kategorie manischer Täter nicht zuzuordnen wagten. Die Kompliziertheit dieses Falles ist auch der Grund, weshalb er in unserer ersten Veröffentlichung (HÄFNER und BÖKER: Geistesgestörte Gewalttäter in der Bundesrepublik — Eine epidemiologische Untersuchung. Nervenarzt 43, 285—291, 1972), die über krankheitsabhängige Risiken nur zusammenfassend berichten konnte, nicht gesondern erwähnt werden konnte. Da er mindestens eine der von ihm begangenen Gewalttaten in einem gereizt-manischen Zustand begangen hatte, muß über diesen Patienten berichtet werden.

Es handelt sich um einen ehemaligen Bundesbahnarbeiter — Schlosser —, dessen Mutter 60jährig Selbstmord begangen hatte. Die Indextat war eine versuchte Tötung, die er 1962 im Alter von 67 Jahren aus einem Streit heraus unternommen hatte.
Als Diagnosen sind zu nennen:
1. Minderbegabung (IQ 77)
2. Hirnatrophischer Prozeß mit beginnender Demenz
3. Bipolare affektive Psychose (Cyclothymie).

Mit 42 Jahren hatte der Patient erstmals während einer Depression seine beiden Söhne — damals 7 und 12 Jahre alt — zu töten versucht und sich selbst die Pulsadern geöffnet. Beide Jungen erlitten erhebliche Kopfverletzungen, konnten aber, wie er selbst, gerettet werden. Dieser erweiterte Selbstmordversuch entsprach nach Motivation — der Patient hatte die wahnhafte Überzeugung, daß er selbst und seine Söhne von einer unheilbaren Krankheit befallen seien — und Verlaufszusammenhang ganz dem beschriebenen Typus des erweiterten Suicids endogen Depressiver.

Einen zweiten und dritten Selbstmordversuch im Rahmen von Depressionen beging der Patient, nunmehr allein, während der Begutachtung nach der ersten Tat im Alter von 51 Jahren.

Nachdem er bis zum 57. Lebensjahr nur an Depressionen gelitten hatte, entwickelte er einen paranoiden Bedrohungs- und Beeinflussungswahn gegenüber seiner Schwiegertochter, kämpfte gegen seine vermeintliche Feindin und mußte gegen seinen Willen wieder psychiatrisch hospitalisiert werden. Er war bei der Untersuchung gereizt hypomanisch, zeigte Denk- und Orientierungsstörungen. Man vermutete vorübergehend einen epileptischen Dämmerzustand und nahm einen hirnatrophischen Prozeß an, ohne ein Luftencephalogramm durchgeführt zu haben.

Mit 62 Jahren wurde er erneut gerichtlich eingewiesen. Er hatte im Streit die Fenster seines Untermieters mit einem Spaten eingeschlagen und diesen dann tätlich angegriffen, aber nicht ernstlich verletzt.

Dazu war zu erfahren, daß er mit seiner Frau seit langem in Streit gelebt und häufige lautstarke, auch tätliche Auseinandersetzungen gehabt hatte. Der Untermieter hatte mehrfach die Frau in Schutz genommen. Der Patient entwickelte — möglicherweise im Zusammenhang damit — wahnhafte Eifersuchtsideen, etwa daß der Untermieter sich seiner Frau im Keller unsittlich genähert habe.

Auch mit den Nachbarn lag er in Streit, bedrohte sie, streute ihnen Glasscherben vor die Tür etc.

Bei der Untersuchung war er wieder partiell desorientiert, in hypomanisch-gereizter Stimmung und zeigte Gedächtnis- und Intelligenzausfälle.

Die Diagnose lautete: „Hirnatrophie bei Cyclothymie". Von Anklageerhebung wurde abgesehen. Unterbringung erfolgte nur für kurze Frist.

Mit 65 kam er erneut zur Aufnahme, weil eine der vielen Streitigkeiten wieder ausgeartet war: Er hatte seine Frau mit einem Beil bedroht, der Untermieter kam zur Hilfe und erlitt Kopfverletzungen.

Das klinische Bild entsprach dem vorausgegangenen.

Mit 67 Jahren beging er die erwähnte Indextat. Wieder im Laufe eines Streits suchte seine Frau Hilfe im Zimmer des 75jährigen Untermieters. Der Patient folgte und schlug mit einer Eisenstange den Untermieter nieder, der eine schwere Schädelfraktur, eine Unterarmfraktur und weitere Verletzungen erlitt.

Eine Woche vorher hatte dieser Untermieter die örtliche Polizeidienststelle aufgesucht, Anzeige erstattet und auf die akute Lebensgefahr hingewiesen, die ihm und der Frau des Patienten drohe. Er verlangte nachdrücklich, daß eingeschritten werde, was aber nicht geschah.

Bei der Aufnahme war der Patient gereizt, unruhig und hochgradig ideenflüchtig. Das Verfahren wurde wieder eingestellt, der Patient nach kurzer Internierungszeit entlassen.

Wir haben diesen Patienten, unseren Regeln folgend, nach der Hauptdiagnose unter die affektiven Psychosen eingeordnet. Seine erste Tat, der Tötungsversuch an seinen beiden Söhnen, folgt auch, wie erwähnt, in jeder Hinsicht dem Typus der Gewalttaten endogen Depressiver. Dagegen hat man große Schwierigkeiten, die späteren Taten uneingeschränkt mit manischen Phasen in Verbindung zu bringen.

Das Syndrom hypomanisch-gereizten, zeitweilig ideenflüchtigen Verhaltens ist zweifellos in schwankender Ausprägung beim Patienten in der zweiten Lebenshälfte aufgetreten. Doch steht außer Zweifel, daß seine Aggressivität nicht auf diese Verstimmungsphasen begrenzt und auch nicht vorwiegend aus ihnen motiviert ist. Vielmehr spielt ein langer Streit mit Ehefrau und Untermieter, in den Eifersuchtsideen und andere paranoide Gedanken eingingen — er glaubte sich beispielsweise auch mit Leuchtgas durch den Untermieter bedroht —, die ausschlaggebende Rolle. Es kommt hinzu, daß der Hirnabbauprozeß vermutlich die Reizbarkeit erhöht und die Selbstkontrolle, gerade hinsichtlich der aggressiven Impulse, vermindert hat.

Wir meinen deshalb, daß die zweite Phase aggressiver Entgleisungen und schließlich die mit 67 Jahren begangene Indextat wahrscheinlich multifaktoriell bedingt sind. Die cyclothym-manische Komponente, die vermutlich darin enthalten ist, kann jedoch nicht mit ausreichender Wahrscheinlichkeit als die überwiegende gesehen werden. Dies waren die Gründe, weshalb wir den Patienten nicht einfach als zweiten Fall von Gewalttat im Rahmen einer cyclothymen Manie aufgeführt haben.

7. Krankheitsdauer vor der Tat

Eines der wichtigsten und in einiger Hinsicht unerwarteten Ergebnisse ist die minimale Zahl der Täter, die eine Gewalttat zu Beginn der Erkrankung begangen haben. Nur 3,3 % aller geistesgestörten und nur 2,9 % der 284 schizophrenen Täter begingen in den ersten 4 Wochen nach Krankheitsbeginn eine Gewalttat. 83 % der geistesgestörten bzw. 84 % der schizophrenen Täter waren zum Tatzeitpunkt länger als 1 Jahr, 55 % länger als 5 Jahre krank. Die zum Bestandteil der psychiatrischen Lehre gezählte Theorie von der Gewalttat als Prodromalsymptom einer beginnenden Schizophrenie, die sich auf zahlreiche kasuistische Studien stützte, von denen wir die wichtigsten eingangs referiert haben, ist damit mindestens quantitativ widerlegt.

Die Seltenheit von Gewalttaten zu Krankheitsbeginn hängt zusammen mit dem geringen Anteil impulsiver gegenüber den wesentlich häufigeren geplanten Handlungen und mit dem Vorherrschen chronischer Krankheitsverläufe. Eindrucksvoll bleibt dennoch die außerordentlich hohe durchschnittliche Krankheitsdauer, die — ausschließlich der Schwachsinnigen, deren Krankheitsdauer mit ihrem Lebensalter zur Tatzeit zusammenfällt — über 5 Jahren liegt. Das wirft ein Licht auch auf die Altersverschiebung der geisteskranken gegenüber den „gesunden" Gewalttätern. Ein Teil der Gründe, die dort für die Erklärung des Phänomens erörtert wurden, ist auch für die langen Krankheitsdauern relevant. Außerdem ist dies ein praktisch wichtiges Ergebnis, weil es hoffen läßt, daß der Umsetzung gewonnener Erkenntnisse in präventives Handeln in der Regel auch genügend Zeit gegeben ist.

Eine begrenzte Ausnahme bilden wiederum die affektiven Psychosen. Aus dieser Gruppe haben etwas mehr als ein Zehntel in den ersten vier Wochen — und rund $1/3$ im ersten Halbjahr der Krankheit — eine Gewalttat begangen. Der Grund dafür ist, daß hier im Gegensatz zu den meisten anderen Krankheitsgruppen ein direkter Zusammenhang mit einer zwar rezidivierenden, aber eindeutig akuter verlaufenden Krankheit besteht: Die häufigste Tatform, der erweiterte Selbstmord, wird während der depressiven Phase und aus ihrer krankhaften Motivation heraus begangen. Bedenkenswert ist der bei einem Drittel liegende hohe Anteil der Täter, die bereits in ihrer ersten depressiven Phase die Tat begehen. Das mag durch den hemmenden Einfluß des zunehmenden Alters bei Wiedererkrankungen beeinflußt sein. Die Wahrscheinlichkeit der Tatmanifestation bei späteren depressiven Phasen nimmt mit dem Alter auch deshalb ab, weil die eigenen Kinder heranwachsen und die symbiotische Beziehung zu ihnen abnimmt, die eine häufige Voraussetzung für den Mitnahmeselbstmord depressiver Mütter zu sein scheint.

8. Frühere Behandlung kranker Täter

Die Feststellung, welcher Anteil der Täter früher jemals in psychiatrischer Behandlung war, hatte unerwartet niedrige Werte ergeben. Die geistesgestörten Nichttäter der nach Alter, Geschlecht und Diagnose ausgewählten Vergleichsgruppe waren häufiger und länger stationär in psychiatrischen Krankenhäusern behandelt worden, obwohl sie nach durchschnittlichen Krankheitsdauern unter den Vergleichswerten für geistesgestörte Nichttäter liegen.

Rund die Hälfte aller geistesgestörten Täter war vor der Tat nie in einem psychiatrischen Krankenhaus gewesen. Das ist zwar wegen der unterschiedlichen Hospitalisierungsbedürfnisse und Krankheitsdauern der betreffenden Krankheitsgruppen keine eindeutige Aussage. Im Hinblick auf die vorwiegend langen Krankheitsdauern ist es jedoch ein Indicator für niedrige Behandlungsintensität bei denjenigen Krankheitsgruppen, die üblicherweise einer stationären Therapie bedürfen, zumal im Vergleich mit den kranken Nichttätern.

Untersucht man die wichtigsten Krankheitsgruppen, so können die Schwachsinnigen außer Betracht bleiben, denn bei ihnen ist das Grundleiden — in den zur Diskussion stehenden Schweregraden — in der Regel kein Hospitalisierungsgrund. Bei den affektiven Psychosen fand sich mit ca. 50 % stationär vorbehandelter Täter kein signifikanter Unterschied zu den kranken Nichttätern. Relevant ist hingegen die Tatsache, daß 41 % der schizophrenen Täter — signifikant unterschieden von 27 % der Nichttäter — nie stationär behandelt worden waren. Noch deutlicher wird der Anteil der nicht in psychiatrischer Behandlung stehenden Täter, wenn man vom letzten Halbjahr vor der Tat ausgeht. 90 % der Täter waren mindestens ein halbes Jahr vor der Tat krank. Nur etwa 10 % waren ambulant gesehen worden, 22 % hatten stationäre Behandlung erhalten. Behandlungen bei anderen Ärzten wegen der bestehenden Geistesstörung oder eine entsprechende Betreuung durch Sozialarbeiter (deren Zahl möglicherweise mittlerweile größer geworden ist) spielten bei unserem Untersuchungskollektiv noch keine wesentliche Rolle. Das bedeutet, daß ca. 2/3 (68 %) im Halbjahr vor der Tat, das wir mindestens bei einem Teil der Täter als eine Phase anwachsenden Risikos betrachten müssen, keinerlei gezielte Therapie oder Betreuung hatten. (Wir erinnern aber daran, daß diese Aussagen nur für die Dekade vom 1. 1. 1955 bis zum 31. 12. 1964 belegt sind.)

Bei der Gruppe der Schizophrenen, von denen 91 % ein halbes Jahr vor der Tat Krankheitssymptome aufwiesen, standen nur ca. 30 % in diesem Zeitabschnitt in stationärer oder ambulanter psychiatrischer Behandlung oder Betreuung. Bei der Vergleichsgruppe waren die Verhältnisse ähnlich. Ein signifikanter Unterschied fand sich nicht.

9. Risikoperiode nach der Entlassung aus einem psychiatrischen Krankenhaus

Das zugleich spektakulärste und praktisch bedeutsamste Ergebnis unserer Studie ist die Feststellung, daß der Entlassung oder Entweichung aus stationärer Behandlung eine ausgesprochene Risikoperiode für Gewalttätigkeit folgt. Natürlich gilt diese Aussage nicht für alle, sondern nur für die äußerst kleine Gruppe der zur Gewalttätigkeit disponierten Geistesgestörten. Da wir nicht von einem Untersuchungssample krankenhausentlassener Geistesgestörter, sondern von unserem Gewalttäterkollektiv ausgegangen sind, wissen wir auch nicht, wie hoch die Rate der Gewalttaten im ersten Halbjahr, bezogen auf entlassene Kranke ist. Wenn man mangels Vergleichszahlen für die zur Frage stehende Dekade von jährlich ca. 60 000 bis 80 000 Entlassenen aus psychiatrischen Krankenhäusern und Anstalten der BRD mit analogen Diagnosen ausgeht[3] und die rund 10 Kranken dazu in Beziehung setzt, die jährlich eine Gewalttat in den ersten 6 Monaten nach der Entlassung begangen haben, so kann man wenigstens die Größenordnung andeuten.

Von 248 aus einem psychiatrischen Krankenhaus entlassenen Tätern hatten 99 = 39 % im darauffolgenden Halbjahr eine Gewalttat begangen. 29 oder 12 % davon hatten allerdings das Krankenhaus gegen ärztlichen Rat oder durch Flucht verlassen. Einige von ihnen waren bereits in den darauffolgenden Tagen gewalttätig geworden. In der Vergleichsgruppe nicht gewalttätiger Kranker waren in der analogen Zeitspanne nur 2 % Ent-

---

[3] In der Dekade 1955—1964 existierte in der BRD und in nahezu allen Ländern keine zentrale Statistik der psychiatrischen Krankenhäuser. Die Mehrzahl der psychiatrischen Krankenhäuser hatte — und ein großer Teil von ihnen hat heute noch — die Statistik über Krankenbewegungen ausschließlich im hauseigenen Archiv aufbewahrt.

weichungen und Entlassungen gegen ärztlichen Rat registriert worden. Mit einiger Vorsicht läßt sich aus diesem signifikanten Unterschied bei einem Indicator von geringem quantitativen Gewicht der Schluß auf häufigere aktive Ablehnung von Behandlung oder Freiheitseinschränkung bei der Tätergruppe ziehen. Nichttäter scheinen im Hinblick auf stationäre Behandlung kooperativer zu sein.

Von hoher praktischer Bedeutung ist die am Rande zu treffende Feststellung, daß die Krankenhauspsychiater in der Lage waren, bei einem Teil der potentiellen Gewalttäter eine allgemeine Risikoerhöhung ziemlich verläßlich zu beurteilen. Andererseits war der weitaus größere Teil (88 %) der im darauffolgenden Halbjahr gewalttätigen Kranken mit ärztlicher Erlaubnis entlassen worden. In diesen Fällen fehlen offenbar zuverlässige Merkmale für die Beurteilung des Risikos, sofern man nicht annehmen will, daß ein Teil davon weniger gründlich untersucht oder aus anderen Gründen — etwa wegen des Drängens von Angehörigen — gegen die Überzeugung, aber mit der Zustimmung des behandelnden Arztes entlassen worden war.

Mit den möglichen Gründen für die der Krankenhausentlassung folgenden Risikoperiode haben wir uns eingehend auseinandergesetzt. Die naheliegende Annahme, es handele sich vorwiegend um gehäufte Krankheitsrückfälle, bedingt durch berufliche oder persönliche Wiedereingliederungsschwierigkeiten, ist für die Mehrzahl nicht zu stützen. Sie mag in einem Teil der Fälle zutreffen, den wir quantitativ nicht genau umgrenzen können. Er dürfte jedoch nicht höher liegen als das knappe Drittel der Täter, das in dieser Zeitspanne irgendwelche Anzeichen von Verschlimmerung der Krankheit zeigte. Unter den nicht gewalttätigen Geistesgestörten, die mit 23 % signifikant weniger Wiederaufnahmen — verglichen mit der Täterrate von 39 % — in dieser Zeitspanne aufwiesen, waren Verschlimmerungssymptome dagegen in fast der Hälfte aller Fälle registriert worden.

Die beiden Trends im ersten Halbjahr nach Krankenhausentlassung: häufige Verschlimmerung der Krankheit bei leicht gehäufter Wiederaufnahmerate unter geistesgestörten Nichttätern und seltenere Verschlimmerung bei stark gehäufter Gewalttatenfrequenz unter Tätern, spiegeln ein partielles Auseinanderlaufen krankheitsbezogener und tatbezogener Verläufe wieder.

Entgegen diesem allgemeinen Trend, der für den Anstieg des Tatrisikos andere als dem Krankheitsprozeß direkt entspringende Einflüsse als wichtiger vermuten läßt, ist bei depressiven Tätern eher das Gegenteil anzunehmen. Hier war einerseits häufig ein Zusammenhang mit einer Verschlimmerung des Leidens nach der Entlassung festzustellen, andererseits war die Rate der Gewalttaten im ersten halben Jahr mit 11 von 18 Entlassenen extrem hoch. Meist war die Tat schon in den ersten drei Monaten begangen worden.

Wir haben deshalb, durch die inhaltliche Analyse der Fälle bestärkt, angenommen, daß diese depressiven Kranken ihre Tat, meist einen erweiterten Suicidversuch, in der Regel aus der gleichen Krankheitsphase heraus begangen haben, deretwegen sie vorher in stationärer Behandlung gewesen waren. Ihr Gewalttatenrisiko kann weitgehend analog zum Selbstmordrisiko behandelt werden. Die Untersuchungen von STENGEL und COOK (1958) haben erwiesen, daß bei psychotischen Depressionen das Maximum der Selbstmordhäufigkeit nicht mit dem Höhepunkt der klinischen Symptomatik zusammenfällt. Vielmehr kulminiert sie im zweiten Abschnitt einer Krankheitsphase, wenn depressive Hemmung und Wahn, die offenbar als Abwehrvorgänge eine Verminderung der pathologischen Dynamik mit sich bringen können, bereits wesentlich zurückgegangen sind. Diese Risikophase wird von den Kranken häufig ohne den Schutz einer klinischen oder ambulanten Behandlung durchlaufen. Einer der Gründe dafür ist, daß die Kranken oder ihre Familien auf Frühentlassung drängen. Zu denken gibt, daß fast alle der im Halbjahr nach der Entlassung gewalttätigen Depressiven mit ärztlichem Einverständnis aus dem Krankenhaus ausgeschieden waren.

Es kommt hinzu, daß die Konfrontation mit den realen Aufgaben und mit den Personen, die in die Unheilsbefürchtungen einbezogen sind, zu einer Aktivierung der depressiven Symptomatik führen können. Depressive Kranke, die unter dem Risiko stehen, einen erweiterten Suicid zu begehen — wahrscheinlich gilt diese Aussage für das Selbstmordrisiko psychotisch Depressiver allgemein —, sind offensichtlich in einem zweiten Abschnitt der Krankheitsphase am meisten gefährdet und gefährlich. Zwar ist der Höhepunkt der Symptomatik in diesem Abschnitt eindeutig überschritten und die Fähigkeit zur emotionellen Kommunikation mit der Umwelt wiedergekehrt. Der depressive Wahn ist meist in seiner Intensität zurückgetreten, aber inhaltlich noch unverändert vorhanden. Er ist mit der ihn begleitenden Dynamik des depressiven Wütens gegen sich und gegen das Liebste, das man besitzt, oder in der verzweifelten Sehnsucht nach der Erlösung im Tode offensichtlich unter bestimmten Umständen aktualisierbar. In einzelnen Fällen haben wir allerdings den Eindruck gewonnen, daß ein bereits im Krankenhaus gefaßter Plan das zunächst verleugnete Motiv des Kranken war, mit allen Mitteln seine rasche Entlassung zu betreiben, um dann in fataler Konsequenz den erweiterten Suicid zuhause auszuführen.

Wir nehmen an, daß diese in erster Linie für affektive Psychosen formulierten Gefährdungsfaktoren weitgehend auch für Täter mit psychotisch-depressiven Syndromen auf der Basis anderer Grundkrankheiten — etwa für schwere depressive Syndrome innerhalb einer Schizophrenie — gelten. Wir erinnern daran, daß 13,4 % der Täter — 38 % aller weiblichen, aber nur 6,2 % der männlichen geistesgestörten Gewalttäter — einen erweiterten Suicid, einschließlich der Versuche, begangen hatten. Von der Motivationsebene her gesehen war bei schizophrenen Tätern, die abgesehen von den nicht klassifizierbaren endogenen Psychosen den depressiven Psychosen am nächsten stehen, in 9,3 % das analoge Motiv „Erlösung von befürchtetem Leid" registriert worden.

Es scheint uns gerade für die Praxis wichtig, das syndromspezifische — und für unipolare und bipolare endogene Depressionen auch krankheitsspezifische — Risiko des erweiterten Suicids, das gezielter Maßnahmen bedarf, in einer klaren Sonderstellung gegenüber allen anderen Dispositionen zu sehen.

Von den 23 aus Krankenhäusern oder vergleichbaren Einrichtungen entlassener schwachsinnigen Tätern waren 7 im ersten und 5 im zweiten Halbjahr nach der Tat gewalttätig geworden. In dieser Tätergruppe ist die Belastung mit vorausgegangenen aggressiven Verhaltensweisen und Delikten wie Körperverletzung u. dergl. sehr hoch. Man wird deshalb annehmen müssen, daß mindestens ein Teil der Täter durch die Krankenhaus- oder Anstaltsunterbringung an der Ausführung von Gewalttaten gehindert worden ist, die nach der Entlassung ausgeführt, in dem einen oder anderen Fall auch „nachgeholt" wurden.

Deutlicher ist überdies die Risikoerhöhung nach Krankenhausentlassung bei schizophrenen Tätern. 59 oder 37 % der 160 Krankenhausentlassenen wurden im ersten Halbjahr zu Gewalttätern gegenüber 26 % Wiederaufnahmen der schizophrenen Nichttäter. Im zweiten Halbjahr wurden es bei beiden Gruppen übereinstimmend weitere rund 15 %.

Wir haben die möglichen Gründe erörtert. Es spricht nicht viel dafür, daß die für Krankheitsrückfälle oft ins Feld geführten sozialen Wiedereingliederungsschwierigkeiten eine dominierende Rolle spielen. Die Kernprobleme scheinen vielmehr im Bereich der engsten menschlichen Beziehungen zu liegen. Insofern besteht die bereits erwähnte Parallele zu den intensiven emotionellen Beziehungen, die nach neueren Untersuchungen die Rückfallraten Schizophrener signifikant erhöhen.

Es ist zu vermuten, daß eine längere Abwesenheit von solchen Partnern, mit denen eine spannungsgeladene, oft wahnhaft veränderte Verstrickung besteht, nicht nur entlastend, sondern auch erschwerend wirken kann. Sie kann beispielsweise durch den vorübergehenden Verlust der Kontrollmöglichkeiten die Eifersuchts- oder Schädigungsideen eines Wahnkranken beträchtlich anwachsen lassen. Es kommt hinzu, daß diese dem Kranken sehr nahestehenden Konfliktpartner oft an der Einweisung gegen seinen Willen beteiligt waren und gerade diese Initiative vom Kranken wieder wahnhaft mißdeutet wurde. Schließlich wird von den für Erniedrigungen ihres Ansehens oder ihres Selbstwertgefühls besonders vulnerablen Paranoiden der Aufenthalt im psychiatrischen Krankenhaus und die Reaktion der Umwelt darauf mitunter als schwere Einbuße erfahren. Diese Annahmen werden durch die Feststellung gestützt, daß die Täter emotional und sozial aktiver sind und zugleich mehr und emotional intensivere Familienbeziehungen haben als die Kranken der Vergleichsgruppe.

Die Frage nach dem möglichen risikosteigernden Einfluß des Krankenhausmilieus muß offenbleiben, weil unsere Erhebungsdaten keine Grundlage für ihre Beantwortung liefern. Die Möglichkeit, daß einige, unter wahnhaften Ängsten der Schädigung oder der Vernichtung leidende Kranke den Freiheitsentzug und die tatsächliche Situation im Krankenhaus als Anlaß zur Steigerung der Kampf- oder Rachemotivation erfahren haben, ist nicht von der Hand zu weisen. An einzelnen Tätern, zumal an solchen, die ihre Gewalttat innerhalb des Krankenhauses begangen hatten, waren entsprechende Motive, wie Rache gegen erfahrene oder wahnhaft erlittene Übel, registriert worden. Dennoch wird man kaum annehmen können, daß die Mehrzahl dieser Täter im Krankenhaus eine Steigerung ihrer Aggressivität erfuhr, die dann nach der Entlassung in Gestalt der Gewalttat ausbrach.

10. Konsequenzen für Vorbeugung und Behandlung

Was ist zu tun? Die Antwort darauf hat nicht nur die erwähnte Risikoperiode, sondern das ganze Verlaufsschicksal der kleinen Gruppe potentieller Gewalttäter unter den Geistesgestörten einzubeziehen. Die erste Forderung lautet: bessere Kenntnisse als Voraussetzung der Identifizierung solcher Kranker, bei denen das Gewalttatenrisiko groß ist. Dazu haben wir eine Reihe von Hinweisen gegeben. Die zweite Forderung ist die nach einem engmaschigen Netz fachärztlicher Betreuung, zumal beim Übergang vom Krankenhaus in die Familie oder in die Partnerschaft. Die Überlegungen des Wissenschaftlers zur wirksamen Umsetzung dieser Forderungen in die therapeutische Wirklichkeit lösen jedoch die Nachdenklichkeit des Praktikers aus. Ein großer Teil dieser Kranken zählt zu den schwierigsten Patienten des Psychiaters. Von jenen Depressiven, die ihre Tatpläne verleugnen und im Zusammenhang mit dem gefaßten Entschluß nach außen den Eindruck einer geradezu schlagartigen Remission ihrer depressiven Psychose erwecken, sei vorerst abgesehen.

Chronisch Schizophrene mit ausreichender sozialer Anpassung, vor allem kämpferisch-mißtrauische Paranoide, sind schwer dazu zu bringen, sich als psychisch krank zu akzeptieren und psychiatrische Hilfe aufzusuchen. Dabei spielt die Verstrickung von Angehörigen, die bei einer erblich mitdeterminierten Krankheit zuweilen selbst an mehr oder weniger ausgeprägten Krankheitserscheinungen leiden, mit dem Kranken eine wichtige Rolle. Es kommt hinzu, daß akut auftretende Schübe psychischer Veränderungen auch von näherstehenden und wenig objektiven Menschen leichter als Krankheit verstanden werden als langsam progredient verlaufende Veränderungen, zumal wenn sie wahnhaft an reale Spannungen mit dem Beobachtenden anknüpfen. Es bleibt also zu dieser Frage der Frühentdeckung und der Frühbehandlung nur die wenig befriedigende Antwort, daß bessere Gesundheitsaufklärung im psychiatrischen Bereich notwendig ist. Sie soll vor allem die Umgebung, jene Familienmitglieder und Bekannte, die nicht selbst pathologisch mit dem Kranken verstrickt sind, frühzeitig auf die Krankheit aufmerksam werden lassen und zu einer hilfevermittelnden Intervention motivieren.

Die nächste Schwierigkeit besteht in der kontinuierlichen ärztlichen Betreuung verschlossener, kontaktarmer Hebephrener. Die Risikogruppe unter diesen Kranken, die eine hohe, unterdrückte Feindseligkeit aufweisen können, neigt zur Verleugnung der Krankheit, zum Abbruch der notwendigen Medikation und des Behandlungskontakts.

Von der medikamentösen Seite her sind in der Zwischenzeit, etwa durch die Einführung der Depot-Neuroleptica, unsere Möglichkeiten einer kontrollierten langfristigen Therapie wesentlich verbessert worden. Die übrigen Schwierigkeiten sind unverändert vorhanden. Es ist notwendig, sie am individuellen Fall mit aller Deutlichkeit zu sehen und die therapeutische Strategie darauf einzustellen. In der Regel ist die Aufteilung therapeutischer und rehabilitativer Funktionen hilfreich, die beispielsweise einem mit dem Arzt eng zusammenarbeitenden Sozialarbeiter die Beratung der Familienmitglieder zuweist. Sie nimmt den Arzt etwas aus der allzu mächtigen — und damit möglicherweise paranoide Reaktionen provozierenden — Rolle des einzigen therapeutischen Partners heraus. Dem gleichen Ziel kann die Beratung oder die hilfreiche Einschaltung verständiger, realistisch orientierter Familienangehöriger oder Bekannter des Patienten dienen, die nicht in seine Pathologie verstrickt sind.

Was die Frage nach der möglichen Vermeidung der Risikoperiode nach Krankenhausentlassung anlangt, so lautet die Antwort, daß mindestens ein Teil dieser Kranken nach wie vor hospitalisierungsbedürftig ist. Es sollte aber in jedem Fall sorgfältig überlegt werden, ob eine Teilhospitalisierung oder eine andere Alternative zum Krankenhausaufenthalt erfolgversprechender ist. Wenn es zur unfreiwilligen Krankenhausaufnahme gekommen ist, muß gerade bei paranoiden oder bei eifersüchtigen Schizophrenen die Entlassung sorgfältig vorbereitet werden, wenn sie durchführbar ist. Bei der Aufnahme und während des Krankenhausaufenthaltes sollen konsequente, aber nicht liebedienerische Bemühungen zur Herstellung einer Behandlungskoalition mit dem Kranken unternommen werden. Sie gelingen naturgemäß bei Kranken, die schwere Störungen der Vertrauensfähigkeit aufweisen, nicht leicht und nur wenn ihnen ein offenes und konsistentes Verhalten entgegengebracht wird. Ein solcher Anspruch bleibt unerfüllbar, wenn der behandelnde Psychiater nicht über ein hohes Maß an Einsicht in sein eigenes Verhalten und an Zuverlässigkeit oder wenn ein Krankenhaus nicht über günstige personelle und sonstige Voraussetzungen verfügt.

Bei allen Bemühungen um bessere Vorbeugung und Therapie bleibt mit Sicherheit ein Rest von Kranken, die wegen eines hohen Risikos gegen ihren Willen langfristig untergebracht werden müssen. Gerade bei ihnen muß mit Entweichungsgefahr und mit einem hohen Risiko nach verfrühter Entlassung gerechnet werden. Deshalb müssen Entlassung und Wiedereingliederung, wenn sie überhaupt verantwortbar sind, hier mit allergrößter Sorgfalt vorbereitet werden. Kontrollierte Fortsetzung der neuroleptischen Behandlung, Übergangslösungen und eine kontinuierliche Betreuung müssen gesichert sein. Die Suche nach dem speziellen Gefährdungsbereich, etwa einer spannungsreichen Wahnbeziehung zum Ehepartner, öffnet ein weiteres für die Risikobeurteilung unerläßliches Beobachtungsfeld. Dort und in anderen Bereichen, aus denen charakteristische Vorzeichen zu erwarten sind, müssen die Indikationen zur weiteren Verfahrensweise ebenso sorgfältig geprüft werden wie in der Beobachtung der Krankheitssymptome.

Schließlich ist die kleine Gruppe der verhaltensgestörten schwachsinnigen Täter zu bedenken, die eine besonders hohe Wiederholungsrate der aggressiven Delikte aufweist. Die meisten dieser Kranken sind einer Therapie im engeren Sinne derzeit nicht zugänglich. Es ist allerdings fraglich, ob langfristig angewandte verhaltens- oder lerntherapeutische Methoden bei einigen von ihnen eine Modifikation des Verhaltens erreichen könnten. Bei der kleinen Gruppe der schwachsinnigen Gewalttäter aus triebhaft-sexueller Motivation ist eine Antiandrogen-Behandlung oder die freiwillige Sterilisation zu erwägen.

Wahrscheinlich bedarf der größte Teil der schwachsinnigen Gewalttäter einer dauernden Führung oder Kontrolle, deren notwendiges Ausmaß vom Einzelfall her zu beurteilen ist. Teilweise sind diese Kranken besonders schwierig und stellen hohe Anforderungen an das Personal und an ihre Mitpatienten in psychiatrischen Krankenhäusern, wenn sie dort untergebracht sind. Auf längere Frist gesehen wird man sie deshalb in Spezialeinrichtungen für verhaltensgestörte Schwachsinnige unterbringen müssen, die über besonders geschultes Personal und über geeignete Beschäftigungsmöglichkeiten verfügen. Eine medikamentöse Reduzierung ihrer aggressiven Dynamik, die im kindlichen Alter auffallenderweise noch mit Stimulantien gelingen kann, später jedoch meist einer neuroleptischen Erhaltungsdosis bedarf, ist manchmal hilfreich.

Diese wenigen Hinweise auf Therapie und Prävention mußten naturgemäß sehr allgemein gehalten werden. Wir haben über ein großes Kollektiv geistesgestörter Täter mit sehr unterschiedlichen Untergruppen zu urteilen. In zahlreichen Fällen liegen die Verhältnisse wesentlich komplizierter, als daß sie nach den von uns aufgezeichneten Leitlinien zu handhaben wären. Wenn wir nur einige typische Probleme und Regeln aufgewiesen haben, so hängt es in erster Linie damit zusammen, daß wir eine epidemiologische Erhebung, nicht aber Untersuchungen über Erfolg und Wirksamkeit therapeutischer Programme und Einrichtungen für geistesgestörte Gewalttäter durchgeführt haben.

11. Familien- und Persönlichkeitsfaktoren

Der Versuch, das relative Gewicht hereditärer und familiärer Faktoren für die Disposition Geistesgestörter zur Gewalttätigkeit zu erfassen, mußte auf der Basis unseres Materials naturgemäß fragmentarisch bleiben. Wir hatten uns jedenfalls bemüht, die Prediktoren kriminellen Verhaltens, wie desorganisierte oder zerbrochene Familien, dissoziales Verhalten, Alkoholismus, Kriminalität der Eltern usw., die an nicht geistesgestörten Untersuchungsgruppen gefunden worden waren (S. und E. GLUECK; GUZE, GOODWIN und CRANE; ROBINS und LEWIS, u. a.), nach Möglichkeit an den geistesgestörten Tätern zu überprüfen.

Die familiäre Belastung mit Geistesstörungen zeigte im Rahmen der von uns erfaßbaren Daten kaum signifikante Unterschiede zwischen den geistesgestörten Tätern und der Vergleichsgruppe geistesgestörter Nichttäter. Dieses Ergebnis entspricht unserer Erwartung. Signifikante Unterschiede fanden sich dagegen in der Häufigkeit von Suicid, Alkoholismus und Kriminalität in der Elternfamilie mit — zusammengenommen — 23 % bei Tätern gegenüber 9 % bei kranken Nichttätern. Die Aufspaltung nach den wichtigsten Diagnosengruppen zeigt sehr unterschiedliche Häufigkeiten der drei untersuchten Belastungsfaktoren. In eine Rangliste geordnet, liegen Schwachsinnige mit ca. 50 % Tätern, die wenigstens eines der drei Merkmale in der Elternfamilie aufweisen, gegenüber den anderen Hauptdiagnosen signifikant in Führung. Von den Belastungsfaktoren stehen bei ihnen Kriminalität an erster und Alkoholismus an zweiter Stelle.

Bei den affektiven Psychosen liegt die Belastung mit Suicid an der Spitze, während Kriminalität und Alkoholismus nur von geringer Bedeutung sind.

Schizophrene Täter weisen Suicide, Alkoholismus und Kriminalität als familiäre Belastungen, wenn auch nur in mäßiger Häufigkeit, auf.

Zerbrochene Elternfamilien (broken home) waren bei kranken Tätern und Nichttätern in etwa einem Viertel der Fälle anzutreffen. Sie scheinen entgegen unserer Erwartung für die Disposition zur Gewaltkriminalität keine wesentliche Bedeutung zu haben. Lediglich bei schwachsinnigen Gewalttätern ist ihre Rate auf 54 % angewachsen. Der Vergleich mit Nichttätern ist hier nicht sinnvoll, weil die Vergleichsgruppe — aus psychiatrischen Krankenhausaufnahmen gezogen — wahrscheinlich eine Überrepräsentation von unzureichend familiär versorgten und verhaltensgestörten Schwachsinnigen enthält.

Relevant für das Gewalttatenrisiko Schwachsinniger ist die zerbrochene Elternfamilie wohl mit einiger Wahrscheinlichkeit. Wir können nur nicht unterscheiden, ob sie sich direkt, in einer Störung der Sozialisationsprozesse, oder indirekt über den Mangel an Halt und Aufsicht bei gefährdeten kontrollschwachen Persönlichkeiten auswirkt. Im Grunde gilt diese Aussage auch für die dissozialen Verhaltensweisen der Eltern, die nach den Untersuchungen von ROBINS und LEWIS eine hohe Konsistenz über Generationen hinweg haben, von der wir noch nicht wissen, in welchem Maße sie durch genetische Übermittlung oder durch Lernprozesse zustandekommt. Ein Einfluß des hohen Anteils dissozialer Verhaltensweisen bei den Eltern schwachsinniger Täter auf die Häufung zerbrochener Ehen ist überdies wahrscheinlich.

Mit den Verhaltenseigentümlichkeiten der Eltern korrespondieren mindestens zu einem wesentlichen Teil die Persönlichkeitsmerkmale der Tätergruppe.

Schwachsinnige wiesen in 48 von 65, also in nahezu dreiviertel der Fälle Merkmale einer dissozialen Persönlichkeit auf. Wir rechneten unter diese Kategorie vorwiegend habituell reizbares, offen aggressives, querulatorisches oder rückfällig kriminelles (meist betrügerisches) Verhalten. Auch an den erhöhten Anteil chronischer Alkoholiker unter den schwachsinnigen Tätern darf in diesem Zusammenhang erinnert werden. Den Schwachsinnigen stehen insoweit die späthirngeschädigten Täter nahe, die in rund einem Viertel dissoziale Persönlichkeiten und in rund der Hälfte Alkoholiker aufweisen. Den Gegensatz bilden wieder die Kranken mit affektiven Psychosen, die nur in einem, auch sonst vom Typus abweichenden Fall dissoziale Persönlichkeitsmerkmale aufzuweisen hatten. Die große Gruppe der schizophrenen Täter liegt mit rund 8 % dissozialer Persönlichkeiten erheblich unter dem Durchschnitt, wenn auch deutlich höher als die schizophrenen Nichttäter mit 3 %. Relativ selten sind dissoziale Persönlichkeiten auch unter Epileptikern (ca. $1/7$) und unter der vorwiegend dem höheren Lebensalter angehörenden Gruppe von Tätern mit Hirnabbauprozessen.

Aus diesen Daten wird noch einmal das unterschiedliche Gewicht deutlich, das dissoziale Persönlichkeitszüge für das Gewalttatenrisiko bei den verschiedenen Diagnosen haben. Ihr signifikant von den Nichttätern unterschiedener Anteil von 20 % der Gesamtheit der geistesgestörten Täter spiegelt deshalb nur eine globale Tendenz wieder.

Sieht man die Ergebnisse im Zusammenhang, so stellt sich für Schwachsinnige und Späthirngeschädigte die Frage, ob nicht die dissoziale Persönlichkeitsstörung — die offensichtlich eine hohe Übereinstimmung mit zugehörigen Verhaltensmerkmalen der Eltern zeigt und mit zerbrochenen Familien zusammentrifft — die primäre Störung ist, aus der die Disposition zu Gewalttaten entspringt. Disposition zur Gewalttätigkeit wäre, so verstanden, ein Persönlichkeitsmerkmal, das in diesen Fällen mit anderen, unter „dissozialer Persönlichkeit" eingeordneten korreliert. Damit wäre die Gewaltkriminalität der Schwachsinnigen an die „normale" Gewaltdelinquenz angebunden, mit der sie in vieler Hinsicht, etwa nach Alter, Geschlechtsverteilung, Motiven, Opferwahl u. dergl. weitgehend übereinstimmt. Die Verbindung von Gewalttätigkeit mit anderen dissozialen Persönlichkeitszügen kennzeichnet eine große Gruppe der nicht geisteskranken Gewalttäter.

Schwachsinn wäre, in diesem Zusammenhang verstanden, eine Komplikation der zur Gewalttätigkeit disponierenden Persönlichkeitsstörung, die über eine Schwächung der Selbstkontrolle, über verminderte Steuerungs- und Anpassungsfähigkeit zur Risikoerhöhung führt. In eingeschränktem Maße könnte man Alkohol und Späthirnschädigung als ähnliche Komplikationsfaktoren verstehen, die bei einer dissozialen, zur offenen Aggressivität disponierten Persönlichkeit das Risiko einer Gewalttat über die Schwelle heben können.

Natürlich ist diese Deutung eine Vereinfachung, die wahrscheinlich nur auf einen Teil der Fälle zutrifft. Sie vernachlässigt, daß Schwachsinn, Späthirnschäden und teilweise auch der chronische Alkoholismus mit solchen Hirnveränderungen verbunden sein können, die ihrerseits von affektiven oder Persönlichkeitsabnormitäten begleitet sind. In solchen Fällen, die beispielsweise durch hochgradige Erregbarkeit ausgezeichnet sein können, ist ein mehr spezifischer Einfluß der Krankheit auf das Gewalttatenrisiko zu vermuten.

Ein begrenzter Anteil dissozialer Persönlichkeitsstörungen mit mehr oder weniger ausgeprägter Disposition zur Gewalttätigkeit scheint — wenn auch ungleich — über die anderen Diagnosekategorien verteilt zu sein und dort im Sinne einer multifaktoriellen Ätiologie zur Risikoerhöhung beizutragen. Eine echte Unvereinbarkeit scheint nur gegenüber den Tätern mit depressiven Psychosen zu bestehen, unter denen diese Kombination praktisch nicht vorkommt. Bei diesem letztgenannten Leiden sind überhaupt Persönlichkeitsfaktoren, worauf wir schon in anderem Zusammenhang eingegangen sind, nicht in vergleichbarer Weise an der Disposition zur Gewalttätigkeit beteiligt. Nimmt man Aggressionsdelikte in der Vorgeschichte als Indicator für die Disposition zu Gewalttätigkeit, der, verglichen mit Dissozialität noch eine höhere Spezifität vermuten läßt, so werden die Zusammenhänge noch deutlicher: Mit hochsignifikantem Unterschied hatten 33,6 % der geistesgestörten Gewalttäter gegenüber nur 4 % der Vergleichsgruppe Delikte gegen Leib und Leben — meist Körperverletzungen (ca. 29 % der Täter) — aufzuweisen. Daraus wird deutlich, daß die kleine Gruppe Geistesgestörter, die gewalttätig wird, mindestens durch eine starke habituelle Tendenz und nicht nur durch gelegentliche und völlig unvorhersehbare Ausbrüche ausgezeichnet ist.

Die Häufigkeitsverteilung auf die verschiedenen Krankheitsgruppen entspricht nur teilweise den jeweiligen Häufigkeiten dissozialer Persönlichkeiten. Bei depressiven Tätern war in keinem Fall Körperverletzung oder ein ähnliches offen aggressives Verhalten registriert. Nur in 3 Fällen ging, wie erwähnt, ein erweiterter Selbstmordversuch voraus. Das bestätigt die Aussage von der überdurchschnittlichen Kontrolle der allgemeinen Aggressivität und der extrem spezifischen Gefährdung für den Mitnahmeselbstmord in dieser Krankheitsgruppe.

Schizophrene wiesen eine im Vergleich zur Dissozialität ungleich höhere Belastung mit Körperverletzungen (33,6 % der Täter) auf. In 42 % der Fälle fanden sich zudem Delikte in der Vorgeschichte, die mit Drohungen gegen eine andere Person in Verbindung standen. Damit steht wohl außer Zweifel, daß dem Gros der schizophrenen Täter eine viel spezifischere Gefährdung für Gewalttätigkeit innewohnt, als sie beispielsweise den meist allgemein dissozialen Schwachsinnigen eignet. Nur in einem kleinen Teil der schizophrenen Täter ist diese Gefährdung in eine dissoziale Persönlichkeit eingebettet. Dieser Unterschied spiegelt sich nach unserer Überzeugung auch in der Verbindung zwischen Gewalttat und engen spannungsreichen Beziehungen bei schizophrenen Tätern wieder, die sich auch in eindeutigen Präferenzen der Tatmotive und der Opferwahl niederschlagen. Die schwachsinnigen Täter lassen dagegen nicht nur die spezifischen Zusammenhänge zwischen Krankheitssymptomatik und Gewalttat vermissen; sie zeigen auch wenig Spezifität in Tatmotivation und Opferwahl.

An der Spitze der Häufigkeit offener Aggressionsdelikte in der Vorgeschichte steht mit den Anfallskranken eine Krankheitsgruppe, die nur einen niedrigen Anteil dissozialer Persönlichkeiten aufweist. Mehr als $2/3$ dieser Täter haben eine Körperverletzung oder ein vergleichbares Delikt begangen; nur weniger als $1/5$ hatte keinerlei Aggressionsdelikte in der Vorgeschichte aufzuweisen. Da sich in dieser Gruppe gehäuft Kranke mit Alkoholismus, Demenz und organischen Psychosen (Dämmerzuständen) finden und die Tat — im Gegensatz zu schizophrenen oder depressiven Tätern — besonders häufig aus einem Streit heraus oder impulsiv geschah, ist auch hier eine krankheitsspezifische, wenn auch andersartige Gefährdungstendenz anzunehmen. Sie hat wahrscheinlich mit pathologischer Aggressivität oder Reizbarkeit einerseits, mit Enthemmung oder Kontrollverlust durch die Krankheit und durch Sekundärfaktoren (Alkoholeinfluß bei rund $1/3$ der Taten) andererseits zu tun. Schwachsinnige und Späthirngeschädigte zeigen beide mit Delikten gegen Leib und Leben in der Vorgeschichte bei jeweils mehr als der Hälfte der Täter eine analoge Tendenz. Man wird sie in beiden Gruppen auf die gegenseitig potenzierende Wirkung der verminderten Steuerungsfähigkeit und der persönlichkeitseigenen Disposition zur Aggressivität oder Dissozialität zurückführen können. Das Ausmaß der resultierenden Verhaltenstendenz wird unterstrichen, wenn in beiden Krankheitsgruppen nur rund ein Fünftel aller Täter keinerlei Aggressionsdelikte (einschließlich Beleidigung, Bedrohung etc.) vor der Tat aufzuweisen haben. Unabhängig von der Hauptdiagnose wird der gleiche, potenzierende Zusammenhang noch einmal an den chronischen Alkoholikern unter den Tätern deutlich. Auch sie weisen in etwa der Hälfte Taten gegen Leib und Leben und nur in einem Viertel der Fälle keinerlei Aggressionsdelikte in der Vorgeschichte auf. Der Vollständigkeit halber sei erwähnt, daß bei den Tätern, die an Abbauprozessen leiden, die entsprechenden Werte ca. ein Viertel bzw. ca. die Hälfte betragen.

12. Intelligenz, Bildung, Ehe, Beruf

Unter geistesgestörten Tätern ist ein höherer Anteil Minderbegabter (IQ = 70—89) anzutreffen als in der Vergleichsgruppe (23 % gegen 13 %), während hinsichtlich des Anteils Schwachsinniger (IQ < 70) unter den übrigen Diagnosen kein signifikanter Unterschied besteht. Wenn dieses Ergebnis auch durch die gründlichere Intelligenzprüfung der Täter gegenüber der Vergleichsgruppe beeinflußt sein kann, so kommt ihm doch einige praktische Bedeutung zu. Es ist nicht ausgeschlossen, daß leichter Schwachsinn bei einzelnen Tätergruppen einen — wenn auch nicht erheblichen — risikoerhöhenden Einfluß hat. Für erheblichen Schwachsinn kehrt sich dieser Effekt jedenfalls in sein Gegenteil um. Auf die Gesamtheit geistesschwacher Täter bezogen ist eine Risikoerhöhung im Hinblick auf das relativ niedrige Täterrisiko Schwachsinniger nicht zu erwarten.

Signifikante Bildungs- und Berufsunterschiede ließen sich zwischen den beiden Gruppen der gewalttätigen und der nicht gewalttätigen Geistesgestörten nicht feststellen. Das bedeutet, daß Berufsstatus und wahrscheinlich auch die soziale Schichtzugehörigkeit keinen nachweisbaren Einfluß auf das Risiko Geistesgestörter, Gewalttäter zu werden, haben.

Allerdings rekrutieren sich sowohl die Täter als auch die Vergleichsgruppen bevorzugt aus der Unter- und Mittelschicht, was einmal mit der Häufung unterdurchschnittlicher Intelligenz, zum anderen mit dem sozialen Abstieg zu tun hat, den vor allem die früh erkrankten oder schon vor Krankheitsbeginn sozial behinderten Epileptiker und Schizophrenen häufig aufweisen. Die Kranken mit affektiven Psychosen zeigen, entsprechend den aus Prävalenzuntersuchungen bekannten Verteilungsmustern, keine Überrepräsentation von Unterschichtangehörigen oder niedrigeren Intelligenzgraden.

Aufschlußreich sind die Unterschiede in den familiären und sozialen Beziehungen. Wesentlich mehr Täter (45 %) als „Nichttäter" (36 %) waren — bei gleichem Alter — verheiratet. Rund 70 % beider Gruppen lebten vor der Tat bzw. vor der Aufnahme in Familiengemeinschaft. In einem Mangel an familiären Beziehungen kann man, wie erwähnt, nur bei Schwachsinnigen ein Gefährdungsmoment von wesentlichem Ausmaß vermuten. Bei einem Teil der Schizophrenen und bei vielen depressiven Tätern liegt vielmehr in den familiären Bindungen ein ausgesprochener Risikobereich. Tatsächlich erwiesen sich diese Beziehungen auch bei den Tätern signifikant häufiger als gestört, wobei die Depressiven wieder eine Ausnahme bilden. Die konflikthaften Spannungen mit dem Ehepartner stehen an erster Stelle (46 % gegenüber 21 % in der Vergleichsgruppe).

Mit diesen Feststellungen deckt sich, daß auch soziale Kontakte bei den Tätern häufiger und, wenigstens der Tendenz nach, öfter spannungsreich waren. Mehr Nichttäter waren sozial isoliert (28 % gegen 16 % der Täter). Auch der Anteil der nicht in Arbeit Stehenden war bei den Nichttätern — ohne signifikanten Unterschied — etwas größer.
Was sich bereits von den Persönlichkeitsmerkmalen her andeutet, wird aus diesen sozialen Daten deutlicher: Unter den geistesgestörten Gewalttätern sind nur wenige zu finden, die zur sozialen Isolierung oder zur Passivität neigen. Das gilt auch und besonders für die schizophrenen Täter. Die Mehrzahl ist aktiver und hinsichtlich äußerer Merkmale der Anpassung, wie Familienstand und Ausmaß sozialer Kontakte, der Vergleichsgruppe überlegen. Allerdings sind die Täter in der Qualität ihrer Beziehungen eindeutig spannungsreicher, kämpferischer und häufiger offen feindselig oder aggressiv. Selbst ihr Krankheitsverhalten wird häufiger als „gereizt", „verstimmt" und seltener als apathisch oder autistisch beurteilt.

Natürlich bilden die depressiven Täter wieder eine Ausnahme hiervon. Die einzige Analogie stellt vielleicht dar, daß ihre Belastung mit autoaggressiven Handlungen, mit Suicidversuchen, in der Vorgeschichte diejenige der Nichttäter eindeutig überwiegt.

Faßt man die Indicatoren im Bereich von Familie, Persönlichkeit und sozialer Situation zusammen, die mit einiger Wahrscheinlichkeit ein erhöhtes Gewalttatenrisiko anzeigen, so ergibt sich:
1. *Belastung mit Kriminalität, Alkoholismus und Suicid in der Elternfamilie* — Kriminalität und Alkoholismus in erster Linie beim Schwachsinn, Suicid in erster Linie bei Depressiven.
2. *Zerbrochene Elternfamilien* nur bei schwachsinnigen Tätern.
3. *Dissoziale Persönlichkeitszüge beim Täter* — in erster Linie bei Schwachsinnigen und chronischen Alkoholikern, leicht gehäuft bei Späthirngeschädigten und Schizophrenen, kaum bei hirnatrophischen und epileptischen Tätern, nicht bei Depressiven.
4. *Offene Aggressivität, vor allem Aggressionsdelikte in der Vorgeschichte.* — In erster Linie bei Epileptikern, Schwachsinnigen, Späthirngeschädigten und chronischen Alkoholikern. Deutlich auch bei Schizophrenen und bei Tätern mit Abbauprozessen. Das Merkmal fehlt, von erweiterten Suicidversuchen abgesehen, bei depressiven Tätern.
5. *Suicidversuche in der Vorgeschichte* — nur bei depressiven Tätern eindeutig gehäuft.

6. *Spannungs- und konfliktreiche Beziehungen zu Ehe- und Intimpartnern* — vor allem bei Schizophrenen, aber auch bei Alkoholikern, Epileptikern, Späthirngeschädigten und Kranken mit Hirnabbauprozessen. Wahrscheinlich bedeutungslos bei Depressiven. Schwachsinnige Täter sind einmal nicht betroffen, weil in der Regel unverheiratet, zum anderen kaum beteiligt.
7. *Systematisierter paranoider — oder seltener — Eifersuchtswahn, mit der Überzeugung, durch einen Menschen geschädigt bzw. hintergangen oder vernichtet zu werden, vor allem dann, wenn der Partner einer engen, spannungsreichen Gefühlsbeziehung (Ehe, nichteheliche Intimbeziehung) in diesen Wahn einbezogen ist.* Am deutlichsten bei chronisch Schizophrenen, teilweise auch bei chronischen Alkoholikern und Späthirngeschädigten. Nicht bei Schwachsinnigen und affektiven Psychosen. (Bei Depressionen stehen wahnhafte Befürchtungen unabwendbaren Übels, das den Kranken und seine Familie bedroht, und Erlösungsphantasien mit Suicidgedanken an dieser Stelle.)
8. *Erhöhte Spannungen und Konflikte in außerfamiliären sozialen Beziehungen* — in unterschiedlichem Ausmaß bei allen Krankheitsgruppen, ausgenommen affektive Psychosen.
9. *Alkoholismus (und Alkoholkonsum zur Tatzeit!)* — in erster Linie bei Epileptikern und bei allen Formen von Hirnschädigung einschließlich des Schwachsinns (quantitativ bereits von untergeordneter Bedeutung, geringe Spezifität). (Deutlicher Zusammenhang mit Krankheitseinflüssen.)

13. Vorzeichen der Tat

Aus methodischen Gründen sind wir dieser wichtigen Frage dadurch nachgegangen, daß wir die im letzten Halbjahr vor der Tat beobachteten Verhaltensweisen mit möglichem Hinweischarakter zu erfassen suchten. Es zeigte sich, daß „Verschlimmerung" bestehender Krankheitssymptome nur bei depressiven Tätern eine wichtige Rolle spielt.

Sieht man von den Komplikationen hirnorganischer und epileptischer Syndrome durch exogene Psychosen usw. ab, so sind Verschlimmerungen bei den übrigen Tätergruppen wesentlich seltener als in der Vergleichsgruppe anzutreffen. Dieser Befund hat mit dem Überwiegen der chronischen Krankheitsverläufe bei den Tätern und mit der relativen Seltenheit eines direkten Zusammenhangs zwischen Krankheitsprozeß und Tat zu tun. Er befreit jedoch nicht von der sorgfältigen Prüfung des Krankheitsverlaufs bei Kranken mit erhöhtem Risiko.

Die deutlichsten Hinweise im manifesten Verhalten des potentiellen Täters sind offenbar aggressive Äußerungen (48 % der Täter), wie Drohungen gegen die gefährdeten Personen, und nicht ganz selten auch Tätlichkeiten (15 % der Täter gegen 2,3 % der Vergleichsgruppe). Sie gewinnen ihr besonderes Gewicht, wenn sie im Zusammenhang mit einem paranoiden Wahn stehen und sich gegen einen engen Partner richten, der wahnhaft als bedrohlich oder als Schädiger erlebt wird. Das bedeutet, daß eine gute Risikoschätzung nicht allein auf Hinweise aus dem Bereich des manifesten Verhaltens bauen darf. Sie müssen ergänzt werden durch den psychiatrischen Befund, durch die fortlaufende Beobachtung der Gefährdungsbereiche — etwa einer spannungsreichen Ehe — und ihrer Widerspiegelung im krankhaften und im normalen Erlebensanteil des Patienten.

Immerhin ist aggressives Verhalten, das übrigens nicht selten auch in der weiteren Umgebung des Kranken wahrgenommen wurde, deshalb ein so wichtiger Hinweis, weil es dem Laien die Gefährlichkeit deutlich machen kann. Es vermag deshalb eher als viele andere Vorzeichen bei solchen Kranken, die über keine Krankheitseinsicht verfügen und keine Behandlung wünschen, den Anlaß geben, einen ersten ärztlichen Kontakt herzustellen.

Soziale Isolierung, Autismus und passives Versagen können in der Regel nicht als Hinweis auf ein erhöhtes Risiko genützt werden, weil sie bei den nicht gewalttätigen Kranken eindeutig häufiger beobachtet werden. Dennoch gibt es eine kleine Gruppe vorwiegend schizophrener Täter, die solche Symptome vor ihrer Tat entwickeln.

Sozialer Abstieg oder extrem ungünstige soziale Bedingungen, worunter in erster Linie Beschäftigungslosigkeit und Mangel an familiären oder vergleichbaren Beziehungen zu verstehen ist, scheinen im Gesamtmaterial, wie wir in anderem Zusammenhang schon erwähnt haben, keinen Hinweischarakter zu haben. Allenfalls bei Epileptikern, Schwachsinnigen, Alkoholikern und bei einem Teil der Hirngeschädigten erscheinen sie gehäuft und könnten dort als Risikofaktor eine Rolle spielen. Hinweischarakter im engeren Sinne haben sie deshalb nicht, weil sie keine deutliche Häufung ihres Auftretens in der Halbjahresperiode vor der Tat aufweisen.

Insgesamt ist deutlich geworden, daß Vorzeichen der Tat nur zu einem begrenzten Teil für alle oder wenigstens für die meisten Krankheitsgruppen gleich sind. Überwiegend stehen Vorzeichen, wenn sie charakteristisch sind und höheren Voraussagewert besitzen, bereits im Zusamenhang mit einer sich auf die Tat hin zuspitzenden Entwicklung. Deshalb weisen sie, soweit die Krankheit direkt oder indirekt an dieser Entwicklung beteiligt ist, auch eine höhere Krankheitsspezifität auf als länger zurückliegende Verhaltensweisen. Wir werden deshalb im Rahmen der folgenden Übersicht über Besonderheiten der Gewalttätigkeit in verschiedenen Krankheitsgruppen noch einmal auf diese Frage zurückkommen.

14. Typik der Gewalttäter verschiedener Krankheitsgruppen

Diese abschließende Darstellung verfolgt nicht mehr das Ziel, ins Detail zu gehen. Sie will vielmehr Einzelmerkmale zu einigermaßen typischen Konstellationen zusammenfassen, die als Orientierungspunkte der Prognostik und des praktischen Handelns dienen können.

a) Schizophrene Psychosen

Schizophrene Gewalttäter sind meist männlichen Geschlechts und in jüngerem bis mittleren Lebensalter. Der größere Teil (ca. 60 %) ist unverheiratet, aber unter schizophrenen Nichttätern ist Ehelosigkeit noch häufiger. Eine kleine Gruppe leidet gleichzeitig an Schwachsinn (15 „Pfropfschizophrenien") oder intellektueller Minderbegabung und steht hinsichtlich ihres Ausbildungsniveaus erheblich zurück. Im Durchschnitt sind die Täter beruflich und sozial keinesfalls schlechter angepaßt als die nicht gewalttätigen Schizophrenen aus der Vergleichsgruppe.

Schizophrene Täter leiden bevorzugt an einer chronischen, produktiven Symptomatik mit systematisiertem paranoiden Wahn. Nur ein kleiner Teil zeigt unproduktive Symptome wie Affektverflachung und Autismus. Die Krankheit hat in der Regel bereits mehrere Jahre bestanden: Gewalttaten in den ersten vier Krankheitswochen sind außerordentlich selten (ca. 3 %). Allerdings kommt es, wenn auch seltener als vor Krankenhausaufnahmen nicht gewalttätiger Schizophrener, in ca. 40 % zu einer Verschlimmerung von Krankheitssymptomen im letzten Halbjahr vor der Tat. Es darf keinesfalls übersehen werden, daß der Entschluß zu einer vorgeplanten Tat den Täter von Spannungen entlasten kann, ähnlich wie der Entschluß zum Selbstmord bei Depressiven. Dies hat manchmal zur Folge, daß nach außen hin eine Besserung eintritt und der Kranke kurz vor der Gewalttat weniger gestört, weniger feindselig oder wahnhaft wirken kann als vorher. Diese Beobachtung trifft nur für eine kleine Zahl von Kranken zu.

Ein hoher Anteil Schizophrener (41 %) war trotz langer Krankheitsdauer vor der Tat nie in psychiatrischer Behandlung gewesen. Unter den gegen ärztlichen Rat aus dem psychiatrischen Krankenhaus entlassenen oder geflüchteten Tätern nehmen Schizophrene (14,5 % aller Krankenhausentlassungen) eine bevorzugte Stellung ein und demonstrieren damit eine häufige Tendenz zur Ablehnung fachärztlicher oder klinischer Behandlung. Sie hängt mit der fehlenden Krankheitseinsicht, dem Mißtrauen und den Entmächtigungsängsten vor allem der paranoiden Kranken zusammen. Auf der anderen Seite trägt die meist langsam fortschreitende Entwicklung des Krankheitsprozesses, die für die Umwelt unauffälliger verläuft und von nahestehenden Menschen viel leichter verleugnet werden kann als akute Krankheitsschübe, sicher zu den hohen Quoten Unbehandelter bei. Das hat sich wahrscheinlich auch in der mit 50 % relativ hohen Quote Unbehandelter unter den symptomarmen hebephrenen Tätern niedergeschlagen.

Oft sind die nächsten Beziehungspartner eng mit dem Wahn des Kranken verstrickt, so daß sie eindeutig pathologisches Verhalten und ausgeprägte Krankheitssymptome verleugnen oder gefährliche Irrealitäten mit vollziehen. In einigen der untersuchten Fälle war die Gewalttat eindeutig erst dadurch ermöglicht worden.

Dabei ist zu bedenken, daß Schizophrene insgesamt überzufällig häufig erheblich gestörten Familien entstammen oder psychisch Gestörte verschiedener Diagnosen unter ihren Familienmitgliedern aufzuweisen haben (HÄFNER, 1971). In der konjugalen Familie und bei Partnerschaften trägt die selektive Partnerwahl Schizophrener zur Überrepräsentation von Partnern mit psychischen Störungen bei. Bei allen Bemühungen um Früherfassung, adäquate und kontinuierliche Therapie solcher Kranker muß dieser Sachverhalt mit einbezogen werden.

Verheiratete Schizophrene leben häufig in spannungsreichen Beziehungen zu ihren Ehepartnern. Wenn solche Ehepartner — oder auch nichtehelichen Liebespartner — in den paranoiden Wahn einbezogen und als „Feinde" erlebt werden, sind sie besonders gefährdet. Schizophrene Täter bevorzugen in der Opferwahl die Partner ihrer engsten Gefühlsbeziehungen. In der Tatmotivation dominieren meist wahnhaft begründete Rache, Notwehr und Eifersucht.

Von dieser quantitativ überwiegenden Merkmalskonstellation schizophrener Täter unterscheidet sich eine andere in mehrfacher Hinsicht, so daß es sinnvoll erscheint, zwei Typen herauszustellen:

Der Typus A ist häufiger und weist deshalb teilweise in deutlicher Ausprägung die charakteristischen Merkmale der Gesamtgruppe auf. Es handelt sich meist um verheiratete männliche, chronisch paranoide oder paranoid-halluzinatorische Schizophrene mittleren Lebensalters. Sie leiden an einem systematisierten Verfolgungswahn mit dem Erlebnis, an Leib und Leben bedroht zu sein. Dieses Bedrohungserlebnis ist oft verbunden mit Körperhalluzinationen oder wahnhaft körperlichen Schädigungserlebnissen. Die Persönlichkeit bleibt währenddessen weitgehend erhalten; die Kranken leben, unter Abspaltung ihrer krankhaften Erlebnisse, beruflich und sozial meist einigermaßen angepaßt, wenn auch häufig in Konflikten mit ihrer Umwelt.

Dem aktiven, kämpferischen Typ A schizophrener Täter ist der weitaus passivere Typ B gegenüberzustellen. Er ist durch jüngere, meist unverheiratete Täter mit kürzeren durchschnittlichen Krankheitsdauern gekennzeichnet. Meist als verschlossen, öfters als autistisch beschrieben, leiden diese Kranken häufiger an unproduktiven, der Hebephrenie, manchmal auch der Schizophrenia simplex nahestehenden Syndromen. Wahn ist seltener, dafür werden häufiger imperative Stimmen, auch solche, die zu Gewalthandlungen auffordern, erlebt. Die Täter sind teilweise sozial einigermaßen angepaßt, wobei sowohl vorwiegend passiv-autistisches als auch eigenbrötlerisches oder auch aggressives Verhalten beobachtet wurden. Ein anderer Teil dieser Täter weist schwerwiegende Zeichen von Persönlichkeitsdesintegration auf und ist meist lange Zeit in psychiatrischen Krankenhäusern interniert gewesen. Die Tatmotive und die Gefährdung bestimmter Personen als Opfer sind häufiger als beim Typ A nicht feststellbar; die Tat scheint öfters impulsiv begangen zu werden.

Die unterschiedliche Risikokonstellation allein dieser beiden Typen schizophrener Täter macht deutlich, daß eine beträchtliche Vielfalt von Merkmalen und Verhaltensbereichen in die Risikobeurteilung und schließlich in Maßnahmen der Vorbeugung einbezogen werden muß.

Die Übersicht über schizophrene Gewalttäter kann nicht ohne Hinweis darauf abgeschlossen werden, daß die beiden — ziemlich atypischen — Serientäter unseres Untersuchungskollektivs dieser Krankheitsgruppe angehörten. Ihr Angriff richtete sich — im Gegensatz zur Opferwahl der Mehrheit — auf fremde Menschen. In unseren beiden Fällen lagen wahrscheinlich wahnhafte Verschiebungen, pathologischer Haß oder Rachegefühle — einmal auf dem Wege imperativer Stimmen — der Motivation mit zugrunde. Die Frage, ob solche extremen Gewalttaten für Schizophrene charakteristisch sind, läßt sich quantitativ nicht beantworten. Zwei Serientäter in 10 Jahren mit der Diagnose Schizophrenie ist ein Ergebnis, das im Zufallsbereich liegt, zumal mehr als die Hälfte unseres Untersuchungskollektivs dem schizophrenen Formenkreis angehört. Lediglich die Verwandtschaft der Tatmotivation und gelegentlich veröffentlichte Berichte über vergleichbare Serientaten Schizophrener lassen die Vermutung zu, daß es sich um extrem seltene, aber doch für die Täterpersönlichkeit Schizophrener charakteristische Taten handeln könnte. Bezogen auf die Serientäter insgesamt, das sei noch einmal wiederholt, scheinen sie quantitativ nur eine geringe Rolle zu spielen.

Faßt man einige der wichtigsten Risikofaktoren für die beiden Typen schizophrener Gewalttäter kurz zusammen, so wären zu nennen:

Typ A

1. Meist verheiratete Männer in mittlerem Lebensalter mit chronischen, seit Jahren bestehenden Psychosen vom paranoiden oder paranoid-halluzinatorischen Typus.
2. Systematisierter (meist „paraphrener") Wahn bei weitgehend erhaltener Persönlichkeit und beruflicher und sozialer Anpassung, mitunter durch „kämpferische" Verhaltensweisen belastet.
3. Konflikt- oder spannungsreiche Beziehungen zu Ehe- und nichtehelichen Intimpartnern.
4. Einbeziehung der Konfliktpartner als „gefährliche Gegner" oder als Objekte der Eifersucht in die wahnhaft erlebte Bedrohung bzw. in den Eifersuchtswahn.
5. Periode stark erhöhten Risikos in den ersten Monaten nach der Flucht oder deutlich erhöhten Risikos nach der Entlassung aus einem psychiatrischen Krankenhaus (möglicherweise nur, wenn der Aufenthalt mit erheblichem Freiheitsentzug verbunden war).
6. Drohungen und Tätlichkeiten als Vorzeichen.

Typ B

1. Meist unverheiratete Männer jüngeren Alters, die an einer vorwiegend „unproduktiven" hebephrenen und sehr selten an einer katatonen Schizophrenie leiden.

2. Häufig imperative Stimmen, seltener systematisierter Wahn bei entweder einigermaßen erhaltener Persönlichkeit und sozialer Anpassung und vorwiegend autistisch-verschlossenem Verhalten oder schwerer Persönlichkeitsdesintegration und langjährigen Anstaltsaufenthalten.

3. Weniger vorgeplant und mehr impulsiv erscheinende Gewalttaten. Bevorzugung naher Beziehungspartner vorhanden, aber weniger ausgeprägt als beim Typ A.

4. Risikoperiode nach Flucht und Entlassung wie beim Typ A. Tat auch im psychiatrischen Krankenhaus möglich.

5. Drohungen und Tätlichkeiten als Vorzeichen, nicht selten auch außerhalb der Familie.

b) Affektive Psychosen

Täter mit affektiven Psychosen sind fast ausschließlich verheiratete Frauen im Alter zwischen 30 und 40 Jahren mit unmündigen Kindern. Sie entstammen intakten Elternfamilien, sind zum Teil mit Depressionen und Suiciden in der Familie belastet. Bei durchwegs normaler Intelligenz gehören sie vorwiegend der Mittelschicht an. Meist als Hausfrauen tätig, führen sie eine mindestens äußerlich konfliktfreie Ehe. Sie sind sozial gut angepaßt und haben kaum je dissoziale oder gar habituell aggressive Persönlichkeitszüge aufzuweisen.

Die Krankheit ist nahezu ausschließlich durch eine schwere „endogene" Depression mit wahnhaften Befürchtungen unvermeidbaren Übels oder drohenden Untergangs gekennzeichnet. Manische Syndrome spielen demgegenüber keine wesentliche Rolle für das Gewalttatenrisiko.

Depressive Täter begehen ihre Gewalttat nahezu immer in Verbindung mit einem Selbstmord oder Selbstmordversuch, in der Regel mit der Absicht des erweiterten Suicids. Opfer sind meist die in den nihilistischen Wahn einbezogenen eigenen Kinder. Motiv ist eine wahnhaft begründete Erlösungsvorstellung. In allen anderen Bereichen offen aggressiven Verhaltens und wahrscheinlich auch hinsichtlich der gesamten Kriminalität scheinen Depressive deutlich unterrepräsentiert zu sein.

Als Vorzeichen der Tat sind Selbstmordversuche oder Selbstmordgedanken, keinesfalls jedoch offen aggressive Verhaltensweisen zu werten. Selbstmordabsichten müssen als die wichtigsten — wenn auch nicht als charakteristische Vorzeichen einer Gewalttat bei diesen Kranken angesehen werden. Äußerungen über Mitnahmeselbstmord müssen mit besonderem Ernst registriert werden.

Die Tat wird selten zu Beginn, meist im zweiten Abschnitt des Verlaufs einer depressiven Phase begangen, wenn die depressive Hemmung bereits geringer geworden und der Wahn etwas in den Hintergrund getreten ist. Wahrscheinlich in Zusammenhang damit sind fast zwei Drittel der aus stationärer psychiatrischer Behandlung — mit ärztlichem Einverständnis — entlassenen Täter in den darauffolgenden 6 Monaten gewalttätig geworden.

Die geringe Zahl depressiver Täter ist überdurchschnittlich gefährlich, wenn man vom relativen Anteil der Todesopfer ausgeht. Dies hängt mit der sorgfältigen und realistischen Planung ihrer wahnhaft motivierten Tat, mit der Ahnungs- und Wehrlosigkeit ihrer Opfer und mit der relativen äußeren Unauffälligkeit der Täter zusammen. Nicht selten wirken sie nach ihrem Tatentschluß — ähnlich wie manche schizophrene Täter — nach außen so, als wären sie plötzlich von der Krankheit genesen, als wären Depression, Angst und erdrückende Sorge von ihnen gewichen. Eine solche, oft über Nacht geschehene, scheinbar vollständige Remission muß Alarmbereitschaft auslösen.

Die Opfer werden fast ausschließlich aus der Kernfamilie gewählt. Alkohol spielt bei diesen meist antihedonistischen Kranken kaum eine Rolle, erkennbar triebhafte Motive oder sexuelle Begleithandlungen kommen nicht vor.

Es steht außer Zweifel, daß das Gewalttatenrisiko bei den meist verschlossenen und mit gutem Anpassungsvermögen ausgestatteten depressiven Kranken besonders schwer erkennbar ist. Der Mangel an auffälligen und charakteristischen Hinweisen ist ein entscheidender Grund dafür. Die aussichtsreichsten therapeutischen Möglichkeiten und das zeitliche und qualitative Zusammenfallen des Gewalttatenrisikos mit dem einfachen Suicidrisiko läßt es notwendig erscheinen, die erforderlichen präventiven Maßnahmen auf alle Kranke mit entsprechender Symptomatik auszudehnen. Das ist auch deshalb vertretbar, weil Suicidgefährdung und Tatrisiko mit weiterbestehender Behandlungsbedürftigkeit der Grundkrankheit zusammenfallen.

Wir fassen wiederum einige der wichtigsten Risikofaktoren zusammen:
1. Verheiratete Hausfrauen in mittlerem Lebensalter (30—40 Jahre), die an einer schweren endogenen Depression leiden,
2. wahnhafte Befürchtungen unabwendbaren Übels, verbunden mit wahnhaften Erlösungsvorstellungen, worin die Familie, insbesondere die eigenen, noch unmündigen Kinder einbezogen sind,
3. vorausgegangene Selbstmordversuche und Äußerungen von Selbstmordabsichten, besonders wenn sie auf Mitnahmeselbstmord zielen,
4. Periode erheblich erhöhten Risikos unmittelbar nach Entlassung aus einem psychiatrischen Krankenhaus.

c) Nichtklassifizierbare endogene Psychosen

Wir haben diese Gruppe von Kranken als einzige nicht gesondert dargestellt. Der Grund war zunächst allein methodischer Natur. Wir konnten nur dann auf zuverlässige Ergebnisse hoffen, beispielsweise was die Ermittlung von Risikofaktoren oder krankheitsspezifischen Tatformen anlangt, wenn die untersuchten Krankheitsgruppen nach Diagnose möglichst homogen zusammengesetzt waren. Wir haben deshalb relativ strenge Maßstäbe an die Diagnose angelegt, was sich beispielsweise in der epidemiologischen Zwillingsforschung bewährt hat (vgl. KRINGLEN, 1967). Wahrscheinlich ist es uns deshalb gelungen, eine beträchtliche Anzahl signifikanter und praktisch bedeutsamer Unterschiede zwischen den Krankheitsgruppen zu finden. Zwischen affektiven Psychosen und Schizophrenien wären sie beispielsweise erheblich, teilweise bis zu Zufallswerten reduziert worden, wenn wir trotz der unsicheren diagnostischen Zuordnung die Gruppe der nichtklassifizierbaren endogenen Psychosen auf die beiden Kategorien verteilt hätten.

Schließlich haben die Ergebnisse auch dieser Gruppe unsere Verfahrensweise bestätigt: Die nichtklassifizierbaren endogenen Psychosen nehmen in vieler Hinsicht eine Zwischenstellung ein. Sie enthalten Gewalttäter, die beispielsweise nach Geschlecht, Tatmotivation und Opferwahl den Tätern mit affektiven Psychosen entsprechen, und andere, die dem Typus A der schizophrenen Gewalttäter nahekommen. Eine kleine Gruppe von Täterinnen mit vorwiegend depressiven, teilweise auch schizophren-depressiven, postpartalen Psychosen, nimmt nur scheinbar eine Sonderstellung ein. In Wirklichkeit entspricht diese Gruppe in der Wahl des Neugeborenen oder des Säuglings als Opfer, in der Verbindung der Tat mit einem Selbstmordversuch und in ihrer Motivation mehr oder weniger vollständig den typischen Merkmalskonstellationen cyclothym-depressiver Täterinnen. Es spricht vieles dafür, daß die an Schizophrenen und an Kranken mit eindeutigen affektiven Psychosen herausgearbeiteten Merkmale und Risikofaktoren auch für die Kranken mit „nichtklassifizierbaren" endogenen Psychosen Gültigkeit haben. Das vorherrschende Syndrom, etwa eine schwere, wahnhaft nihilistische Depression im Rahmen einer Schizophrenie oder ein schwerer Eifersuchtswahn im Rahmen einer Involutionspsychose, scheint dabei für die spezifischen Tatrisiken und Opferwahlen eine wesentlichere Rolle zu spielen als die Zuordnung zur Kategorie Krankheit. Eine zuverlässige Prüfung dieser Aussage war uns jedoch wegen der zu kleinen Anzahl nach Syndrom und Krankheit eindeutig verschieden zuzuordnender Täter nicht möglich.

Eine wichtige Konsequenz aus diesen Feststellungen muß noch erwähnt werden: Die krankheitsbezogenen Risikoraten für Schizophrenie und affektive Psychosen erfahren durch die Zuordnung der diagnostisch möglicherweise zugehörigen Täter eine Erhöhung. Das müßte sich in erster Linie bei den Tätern mit affektiven Psychosen auswirken. Ihre Zahl würde etwa um 30 bis 60 % steigen, wenn die „vermutlich" an affektiven Psychosen Leidenden aus den nichtklassifizierbaren endogenen Psychosen hinzugerechnet würden. Wir haben bereits erwähnt, daß die Zahl depressiver Täter auch deshalb so niedrig liegen dürfte, weil mit einer Nichterfassung bei toten Gewalttätern — die Kombination von Suicid und Gewalttat bei Depressiven erhöht die Wahrscheinlichkeit, bei der Tat zu sterben, erheblich — häufiger zu rechnen ist als bei überlebenden Tätern.

Wir verweisen deshalb noch einmal darauf, daß die Risikorate von 6 Gewalttätern auf 100 000 Neuerkrankungen an affektiven Psychosen zu niedrig liegt. Wir schätzen den tatsächlichen Wert, unter Berücksichtigung der beiden Hauptfehlerquellen, auf das Doppelte bis Dreifache dieser Rate — eine Zahl, die verglichen etwa mit Schizophrenen, noch immer relativ niedrig läge.

Die Risikorate für Schizophrene würde durch Zuordnung der diagnostisch zweifelhaften Fälle aus den nichtklassifizierbaren endogenen Psychosen nur eine geringe Erhöhung erfahren. Abgesehen davon, daß vom Syndrom her gesehen nur ein wesentlich unter 50 % der nichtklassifizierbaren endogenen Psychosen liegender Anteil den Schizophrenien nahesteht, würde der Zuwachs, bezogen auf die Zahl der schizophrenen Täter, in der Größenordnung von ca. 5—10 % verbleiben. Auf das von uns errechnete Gewalttatenrisiko von ca. 5 auf 10 000 Neuerkrankungen bliebe er deshalb ohne nennenswerten Einfluß.

d) Schwachsinn

Schwachsinnige Täter weisen im Vergleich zu den übrigen Diagnosegruppen einen besonders hohen Anteil an Männern auf (Geschlechterrelation ca. 6:1, gegenüber ca. 3,5:1 im Gesamtkollektiv). Das ungewöhnlich niedrige Gewalttatenrisiko schwachsinniger Frauen ist bemerkenswert. Die Gründe dafür dürften im Bereich von Geschlechtsunterschieden im Verhalten persönlichkeitsgestörter, insbesondere dissozialer Schwachsinniger liegen. Das Tatalter, meist zwischen 20 und 30 Jahren, liegt unter dem Durchschnitt geistesgestörter Gewalttäter, entspricht jedoch dem Altersmaximum nichtgeistesgestörter Täter.

Im Gegensatz zu allen anderen Gruppen geistesgestörter Täter kommen sie häufig aus zerbrochenen Elternfamilien. Sie sind familiär mit Schwachsinn und Geisteskrankheiten, besonders aber mit Kriminalität und Alkoholismus belastet.

Sie gehören fast ausschließlich der Unterschicht an und sind nur sehr selten verheiratet; Bindungen an die Familie sind meist lose, etwa die Hälfte lebt nicht in Wohngemeinschaft mit Angehörigen. Die berufliche, aber auch die soziale Anpassung ist im Regelfall ausgesprochen schlecht und durch Konflikte mit der Umgebung gekennzeichnet.

Der weitaus größte Teil weist eine dissoziale Persönlichkeitsstörung auf. Offen aggressives Verhalten und, im Gegensatz zu allen anderen Krankheitsgruppen, auch Sexualdelikte sind in der Vorgeschichte stark bzw. eindeutig gehäuft. Unter schwachsinnigen Gewalttätern ist ein besonders hoher Anteil von Persönlichkeiten anzutreffen, die aggressive Entgleisungen als konsistentes Verhaltensmerkmal und damit auch eine beträchtliche Wiederholungsgefahr für Gewalttätigkeit aufweisen.

Mit dieser Tätergruppe haben wir im Grunde keine durchschnittlichen oder unkomplizierten geistig Behinderten vor uns — diese Population weist offenbar kein wesentliches Gewalttatenrisiko auf —, sondern verhaltensgestörte Schwachsinnige oder, noch spezifischer formuliert: familiär belastete dissoziale Persönlichkeiten mit vorwiegend aggressiven und teilweise triebhaften Verhaltensmustern und mit leichtem bis mittlerem Schwachsinn, die meist zugleich eines familiären Halts entbehren. Die letztgenannte Aussage bedeutet allerdings nicht, daß ein familiärer Halt diese Täter von ihrer Gewalttat hätte zurückhalten können. Es ist ebenso denkbar, daß die meisten von ihnen nicht bindungsfähig und kaum in eine Familie integrierbar sind.

Schwere Schwachsinnsgrade sind in der Regel mit gefährlicher Gewalttätigkeit unvereinbar. Eine Ausnahme bildete beispielsweise ein Imbeziller, der einen dreijährigen Jungen aus naiver Zuneigung auf einen Spaziergang mit in den Wald nahm und dann das frierende und weinende Kind dort stehen ließ, wo es schließlich an Erschöpfung und Unterkühlung zugrundeging. Er hatte sich keineswegs an dem Jungen vergangen, er hatte nur wegen seines schweren Intelligenzdefekts die Folgen seines Handelns nicht vorausgesehen.

Verschlimmerungen des Schwachsinns vor der Tat gibt es naturgemäß nicht; auch abnorme Reaktionen spielen keine wesentliche Rolle, sofern man den Alkoholkonsum, der immerhin bei fast einem Viertel der Täter im Spiel war, nicht dazu rechnet. Vorzeichen der Tat sind besonders Drohungen oder Tätlichkeiten.

Die Motive der Tat ähneln am meisten der „normalen" Gewaltkriminalität. Bereicherung, Verdeckung anderer Straftaten und Triebmotive stehen an der Spitze, während pathologische Motivationen, wie wahnhafte Notwehr, erweiterte Selbstmorde usw. praktisch nicht vorkommen. Wo negative Gefühlsbeziehungen in die Motivation eingingen, beispielsweise bei Racheakten, waren stets reale Kränkungen oder dgl. der Anlaß. Als Opfer sind deshalb auch weniger Familienmitglieder oder Partner enger Gefühlsbeziehungen als beispielsweise Fernerstehende bedroht, die mit Trieb- oder Bereicherungsinteressen in Zusammenhang stehen. Die Tat ist häufiger aus Streitigkeiten hervorgegangen oder impulsiv begangen als lange vorgeplant worden. Deshalb ist auch der relative Anteil tödlicher Ausgänge niedriger als beim Durchschnitt.

Damit heben sich die geistesschwachen in vieler Hinsicht von den geisteskranken Gewalttätern ab. Sie stehen, ohne voll vergleichbar zu sein, mindestens in Opferwahl und Tatmotiven, teilweise aber auch hinsichtlich mancher Persönlichkeitsmerkmale, den nichtgeistesgestörten Gewalttätern nahe.

Die Geistesschwäche selbst scheint mehr ein Komplikationsfaktor, der über verminderte Selbstkontrolle oder erhöhte Reiz- oder Triebansprechbarkeit wirksam wird, als ein spezifischer Kausalfaktor zu sein. Mehr Spezifität für die Risikoerhöhung kommt vermutlich einer dissozialen, zu offen aggressivem Verhalten disponierenden Persönlichkeitsstörung zu, die in der Mehrzahl schwachsinniger Täter nachweisbar war.

Ob und inwieweit der Schwachsinnige an der Entstehung dieser Persönlichkeitsstörung und ihrer Folgen, der schweren Störung sozialer Anpassungsfähigkeit, beteiligt ist, entweder in Form einer gemeinsamen hirnorganischen Disposition oder wegen verminderter Sozialisationsfähigkeit, läßt sich aus unserem Material nicht beantworten.

Zusammengefaßt sind als wichtigste Risikofaktoren zu nennen:

1. Zerbrochene Elternfamilie, Belastung mit Kriminalität und Alkoholismus.
2. Dissoziale Persönlichkeitsstörung, Neigung zu offen aggressivem Verhalten, unzureichende berufliche, soziale und familiäre Anpassung.
3. Körperverletzungen mit Sexualdelikten in der Vorgeschichte.
4. Chronischer Alkoholismus, Alkoholkonsum vor der Tat.
5. Vorzeichen sind vorwiegend gereizte Verstimmungen, aggressive und triebhafte Entgleisungen bis zur Tätlichkeit.

Die im folgenden dargestellten Krankheitsgruppen konnten keiner statistischen Auswertung unterworfen werden. Die Aussagen, die wir aufgrund einer quantitativen Datenanalyse gemacht haben, können deshalb nicht ohne Bedenken verallgemeinert werden.

e) Anfallsleiden (Epilepsien)

Täter mit Anfallsleiden (Epilepsien) sind ebenfalls fast ausschließlich Männer, meist zwischen 20 und 30 Jahre alt, unverheiratet und alleinlebend. Sie sind familiär oft einschlägig belastet. Ihre berufliche und soziale Situation ist in der Regel ungünstig. Meist der Unterschicht zugehörig, hat der frühe Beginn des Anfallsleidens in vielen Fällen Ausbildung und berufliches Fortkommen verhindert oder Frühinvalidität bewirkt.

Verstimmbarkeit und Gereiztheit, Neigung zu aggressiven Reaktionen und Entgleisungen bestimmen das Verhalten. Sie markieren eine Charakterabnormität, die mindestens teilweise durch das Hirnleiden bedingt ist; sie wurzelt in unterschiedlichem Maße wahrscheinlich auch in primären Dispositionsfaktoren der Persönlichkeit. In der Vorgeschichte ist deshalb offene, schwere Aggressivität, wie Körperverletzungen, außerordentlich häufig. Tätlichkeiten und Drohungen sind auch die führenden Vorzeichen, die bei keiner anderen Diagnose im letzten Halbjahr vor der Tat in solcher Häufung registriert worden waren.

Damit ist auch bei dieser Diagnosegruppe mit einem sehr kleinen Anteil solcher Persönlichkeiten zu rechnen, die eine relativ hohe Konsistenz aggressiven Verhaltens aufweisen, das sie zu Gewalttaten disponiert und eine relativ hohe Rückfallgefährdung mit sich bringt. Sie scheinen von der ungefährlichen Mehrheit der Anfallskranken relativ gut unterscheidbar zu sein.

Nach Unterdiagnosen aufgeteilt, halten sich genuine und traumatische Epilepsien etwa die Waage. Residualepilepsien und andere symptomatische Epilepsien sind selten. In nahezu allen Fällen ist das Anfallsleiden kompliziert, entweder mit Intelligenzmangel (Schwachsinn oder Demenz), Wesensveränderung, Dämmerzuständen oder mit Alkoholkonsum. Im Dämmerzustand handelten etwas mehr als ein Viertel der 29 epileptischen Gewalttäter.

Zum Zeitpunkt der Tat hat die Krankheit meist schon mehr als 5 Jahre bestanden. Verschlimmerungen, beispielsweise das Auftreten eines Dämmerzustandes, spielen eine gewisse Rolle. Die Tat ist häufig impulsiv, durch Gereiztheit vorbereitet bzw. durch Streitigkeiten ausgelöst. Opfer sind meist Menschen aus der nächsten Umgebung des Kranken, wie Eltern und Geschwister. Die Motive sind nur zum kleineren Teil durch Wahnvorstellungen beeinflußt. Die Gefährlichkeit der Tat, gemessen an der Rate tödlicher Ausgänge, liegt ebenfalls unter dem Durchschnitt. Besonders dann, wenn der Kranke erheblich bewußtseinsgestört oder intellektuell abgebaut ist, kommt es selten zum Tod des Opfers.

Das hat auch zur Folge, daß die wegen ihrer Gefährlichkeit berüchtigten, gereizten Dämmerzustände weniger schwerwiegende Folgen haben, wenn die Bewußtseinsstörung höhere Grade erreicht.

Man wird damit auch für die Epilepsien aussagen dürfen, daß sie nur in Kombination mit anderen, sehr schwerwiegenden Faktoren und bei Bestehen einer spezifisch zum aggressiven Verhalten disponierenden Charakterstruktur mit einem erheblich erhöhten Gewalttatenrisiko verbunden sind.

f) Späterworbene Hirnschäden

Täter mit späterworbenen Hirnschäden sind vorwiegend verheiratete Männer im mittleren bis höheren Lebensalter. Die häufigste Ursache ihrer Hirnschädigung sind Traumen. Auch bei ihnen stehen schwere Komplikationen im Vordergrund. Jeder dritte weist einen nachweisbaren Intelligenzabbau auf, Alkoholismus spielt eine führende Rolle; jeweils zwei von fünf Tätern begingen die Tat unter Alkoholeinfluß. Auffallend ist der hohe Anteil an Bewußtseinsstörungen (exogenen Psychosen) zum Zeitpunkt der Tat (10 von 43 Fällen), der auf eine ausschlaggebende Bedeutung dieser Komplikation für das Gewalttatenrisiko hinweist. Trotzdem spielt auch die persönliche Disposition eine offensichtlich bedeutsame Rolle, die sich in dem relativ hohen Anteil dissozialer Persönlichkeitsstörungen niederschlägt. Körperverletzungen, Tätlichkeiten und Drohungen sind ein sehr häufiges Merkmal der Vorgeschichte; sie können, zusammen mit Bewußtseinsstörungen, auch als das führende Vorzeichen eines bevorstehenden Tatrisikos gewertet werden.

Wahnsymptome spielen, entsprechend der Häufigkeit von psychotischen Komplikationen, in der Tatmotivation neben Streitigkeiten eine führende Rolle. Als Opfer werden in erster Linie Partner enger Beziehungen — meist die Ehefrau — gewählt. Selbstmordhandlungen im Zusammenhang mit der Tat sind merklich häufiger als beispielsweise bei schwachsinnigen Gewalttätern.

Auch aus diesen Feststellungen darf mit aller Vorsicht der Schluß gezogen werden, daß es unter Späthirngeschädigten eine kleine Gruppe von Kranken gibt, die zur Gewalttätigkeit disponiert ist. Sie neigt offenbar auch ziemlich konsistent zu offen aggressivem Verhalten. Ursache scheint kaum je allein die Späthirnschädigung zu sein. Vielmehr dürfte es sich um eine multifaktorielle Risikogenese handeln, an der beispielsweise eine dissozialreizbare Persönlichkeit, eine traumatische Demenz mit Verminderung der Selbstkontrolle und eine exogene Psychose mit Wahn und Bewußtseinsstörungen beteiligt sein können.

g) Hirnabbauprozesse (Präsenile und senile Demenzen)

Täter mit Hirnabbausyndromen sind in der Regel verheiratete Männer, die an präsenilen und senilen hirnatrophischen Prozessen leiden und die deshalb mit einer Ausnahme das 50. Lebensjahr bereits überschritten hatten. Symptome leichterer Demenz sind häufig, im kleineren Teil beschränkt sich die Symptomatik noch auf Charakterveränderungen und das organische Psychosyndrom. Täter mit schwerer Demenz finden sich in unserem Material nicht, was den schon mehrfach formulierten Grundsatz bestätigt, daß sich mit dem Übergang in eine schwere geistige Desintegration das Gewalttatenrisiko wieder gegen Null zu bewegt.

Persönlichkeitsstörungen, wie Dissozialität und habituelle Aggressivität spielen eine vergleichsweise geringere aber immerhin noch relevante Rolle, ebenso der Alkoholkonsum. Dagegen scheint der prozeßhafte Charakter des Geschehens sich in einer begrenzten Häufung offen aggressiven Verhaltens im Halbjahr vor der Tat niederzuschlagen. Der am meisten auffallende Befund ist die Häufung von exogenen Psychosen im Tatzeitpunkt, die mit 20 von 40 Fällen die entsprechende Rate bei Späthirngeschädigten noch deutlich übertrifft. In ähnlicher Weise spielen auch Wahnbildungen bei der Tatmotivation eine gewichtige Rolle. Bei der Opferwahl wurden deshalb auch Familienmitglieder und hier wiederum die Ehepartner bevorzugt. Häufiger als bei den übrigen Gruppen hirngeschädigter Täter — Schwachsinn, Epilepsie und Späthirngeschädigte — begingen die hirnabbaukranken Täter Suicidhandlungen vor oder in Verbindung mit der Tat. Auch Mitnahmeselbstmorde spielen bei depressiv gestimmten Kranken dieser Gruppe eine, wenn auch untergeordnete Rolle. Analog dazu steht das kämpferisch-aktive und offen aggressive Verhalten nicht so deutlich im Vordergrund. Auch passives Verhalten mit Rückzug aus sozialen Beziehungen geht bei diesen Kranken nicht ganz selten der Tat voraus und steht dann in der Regel mit einer depressiven Stimmung im Zusammenhang.

Insgesamt läßt sich aussagen, daß die vorwiegend dem höheren Alter zugehörigen Täter mit Abbauprozessen, ähnlich wie die Späthirngeschädigten, eine multifaktorielle Risikogenese aufweisen. Den Komplikationen des Abbaus, in Sonderheit der exogenen Psychose mit Wahn und Bewußtseinsstörungen, kommt dabei eine noch größere Bedeutung zu, der dissozial-aggressiven Disposition der Primärpersönlichkeit dagegen eine etwas geringere. Die Tätergruppe ist nach Verhalten, Motivation und Tatform etwas weniger einheitlich und deshalb nicht so klar abgrenzbar. Modifizierende Einflüsse gehen insbesondere von depressiven Syndromen aus, die eine häufige Komplikation von Altersabbauprozessen sind. Sie bringen Merkmale der spezifischen Gewalttatendisposition endogen Depressiver ins Spiel. Die Risikobeurteilung an allgemeinen Kriterien wird dadurch erschwert. Sie ist vermehrt auf die Abwägung der verschiedenen Risikofaktoren im Einzelfall angewiesen.

h) Alkoholismus und Alkoholkonsum zur Tatzeit

Alkoholmißbrauch ist in der Form des chronischen Alkoholismus meist eine Komplikation anderer Geistesstörungen. Er kommt außerordentlich selten bei den Depressiven und bei den zuweilen von depressiven Syndromen begleiteten Altersabbauprozessen vor. Etwas seltener als im Durchschnitt findet er sich bei schizophrenen Tätern, während er unter den organischen Syndromen des mittleren und jüngeren Lebensalters, die mit Kontrollverminderung einhergehen, in erster Linie bei spät erworbenen Hirnschäden, bei Schwachsinn und Epilepsie stark gehäuft ist. Dahinter steht auch eine unterschiedliche Disposition zum Alkoholmißbrauch, in die vermutlich mehrere Faktoren begünstigend eingehen. So ist beispielsweise die Rate dissozialer Persönlichkeitsstörungen und familiärer Belastungen bei den Alkoholikern deutlich gehäuft.

Auf der Basis unserer Erhebungen kann jedoch nur festgestellt werden, daß chronischer Alkoholismus, vor allem, wenn er in Kombination mit Hirnschäden, die zur Beeinträchtigung der Selbstkontrolle führen und in Verbindung mit dissozialen Persönlichkeitsstörungen auftritt, das Gewalttatenrisiko erhöht. Dabei spielen teilweise die chronischen Folgen des Alkoholmißbrauchs, wie Persönlichkeitsabbau und Eifersuchtswahn, teilweise aber auch die akute Alkoholwirkung durch Stimulation und Enthemmung aggressiver Verhaltensweisen eine Rolle. Der abstinenzfördernde Einfluß des Alters ist bei den Altersabbauprozessen, neben dem Einfluß depressiver Syndrome, unübersehbar und befreit offenbar diese Kranken von einem risikoerhöhenden Faktor. *Bezogen auf die Gesamtheit der geistesgestörten Gewalttäter kommt dem Alkohol — und in der untersuchten Dekade* noch deutlicher allen anderen Rauschmitteln — nur eine untergeordnete Bedeutung zu. Sie ist am geringsten, wo die Krankheit den stärksten Einfluß auf Motivation und Risiko der Gewalttat hat. Sie ist größer, wo die Gewalttat nach Motivation und Tatform der „normalen" Gewalttätigkeit nahesteht und wo die Selbstkontrolle schwach oder bereits beeinträchtigt ist.

15. Schluß

So umfangreich die Erhebungen, die wir über die Gewalttätigkeit Geistesgestörter angestellt haben, und so weit gegriffen die Folgerungen, die wir an die Ergebnisse geknüpft haben, auch scheinen mögen, sie sind beide notgedrungen einseitig und verkürzt. Wir haben die Grenzen der Aussage, die uns von der Methode her gesteckt sind, eingangs klar zu ziehen versucht. Die Grenzen, die uns das Untersuchungsmaterial setzte, wurden im Laufe der Darstellung mehr und mehr deutlich. Wir konnten auf der Basis unserer Daten nur quantitative Aussagen machen und globale Zusammenhänge aufweisen. Die ins Detail gehenden und die tiefergreifenden Fragen, etwa nach den Determinanten des psychologischen Prozesses, der mit einer gestörten Partnerbeziehung beginnt und mit einem Totschlag endigt, blieben zwangsläufig unbeantwortet. So bedürfen unsere Ergebnisse in vieler Hinsicht, besonders was die Motivation der Gewalttaten und den Anteil krankhafter seelischer Abläufe anlangt, der Ergänzung durch direkte Untersuchungen mit soziologischen, psychologischen und psychopathologischen Methoden. Sie wären im Rahmen einer prospektiven Studie an Kohorten mit erhöhtem Risiko möglich.

Obgleich unsere Studie Unzulänglichkeiten aufweist und viele Fragen offenläßt, meinen wir doch, daß sie einen bestimmten Abschnitt in der Erforschung der Gewalttätigkeit Geistesgestörter markiert: Die quantitative, mit Methoden der Epidemiologie ausgeführte Ermittlung der Gewalttäterrisiken und der Risikofaktoren für die wichtigsten Krankheitsgruppen, soweit sie sich aus einem großen Dokumentationsmaterial in einer Sekundärerhebung erfassen ließen. Wir glauben damit unserem eigentlichen Ziel, einer zuverlässigeren Risikobeurteilung als Voraussetzung für den Einsatz wirksamer Vorbeugungsmaßnahmen, einen wesentlichen Schritt näher gekommen zu sein. Zugleich ist es uns gelungen nachzuweisen, daß Geisteskranke und geistig Behinderte insgesamt teilweise zwar ein erhöhtes Risiko für sich selbst, aber kein erhöhtes Gewalttatenrisiko für ihre Umwelt bilden. Wenn es gelänge, die „Gefährlichen" zuverlässiger zu identifizieren, dann ließe sich auch dieses Risiko weiter vermindern.

„Denkanstöße" zum Problem der Zurechnungsfähigkeit Geisteskranker

Die letzte Überlegung führt über unser Thema hinaus in die Problematik der Beurteilung der Zurechnungsfähigkeit geisteskranker Gewalttäter. Was wir dazu vortragen, ist ein Beitrag zur Diskussion und vielleicht ein Ausblick auf mögliche Entwicklungen.

Die Zurechnungsfähigkeit der größten Gruppe geisteskranker Gewalttäter, der Schizophrenen, ist bisher nach einem vor allem von SCHNEIDER, GRUHLE und neuerdings auch von HADDENBROCK vertretenen Agnostizismusprinzip in der Regel generell ausgeschlossen worden. Wenn jedoch das Gewalttatenrisiko bei Geisteskranken nicht oder kaum größer ist als bei Normalen und wenn Persönlichkeits- und Situationsfaktoren die Bedeutung der Krankheit als Determinante der Tat häufig überwiegen, dann ist zu fragen, ob das bisher geübte Verfahren voll berechtigt ist. Die schematische Exkulpierung, die sich ausschließlich auf die Diagnose gründete, berücksichtigt jedenfalls nicht, daß beispielsweise ein chronisch Wahnkranker über ein beträchtliches Ausmaß gesunder Persönlichkeitsanteile verfügen kann. Die wahnhafte Motivation einer Gewalttat bedeutet noch nicht, daß auch die Einsicht in die Strafbarkeit dieser krankhaft motivierten Tat und die Fähigkeit, dieser Einsicht gemäß zu handeln, zugleich aufgehoben waren. Es ist durchaus denkbar, daß bei fehlender Einsicht in das Krankhafte des Wahns doch Einsicht und Selbstkontrolle — gegenüber den von ihm gespeisten aggressiv-kriminellen Wünschen — erhalten sind.

Wir mußten die Erfahrung machen, daß eine Reihe geisteskranker Gewalttäter sich ihre Tat zurechneten und eine Bestrafung mit allem Nachdruck der Unterbringung in einem psychiatrischen Krankenhaus vorgezogen hätten. Freilich hat diese Feststellung keinerlei wissenschaftlichen Aussagewert. Sie könnte unter Umständen aus der Unzufriedenheit der langfristig und ohne absehbares Ende psychiatrisch internierten Täter entsprungen sein. Doch sollte eine solche Überzeugung wenigstens Anlaß zur Überprüfung ihres Inhalts geben.

Wir meinen jedenfalls, daß eine differenziertere Beurteilung der Zurechnungsfähigkeit in der psychiatrischen Gutachterpraxis nötig wird. Sie müßte einmal eine deutlichere Unterscheidung nach Krankheitsgruppen vornehmen als dies bislang zumeist geschehen ist. Es steht nämlich außer Zweifel, daß mit bestimmten Krankheiten eine Inklination zu bestimmten Taten verbunden ist, die aus der krankhaften Dynamik unmittelbar hervorgehen. Das klassische Beispiel ist der Mitnahmeselbstmord Depressiver. Er scheint sich in vielen Fällen mit der gleichen Stärke ohne oder auch gegen Einsicht durchzusetzen, mit der die Krankheit selbst das Verhalten dieser Menschen beherrscht. Nach diesem Typ des Ablaufs krankheitsbestimmter Gewalttaten sind jedoch nur eine kleine Zahl von Krankheiten bzw. Tätern zu beurteilen. Auf der anderen Seite stehen Krankheiten, die nur einen Teil der Persönlichkeit erfassen und möglicherweise entscheidende Bereiche der Einsicht — nicht jener in die Krankhaftigkeit des Wahns aber der in die Verwerflichkeit des Tötens aus wahnhafter Eifersucht oder Rache — und der Selbstkontrolle verschont haben. Hier sind es Teilfaktoren der Krankheit, etwa ein Eifersuchtswahn, die manchmal recht nahe an Tatmotiven „normaler" Täter stehen. Sie erhöhen das Tatrisiko, weil sie Motive und die Dynamik dazu liefern. Aber auch dazu gibt es Parallelen unter nicht geistesgestörten Tätern, denen eine differenzierte Würdigung zuteil wird. Man sollte ernstlich überlegen, ob in solchen Fällen nicht die sorgfältig abwägende Prüfung dieser Vektoren an die Stelle der schematischen Exkulpierung treten muß.

Schließlich ist auf der Ebene unserer globalen Behandlung des Themas eine dritte Gruppe von Krankheiten zu nennen, die eine Aufhebung oder Verminderung der Einsichtsfähigkeit oder der Selbstkontrolle mit sich bringt. Hierunter fallen vor allem die exogenen Psychosen bei verschiedenen Hirnkrankheiten und Epilepsie aber auch die Späthirnschäden und der Schwachsinn. Bei dieser Gruppe ist es für den psychiatrischen Sachverständigen — und das regt zum Nachdenken an — immer schon eine Selbstverständlichkeit gewesen, das Ausmaß der Beeinträchtigungen abzuschätzen und das Urteil über Minderung oder Aufhebung von Zurechnungsfähigkeit darauf zu gründen. Praktisch ist die Beurteilung der Zurechnungsfähigkeit bei vielen Fällen dieser Gruppe nicht einfacher als beispielsweise die differenzierende Abwägung der Schuldfähigkeit bei einer paranoiden Psychose. Der Unterschied, der vermutlich zu den verschiedenartigen Beurteilungsprinzipien bei den beiden Gruppen beigetragen hat, liegt in der Tatsache begründet, daß objektive und meßbare Befunde zunächst nur für die eine Gruppe, die hirnorganischen Syndrome, zur Verfügung standen.

Man kann nicht übersehen, daß unsere Überlegungen einem herrschenden Trend, der ohne ernsthafte Frage nach Einsichtsfähigkeit und Selbstkontrolle alle Straftaten mit abnormer Motivation aus der vollen Zurechnungsfähigkeit herausnehmen will, entgegenstehen. Wir wollen unsere Zweifel nicht verhehlen, ob die leichtfertige Exkulpierung wegen immer leichterer psychischer Krankheiten wirklich humanitär ist. Viele der betroffenen kranken Täter — daran dürfen wir erinnern —, sind keineswegs dieser Überzeugung.

Die Gesellschaft muß Sanktionen verhängen gegen ihre Mitglieder, die das Leben anderer vernichtet oder schwer gefährdet haben. Für den voll zurechnungsfähigen Täter wird inzwischen der Grundsatz der Verhältnismäßigkeit beachtet und die Frage nach den Möglichkeiten der Wiedereingliederung gestellt, wenn die Strafe verbüßt ist und ein wesentliches Risiko der Tatwiederholung nicht mehr besteht. Kranken Tätern aber sollte die vergleichbare Möglichkeit, auch diejenige einer Behandlung — soweit sie Erfolgsaussichten hat — geboten werden, gleichgültig ob sie zurechnungsfähig waren oder nicht, gleichgültig ob sie wegen Krankheit hospitalisiert oder im normalen Strafvollzug untergebracht sind. Die Frage nach der Zurechnungsfähigkeit fällt dann auf eine Ebene zurück, auf der sie eigentlich ausschließlich — auch vom Gesetzgeber — angesiedelt ist: Die Abwägung der Schuldfähigkeit nach der Stärke des Tatantriebs und nach den Fähigkeiten zur Einsicht und zur Selbstkontrolle. Diese Forderung zu erfüllen bedeutet Abkehr vom Prinzip der Pauschalexkulpierung Geisteskranker und die Notwendigkeit einer differenzierten Beurteilung von Tatgenese und Täterpersönlichkeit nach den aufgezeigten Dimensionen.

Bürger-Prinz, H.: Schizophrenie und Mord. I. Mitteilung: Mschr.Krim. 31, 125 (1940). II. Mitteilung: Mschr.Krim. 32, 149-161 (1941).
Bürger-Prinz, H.: Motiv und Motivation. Hamburg: Carl Holler Verlag, 1950.
Bürger-Prinz, H., Lewerenz, H.: Die Alterskriminalität. Forum der Psychiatrie Nr. 3. Stuttgart: Enke Verlag, 1961.
Bumke, O.: Gerichtliche Psychiatrie. In: Handbuch der Psychiatrie. Hrsg.: Aschaffenburg, G. Leipzig-Wien: 1912.
Bumke, O.: Handbuch der Geisteskrankheiten. (Hrsg.). Berlin: Springer, 1928-1939.
Bundesamt für Statistik: Die Abgeurteilten und Verurteilten. Ergebnisse der Straferforschungsstatistik. Wiesbaden 1955-1958.
Bundesamt für Statistik: Reihe 9 Rechtspflege: Bevölkerung und Kultur. Mainz-Stuttgart: Kohlhammer-Verlag, 1959-1964.
Campbell, D.: Über Geistesstörungen bei Epilepsie mit Berücksichtigung ihrer forensischen Bedeutung. Arch. f. Kriminal-Anthrop. u. Kriminalstatistik 50, 115 (1912).
Caudill, W.: The psychiatric hospital as a small society. Cambridge/Mass.: Harvard University Press, 1958.
Christiansen, K. O.: Threshold of tolerance in various population groups illustrated by results from Danish criminological twin study. In: The mentally abnormal offender. Ciba-Foundation Symposium 1967. London: Churchill Ltd., 1968.
Ciompi, L., Lai, G. P.: Depression et vieillesse: Etudes catamnestiques sur le vieillissement et la mortalité de 555 anciens patients dépressifs. Bern-Stuttgart: Huber Verlag, 1969.
Ciompi, L., Müller, C.: Katamnestische Untersuchungen zur Altersentwicklung psychischer Krankheiten. Nervenarzt 40, 349-355 (1969).
Claude, H.: Psychiatrie médico légale. Paris 1932. Zit. nach N. Schipkowensky: Schizophrenie und Mord. Monographien aus dem Gesamtgebiet der Neurologie und Psychiatrie, Heft 63. Berlin: Springer, 1938.
Conrad, K.: Die beginnende Schizophrenie. Versuch einer Gestaltanalyse des Wahns. Sammlung psychiatrischer und neurologischer Einzeldarstellungen. Stuttgart: Thieme-Verlag, 1958.
Cramer, A.: Gerichtliche Psychiatrie. Jena: 1908.
Cumming, E., Cumming, J.: Closed ranks. An experiment in mental health education. Cambridge/Mass.: Harvard University Press, 1957.
Diagnostic and statistical manual of mental disorders. Washington: 2nd ed. American Psychiatric Association Publ., 1968.
Diamond, B.: Diskussionsbemerkung zu Kloek, J.: Schizophrenia and delinquency. In: The mentally abnormal offender: Ciba-Foundation Symposium 1967. London: Churchill Ltd., 1968.
Dohrenwend, B. P., Dohrenwend, D. S.: The problem of validity in field studies of psychological disorder. J.Abnorm.Psychol. 70, 52-69 (1965).
Dohrenwend, B. P., Dohrenwend, D. S.: Social status and psychological disorder. A causal inquiry. New York-London: Wiley-Interscience, 1969.
Dolenc, M.: Vierfache Kindesabschlachtung einer Mutter infolge Raptus melancholicus. Arch. f. Kriminologie 51, 48 (1913).
Dollard, J. et al.: Frustration and aggression. New Haven: 1939.
Dukor, B.: Die Erkennnung von Geistesstörungen in der Haft. Schweiz. Verein f. Straf-, Gefängniswesen und Schutzaufsicht. Berufsbildung der Angestellten in Straf- und Verwahrungsanstalten III. Sonderheft 1949.
Duncan, G. M., Frazier, S. H., et al.: Etiological factors in first-degree murder, J.A.M.A. Nov. 29, 168, 13, 1755-1758 (1958).
East, N.: Medical aspects of crime. London: Churchill Ltd., 1936.
Elsässer, G.: Zur Frage des Familien- und Selbstmordes. Z.Psychiat.Grenzgeb. 110, 207 (1939).
Ernst, K.: Über Gewalttätigkeitsverbrecher und ihre Nachkommen. Monographien aus dem Gesamtgebiet der Neurologie und Psychiatrie Heft 65. Berlin: Springer, 1938.
Esquirol, E.: Bemerkungen über die Mordmonomanie. Aus dem Französischen von Dr. Bluff. Nürnberg: 1831.
Esquirol, E.: Die Geisteskrankheiten in Beziehung zur Medizin und Staatsarzneikunde. Bd. 1 und 2. Berlin: 1838.
Feuerbach, A. von: Aktenmäßige Darstellung merkwürdiger Verbrechen. 3. Aufl. Frankfurt/M.: Heyer, 1849.

FODERE: Essai médico-legale. Strasbourg 1832. Zit. nach N. SCHIPKOWENSKY: Schizophrenie und Mord. Monographien aus dem Gesamtgebiet der Neurologie u. Psychiatrie, Heft 63. Berlin: Springer, 1938.

FOLKARD, S.: A sociological contribution to the understanding of aggression and its treatment. Proc.Roy.Soc.Med. 49, 1030 (1960).

FREMING, K.-H.: Morbidity risk of mental diseases in an average Danish population. Copenhagen: 1947. (engl. ed. 1951).

GAST, P.: Die Mörder. Kriminalistische Abhandlung Heft 11. Leipzig: E. Wiegandt, 1930.

GAUPP, R.: Zur Psychologie des Massenmords: Hauptlehrer Wagner von Degerloch. Eine kriminalpsychologische u. psychiatrische Studie. In: Verbrechertypen Bd. 1, 3. Heft. Hrsg. von GRUHLE, H. W., und WETZEL, A. Berlin: 1914.

GAUPP, R.: Krankheit und Tod des paranoischen Massenmörders Hauptlehrer Wagner, eine Epikrise. Zentralblatt Neurologie 163, 48-82 (1938).

GENERT, P. J.: A 20 year comparison of releases and recidivists. Harrisburg: Pennsylvania Board of Parolee, 1966.

GIBBENS, T. C. N.: Sane and insane homicide. J.Crim.Law, Criminal and Police Science (1958). Zit. nach WEST, D. J.: Morder followed by suicide. London: Heinemann, 1965.

GLASER, J.: Tötungsdelikt als Symptom von beginnender oder schleichend verlaufender Schizophrenie. Z.Neur. 150, 1, 1-41 (1934).

GLUECK, S., GLUECK, E.: Unraveling juvenile delinquency. Harvard law school studies in criminology. Cambridge/Mass.: Harvard University Press, 1950. (3. Aufl. 1957)

GÖPPINGER, H.: Kriminologie. Eine Einführung. München: C. H. Beck'sche Verlagsbuchhandlung, 1971.

GOFFMAN, E.: Asylums. Essays on the social situation of mental patients and other inmates. New York: Anchor Books, Doubleday & Co. Garden-City, 1961

GREGER, J. HOFFMEYER, O.: Tötung eigener Kinder durch schizophrene Mütter. Psych.Clin. 2, 14-24 (1969).

GROSS, K.: Über paranoische Mörder. Jahrb. f. Psychiat.. u. Neurol. 53, 85 (1936).

GRUHLE, H. W.: Selbstmord. Leipzig: Thieme, 1940.

GRUHLE, H. W.: Verstehen und Einfühlen. Gesammelte Schriften. Berlin-Göttingen-Heidelberg: Springer, 1953.

GULEVICH, G. D., BOURNE, P. G.: Mental illness and violence. In: Violence and the struggle for existence. Boston: Little, Brown & Comp., 1970.

GUNN, J., BONN, J.: Criminality and violence in epileptic prisoners. Brit.J.Psychiat. 117, 450 (1970).

GURIN, G., VEROFF, J., FELD, S.: Americans view their mental health. Joint commission on mental illness and health. Monograph series. No. 4. New York: Basic Books, 1960.

GUZE, S. B., TUASON, V. B., GATFIELD, P. D., et al.: Psychiatric illness and crime with particular reference to alcoholism: A study of 223 criminals. J.Nerv.Ment.Diss. 134, 512-521 (1962).

GUZE, S. B., GOODWIN, D. W., CRANE, J. B.: Criminality and psychiatric disorders. Arch.Gen. Psychiat. 20, 583-591 (1969).

HADDENBROCK, S.: Zur Frage eines theoretischen oder pragmatischen Krankheitsbegriffs bei der Beurteilung der Zurechnungsfähigkeit. Mschr.Krim. 38 (1955).

HADDENBROCK, S.: Zur Frage der Verantwortungsfähigkeit auch „schwerer" Psychopathen. Nervenarzt 38, 466-468 (1967).

HÄFNER, H.: Von der „moral insanity" zur daseinsanalytischen Gewissenspsychopathologie. Confin.psychiat. 2, 214-242 (1959).

HÄFNER, H.: Psychopathen. Daseinsanalytische Untersuchungen. Berlin-Göttingen-Heidelberg: Springer, 1961.

HÄFNER, H.: Situation und Entwicklungstendenzen der Sozialpsychiatrie. In: Die Verantwortung der Gesellschaft für ihre psychisch Kranken. Schrift 235 der Schriften des deutschen Vereins f. öffentliche und private Fürsorge, 8-35 (1967).

HÄFNER, H.: Rehabilitation bei Schizophrenen. Nervenarzt 39, 385-389 (1968).

HÄFNER, H.: Seelische Gesundheit in der Gemeinde. Aufgaben und Wege einer modernen Psychiatrie. Jahrb. d. Deutschen Caritas-Verbandes, Freiburg: 1970.

HÄFNER, H.: Struktur und Verlaufsgestalt manischer Verstimmungsphasen. Jahrb.Psychol., Psychother. u. med. Anthropol., 9, 1962, 196-217.

MECHANIC, D.: Problems and prospects in psychiatric epidemiology. Vortrag, gehalten am WPA-RMPA-Symposium on psychiatric epidemiology, Aberdeen/GB, July, 23-25, 1969. Publiziert in: HARE, E. H., WING, J. K. (eds.): Psychiatric epidemiology. London-New York-Toronto: Oxford University Press, 1970.

MENNINGER, K.: Man against himself. New York: Harcourt, Brace and World, Inc., 1938.

MENNINGER, K.: Das Leben als Balance. Seelische Gesundheit und Krankheit im Lebensprozeß. München: R. Piper, 1968.

MIKOREY, M., MEZGER, E.: Symptomarme Geisteskrankheit und schweres Verbrechen. Mschr. Krim. 2, 97-105 (1936).

MISHLER, E., WAXLER, N.: Family interaction process and schizophrenia. Intern. J. Psychiat. 2, 375-415 (1966).

MOELI, C.: Über irre Verbrecher. Fischers med. Buchhandlung, Berlin: H. Kornfeld, 1888.

MOHR, P.: Psychologische Grundlagen zum Delikt des Mordes und des Totschlags. Schweiz. Arch. Neurol. Psychiat. 41, 135 (1938).

MORAVICSIK, E. E.: Gegen Menschenleben wiederholt begangenes Verbrechen eines Paranoikers. Mschr. Krim. IV, 40 (1907/08).

MOWAT, R. R.: Morbid jealousy and murder. London: Tavistock Publ., 1966.

MÜLLER, Ch.: Alterspsychiatrie. Unter Mitarbeit v. CIOMPI, L., DELACHAUX, A., RABINOWICZ, T., VILLA, J. L. Stuttgart: Thieme, 1967.

MÜLLER, H. W., HADAMIK, W.: Die Unterbringung psychisch abnormer Rechtsbrecher. Abt. Gesundheitspflege. Landschaftsverband Rheinland, Köln. Nervenarzt 37, 67-79 (1966).

MÜLLER, H. W., SCHEUERLE, G., ENGELS, G.: Zur Hospitalisierung psychisch Kranker im Rheinland in den Jahren 1962-1965. Nervenarzt 41, 234-246 (1970).

MURALT, L. von: Über Familienmord. Mschr. Krim. 2, 88-109 (1906).

NÄCKE, P.: Familienmord bei Geisteskranken. Halle: 1908.

NUNNALLY, J. C., Jr.: Popular conceptions of mental health. New York: Holt, Rinehart and Winston, 1961.

PAULEIKHOFF, B.: Atypische Psychosen. Bibl. psychiat. neurol. 99. Basel-New York: Karger, 1957.

PETERS, U. H.: Dämmerattacken als Träger kriminellen Verhaltens. Psychiat. Clin. 1, 375 (1968).

PIGHINI, G.: Kriminalität und Dementia praecox. Mschr.Krim. 18, 193 (1927).

PINTO DE TOLEDO: Zentralblatt Neurologie 72, 99 (1934). Zit. nach WILMANNS, K.: Über Morde im Prodromalstadium der Schizophrenie. Zentralblatt Neurologie 170, 583-662 (1940).

PITAVAL, G. DE: Causes célèbres et intéressantes. Paris: Theodore le Gras, 1739-1750.

PODOLSKY, E.: The psychodynamics of filicide and matricide. Dis. nerv. syst. 19, 475 (1958).

PODOLSKY, E.: The psychodynamics of criminal behavior. Intern. J. Neuropsychiat. 2, 166-174 (1966).

PÖLDINGER, W.: Die Abschätzung der Suicidalität. Eine medizinisch-psychologische und medizinisch-soziologische Studie. Bern-Stuttgart: Huber, 1968.

POKORNY, A. D.: Suicide rates in various psychiatric disorders. J. nervous and mental disease 139, 499-506 (1964).

POLIZEILICHE KRIMINALSTATISTIK DER BUNDESREPUBLIK DEUTSCHLAND: Hrsg. Bundeskriminalamt Wiesbaden (1955-64).

POPELLA, E.: Über den erweiterten Suicid. Arch. Psychiat. Nervenkr. 205, 615-624 (1964).

PRICHARD, I. C.: A treatise on insanity. London: Sherwood, Gilbert and Piper, 1842.

PRINCE, R.: An ecological study of social pathology in Central Montreal. Urban social redevelopment project. Montreal: 1966.

RANGOL, A.: Mordstatistik 1959 und 1963. Hrsg. Statistisches Bundesamt Wiesbaden.

RANGOL, A.: Rechtsverletzungen Unzurechnungsfähiger. Wirtschaft u. Statistik 12, 741 (1971).

RANGOL, A.: Die Gewaltkriminalität im Spiegel der Zahlen. Arbeitstagung 1972 der Deutschen Kriminologischen Gesellschaft. Statistisches Bundesamt Wiesbaden VII-A.

RAPPEPORT, J. R., LASSEN, G.: Dangerousness. Arrest rate comparisons of discharged patients and the general population. Amer. J. Psychiat. 121, 776-783 (1965).

RAPPEPORT, J. R., LASSEN, G.: The dangerousness of female patients. A comparison of the arrest rate of discharged psychiatric patients and the general population. Amer. J. Psychiat. 123, 413 (1966).

RASCH, W.: Tötung des Intimpartners. Beiträge zur Sexualforschung Heft 31. Stuttgart: Enke, 1964.

Rasch, W., Petersen, U.: Kriminalität innerhalb endogen-phasischer Depression. Mschr. Krim. 48, 187-197 (1965).

Reid, D. D.: Epidemiologische Methoden in der psychiatrischen Forschung. In: Sammlung psychiatrischer und neurologischer Einzeldarstellungen. Stuttgart: Thieme, 1966.

Reimann, H.: Die Gesellschaft und der Geisteskranke. Social Psychiatry 4, 87-94 (1969).

Resnick, P. J.: Child murder by parents: A psychiatric review of filicide. Amer. J. Psychiat. 126, 325-334 (1969).

Richmond: The criminal feebleminded. Zit. nach Werner, A.: Die Rolle des Schwachsinns in der Kriminalität. Mschr. Psychiat. Neurol. 110, 1-46 (1945).

Richter, H. E.: Eltern, Kind und Neurose. Stuttgart: Klett, 1967.

Richter, H. E.: Patient-Familie. Entstehung, Struktur und Therapie von Konflikten in Ehe und Familie. Hamburg: Rowohlt, 1970.

Ringel, E.: Selbstmordverhütung. Bern-Stuttgart-Wien: Huber, 1969.

Rixen, P.: Die gemeingefährlichen Geisteskranken im Strafrecht, Strafvollzug und in der Irrenpflege. Monographien aus dem Gesamtgebiet der Psychiatrie und Neurologie Heft 24. Berlin: Springer, 1921.

Robins, L. N.: Deviant Children Grown up. Baltimore: Williams & Wilkins, 1966.

Robins, L. N., Lewis, R. G.: The role of the antisocial family in school completion and delinquency: a three generation study. Sociological Quarterly 7, 500-514, 1966.

Robins, L. N.: Follow up studies investigating childhood disorders. In: E. H. Hare and J. K. Wing (eds.): Psychiatric Epidemiology. London-New York-Toronto: Oxford Univ. Press, 1970.

Roesner, E.: Der Mord, seine Täter, Motive und Opfer nebst einer Bibliographie zum Problem des Mordes. Ztschr. f. d. gesamte Strafrechtswissenschaft 56, 327 (1936).

Roesner, E.: Mörder und ihre Opfer. Mschr.Krim. 29, 161-209 (1938).

Rosenberg, S. D.: The disculturation hypothesis and the chronic patient syndrome. Social Psychiatry 5, 155-165 (1970).

Roth, M., Kay, D. W.: Affective disorders arising in the senium. J. Ment. Sci. 102, 141-150 (1956).

Roth, M.: Cerebral disease and mental disorders of old age as causes of antisocial behaviour. In: The mentally abnormal offender. Ciba-Foundation Symposium 1967. London: Churchill, 1968.

Rüdin, H.: Über die klinischen Formen der Seelenstörungen bei zu lebenslänglicher Zuchthausstrafe Verurteilten. München: 1909.

Rutter, M.: Children of sick parents: An environmental and psychiatric study. New York: Oxford University Press, 1966.

Schipkowensky, N.: Schizophrenie und Mord. Ein Beitrag zur Psychopathologie des Mordes. Monographien aus dem Gesamtgebiet der Neurologie und Psychiatrie Heft 63. Berlin: Springer, 1938.

Schipkowensky, N.: Manie und Mord. Wiener Ztschr. f. Nervenheilkunde XIV, 2-3, 212-227 (1958).

Schipkowensky, N.: Mitgehen und Mitnehmen in den Tod. Psychiatrie, Neurologie u. med. Psychol. 15, 226-234 (1963).

Schipkowensky, N.: Affective disorders: Cyclophrenia and murder. In: The mentally abnormal offender. Ciba-Foundation Symposium 1967. London: Churchill, 1968.

Schneider, K.: Die Untergrunddepression. Fortschr. Neurol. 17, 429 (1949).

Schneider, K.: Die Beurteilung der Zurechnungsfähigkeit. 3. Aufl. Stuttgart: Thieme, 1956.

Schneider, K.: Klinische Psychopathologie. 6. Aufl. Stuttgart: Thieme, 1962.

Schröder, J.: Zur Psychologie der Delikte gegen das Leben. Schweiz. Arch. Neurol. Psychiat. 69, 287 (1952).

Schulte, P. W.: Einige Ergebnisse der Basisdokumentation der psychiatrischen Landeskrankenhäuser in Baden-Württemberg. Vortrag vor dem Ausschuß für Jugend, Familie u. Gesundheit des Deutschen Bundestages. Bonn: 8. 10. 1970.

Schulte, W., Mende, W.: Forensische Psychiatrie in der Bundesrepublik Deutschland. In: Lehrbuch der Psychiatrie von Bleuler, M. Berlin-Heidelberg-New York: Springer, 1969.

Sellin, T.: Culture, conflict and crime. New York: Social Science Research Council, 1938. Zit. nach Christiansen, K. O.: Threshold of tolerance in various population groups illustrated by results from Danish criminological twin study. In: The mentally abnormal offender. Ciba-Foundation Symposium 1967. London: Churchill, 1968.

Shapiro, A.: Delinquent and disturbed behaviour within the field of mental deficiency. In: The mentally abnormal offender. Ciba-Foundation Symposium 1967. London: Churchill, 1968.

Namenverzeichnis

Die *kursiv* gesetzten Seitenzahlen beziehen sich auf die Literatur

Adelstein, A. M., Downham, D. Y., Stein, Z., Susser, W. M.   16, *275*
Aichhorn, A.   *275*
Alexander, Nyssen   38, *275*
Alexander, R.   *275*
Alström, C. H.   35, 36, 109, 214, 215, *275*
Alter   34, *275*
Amelunxen, C.   *275*
Aschaffenburg, G.   9, 10, 16, *275*

Bader, K. S., 207, *275*
Bahn, A. K., s. Klee, G. D.   *278*
Baker, M., s. Winokur, G.   *283*
Belknap, J.   151, *275*
Binder, H.   *275*
Binswanger   2
Birley, I. T. L., s. Brown, G. W.   *275*
Birnbaum, K.   22, 23, 132, *275*
Bleuler, E.   28, *275*
Bochnik, H. J.   12, *275*
Bochnik, H. J., Legewie, H., Otto, P., Wüster, G.   10, 12, 13, 25, 34, 38, 41, *275*
Böker, W.   62
Böker, W., Schmitt, A.   60, 61, 106
Bond, E. D., Braceland, F. Y.   32, *275*
Bonn, J., s. Gunn, J.   *277*
Boor, W. de   206, *275*
Bourne, P. G., s. Gulevich, G. D.   *277*
Braceland, E. Y., s. Bond, E. D.   *275*
Brack, E.   *275*
Brack-Kletzhändler, E.   12, 13, 24, 30, 34, 38, 41, *275*
Brandt, B.   119, 125, 198, *275*
Bremer, J.   18, *275*
Bromberg, W.   72, *275*
Brown, G. W., Birley, I. T. L.   29, 174, 243, *275*
Brown, G. W., s. Wing, J. K.   *283*
Brückner, G.   72, 102, 175, 207, 208, *275*
Bürger-Prinz, H.   23, *275, 276*
Bürger-Prinz, H., Lewerenz, H.   38, 39, 83, 219, *276*
Bumke, O.   8, *276*
Bundesamt für Statistik   *276*

Cadoret, R., s. Winokur, G.   *283*
Campbell, D.   34, *276*
Carstairs, G. M., s. Wing, J. K.   *283*
Carus   7
Caudill, W.   151, *276*
Cesarino, A. C., s. Häfner, H.   *278*
Cesarino-Krantz, M., s. Häfner, H.   *278*
Christiansen, K. O.   154, *276*
Ciompi, L., Lai, G. P.   32, 235, *276*
Ciompi, L., Müller, C.   29, *276*
Claude, H.   30, *276*
Conrad, K.   123, *276*
Cook, N. G., s. Stengel, E.   *282*
Cornelison, A., s. Lidz, T.   *279*
Cramer, A.   8, *276*
Crane, J. B., s. Guze, S. B.   *277*
Cumming, E., Cumming, J.   1, 139, *276*
Cumming, J., s. Cumming, E.   *276*

Dalman, Podolsky   135
Day, J., s. Wynne, L. C.   *283*
Diamond, B.   135, *276*
Dilthey   3
Dohrenwend, B. P., Dohrenwend, D. S.   16, *276*
Dohrenwend, D. S., s. Dohrenwend, B. P.   *276*
Dolenc, M.   31, *276*
Dollard, J. et al   *276*
Donzal, J., s. Winokur, G.   *283*
Downham, D. Y., s. Adelstein, A. M.   *275*
Dubitscher   2
Dukor, B.   23, *276*
Duncan, G. M., Frazier, S. H.   103, 175, *276*

East, N.   171, 185, *276*
East, Fullerton   195
Elsässer, G.   31, *276*
Engels, G., s. Müller, H. W.   *280*
Enke, W., s. Kretschmer, E.   *279*
Ernst, K.   *276*
Esquirol, E.   2, 8, 27, *276*

Feld, S., s. Gurin, G.   *277*
Feuerbach, A. von   7, *276*
Fleck, S., s. Lidz, T.   *279*
Fodéré,   30, *277*
Folkard, S.   151, *277*

Stabenau, J. R., Turpin, J., Werner, M., Pollin, W. *282*
Staehelin 26
Star, S. A. 1, 139, *282*
Statistisches Bundesamt Wiesbaden *282*
Statistisches Jahrbuch *282*
Steigleder, E. 50, 72, 208, *282*
Stein, Z., s. Adelstein, A. M. *275*
Stengel, E., Cook, N. G. 152, 251, *282*
Stertz, G. 38, *282*
Stierlin, H. 25, 26, 27, 31, 35, 119, *282*
Stransky, E. 27, *282*
Strassmann, F. 31, *282*
Strömgren, E., s. Juel-Nielsen, N. *278*
Strohmeyer, W. 40, *282*
Stumpfl, F. 22, *282*
Susser, W. M., s. Adelstein, A. M. *275*

Tanay, E. 15, 16, 103, *282*
Terry, D., s. Lidz, T. *279*
Todesursachenstatistik *282*
Többen, H. 23, 34, *282*
Towers, J., s. Kreitman, N. *279*
Tuason, V. B., s. Guze, S. B. *277*
Turpin, J., s. Stabenau, J. R. *282*

Varma, L. P., Iha, B. K. 74, 195, *282*
Veroff, J., s. Gurin, G. *277*
Vervaeck, 40, *282*
Viernstein 23, *282*
Vladoff, D. 30, *282*

Wagner, Köhler 60
Walsh, D. 16, *282*

Wanner, O. 12, 24, 26, 27, 30, 34, 38, 41, 84, 119, *282*
Waxler, N., s. Mishler E. *280*
Weber, 31, *283*
Weimann, W. 38, *283*
Weinberg, S. K. 16, *283*
Weitbrecht, H. J. 28, *283*
Werner, A. 40, 41, 42, 84, 162, *283*
Werner, M., s. Stabenau, J. R. *282*
Wernicke 7
West, D. J. 74, 171, 185, 187, 197, *283*
Wetzel, A. 8, 34, *283*
Wieser, S., s. Jaeckel, M. *278*
Wilmanns, K. 23, 120, 132, 133, 198, *283*
Wing, J. K., Brown, G. W. 151, *283*
Wing, J. K., Monck, E. M., Brown, G. W., Carstairs, G. M. 150, *283*
Winokur, G., Cadoret, R., Dorzab, J., Baker, M. 29, *283*
Woddis, G. M. 31, *283*
Wolfe, S., s. Sharp, V. H. *281*
Wolfgang, M. E. 72, 74, 171, 208, 209, *283*
Wüster, G., s. Bochnik, H. J. *275*
Wynne, L. C., Ryckhoff, I. M., Day, J., Hirsch, S. J. 160, *283*
Wyrsch, J. 23, 31, 34, 37, 38, 40, *283*
Wyss, W. von 23, *283*
Wyss, R. *283*

Zech, K. 30, *283*
Zerssen, D. von 247
Zubin, J. 28, 55, *283*
Zumpe, L. 31, 198, *283*

Sachverzeichnis

Abbauprozesse, hirnorganische 37, 79, 82, 270
abnormes Verhalten vor der Tat 169 ff.
affektive Psychosen 27 ff., 79, 84, 87, 97, 138, 264 ff.
Aggression, psychoanalytische Hypothesen 135
— und Depression 187 ff.
— und Sexualität 187 ff.
Aggressionsmittel 185
aggressive Vorzeichen vor der Tat: siehe Vorzeichen
aggressives Verhalten im psychiatrischen Krankenhaus 151
Agnostizismusprinzip 271
akustische Halluzinationen 128
Alkoholabusus bei Epilepsie 36
Alkoholeinfluß bei der Tat 189 ff., 237
Alkoholismus 20, 102, 224 ff., 270 ff.
—, Affektkontrollverlust bei 109 ff.
— als Begleitdiagnose 225 ff.
— in der Vorgeschichte 107 ff.
— und Wahnbildungen 226
Alterskriminalität 38
Altersverschiebung der geistesgestörten Täter 77, 245
Altersverteilung der Täter 245
Ambivalenz 167
Amokläufer 154
Anfallsleiden: siehe Epilepsien
Anlage: siehe hereditäre Faktoren 100 ff.
Antiandrogen-Behandlung 255
Antrieb zum Töten, krankhafter 2
auffälliges Verhalten vor der Tat 168
Aufklärungsquoten 47
Auslösefaktoren 243
Autismus 168
Autoritätspersonen als Opfer 196

Bedeutungs-, Beziehungs- und Beeinträchtigungswahn 126
Behandlung vor der Tat 139, 141 ff., 178, 250
Belastung, familiäre 101
Berufsverteilung 112 ff., 258
Beurlaubung aus stationärer Behandlung 144
Beurteilerabhängigkeit von Daten 61
Beziehungen, ambivalente 161
—, symbiotische 161

Beziehungen, wahnhaft eifersüchtige 150
—, wahnhafte 202 ff.
— zu außerfamiliären Personen 162 ff.
— zu eigenen Kindern 158 ff.
— zum Ehepartner 157 ff.
— zur Familie 155 ff.
— zwischen Täter und Opfer 194 ff.
Bezugspopulationen: siehe Vergleichsgruppen 62
broken home 104, 175, 256
Brutalität 237
Bundesverurteiltenstatistik 91

chronischer Alkoholismus: siehe Alkoholismus
Cyclothymie 30, 247
— s. a. affektive Psychosen

Dämmerzustand, epileptischer 33, 34, 217
Debilität 41
Deckungsmörder 207
delinquente nato (LOMBROSO) 3, 8
Demenz, senile 219
Denkstörungen 129
Depressionen, psychotische: siehe Affektive Psychosen 29
Diagnosen 246 ff.
Diagnosenkombination 56
Dispositionsfaktoren 88, 103, 255 ff.
Dissoziale Persönlichkeitsmerkmale 106 ff., 225, 256
Drogenabhängigkeit 20
Dunkelziffern 48, 233

EEG-Abnormitäten, epileptische 35
Eifersuchtswahn 27, 77, 151, 177
Eigenbedrohung, wahnhafte 125 ff.
emotioneller Verhaltensstil 130 ff.
Encephalitiker 37 ff.
endogene Psychosen 25, 81
Epidemiologie, psychiatrische 232
epidemiologische Untersuchungsmethoden 16 ff.
Epilepsien 33, 79, 82, 214 ff., 217, 268 ff.
—, Demenzprozesse bei 217
—, psychotische Episoden bei 34
epileptische Verstimmung 34
epileptischer Dämmerzustand 33, 34, 217

Erfassungschance von Fällen 60
Erfassungskriterien 46
Erlösungsmotiv 209
Ermittlungsbehörden 57
Erwachsene als Opfer 191 ff.
erweiterter Selbstmord 31, 184, 238
Exkulpierung Geistesgestörter 272
exogene Psychose 222

Fallidentifikation 48
familiäre Faktoren 255
Familienangehörige als Opfer 240
Familienmord 86, 195
Freiheitsentzug, Einfluß auf Tatrisiko 233
Frühbehandlung 254
Fürsorgerische Betreuung vor der Tat 142

Gefährlichkeit Geistesgestörter 1, 8, 9, 14, 234
Gefängnispsychosen 23
Gefühlsbeziehungen, enge 240
—, spannungsreiche 150
Gemütskälte 131
Gereiztheit 131
Gesamtkriminalität der Bevölkerung 231
Gesamtkriminalität Geistesgestörter 231
Geschlechtsverteilung der Täter 69, 244
Gewalttat als Prodromalsymptom 23, 132, 249
—, Definition der 49
Gewalttaten mit Todesfolge 70 ff., 184
— ohne Todesfolge 70 ff.
— und „starke Leidenschaften" 8
Gewalttäter, geistesgestörte, Altersverteilung 74 ff., 85
—, Diagnosenverteilung 78 ff.
—, geographische Verteilung 69
—, Geschlechtsverteilung 72 ff., 85
—, hereditäre Belastung 100 ff., 175, 255
Gewalttätigkeit Geistesgestörter innerhalb von Anstalten 25 ff.
Gewalttätigkeitsrisiko Geistesgestörter 227, 232
—, Vergleich zwischen Geistesgestörten und Gesamtbevölkerung 90 ff.
—, Wahrscheinlichkeitsberechnungen 96 ff.
— im höheren Lebensalter 39
Gewinnmörder 207
Grand-mal-Epilepsie 35
Grausamkeit 185

Haftpsychose 23
Haftstrafe bei geistesgestörten Tätern 213
hereditäre Faktoren 100 ff., 175, 255
Heredität, soziale 103
hirnatrophische Prozesse 36, 218 ff., 269 ff.
— bei Epilepsie 33, 36
—, senile und präsenile 37 ff., 269 ff.
Hirnschädigung, spät erworbene 79, 82, 218 ff., 269

Hirntraumatiker 37 ff.
Hospitalisierung vor der Tat 139 ff., 250
Hospitalisierungschance für aggressive Kranke 19

Ich-Apparat 135
Idiotie 40
imperative Stimmen 127, 128, 205
impulsive Handlungen 200 ff., 242
Impulskontrolle 103
Incidenz psychischer Erkrankungen 94
Institution, totale 151
Institutionalismus-Syndrom 151
Intelligenzverteilung 110
Interviews, persönliche 61
Intimpartner als Opfer 195
Involutionspsychosen, wahnhafte 27
Isolierung, soziale 168 ff., 180, 259

Kasuistik von Gewalttaten Geistesgestörter 7
Kinder als Opfer 191 ff.
Kindsmißhandlungen 159
Körperhalluzinationen 129
kognitive Kontrolle 129 ff.
Konfliktmörder 207
Kontakte, soziale 259
Krankenhausentlassung und Tat 145 ff.
Krankheitsdauer vor der Tat 132, 248
Kriminalität 20, 102
Kriminalstatistik, polizeiliche 58, 93
kriminelle Handlungen in der Vorgeschichte 113 ff.
Kurzschlußreaktionen 182, 186

lerntherapeutische Methoden 255
Liebeswahn 123
Lustmörder 188

Manie 30, 247
Manifestationsalter für Gewalttaten 245
manisch-depressiver Formenkreis: siehe affektive Psychosen
Mannheim-Studie 94 ff.
mental deficiency 40
moralischer Schwachsinn 2
Morddrohungen 19
„Mordfertigkeit", latente (SCHIPKOWENSKY) 190
Mordsituationen 182
Mordversuche depressiver Frauen 86
Motive, materielle 208
—, wahnhafte 242
motivlose Taten 205

Nachuntersuchung der Täter 60
Nebendiagnose 56, 225
Notlagen 164

Notwehr 207, 210
—, wahnhafte 9

Oligophrenie: siehe Schwachsinn
Opfer, wahnhafte Beziehungen zum 202 ff.
—, Zahl der Getöteten 71
—, Zahl der Verletzten 71
Opferung als Motiv 204
Opferwahl 238 ff.
— normaler Täter 193, 196

paranoide Schizophrene 24
Paraphrenie 27, 137, 151
Partnerbeziehung, konfliktreiche 160
—, wahnhafte 124
Passivitätsängste 161
Personenstand 111 ff.
Pfropfschizophrenie 111, 176
prämorbide Persönlichkeit 105 ff., 176 ff.
Prävalenz psychischer Erkrankungen 93
präventive Überlegungen 253
psychoanalytische Untersuchung von Mördern 16
Psychosen, nichtklassifizierbare endogene 78, 265 ff.

Rache als Motiv 209
Raptus melancholicus 31, 242
Raubmord 207
Rausch, pathologischer 34
Reliabilität der erhobenen Daten 62
— von Diagnosen 55
Repräsentativität des Materials 58 ff., 231
Risiko, krankheitsspezifisches 235
Risikofaktoren 19, 88, 117, 145, 148, 240, 259
—, typische Konstellationen 261
Risikojahrgänge 245
Risikoperiode nach Krankenhausentlassung 147 ff., 250 ff.
Rücklaufquote 61

sadistisches Verhalten 188
schicksalhafte Belastungen 164 ff.
schizophrene Mörder 22
schizophrener Formenkreis 22 ff., 79, 80, 84, 86, 111, 176, 261 ff.
Schizophrenie, Tatmotive bei 211 ff.
Schizophrenie-Untergruppen 24, 120
Schulbildung 111
Schuldfähigkeit 272
Schwachsinn 40, 79, 82, 84, 87, 97, 111, 138, 176, 258, 266 ff.
Selbstgefährlichkeit Geistesgestörter 234
Serienmörder durch Geisteskranke 9, 191
Sexualmörder 207
sexuelle Handlung 188, 237
Skalierung von Merkmalen, methodische Bedenken 65

Sozialisationsdefekt 105, 107
Sozialschicht 258
Sozialverhalten vor der Tat 154 ff., 179
Soziopathie 20
Sterilisation 255
Strafgesetzbuch, deutsches (StGB) 50
strafmündige Bevölkerung 62
Streit als Auslöser gewalttätiger Handlungen 201
Streßfaktoren 173
Suicid 102, 186 ff., 234
— bei Depression 31
—, erweiterter 31, 184, 238
Suiciddrohung 172
Suicidrisiko und Tatrisiko 265
— nach Krankenhausentlassung 152 ff.
Suicidversuche 171 ff., 186 ff.
symbiotische Beziehungen Depressiver 197 ff.
Systemwahn 263

Täterkategorien, juristische 92
Tat 69, 237, 242
Tatmotive bei Geistesgestörten 15, 205 ff., 241 ff.
— bei normalen Mördern 208
Tatort 69
Tatplanung 242
Todesursachenstatistik 93
Tötung des Intimpartners 167
Tötungsabsicht 52 ff.
Toleranzschwelle für aggressives Verhalten 154
Triebdurchbrüche 201
Triebtäter 188

Über-Ich-Funktion, abnorme 32
Übertragung, wahnhafte 173
Umwelteinflüsse 164 ff.
Untersuchungen von Gutachtenkollektiven 10 ff.
— von Krankenhaus-Kollektiven 13
Unterbringung gefährlicher Kranker 254
— nach der Tat 212 ff.
Untergruppenvergleiche 174 ff.
Ursprungsfamilien 103

Validität von Diagnosen 55
Vaterproblematik 199
Verfolgungswahn 27, 125
Vergleichsgruppen 62 ff.
verhaltenstherapeutische Methoden 255
Verheiratetenquote 112
Verleugnung familiärer Spannungen 160 ff., 180
Verlust von Intimpartner 164 ff.
Verschlimmerung der Krankheit vor der Tat 133 ff., 251
Vordelikte 113

291

Vordelikte, gewalttätige   113 ff., 238, 257
— mit drohendem Verhalten   116 ff., 257
vorsorgliche Internierung   239
Vorurteile gegenüber Geistesgestörten   2, 150
Vorzeichen drohender Gewalttätigkeit   174, 239, 260 ff.

Wahn   9, 15, 26, 119, 121 ff., 150, 173, 177, 202, 226, 242, 263
— als Risikofaktor   26, 119, 121 ff.

Wahngegner   202, 203
Wahnkranke, Serienmord durch   9
Wahnstimmung   122
Wahnsystem   122, 260, 263
Wahnthemen   123
Wiederholungstäter   115, 116, 238
Wohngemeinschaft   155

Zorn, Rache als Tatmotiv   15
Zurechnungsfähigkeit   3, 53 ff., 271

Gewalttaten Geisteskranker in der Bundesrepublik

Name

Vorname(n)

ggfs. Mädchenname

Geburtsdatum

Wohnort z. Z. der Untersuchung

Namen und Adressen von Angehörigen

Laufende Nummer ☐☐☐
                  1 2 3

Geschlecht ☐
1 = männlich; 2 = weiblich. 4

Alter zur Tatzeit ☐☐
                   5 6

Personenstand
1 = ledig; 2 = verheiratet; 3 = getrennt lebend;
4 = geschieden; 5 = verwitwet; 9 = keine Angaben. ☐ 7

Religion
0 = konfessionslos; 1 = evangelisch; 2 = katholisch;
3 = andere Konfessionen; 9 = keine Angaben. ☐ 8

Zahl der eigenen Kinder
0 = keine; 1 = eins; 2 = zwei; 3 = drei; 4 = vier;
5 = fünf; 6 = sechs; 7 = sieben; 8 = acht und mehr;
9 = fehlende Angaben. ☐ 9

Schulbildung
0 = keinerlei Schulbesuch; 1 = Hilfs- und Sonderschule;
2 = Volksschule unvollständig; 3 = Volksschule vollständig; 4 = Mittelschule abgeschlossen, Oberschule unvollständig; 5 = Oberschule abgeschlossen (Abitur);
6 = Studium unvollständig; 7 = Studium abgeschlossen, (Diplom, Staatsexamen); 8 = Sonstiges; 9 = fehlende Angaben. ☐ 10

Staatsanwaltschaft

Landgericht

Aktenzeichen

Intelligenz
1 = Schwachsinn (IQ unter 50); 2 = Debilität (IQ 50—69); 3 = Minderbegabung (IQ 70—89); 4 = normale Begabung (IQ 90—110);
5 = überdurchschnittliche Begabung (über 110 IQ); 9 = fehlende Angaben. ☐ 11

Berufliche Leistungen
0 = entfällt, war nie berufstätig; 1 = durchwegs unterdurchschnittliche; 2 = schwankend; 3 = normal; 4 = überdurchschnittlich; 5 = häufiger Stellenwechsel bei guter Leistung; 6 = häufiger Stellenwechsel bei schwankender oder schlechter Leistung; 9 = fehlende Angaben. ☐ 12

Beruf des Täters (zur Tatzeit)
0 = arbeitslos; 1 = arbeitsunfähig oder Invalide; 2 = in nicht abgeschlossener Ausbildung; 3 = Hilfsarbeiter oder landwirtschaftliche Hilfskräfte; 4 = Facharbeiter, Kleinbauern, untere Angestellte, Beamte im unteren und mittleren Dienst; 5 = Handwerksmeister, Großbauern, Angestellte oder Beamte im gehobenen Dienst; 6 = leitende Angestellte, Beamte im höheren Dienst, Selbständige mit höherem Einkommen;
7 = Hausfrau; 8 = unklare Stellung; 9 = fehlende Angaben. ☐ 13

Soziale Schicht des Täters
1 = untere soziale Schicht; 2 = mittlere soziale Schicht; 3 = obere Mittelschicht; 4 = Oberschicht; 9 = fehlende Angaben. ☐ 14

Schicksalhafte Umwelteinflüsse
0 = keine; 1 = berufliche und materielle Notlage; 2 = Verlust oder drohender Verlust von Intimpartnern; 3 = berufliche und materielle Notlage + Verlust oder drohender Verlust von Intimpartnern; 4 = andere persönliche Notlagen; 5 = berufliche und materielle Notlage + andere persönliche Notlagen; 6 = Verlust oder drohender Verlust von Intimpartnern + andere persönliche Notlagen; 7 = berufliche und materielle Notlage + Verlust oder drohender Verlust von Intimpartnern + andere persönliche Notlagen; 8 = Sonstiges; 9 = fehlende Angaben. ☐ 15

Sozialer Verhaltensstil
0 = passiv; initiativearm; 1 = schüchtern und gehemmt; 2 = normal aktiv; 3 = robuste Durchsetzung; 4 = überaktiv ohne Durchsetzung;
8 = Sonstiges; 9 = fehlende Angaben. ☐ 16

Emotioneller Stil
0 = ungewöhnlich wenig Emotionen (gemütskalt); 1 = welch, affektlabil; 2 = ausgeglichene Emotionalität; 3 = überempfindsam, mimosenhaft; 4 = reizbar, manchmal aggressiv; 5 = schwere Aggressivität; 6 = gemütskalt + überempfindsam (schizoid); 8 = Sonstiges;
9 = fehlende Angaben. ☐ 17

Prämorbide Persönlichkeit
0 = unauffällige Kindheit; 1 = neurotische Vorgeschichte; 2 = neurotische Vorgeschichte mit Perversionen und Süchten; 3 = neurotische Vorgeschichte mit Homosexualität; 4 = dissoziale psychopathische Züge; 5 = dissozial-psychopathische Züge + Perversionen und Süchte;
6 = psychopathische Vorgeschichte mit Homosexualität; 8 = andere Besonderheiten; 9 = fehlende Angaben. ☐ 18

Herkunftsmilieu

Heredität (nur Verwandtschaft 1. Grades)
a) **Geisteskrankheiten**
0 = keine; 1 = endogene Psychose (1 Fall); 2 = Schwachsinn, Epilepsie und andere organische Defekte (je 1 Fall); 3 = Schwachsinn und endogene Psychose (je 1 Fall); 4 = mehrere Fälle von Psychosen; 5 = mehrere Fälle von Schwachsinn oder Epilepsie resp. anderen organischen Defekten; 6 = mehrere Fälle von endogenen Psychosen und Schwachsinn; 7 = ein oder mehrere Fälle unter unklarer Diagnose in Anstalt verstorben; 8 = nur unklare Diagnosen; 9 = fehlende Angaben. ☐ 19

b) **Auffälliges Verhalten**
0 = keines; 1 = Selbstmord; 2 = Kriminalität; 3 = Selbstmord + Kriminalität; 4 = Alkoholismus, Süchten; 5 = Alkoholismus, Süchten + Selbstmord; 6 = Alkoholismus, Süchten + Kriminalität; 7 = Alkoholismus, Süchten + Selbstmord + Kriminalität; 8 = Sonstiges; 9 = fehlende Angaben. ☐ 20

Struktur der Primärfamilie
a) **vor dem 6. Lebensjahr des Täters**
0 = ohne Eltern (unehelich); 1 = ohne Eltern, in Fürsorgeheimen aufgewachsen; 2 = broken home; 3 = gestörte Familie; 4 = Dissoziale Eltern bei äußerlich intakter Familie; 5 = dissoziale Eltern bei gestörter Familie; 6 = dissoziale Eltern bei broken home; 7 = normales Elternhaus; 8 = Sonstiges; 9 = fehlende Angaben. ☐ 21

b) **nach dem 6. Lebensjahr des Täters**
0 = ohne Eltern (unehelich); 1 = ohne Eltern; in Fürsorgeheimen aufgewachsen; 2 = broken home; 3 = gestörte Familie; 4 = Dissoziale Eltern bei äußerlich intakter Familie; 5 = dissoziale Eltern bei gestörter Familie; 6 = dissoziale Eltern bei broken home; 7 = normales Elternhaus; 8 = Sonstiges; 9 = fehlende Angaben. ☐ 22

Krankheit des Täters

Symptome
a) **Wahn**
0 = keine Wahnerscheinungen; 1 = sensitiver Verfolgungswahn ohne Vitalbedrohung; 2 = sensitiver Verfolgungswahn mit Vitalbedrohung; 3 = expansiver Verfolgungswahn ohne Vitalbedrohung; 4 = expansiver Verfolgungswahn mit Vitalbedrohung; 5 = gemischte Wahnform ohne Vitalbedrohung; 6 = gemischte Wahnform mit Vitalbedrohung; 8 = Sonstiges; 9 = fehlende Angaben. ☐ 23

b) **vorherrschendes Wahnthema**
0 = keines; 1 = Bedeutungs-, Beziehungs- und Beeinträchtigungswahn; 2 = hypochondrischer Wahn; 3 = Größen- und profaner Berufswahn; 4 = religiöser Wahn; 5 = Liebeswahn; 6 = Eifersuchtswahn; 7 = Schuld- und nihilistischer Wahn; 8 = andere (mehrere Themen ohne eindeutig vorherrschendes Thema); 9 = fehlende Angaben. ☐ 24

c) **Sinnestäuschungen optischer Art und der Körperfühlsphäre**
0 = keine; 1 = optische; 2 = neutral/positiv haptische; 3 = negativ haptische; 4 = neutral/positiv + negativ haptische; 5 = optische + neutral/positiv haptische; 6 = optische + negativ haptische; 7 = optische + neutral/positiv + negativ haptische; 8 = Sonstiges; 9 = fehlende Angaben. ☐ 25

d) **Akustische Sinnestäuschungen**
0 = keine; 1 = Akoasmen; 2 = vorwiegend gleichgültige Stimmen; 3 = vorwiegend erniedrigende, beschimpfende Stimmen; 4 = vorwiegend imperative Stimmen; 5 = positiv erlebte Stimmen; 8 = Sonstiges; 9 = fehlende Angaben. ☐ 26

e) **Denkstörungen**
0 = keine; 1 = Denkhemmung: Leere und Konzentrationsschwäche; 2 = subjektive Denkstörungen (Gedankenlautwerden, Gedankenentzug etc.); 3 = Denkhemmung und subjektive Denkstörung; 4 = objektive Denkstörung (Inkohärenz, Zerfahrenheit); 5 = objektive Denkstörung und Denkhemmung; 6 = objektive Denkstörung und subjektive Denkstörung; 7 = objektive + subjektive Denkstörung und Denkhemmung; 8 = Sonstiges; 9 = fehlende Angaben. ☐ 27

f) **Wesentliche Gestimmtheit in der Krankheit**
0 = keine Krankheit oder keine Änderung gegenüber der Zeit vor der Krankheit; 1 = meist apathisch, abgestumpft; 2 = gemütskalt, roh; 3 = mißtrauisch; 4 = mürrisch-gereizt, explosibel; 5 = meist traurig verstimmt; 6 = meist hypomanisch verstimmt; 7 = stimmungslabil; 8 = manisch; 9 = fehlende Angaben. ☐ 28

g) **Besondere, episodisch auftretende Stimmungen**
0 = keine episodischen Änderungen der Gestimmtheit; 1 = hypomanische, impulsive, gereizte Episoden; 2 = depressive und ängstliche Episoden; 3 = depressiv/ängstliche Episoden wechselnd mit hypomanischen, impulsiven, gereizten Episoden; 4 = Ekstatische Episoden; 5 = Ekstatische Episoden, wechselnd mit hypomanischen, impulsiven, gereizten Episoden; 6 = Ekstatische Episoden, wechselnd mit depressiv-ängstlichen Episoden; 8 = Sonstiges; 9 = fehlende Angaben. ☐ 29

Diagnosen

A) Nichtpsychotische Störungen

1. Hirnorganische Störungen
0 = keine; 1 = Oligophrenien und angeborene oder früh erworbene Persönlichkeitsdefizienzen; 2 = spät erworbene Hirnschädigung (Trauma, Entzündung, Intoxikation); 3 = senile und praesenile Demenz; 4 = Epilepsie ohne nachweisbare Ursache (genuine E.); 5 = Epilepsie mit Oligophrenie (residuale Epilepsie); 6 = Epilepsie mit erworbenen Hirnschäden (symptomatische Epilepsie); 7 = Epilepsie mit atrophischen Prozessen; 8 = Sonstiges; 9 = fehlende Angaben. ☐ 30

2. Nichtorganische Störungen
Alkoholismus, Süchte und Perversionen
0 = keine; 1 = Alkoholismus; 2 = Süchte ohne Alkoholismus; 3 = Süchte + Alkoholismus; 4 = Perversionen; 5 = Perversionen + Alkoholismus; 6 = Perversionen + Süchte ohne Alkoholismus; 7 = Perversionen + Alkoholismus + andere Süchte; 8 = Sonstiges; 9 = fehlende Angaben. ☐ 31

Neurotisch-psychopathische Syndrome
0 = keine; 1 = Neurosen (außer Zwangsneurosen); 2 = Dissoziale Psychopathie oder Charakterneurose; 3 = Dissoziale Psychopathie/Charakterneurosen + andere Neurosen; 4 = Abnorme Entwicklung + abnorme Reaktionen; 5 = abnorme Entwicklungen + Neurosen; 6 = Abnorme Entwicklungen + Psychopathien; 7 = Neurotische Zwangsleiden; 8 = Zwangsleiden + Psychopathie; 9 = fehlende Angaben. ☐ 32

B) Psychotische Störungen

Psychosegruppe
0 = keine Psychose; 1 = Schizophrenie; 2 = nicht klassifizierbare endogene Psychosen; 3 = Endogene Depressionen; 4 = Manie und Zyklothymie; 5 = Reaktive Depressionen; 6 = Dämmerzustände; 7 = andere exogene Psychosen; 8 = Sonstiges; 9 = fehlende Angaben. ☐ 33

Biologische Phase beim ersten Ausbruch
0 = entfällt, da keine Psychose vorliegend; 1 = keine Spezifität; 2 = Pubertät und Adoleszenz; 3 = Schwangerschaft; 4 = Wochenbett; 5 = Klimakterium; 6 = Rückbildungsalter; 7 = Greisenalter; 8 = Sonstiges; 9 = fehlende Angaben. ☐ 34

Psychopathologisches Bild der Psychose
0 = entfällt, da keine Psychose vorliegend; 1 = keine charakteristischen Symptome; 2 = symptomarme Prozesse; 3 = wahnhaft-halluzinatorische Prozesse; 4 = motorisch-katatone Prozesse; 5 = rational-systematisch-wahnbildende Prozesse; 6 = delirant; 7 = andere organische Bilder (z.B. Korsakow); 8 = Sonstiges; 9 = fehlende Angaben. ☐ 35

Krankheitsverlauf bis zur Tat

Krankheitsdauer
0 = keine Krankheitsdauer; 1 = 1 bis 7 Tage; 2 = bis 1 Monat; 3 = bis 6 Monate; 4 = bis ein Jahr; 5 = ein bis fünf Jahre; 6 = fünf bis zehn Jahre; 7 = zehn Jahre und mehr; 9 = fehlende Angaben. ☐ 36

Verlaufsform
0 = keine Krankheit vor der Tat; 1 = Schub oder Phase, gebessert; 2 = Schub oder Phase, stationär oder leicht progredient; 3 = Schub oder Phase, akute Verschlimmerung vor der Tat; 4 = chronischer Verlauf, gebessert; 5 = chronischer Verlauf, stationär oder leicht progredient; 6 = chronischer Verlauf, akute Verschlimmerung vor der Tat; 8 = Sonstiges; 9 = fehlende Angaben. ☐ 37

Diagnosenkontrolle
0 = keine; 1 = Diagnose bestätigt; 2 = Diagnose revidiert: andere Geisteskrankheit; 3 = Diagnose revidiert: keine Geistesstörungen; 4 = Diagnose unklar; 8 = Sonstiges; 9 = fehlende Angaben. □ 38

Behandlung

Zeit und Kontinuität der psychiatrischen Behandlung (½ Jahr vor der Tat)
0 = zu keiner Zeit behandelt; 1 = gelegentlich in Behandlung; 2 = kontinuierlich in Behandlung; 3 = gelegentlich in Behandlung, abgebrochen; 4 = kontinuierlich in Behandlung, abgebrochen; 5 = gelegentlich in Behandlung, beendet; 6 = kontinuierlich in Behandlung, beendet; 8 = Sonstiges; 9 = fehlende Angaben. □ 39

Fürsorgerische und nichtpsychiatrisch-ärztliche Betreuung (½ Jahr vor der Tat)
0 = keine Betreuung; 1 = Fürsorge nur wegen anderer Leiden und Störungen; 2 = Fürsorge auch wegen psychiatr. Krankheiten; 3 = ärztliche (nicht nervenfachärztliche) Behandlung nur wegen anderer Leiden; 4 = ärztliche (nicht nervenfachärztliche) Behandlung auch wegen psychiatrischer Krankheiten; 5 = Fürsorge und ärztliche Betreuung nur wegen anderer Leiden; 6 = Fürsorge und ärztliche Betreuung auch wegen psychiatrischer Krankheiten; 7 = stationäre Behandlung in nichtpsychiatrischen Institutionen wegen anderer Leiden; 8 = stationäre Behandlung in nichtpsychiatrischen Institutionen auch wegen psychiatrischer Leiden; 9 = fehlende Angaben. □ 40

Internierungsdauer vor der Tat
0 = keine Internierungen; 1 = weniger als 1 Jahr interniert; 2 = bis 2 Jahre interniert; 3 = bis 3 Jahre interniert; 4 = bis 4 Jahre interniert; 5 = bis 5 Jahre interniert; 6 = bis 6 Jahre interniert; 7 = bis 7 Jahre interniert; 8 = 8 Jahre und mehr interniert; 9 = fehlende Angaben. □ 41

Anzahl der psychiatr. Internierungen vor der Tat
0 = nie in stationärer Behandlung; 1 = einmal; 2 = zweimal; 3 = dreimal; 4 = vier- und mehrmals; 9 = fehlende Angaben. □ 42

Entlassungsstatus (nach der letzten Internierung)
0 = nie interniert gewesen; 1 = regulär entlassen ohne Nachsorge; 2 = regulär entlassen mit fürsorgerischer Nachbetreuung, ohne ärztliche Nachsorge; 3 = regulär entlassen, in laufender ärztlicher Nachsorge (mindestens 1mal alle 14 Tage); 4 = regulär entlassen, gelegentliche ärztliche Nachsorge (seltener als 1mal alle 14 Tage); 5 = nicht entlassen: vorübergehend beurlaubt mit Betreuung; 6 = nicht entlassen: vorübergehend beurlaubt ohne Betreuung; 7 = nicht entlassen: geflüchtet; 8 = nicht entlassen: Tat in der Anstalt verübt; 9 = fehlende Angaben. □ 43

Behandlungserfolg der psychiatrischen Behandlung
0 = nie in Behandlung gewesen; 1 = Zustand unverändert; 2 = deutlich gebessert; 3 = sozial remittiert; 4 = geheilt; 5 = verschlimmert; 8 = Sonstiges; 9 = fehlende Angaben. □ 44

Zeitraum zwischen Entlassung, Beurlaubung, Entweichen und Tat
0 = entfällt, da nie interniert, beurlaubt oder entwichen; 1 = weniger als 1 Tag; 2 = 1 bis 7 Tage; 3 = bis ein Monat; 4 = bis 6 Monate; 5 = bis ein Jahr; 6 = ein bis fünf Jahre; 7 = fünf bis 10 Jahre; 8 = zehn Jahre und mehr; 9 = fehlende Angaben. □ 45

Soziales Verhalten ½ Jahr vor der Tat

Aggressivität
0 = vor der Tat unauffällig; 1 = durch abnormes, aber nicht aggressives Verhalten für Intimpartner auffällig; 2 = durch abnormes, aber nicht aggressives Verhalten auch sozial auffällig; 3 = durch Bedrohung oder aggressive Spannung auffällig für Intimpartner; 4 = durch Bedrohung oder aggressive Spannung auch sozial auffällig; 5 = ernstliche Tätlichkeiten gegen Intimpartner; 6 = ernstliche Tätlichkeiten auch gegen andere Personen; 8 = Sonstiges; 9 = fehlende Angaben. □ 46

Suicidalität
0 = keine; 1 = suicidale Äußerungen; 2 = Suicidversuch; 8 = Sonstiges; 9 = fehlende Angaben. □ 47

Soziale Isolierungszeichen
0 = keine; 1 = leicht gesellschaftsflüchtiges Verhalten (Rückzug aus Gesellschaft etc.) mit Mißtrauen, Feindseligkeit; 2 = leicht gesellschaftsflüchtiges Verhalten, depressiv, gehemmt, passiv; 3 = erhebliche soziale Isolierung / mißtrauisch, feindselig; 4 = erhebliche soziale Isolierung / depressiv, gehemmt, passiv; 5 = Autismus (erhebliche Isolierung von allen Partnern) mißtrauisch-feindselig; 6 = Autismus (erhebliche Isolierung von allen Partnern) + depressiv, passiv, gehemmt; 8 = Sonstiges; 9 = fehlende Angaben. □ 48

Sexualverhalten
0 = keine Auffälligkeiten des Sexualverhaltens; 1 = Sexualbetätigung stark reduziert; 2 = erheblich gesteigerte Sexualität — ohne abnorme Richtung; 3 = abnorme Sexualbetätigung gegen Intimpartner; 4 = abnorme Sexualbetätigung gegen andere; 5 = Triebhandlungen ohne offen sexuellen Charakter; 8 = Sonstiges; 9 = fehlende Angaben. □ 49

Außerfamiliäre Wohngemeinschaft
0 = lebt in der Familie; 1 = lebt allein, ohne festen Wohnsitz; 2 = lebt allein, mit festem Wohnsitz, frei; 3 = lebt bei Freunden; 4 = lebt bei näheren Verwandten; 5 = lebt in eheähnlicher Gemeinschaft mit gegengeschlechtlichem Partner; 6 = lebt in eheähnlicher Gemeinschaft mit homosexuellem Partner; 7 = lebt in Anstalten; 8 = lebt in Heimen, Lagern u. ä.; 9 = fehlende Angaben. □ 50

Kontakte zur Primärfamilie
0 = keine Primärfamilie; 1 = lebt nicht mit den Eltern zusammen, gute Beziehungen zu ihnen; 2 = lebt nicht zusammen, schlechte Beziehungen; 3 = lebt zusammen und hat gute Beziehungen; 4 = lebt zusammen, Konflikte bei gewahrter äußerer Form der Primärfamilie; 5 = lebt zusammen, Konflikte bei verlorener äußerer Form der Primärfamilie; 9 = fehlende Angaben. □ 51

Kontakte zum Ehepartner (auch eheähnliche Gemeinschaft)
0 = keine Ehe; 1 = lebt getrennt, den Ehepartner verlassen; 2 = lebt getrennt, vom Ehepartner verlassen; 3 = lebt getrennt; Trennungsinitiative beidseits oder ungeklärt; 4 = lebt zusammen mit guten Beziehungen; 5 = leben zusammen mit gestörten Beziehungen bei gewahrter äußerer Form; 6 = leben zusammen mit gestörten Beziehungen bei verlorener äußerer Form; 9 = fehlende Angaben. □ 52

Kontakte zu den eigenen Kindern
0 = keine eigenen Kinder; 1 = lebt nicht zusammen und hat schlechte Beziehungen; 2 = lebt nicht zusammen und hat gute Beziehungen; 3 = lebt zusammen und hat gute Beziehungen; 4 = lebt zusammen und hat schlechte Beziehungen, ohne Mißhandlung; 5 = lebt zusammen, schlechte Beziehungen mit Mißhandlung; 9 = fehlende Angaben. □ 53

Soziale Sekundärbeziehungen (außer in der Intimgruppe)
0 = keine; 1 = wenige, konfliktarm; 2 = wenige, konfliktreich; 3 = normal viele, konfliktarm; 4 = normal viele, konfliktreich; 5 = übermäßig viele, konfliktarm; 6 = übermäßig viele, konfliktreich; 9 = fehlende Angaben. □ 54

Vorgeschichte der Delinquenz

Frühere Delikte und Krankheit
0 = nie delinquiert, nie krank gewesen; 1 = nie delinquiert, krank gewesen; 2 = delinquiert und nie krank gewesen; 3 = delinquiert und krank gewesen: alle Delikte fielen in die Zeit der Krankheit; 4 = delinquiert und krank gewesen: alle Delikte fielen in die Zeit vor der Krankheit; 5 = delinquiert und krank gewesen: Delikte lagen zum Teil vor, zum Teil in der Krankheit; 6 = delinquiert und krank gewesen: Delikte erwähnt, aber fehlende Angaben über die Beziehungen zur Krankheit; 8 = Sonstiges; 9 = fehlende Angaben über Delikte überhaupt. □ 55

Deliktarten

a) Taten gegen Leib und Leben
0 = keine Gewalttaten; 1 = Körperverletzung ohne Todesfolge einmal; 2 = Körperverletzung ohne Todesfolge wiederholt; 3 = Notzuchtsdelikte und/oder andere sexuelle Gewalttaten einmal; 4 = Notzuchtsdelikte und/oder andere sexuelle Gewalttaten wiederholt; 5 = Delikt gegen das Leben einmal; 6 = ein Delikt gegen das Leben + Körperverletzung oder Notzucht usw.; 7 = Delikte gegen das Leben wiederholt; 8 = mehrere Delikte gegen das Leben + Körperverletzung oder Notzucht; 9 = fehlende Angaben. □ 56

b) Sonstige Delikte
0 = keine sonstigen Delikte; 1 = Sittlichkeitsdelikte ohne Gewaltanwendung; 2 = Eigentumsdelikte; 3 = Sittlichkeitsdelikte + Eigentumsdelikte; 4 = Beleidigung, Verleumdung, Bedrohung, etc.; 5 = Sittlichkeitsdelikte + Beleidigung, Verleumdung, Bedrohung; 6 = Eigentumsdelikte + Beleidigung, Verleumdung, Bedrohung; 7 = Sittlichkeitsdelikte + Eigentumsdelikte + Beleidigung, Verleumdung, Bedrohung; 8 = andere Delikte; 9 = fehlende Angaben. □ 57

Angaben zur Tat

Tatort
0 = Baden-Württemberg; 1 = Bayern; 2 = Berlin; 3 = Hamburg oder Bremen; 4 = Hessen; 5 = Niedersachsen; 6 = Nordrhein-Westfalen; 7 = Rheinland-Pfalz; 8 = Saargebiet; 9 = Schleswig-Holstein.

☐ 58

Kalenderjahr der Tat

☐☐ 59 60

Ausführung der Tat

a) Art der Tat
1 = Körperverletzung, Tat allein ausgeführt; 2 = Körperverletzung mit Todesfolge, Tat allein ausgeführt; 3 = versuchte Tötung (Mord und Totschlag), Tat allein ausgeführt; 4 = vollendete Tötung (Mord und Totschlag), Tat allein ausgeführt; 5 = Körperverletzung, mit Komplicen ausgeführt; 6 = Körperverletzung mit Todesfolge, mit Komplicen ausgeführt; 7 = Versuchte Tötung (Mord und Totschlag), mit Komplicen ausgeführt; 8 = vollendete Tötung (Mord und Totschlag), mit Komplicen ausgeführt; 9 = Tatart ungeklärt.

☐ 61

b) Angewandte Mittel
0 = Brachialgewalt; 1 = Strangulation oder Erwürgen; 2 = Hieb- und Stichwaffe; 3 = Schußwaffe; 4 = Gift oder Gas; 5 = Ertränken; 6 = Verhungernlassen; Pflegeverweigerung 7 = mehrere der angeführten Mittel; 8 = andere Mittel; 9 = fehlende Angaben.

☐ 62

Besondere Grausamkeit der Tat bei Einzel- und Gemeinschaftstätern
0 = Einzeltäter nicht besonders grausam, ohne sexuelle Begleithandlungen; 1 = Einzeltäter nicht besonders grausam, mit sexuellen Begleithandlungen; 2 = Einzeltäter, grausame Tatausführung, ohne sexuelle Begleithandlungen; 3 = Einzeltäter, grausame Tatausführung, mit sexuellen Begleithandlungen; 4 = Gemeinschaftstäter + nicht besonders grausam, ohne sexuelle Begleithandlungen; 5 = Gemeinschaftstäter + nicht besonders grausam, mit sexuellen Begleithandlungen; 6 = Gemeinschaftstäter + grausame Tatausführung, ohne sexuelle Begleithandlungen; 7 = Gemeinschaftstäter + grausame Tatausführung mit sexuellen Begleithandlungen; 8 = Sonstiges; 9 = fehlende Angaben.

☐ 63

Impulsive oder geplante Aggression
0 = unvorbereitete Tat (ohne Auseinandersetzung); 1 = Tat nach Auseinandersetzung (Streit); 2 = geplante Aggression ohne Tötungsabsicht; 3 = geplante Tötung; 8 = Sonstiges; 9 = fehlende Angaben.

☐ 64

Suicid oder Suicidversuch des Täters nach der Tat
0 = kein Suicid des Täters; 1 = Suicidversuch nach der Tat; 2 = Suicid nach der Tat; 3 = Erweiterter Suicid-Versuch; 4 = erweiterter Suicid (gelungen); 8 = Sonstiges; 9 = fehlende Angaben.

☐ 65

Bewußtseinstrübung
0 = keine Bewußtseinstrübung; 1 = Intoxikation durch Alkohol; 2 = Intoxikation durch Medikamente; 3 = Desorientiertheit bei Hirnleiden; 4 = Tat im epileptischen Dämmerzustand; 5 = Alkohol + Dämmerzustand; 6 = Alkohol + Sonstiges; 8 = Sonstiges; 9 = fehlende Angaben.

☐ 66

Opfer

Zahl der Toten
0 = 0; 1 = 1; 2 = 2; 3 = 3; 4 = 4; 5 = 5; 6 = 6; 7 = 7; 8 = 8 und mehr; 9 = fehlende Angaben.

☐ 67

Zahl der Verletzten
0 = 0; 1 = 1; 2 = 2; 3 = 3; 4 = 4; 5 = 5; 6 = 6; 7 = 7; 8 = 8 und mehr; 9 = fehlende Angaben.

☐ 68

Alter und Geschlecht

a) Kinder
0 = kein Kind; 1 = ein Kind weiblich; 2 = ein Kind männlich; 3 = mehrere Kinder weiblich; 4 = mehrere Kinder männlich; 5 = Kinder beiderlei Geschlechts 9 = fehlende Angaben.

☐ 69

b) Erwachsene
0 = kein Erwachsener; 1 = ein Erwachsener weiblich; 2 = ein Erwachsener männlich; 3 = mehrere Erwachsene weiblich; 4 = mehrere Erwachsene männlich; 5 = Erwachsene beiderlei Geschlechts; 9 = fehlende Angaben.

☐ 70

Objektive Beziehungen zwischen Täter und Opfer
0 = keine (anonyme Opfer); 1 = Zufallsbekanntschaft; 2 = Rollenspezifische Beziehung (Vorgesetzter, Richter, Ärzte, Polizisten etc.); 3 = nicht rollenspezifische berufliche Beziehung (z. B. Arbeitskameraden); 4 = Eltern, Schwiegereltern; 5 = Kinder, Stiefkinder, Enkel, Adoptivkinder etc. 6 = andere Verwandte (incl. Geschwister); 7 = Ehepartner; 8 = nicht eheliche Intimpartner; 9 = fehlende Angaben.

☐ 71

Wahnhafte Beziehungen zum Opfer
0 = keine wahnhaften Beziehungen zum Opfer; 1 = nur imperative Stimmen zur Tat; 2 = wahnhafte Partnerschaft (Opfer sind Mitverfolgte), Tat durch Stimmen befohlen; 3 = wahnhafte Partnerschaft, Tat nicht durch Stimmen befohlen; 4 = Wahngegner (Verfolger), Tat durch Stimmen befohlen; 5 = Wahngegner (Verfolger), Tat nicht durch Stimmen befohlen; 6 = andere Wahnbeziehungen, Tat durch Stimmen befohlen; 7 = andere Wahnbeziehungen, Tat nicht durch Stimmen befohlen; 8 = Sonstiges; 9 = fehlende Angaben.

☐ 72

Motivation der Tat
0 = keine Motive erkennbar; 1 = wahnhafte Notwehr; 2 = Rache oder Vergeltung für wahnhafte Leiden; 3 = Rache oder Vergeltung für reale Leiden; 4 = Liebesenttäuschungen, Eifersucht (auch Eifersuchtswahn); 5 = abnorme oder wahnhafte Erziehungsmaßnahmen; 6 = Erlösung des Opfers vor befürchtetem Leid oder Krankheit; 7 = andere wahnhafte Motive (religiös, ekstatisch, etc.); 8 = andere nicht wahnhafte Motive (Bereicherung, Beseitigung lästiger Personen, Verdeckung von Straftaten usw.); 9 = fehlende Angaben.

☐ 73

Unterbringung nach der Tat bzw. nach Urteil

0 = keine, immer auf freiem Fuß; 1 = Gefängnis oder Zuchthaus; 2 = Gefängnis oder Zuchthaus, dann Anstalt (noch interniert oder in der Anstalt verstorben); 3 = Gefängnis oder Zuchthaus, dann Anstalt, jetzt frei ohne Nachsorge; 4 = Gefängnis, dann Anstalt, jetzt frei mit Nachsorge; 5 = gleich Anstaltsunterbringung (noch interniert oder in der Anstalt verstorben); 6 = Anstaltsunterbringung, jetzt frei, ohne Nachsorge; 7 = Anstaltsunterbringung, jetzt frei, mit Nachsorge; 8 = andere Formen der Obhut oder Kontrolle; 9 = fehlende Angaben.

☐ 74

Krankheitsverlauf nach der Tat

0 = nicht krank gewesen; 1 = unverändert; 2 = verschlimmert; 3 = gebessert; 4 = geheilt; 5 = verstorben durch Suicid bei der Tat; 6 = später ungeheilt verstorben; 7 = geheilt verstorben; 8 = Sonstiges; 9 = fehlende Angaben.

☐ 75

Untersuchungsform

1 = nur Aktenfall; 2 = nur persönlich untersucht; 3 = Aktenfall und persönlich untersucht; 4 = nur Umgebung untersucht; 5 = Aktenfall und Umgebung untersucht; 6 = persönlich und Umgebung untersucht; 7 = Aktenfall, persönlich und Umgebung untersucht; 8 = Sonstiges; 9 = fehlende Angaben.

☐ 76

Zeitraum zwischen Untersuchung und Tat (in Jahren)

☐☐ 77 78

Auswerter
1 = Häfner; 2 = Böker; 3 = Schmitt.

☐ 79

Handbuch der forensischen Psychiatrie

Herausgeber: H. Göppinger, H. Witter
Band I: Teil A: **Die rechtlichen Grundlagen**
Teil B: **Die psychiatrischen Grundlagen**
Bearbeitet von J. Baumann, W. Bräutigam, P. Bresser, G. Huber, W. Janzarik, T. Lenckner, E. Schubert, H. Schumann, S. Wieser, H. Witter.

Band II: Teil C: **Die forensischen Aufgaben der Psychiatrie**
Teil D: **Der Sachverständige: Gutachten und Verfahren**
Bearbeitet von P. Bresser, H. Göppinger, S. Haddenbrock, G. Huber, H. Leferenz, R. F. Luthe, H. Matiar-Vahar, K. Vetter, H. Witter, G. Wolf
23 Abb. XXXIV, XVI, 1693 Seiten. 1972
Geb. DM 390,—; US $ 144.30

Neben der Vermittlung wissenschaftlicher Information ist das Hauptziel dieses Handbuches eine Hilfe in der forensischen Praxis. Die 17 Fachwissenschaftler behandeln daher jene Probleme mit besonderer Ausführlichkeit, die im Gerichtssaal am häufigsten auftauchen. Die gegenwärtige Rechtslage wird ebenso berücksichtigt wie in den Strafrechtsreformgesetzen geplante Änderungen.

F. W. Bronisch
Psychiatrie und Neurologie

Klinische, forensische und soziale Daten, Fakten und Methoden. Unter Mitarbeit von H. Elterich, H. W. Greiling, G. Haferkamp, A. Seyberth. 30 Abb. 2 Tab. XI, 157 Seiten. 1971 (Heidelberger Taschenbücher, Band 88). DM 16,80; US $ 6.30

Ein Nachschlagewerk zur Beantwortung jener zahlreichen und vielfältigen Fragen, die sich bei der Betreuung psychiatrischer und neurologischer Patienten täglich ergeben.

Charakteropathien
nach frühkindlichen Hirnschäden

Herausgeber: H. Stutte, H. Koch. 15 Abb. VIII, 99 Seiten. 1970
Geb. DM 28,—; US $ 10.40

Umfassende Orientierung über Forschungsstand und weiterführende Forschungsansätze, Diagnostik, Therapie und Heilpädagogik von Charakteropathien nach frühkindlichen Hirnschäden.

R. Wyss
Unzucht mit Kindern

Untersuchungen zur Frage der sogenannten Pädophilie. 33 Tab. VIII, 72 Seiten. 1967 (Monographien aus dem Gesamtgebiete der Neurologie und Psychiatrie, Heft 121)
DM 33,—; US $ 12.30

Pädophiles Verhalten in seinen verschiedenen Ausprägungen ist fast immer Auswirkung typologisch definierbarer abnormer und krankhafter Persönlichkeitseigenschaften.

K. Hartmann
Theoretische und empirische Beiträge zur Verwahrlosenforschung

12 Abb., 33 Tab. X, 149 Seiten. 1970 (Monographien aus dem Gesamtgebiete der Psychiatrie, Band 1). Geb. DM 38,—; US $ 14.10

Psychiatrischer Exkurs über die Jugendverwahrlosung mit besonderer Berücksichtigung ihrer Nosologie sowie ihrer Dokumentation, Quantifikation und Prädiktion.

A. Moser
Die langfristige Entwicklung Oligophrener

Mit einem Vorwort von Chr. Müller. 4 Abb., 30 Tab. X, 102 Seiten. 1971 (Monographien aus dem Gesamtgebiete der Psychiatrie, Band 5). Geb. DM 48,—; US $ 17.80

Durchschnittlich 35 Jahre umfassende katamnestische Untersuchungen an 476 Schwachsinnigen, mit Darstellung der Längsschnittentwicklung, Kriminalität, Mortalität und Todesursachen.

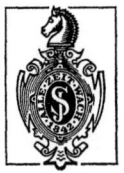

Springer-Verlag

Berlin
Heidelberg
New York

H. Witter
Grundriß der gerichtlichen Psychologie und Psychiatrie

XII, 267 Seiten. 1970 (Heidelberger Taschenbücher, Band 83). DM 12,80; US $ 4.80

Das Buch bietet in seinen theoretischen Grundlagen eine ganz moderne Konzeption der Gerichtspsychiatrie, welche die Strafrechtsreform nicht nur berücksichtigt, sondern über diese hinaus in die Zukunft weisen will. Gleichzeitig wird das Anliegen der alltäglichen Gerichtspraxis voll berücksichtigt. Der Autor behandelt das deutsche Recht.

Criminological Research Trends in Western Germany

German Reports to the 6th International Congress on Criminology in Madrid 1970
Editors: G. Kaiser, T. Würtenberger
VII, 178 pages. 1972
DM 42,—; US $ 15.60

Current problems of empirical criminology are presented in nine German contributions for the 6th International Congress of Criminology held in Madrid in 1970.

Lehrbuch der speziellen Kinder- und Jugendpsychiatrie

Von H. Harbauer, R. Lempp, G. Nissen, P. Strunck. 35 Abb. XVIII, 392 Seiten. 1971. Geb. DM 98,—; US $ 36.30

Praxisorientiertes Lehrbuch über das Gesamtgebiet der speziellen Kinder- und Jugendpsychiatrie mit angrenzenden neurologischen Teilgebieten für jeden Arzt, der mit Kindern und Jugendlichen zu tun hat.

Psychiatrie der Gegenwart

Forschung und Praxis. Herausgeber: K. P. Kisker, J.-E. Meyer, M. Müller, E. Strömgren. In drei Bänden

1. Band: **Grundlagen und Methoden.** In 2 Teilen
1. Teil, a: Grundlagenforschung zur Psychiatrie A. 222 Abb. XXIV, 1216 Seiten (110 Seiten in Englisch). 1967. Geb. DM 213,—; US $ 78.90
1. Teil, b: Grundlagenforschung zur Psychiatrie B. 85 Abb. VIII, 529 Seiten (96 Seiten in Englisch). 1964. Geb. DM 97,—; US $ 35.90
2. Teil: Grundlagen und Methoden der klinischen Psychiatrie. 91 Abb. VIII, 1056 Seiten (116 Seiten in Französisch). 1963. Geb. DM 127,—; US $ 47.00

2. Band: **Klinische Psychiatrie**
1. Teil: 2. Aufl. Bearbeitet von P. Berner, M. Bleuler, G. Bosch, W. Bräutigam, M. G. Gelder, H. Kind, R. Lempp, K. Leonard, H. Mester, A.-E. Meyer, H.-H. Meyer, J.-E. Meyer, C. Müller, M. Müller-Küppers, Ø. Ødegård, B. Pauleikhoff, N. Petrilowitsch, H. Quint, W. Schmitt, P.-B. Schneider, W. Schwidder, W. Spiel, H. Strotzka, E. Strömgren, H. Stutte, H.-J. Weitbrecht. 11 Abb. XII, 1073 Seiten. 1972. Geb. DM 236,—; US $ 87.40
2. Teil: 2. Aufl. Bearbeitet von R. Battegay, L. Ciompi, R. Dreyer, A. Dupont, C. Faust, K. Conrad, B. Harvald, R. Havighorst, H. Helmchen, H. Hippius, G. Huber, D. Janz, P. Kielholz, V. A. Kral, D. Ladewig, H. Landolt, H. Lauter, G. Lundquist, C. Müller, H. Penin, F. Post, T. Rabinowicz, T. Riegel, W. Scheid, H. Solms, F. Specht, J. L. Villa, S. Wieser, E. Zerbin-Rüdin. 88 Abb. VIII, 1275 Seiten. 1972. Geb. DM 248,—; US $ 91.80

3. Band: **Soziale und angewandte Psychiatrie**
79 Abb., davon 2 farbig. VIII, 880 Seiten (165 Seiten in Englisch, 74 Seiten in Französisch). 1961. Geb. DM 113,—; US $ 41.90

Lexikon der Psychiatrie

Gesammelte Abhandlungen der gebräuchlichsten psychopathologischen Begriffe
Herausgeber: C. Müller
XII, 592 Seiten. 1973
DM 98,—; US $ 36,30

In diesem Lexikon, das die Nachfolge des früheren Handbuches von Birnbaum antreten soll, werden die wichtigsten Begriffe der Psychiatrie in knapper aber gründlicher Form abgehandelt. Die alphabetisch geordneten Stichworte enthalten Angaben über die Herkunft und die Verwendung der Begriffe sowie bibliographische Hinweise. Ein Nachschlagewerk für den angehenden Psychiater, aber auch für den Psychologen, Soziologen, Sozialarbeiter und Studenten.

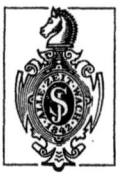

Springer-Verlag

Berlin
Heidelberg
New York

MIX
Papier aus verantwortungsvollen Quellen
Paper from responsible sources
FSC® C105338

If you have any concerns about our products,
you can contact us on
ProductSafety@springernature.com

In case Publisher is established outside the EU,
the EU authorized representative is:
Springer Nature Customer Service Center GmbH
Europaplatz 3, 69115 Heidelberg, Germany

Printed by Libri Plureos GmbH
in Hamburg, Germany